全国高职高专临床医学专业"器官系统化课程"规划教材

（供临床医学、预防医学及口腔医学等专业用）

消化系统疾病

主　　编　胡忠亚　凌　斌

副 主 编　胡炳德　徐云生　彭　兰　李　新

编　　者　（以姓氏笔画为序）

王　旭（重庆医药高等专科学校）

李　浩（安庆市第一人民医院）

李　新（安庆医药高等专科学校）

何玉琴（重庆医药高等专科学校）

胡　娜（山东医学高等专科学校）

胡忠亚（安庆医药高等专科学校）

胡炳德（中国人民解放军海军安庆医院）

凌　斌（重庆医药高等专科学校）

徐云生（楚雄医药高等专科学校）

彭　兰（重庆医药高等专科学校）

中国健康传媒集团

中国医药科技出版社

内容提要

本教材是全国高职高专临床医学专业"器官系统化课程"规划教材之一，全书分为两篇九章，内容涉及消化系统的解剖学、生理学、影像学以及消化系统常见疾病的临床诊断与治疗等，实现了临床与基础的纵向贯通。

本教材为书网融合教材，即纸质教材有机融合电子教材、教学配套资源（PPT 等），题库系统、数字化教学服务（在线教学、在线作业、在线考试）。本教材内容新颖实用，更在细微之处体现了人文关怀。

本教材供高职高专临床医学、预防医学及口腔医学等专业用。

图书在版编目（CIP）数据

消化系统疾病/胡忠亚，凌斌主编 . —北京：中国医药科技出版社，2019.1（2024.7重印）

全国高职高专临床医学专业"器官系统化课程"规划教材

ISBN 978 - 7 - 5214 - 0602 - 3

Ⅰ.①消…　Ⅱ.①胡…②凌…　Ⅲ.①消化系统疾病 – 诊疗 – 高等职业教育 – 教材　Ⅳ.①R57

中国版本图书馆 CIP 数据核字（2018）第 282780 号

美术编辑　陈君杞
版式设计　友全图文

出版　**中国健康传媒集团** | 中国医药科技出版社
地址　北京市海淀区文慧园北路甲 22 号
邮编　100082
电话　发行：010 – 62227427　邮购：010 – 62236938
网址　www.cmstp.com
规格　889 × 1194mm ¹⁄₁₆
印张　23 ³⁄₈
字数　500 千字
版次　2019 年 1 月第 1 版
印次　2024 年 7 月第 2 次印刷
印刷　三河市万龙印装有限公司
经销　全国各地新华书店
书号　ISBN 978 - 7 - 5214 - 0602 - 3
定价　**59.00 元**

数字化教材编委会

主　　编　胡忠亚　凌　斌
副 主 编　胡炳德　徐云生　彭　兰　李　新
编　　者　（以姓氏笔画为序）
　　　　　王　旭（重庆医药高等专科学校）
　　　　　李　浩（安庆市第一人民医院）
　　　　　李　新（安庆医药高等专科学校）
　　　　　何玉琴（重庆医药高等专科学校）
　　　　　胡　娜（山东医学高等专科学校）
　　　　　胡忠亚（安庆医药高等专科学校）
　　　　　胡炳德（中国人民解放军海军安庆医院）
　　　　　凌　斌（重庆医药高等专科学校）
　　　　　徐云生（楚雄医药高等专科学校）
　　　　　彭　兰（重庆医药高等专科学校）

出版说明

为深入贯彻落实国务院办公厅《关于深化医教协同进一步推进医学教学改革与发展的意见》（〔2017〕63 号）《国家中长期教育改革发展规划纲要（2010－2020 年）》和《教育部关于全面提高高等职业教育教学质量的若干意见》等文件精神，推动整合医学器官系统化课程改革，推进信息技术与职业教育融合，对接岗位需求，使教材内容与形式及呈现方式更加切合现代职业教育需求，以培养高素质技术技能型人才，在教育部、国家药品监督管理局的支持下，中国医药科技出版社组织全国十余所高职高专院校近 100 名专家、教师历时 1 年精心编撰了"全国高职高专临床医学专业'器官系统化课程'规划教材"，该套教材即将付梓出版。

本套教材按器官系统化纵向整合，全套共计 13 门，主要供临床医学、预防医学、口腔医学等专业教学使用。

本套教材定位清晰、特色鲜明，主要体现在以下方面。

一、整合课程，强调医学知识的整体性

本套教材为"器官系统化课程"规划教材，即人文社科与专业有机衔接，基础与临床结合，临床与预防结合。在内容设置上，实现基础医学知识与临床医学知识纵向贯通，在保持器官系统基础医学与临床医学完整性与科学性的基础上，减少低效的知识重复，培养学生从基础到临床的综合知识结构和以器官系统为主线的综合临床思维，实现医学生"早临床、多临床、反复临床"的目标。

二、定位准确，体现教改精神及职教特色

教材编写专业定位准确，职教特色鲜明，各学科的知识系统、实用。以高职高专临床医学专业的人才培养目标为导向，以职业能力的培养为根本，突出了"能力本位"和"就业导向"的特色，以满足岗位需要、学教需要、社会需要，满足培养高素质综合型人才的需要。

三、适应行业发展，与时俱进构建教材内容

教材内容紧密结合新时代行业要求和社会用人需求，与国家执业助理医师资格考试紧密对接，吸收临床医学发展的新知识、新技术、新方法，适当拓展知识面，为学生后续发展奠定了必要的基础。

四、遵循教材规律，注重"三基""五性"

遵循教材编写的规律，坚持理论知识"必需、够用"为度的原则，体现"三基""五性""三特

定"。结合高职高专教育模式发展中的多样性，在充分体现科学性、思想性、先进性的基础上，体现教材的器官系统化整合特色。

五、创新编写模式，增强教材可读性

体现"器官系统化整合"特色，编写模式上以案例导入引出正文内容，章下设置"学习目标""知识链接""考点提示"等模块，以培养学生理论联系实际以及分析问题和解决问题的能力，增强了教材的实用性和可读性，从而培养学生学习的积极性和主动性。

六、书网融合，使教与学更便捷、更轻松

全套教材为书网融合教材，即纸质教材与数字教材、配套教学资源、题库系统、数字化教学服务有机融合。通过"一书一码"的强关联，为读者提供全免费增值服务。按教材封底的提示激活教材后，读者可通过电脑、手机阅读电子教材和配套课程资源（PPT等），并可在线进行同步练习，实时反馈答案和解析。同时，读者也可以直接扫描书中二维码，阅读与教材内容关联的课程资源（"扫码学一学"，轻松学习PPT课件；"扫码练一练"，随时做题检测学习效果），从而丰富学习体验，使学习更便捷。教师可通过电脑在线创建课程，与学生互动，开展布置和批改作业、在线组织考试、讨论与答疑等教学活动，学生通过电脑、手机均可实现在线作业、在线考试，提升学习效率，使教与学更轻松。

编写出版本套高质量教材，得到了全国知名专家的精心指导和各有关院校领导与编者的大力支持，重庆医药高等专科学校在器官系统化课程改革实践中所积累的宝贵经验对本套教材的编写出版做出了重要的贡献，在此一并表示衷心感谢。出版发行本套教材，希望受到广大师生欢迎，并在教学中积极使用本套教材和提出宝贵意见，以便修订完善，共同打造精品教材，为促进我国高职高专临床医学专业教育教学改革和人才培养做出积极贡献。

中国医药科技出版社
2019年1月

前　言

为深入贯彻落实全国卫生与健康大会精神和《"健康中国2030"规划纲要》，进一步加强医学人才培养，国务院办公厅于2017年7月下发了《关于深化医教协同进一步推进医学教育改革与发展的意见》。明确指出：深化院校医学教育改革，鼓励探索开展基于器官/系统的整合式教学和基于问题的小组讨论式教学。

传统的临床医学专业教育清晰地分为基础医学教育、临床医学理论教育和临床医学实践教育。学科课程模式存在盲目性，缺乏职业特色；学习内容的大量重复，专业课程数量大，课程之间缺乏关联，教学内容缺乏与临床的联系；课程教学重理论轻实践，课程内容滞后于行业发展。

20世纪中叶，学科课程模式的弊端逐渐显现，为了减少学科课程中的不连贯性，增强各学科间的联系，医学教育工作者开始探索新型的医学教育课程模式。美国西余大学医学院（Western Reserve University School of Medicine）首先提出了以器官系统为中心的医学课程整合模式。伴随着医学教育模式的转型，医学整合课程因其较好的学科融合性和应用性，逐渐被世界各国的医学教育学者所认可，在美国、加拿大、英国、德国、日本、新加坡等地被广泛应用，并于20世纪末期引入我国。锦州医学院自1992年开始在临床医学专业专科层次开展了"以器官系统为中心"的课程模式改革尝试，并在1999年推广至本科层次，取得喜人的成果。第三军医大学自1994年以来提出了构建医学基础类"学科群课程体系"的思路，并由此引导了教学内容、教学方法、教学手段、教材建设、教师队伍建设等深层次改革，同样效果显著。

近年来国内外医学教育器官系统整合课程改革方兴未艾。医学教育发达国家主张迅速地把传统的教育计划改革成综合型的教育计划，开设"系统课程"或"器官课程"，主张按人体组织、器官和系统组织多学科综合教学。实践证明"以器官系统为中心"的教育模式，易引起学生的学习兴趣，又因灵活采用小组教学，教学中学生的参与性和主动性增强，利于学生对知识的理解掌握和能力培养，更加符合医学人才成长规律，更适合素质教育的要求。在1993年爱丁堡世界医学教育会议中，多数专家肯定了"以器官系统为中心"和"以问题为中心"两种课程模式，认为是20世纪世界医学教育改革的里程碑。

整合课程是指将原来自成体系的各门课程或各教学环节中有关的教学内容，通过新的组合方式进行整理与合并，使相关课程能够形成内容冗余度少、结构性好、整体协调的新型课程环节，以发挥其综合优势。整合课程的主流课程模式之一是以器官系统为基础的课程模式。

美国著名的教育学家詹姆斯·比恩（James Bean）认为，课程整合主要是一种课程设计的整合，而经由课程设计的整合可以达成经验的整合、知识的整合和社会的整合。孙宝志教授对整合课程模式的定义是：整合课程模式是指将具有内在逻辑或价值关联的原有分科课程内容以及其他形式的课程内容统整在一起，旨在消除各类知识之间的界限，使学生形成关于世界的整体性认识和全息观念，并养成深刻理解和灵活运用知识、整合解决现实问题能力的一种课程模式。

为加快推进我国临床医学教育综合改革，强化医学人才是卫生事业发展第一资源的理念，遵循医学教育规律和医学人才成长规律，围绕农村医疗卫生服务"六位一体"的基本要求，深化三年制临床医学专科教育人才培养模式改革，探索"3+2"的助理全科医生培养模式，提高医学生对常见病、多发病、传染病和地方病等疾病的诊疗能力和基本卫生服务能力，培养面向乡村、服务基层的下得去、用得上、留得住的全科医生，探索开展基于器官系统的整合式教学势在必行。

中国医药科技出版社顺应时代发展要求，推进我国专科临床医学专业器官系统整合式教学改革。总结了国内率先开展专科临床医学专业器官系统整合式教学改革的安庆医药高等专科学校、重庆医药高等专科学校和长春医学高等专科学校等院校的相关经验，邀请相关专家，组织编写了本套器官系统整合式教学改革教材。

本教材是"全国高职高专临床医学专业'器官系统化课程'规划教材"之一。集消化系统各个器官的疾病于一书，内容丰富，深入浅出、图文并茂；密切联系临床实际，突出科学性、实用性和创新性。全书共9章，包括：消化系统解剖、组胚学，消化系统生理学，消化系统症状学，消化系统辅助检查，消化系统常用药物，消化道疾病，肝胆胰疾病，腹腔疾病和消化道肿瘤。后4章内容的编写，为适应我们面对的学生更多的是以形象思维为主的实际情况，按临床工作过程排序，即临床表现、诊断与鉴别诊断、病因与病理、处理、健康教育。

本教材章前设置"学习目标"，明确学习要求；章末设"本章小结"，对该章内容进行总结归纳；章后的"目标检测"引导学生对学习效果进行自我评估；"考点提示"指出学习重点；"知识链接"和"案例分析"训练临床思维，拓展专业视野。

参加编写人员全部来自临床教学一线，不仅有丰富的教学经验，更有资深的临床实践阅历。对临床工作程序、新知识、新技术、新要求熟悉。编写中，我们努力使教材内容与临床实践相一致；把握适当的深度和广度；简明扼要，概念清楚，结构严谨，材料来源可靠；将知识的传授与培养学生分析问题、解决问题能力相结合。力争做到教师好用，学生好学。

本教材在编写过程中，学习并引用了许多医学界前辈和同行的学术成果，也得到了各编者所在单位的大力支持，谨此一并致谢。

由于水平和时间所限，本书可能会存在不少缺点，敬希读者不吝赐教。

编　者
2018 年 11 月

目　录

第一篇　消化系统基础

第二篇　消化系统疾病

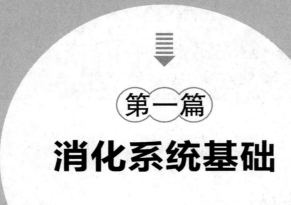

第一篇

消化系统基础

第一章　消化系统解剖、组胚学

第一节　概　　述

扫码"学一学"

一、消化系统的组成

消化系统（alimentary system）的主要功能是消化食物、吸收营养物质、排出食物残渣。消化系统的组成按结构特点及其功能可分为消化管和消化腺两部分（图1-1）。

消化管为从口腔至肛门，粗细不等、连续而弯曲的管道，长6~9 m。由口腔、咽、食管、胃、小肠（十二指肠、空肠、回肠）和大肠（盲肠、阑尾、升结肠、横结肠、降结肠、乙状结肠、直肠、肛管）组成；临床上通常把从口腔到十二指肠的消化管，称为上消化道；空肠及以下的消化管，称为下消化道。

消化腺由肝脏、胰腺、口腔腺等大消化腺以及消化管壁内的小腺体组成，均开口于消化管。

二、消化管壁的结构

消化管各段的形态和功能不同，其构造也各有特点，从整体看，都有类似之处。自咽至肛门之间的消化管壁，可分为4层，即由内向外为黏膜、黏膜下层、肌层和外膜。

1. 黏膜　为消化管壁的内层，是食物消化、吸收的重要部位，由内向外可分为上皮、固有层和黏膜肌层3层。

（1）上皮　因所在的部位而不同，在口腔、咽、食管上段及肛管下段为复层扁平上皮，主要起保护的作用；胃肠道则为单层柱状上皮，以消化、吸收功能为主。

（2）固有层　为疏松结缔组织，富含血管、神经、淋巴管、小腺体及淋巴组织等。

（3）黏膜肌层　为薄层平滑肌。收缩时，可促进腺体的分泌和血液运行，有利于食物的消化吸收。

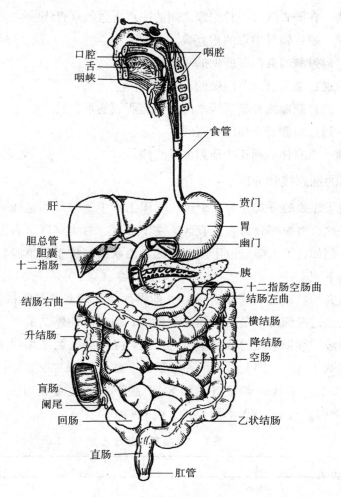

口腔
舌
咽峡
咽腔
食管
肝
贲门
胆总管
胆囊
十二指肠
胃
幽门
胰
十二指肠空肠曲
结肠左曲
结肠右曲
横结肠
升结肠
降结肠
空肠
盲肠
阑尾
回肠
乙状结肠
直肠
肛管

图 1 - 1　消化系统的组成

2. 黏膜下层　由结缔组织构成，含黏膜下神经丛、小消化腺（食管腺、十二指肠腺）等。黏膜层和黏膜下层共同向管腔内突起，形成皱襞，可增加黏膜的表面积。

3. 肌层　除消化道的食管上部以上和肛门周围为骨骼外，其余部分为平滑肌。肌层排列一般为内、外两层，内层为环行，外层为纵行。但胃壁肌层为内斜行、中环行和外纵行3层。

4. 外膜　位于消化管壁的最外层，分为纤维膜和浆膜。咽、食管、大肠末段的外膜为纤维膜，由薄层结缔组织构成；其余部位的管壁外膜为浆膜，是纤维膜外覆盖一层间皮，其表面光滑，可减少器官间的摩擦。

三、胸部标志线及腹部分区

内脏器官大部分位于胸腔、腹腔或盆腔内，且位置相对固定；为了描述各器官的位置、体表投影、形态结构特点及毗邻关系，人为地确定了人体的胸部标志线和腹部分区（图1 - 2）。

（一）胸部的标志线

1. 前正中线　沿身体前面正中所做的垂直线。

2. 胸骨线　沿胸骨最宽处的外侧缘所做的垂直线。

3. 胸骨旁线　在胸骨线与锁骨中线之间的中点所做的垂直线。

4. 锁骨中线　通过锁骨中点的垂直线。

5. 腋前线　通过腋前襞向下所做的垂直线。

6. 腋后线　通过腋后襞向下所做的垂直线。

7. 腋中线　通过腋前线和腋后线之间的中点所做的垂直线。

8. 肩胛线　通过肩胛骨下角的垂直线。

9. 后正中线　沿身体后面正中所做的垂直线。

（二）腹部的标志线和分区

　　将腹部通过假想线的方式分为几个区，临床工作中最常用的是四分法，即以前正中线和通过脐的水平线，将腹部分为左上腹区、左下腹区、右上腹区、右下腹区 4 个区域。该方法简单实用，例如胃绝大部分位于左上腹区、乙状结肠位于左下腹区、胆囊位于右上腹区、阑尾位于右下腹区。

　　为了理论研究的精确还可采取九分法，即做两条横线和两条纵线将腹部分为九个区。两条横线分别是通过两侧肋弓最低点间的上横线，通过两侧髂结节间的下横线；两条纵线是通过左、右腹股沟韧带中点的两条垂线，上述两条横线与两条垂线垂直相交，将腹部分为三部九个区（表 1－1）。即上腹部的左季肋区、腹上区、右季肋区；腹中部的左腹外侧区（左腰区）、脐区、右腹外侧区（右腰区）；腹下部的左腹股沟区（左髂区）、腹下区（耻区）、右腹股沟区（右髂区）（图 1－2，表 1－1）。

表 1－1　腹部三部九区法

部位	右	中	左
腹上部	右季肋区	腹上区	左季肋区
腹中部	右腹外侧区	脐区	左腹外侧区
腹下部	右腹股沟区	腹下区	左腹股沟区

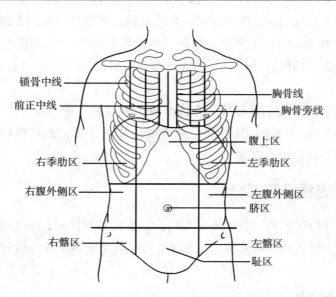

图 1－2　胸部标志线和腹部分区

第二节　口腔、咽

一、口腔

口腔（oral cavity）（图1-3）为消化管的起始部分，向前借口裂与外界相通，向后经咽峡与咽相续；其前壁为口唇，两侧壁为颊，上壁为腭，下壁为口底的软组织；以上、下颌骨和肌为基础，外面覆以皮肤，内面衬以黏膜而构成。

上、下颌牙弓与口唇及颊之间的潜在腔隙，称为口腔前庭，上、下颌牙以内称为固有口腔。当上、下颌牙咬合时，口腔前庭与固有口腔之间仅借上、下牙弓后部的第三磨牙后方间隙相通。故临床上患者牙关紧闭时，可通过此间隙将导管送入固有口腔或咽腔，注入营养物质。

口腔的结构主要有口唇、颊、腭、舌、牙和大唾液腺等。口腔中舌的功能是搅拌食物、协助吞咽、感受味觉和辅助发音，牙的主要功能是咀嚼食物和辅助发音，大唾液腺的主要功能是分泌唾液对食物进行初步的消化。

（一）口唇

口唇分为上唇和下唇，两唇间的游离缘共同围成口裂，口裂的两端称为口角。上唇外面正中线上有纵形的浅沟，称为人中；其上、中1/3交界处为人中（水沟）穴，临床常针刺该穴可抢救昏迷患者。口唇由内向外依次由黏膜、口轮匝肌和皮肤构成。唇的游离缘含有丰富的毛细血管，正常呈鲜红色；当机体缺氧时，可变为暗红色甚至紫色，临床上称为发绀。

（二）颊

颊是口腔的两侧壁，其构造与唇相似，即由内向外依次由黏膜、颊肌和皮肤所构成。在上颌第二磨牙相对处的颊黏膜上有腮腺管乳头，腮腺管开口于此。从鼻翼两旁至口角两侧各有一浅沟，为鼻唇沟，是唇与颊的分界线，也是重要的体表标志。

（三）腭

腭呈穹隆状，为口腔上壁和鼻腔的下壁，即口腔和鼻腔的分界结构。可分硬腭和软腭两部分，腭的前2/3主要由骨腭表面覆以黏膜构成，为硬腭；软腭占腭的后1/3，连于硬腭之后，由肌和黏膜组成，其主要结构如下。

1. 腭垂　是其后缘中部的一垂向下方的乳头状突起。

2. 腭舌弓与腭咽弓　是自腭垂向两侧的两条弓形黏膜皱襞，位于前方的一对向下连于舌根部，称为腭舌弓；位于后方的一对向下连于咽侧壁，称为腭咽弓。两弓之间的凹窝称扁桃体窝，窝内有腭扁桃体，是咽部重要的淋巴组织，具有防御功能。

3. 咽峡　腭垂、左右腭舌弓、舌根共同围成咽峡，是口腔和咽腔交界处的狭窄结构，是口腔和咽腔的分界。

（四）舌

舌（图1-4）位于口腔底，以骨骼肌为基础、表面覆以黏膜而构成。是口腔中能随意运动的器官，具有协助咀嚼、搅拌、吞咽食物、感受味觉和辅助发音等功能。

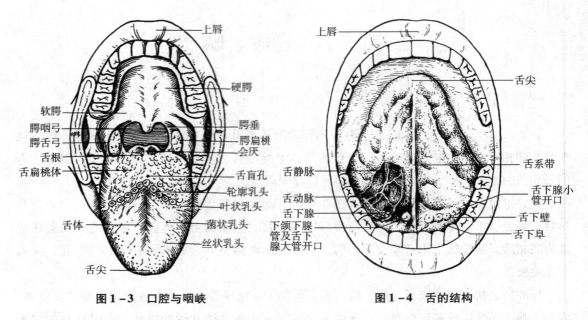

图1-3 口腔与咽峡　　　　　　图1-4 舌的结构

1. 舌的形态　舌有上、下两面。上面称为舌背，其后部有一条倒"V"字形沟，称为界沟；舌体为界沟前面2/3部分；舌根为界沟后面1/3部分；舌体前端的部分称为舌尖。

舌下面正中的一条纵形黏膜皱襞为舌系带；位于舌系带根部两侧的一对小的隆起称为舌下阜，舌下阜顶上有下颌下腺导管和舌下腺导管的共同开口；由舌下阜向后外侧延伸的黏膜隆起称为舌下襞，舌下襞深面有舌下腺。

2. 舌黏膜　覆于舌的表面，色泽淡红、湿润。舌背黏膜的表面有许多小的突起，称为舌乳头。舌乳头按照形状又可分为丝状乳头、菌状乳头、轮廓乳头和叶状乳头4种。①丝状乳头：数量最多，呈白色丝绒状，具有一定的感觉功能。②菌状乳头：数量较少，为红色钝圆形的小突起，散在于丝状乳头之间。③轮廓乳头：最大，有7～11个，排列在界沟的前方，其中央隆起，周围有环状沟。④叶状乳头：在人类已经退化。除丝状乳头外，其他舌乳头内均含有味觉感受器，称为味蕾，能感受酸、甜、苦、咸等味觉刺激。

3. 舌肌　为骨骼肌，分为舌内肌和舌外肌（图1-5）。舌内肌构成舌的主体，收缩时能改变舌的外形。舌外肌主要是颏舌肌，左右各一，收缩时能改变舌的位置。两侧颏舌肌同时收缩使舌向前伸，一侧收缩舌尖伸向对侧。

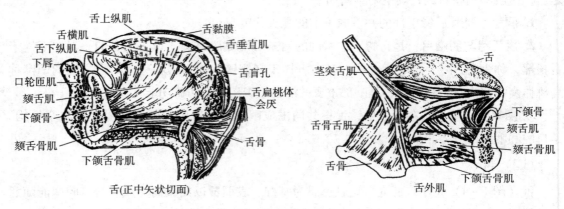

图1-5 舌肌

（五）牙

牙（图1-6）是人体最坚硬的器官，嵌在上、下颌骨的牙槽内，分别排列形成上牙弓和下牙弓。具有切割、撕裂、磨碎和咀嚼食物的功能，并对发音有辅助作用。

1. 牙的形态 分为牙冠、牙根、牙颈3部分。①牙冠：是露于口腔内的部分，洁白而有光泽。②牙根：是嵌入牙槽内，借牙周膜与牙骨质结合的部分，牙根的尖部有一孔，称为牙根尖孔，有血管、神经出入。③牙颈：为牙冠和牙根之间稍细部分，外包以牙龈。

2. 牙的构造 牙由牙质、釉质、牙骨质、牙髓4部分构成。

牙质是组成牙的主要物质，呈淡黄色；在牙冠部的牙质表面覆盖坚硬物质称为釉质，呈白色有光泽，是人体中钙化程度最高的组织。在

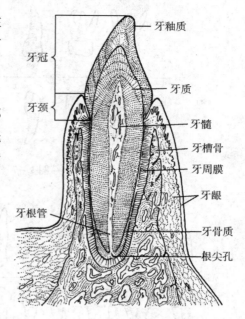

图1-6 牙的形态与构造

牙根和牙颈部牙质的外面包有牙骨质。牙内部的腔隙，称为牙髓腔，简称牙腔；包括牙冠腔和牙根管，其内容纳牙髓。牙髓由血管、淋巴管、神经和结缔组织组成，当牙髓炎症时常引起剧烈疼痛。口腔内的乳酸杆菌能使糖类酵解产酸，导致釉质脱落，而产生空洞，临床称为龋齿。

3. 牙的种类 按照牙的形态和功能不同，可分为切牙、尖牙、前磨牙、磨牙4类。①切牙：为单根牙，其牙冠扁平，呈凿形，主要用于切割食物。②尖牙：亦为单根牙，其牙冠呈锥形，用以咬紧和撕裂食物。③前磨牙：一般也为单根牙，其牙冠近似方形，用以辅助磨牙磨碎食物。④磨牙：一般位于上颌者有3个根，位于下颌者有两个根，其牙冠呈方形，用以磨碎食物。

4. 牙的排列 人的一生有两套牙齿，按萌出先后，即乳牙和恒牙。

（1）乳牙 自出生6个月左右开始萌出，2~3岁内出齐。乳牙共20颗，上、下颌左右各5颗，由前向后依次为乳中切牙、乳侧切牙、乳尖牙、第一乳磨牙、第二乳磨牙，共20颗。

（2）恒牙 自6~7岁开始替换乳牙，至12岁左右，除第三磨牙外，其余恒牙均萌出。第三磨牙也称智齿或尽头牙，一般在18~30岁萌出，甚至终生不萌出，因此恒牙为28~32颗均属正常。恒牙在上、下颌左右各8颗，由前向后排列依次为中切牙、侧切牙、尖牙、第一前磨牙、第二前磨牙、第一磨牙、第二磨牙、第三磨牙，共32颗。

临床为记录方便，对牙的记录多采用牙式。一般乳牙的牙式用罗马数字表示，恒牙的牙式用阿拉伯数字表示（图1-7、图1-8）。

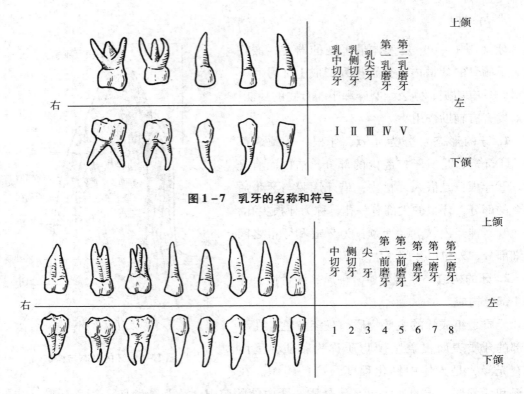

图 1-7 乳牙的名称和符号

图 1-8 恒牙的名称和符号

4. 牙周组织 包括牙龈、牙周膜和牙槽骨 3 部分，对牙起支持、保护和固定的作用（图 1-6）。①牙龈：属于口腔黏膜的一部分，紧贴于牙颈周围及其邻近的牙槽骨上，血管丰富呈淡红色。②牙周膜：是牙槽骨与牙根之间的致密结缔组织，固定牙根。③牙槽骨：是牙周围的骨质。

（六）唾液腺

唾液腺位于口腔周围，其分泌物称为唾液，唾液有湿润口腔黏膜、调和食物、分解淀粉和初步消化食物的作用。大唾液腺共 3 对，即腮腺、下颌下腺和舌下腺（图 1-9）。

1. 腮腺 是唾液腺中最大的一对，略呈三角形，位于耳郭的前下方、下颌支与胸锁乳突肌之间。腮腺的分泌物通过导管排出，腮腺导管从腮腺前缘发出，向前横过咬肌的表面，至咬肌前缘再变成直角向内穿过颊肌，开口于平对上颌第二磨牙的颊黏膜处。腮腺炎时可在腮腺导管开口周围出现灰白色脓液斑点。

2. 下颌下腺 呈扁椭圆形，位于下颌骨体的内侧，其导管开口于舌下阜。

3. 舌下腺 呈杏核状，位于口腔底舌下襞的深面，其导管常与下颌下腺导管汇合，开口于舌下阜。

二、咽

咽（pharynx）既是消化系统的器官，又是呼吸系统的通道，为食物和气体的共同通道。

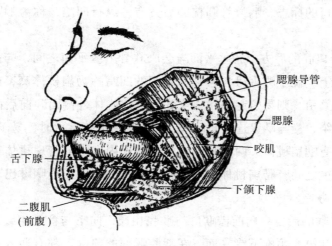

腮腺导管

腮腺

咬肌

舌下腺

下颌下腺

二腹肌
（前腹）

图 1 - 9 大唾液腺

（一）咽的形态和位置

咽（图 1 - 10）呈前后略扁的漏斗形肌性管道，上起自颅底，下至第 6 颈椎体下缘平面续于喉和食管，全长约 12 cm。咽的前面分别与鼻腔、口腔和喉腔相通，因此咽的前壁不完整，而后壁和侧壁是完整的（图 1 - 11）。

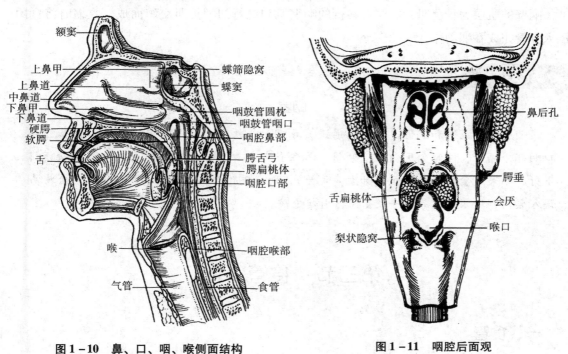

额窦

上鼻甲
上鼻道
中鼻道
下鼻甲
下鼻道
硬腭
软腭
舌

蝶筛隐窝
蝶窦
咽鼓管圆枕
咽鼓管咽口
咽腔鼻部
腭舌弓
腭扁桃体
咽腔口部

喉
气管

咽腔喉部
食管

图 1 - 10 鼻、口、咽、喉侧面结构

鼻后孔

舌扁桃体

梨状隐窝

腭垂
会厌
喉口

图 1 - 11 咽腔后面观

（二）咽腔的分部和结构

根据位置和毗邻，以软腭游离缘和会厌上缘为界，咽腔可分为鼻咽部、口咽部和喉咽部 3 部分。

1. 鼻咽 位于鼻腔后方，向前借鼻后孔与鼻腔相通。上界为颅底，下界为软腭游离缘。在两侧壁，相当于下鼻甲的后方约 1 cm 处，有咽鼓管咽口，空气由此经咽鼓管进入中耳的鼓室，以维持鼓膜内、外压力的平衡。咽鼓管咽口的后方有一弧形隆起，称咽鼓管圆枕，这是寻找咽鼓管咽口的标志。咽鼓管圆枕的后方有一纵行凹陷，称为咽隐窝，为鼻咽癌的好发部位。

2. 口咽 位于口腔的后方，腭垂平面与会厌软骨上缘平面之间，向前借咽峡与口腔相通。口咽的外侧壁上，位于腭舌弓与腭咽弓之间的凹窝称为扁桃体窝，内有腭扁桃体。若细菌等在此存留并繁殖，则易引起扁桃体炎症。腭扁桃体外侧面和前后两面均被结缔组织构成的扁桃体囊包绕，囊与咽壁连接较疏松，当行扁桃体摘除术时，易于剥离。

咽的后壁上方有咽扁桃体、两侧咽鼓管咽口黏膜内有咽鼓管扁桃体、舌根部有舌扁桃体、腭舌弓与腭咽弓之间有腭扁桃体，他们共同在咽的周围形成咽淋巴环，对消化道和呼吸道有重要的防御功能。

3. 喉咽 位于喉的后方，向前借喉口与喉腔相通，向下与食管相续，其上界为会厌软骨上缘平面，下界为第6颈椎下缘平面，在咽腔喉部的前壁上部有通入喉腔的喉口，在喉口两侧各有一个深窝称为梨状隐窝，是异物容易滞留之处。

咽部的结构较复杂，有两个交叉、7个交通。两个交叉是消化道与呼吸道的交叉。7个交通是指与外界相通的7个裂口，即在鼻咽部，通过左、右鼻后孔与鼻腔相通，通过左、右咽鼓管与中耳鼓室相通；在口咽部，通过咽峡与口腔相通；在喉腔部，通过喉口与喉相通，通过食管口与食管相通。

咽壁的肌层为骨骼肌，主要由斜行的咽缩肌和纵行的咽提肌交织而成，收缩时将食团压入食管完成吞咽动作。

知识链接

咽腔

咽腔是呼吸道和消化道的共同通道。吞咽时，软腭上提与咽后壁相贴，将鼻咽和口咽部分隔开，同时会厌向后下倾斜，盖住喉部上口，呼吸暂时停止，食团得以顺利下行。如果进食时用力吸气（如大声说笑），则会厌软骨收缩不利，喉口暴露，食物易误入喉内，堵塞气道导致呼吸受阻，引起呛咳。

第三节 食管、胃

一、食管

食管（esophagus）上端与咽相续，向下接胃的贲门；是一前后略扁的漏斗形的肌性器官，是输送食物的管道，是消化管各部中较狭窄的部分。

1. 食管的位置 食管上端在环状软骨弓水平与咽相续，向下沿脊柱的前面、气管的后面下降入胸腔，通过左主支气管后面，再沿主动脉胸部的右侧下行。下段斜跨过主动脉胸部的前面至左侧，穿过膈的食管裂孔入腹腔，与胃的贲门相接。

根据食管的行程，以颈静脉切迹和食管裂孔为界，可以将其分为位于颈部的颈段、位于胸部的胸段以及位于腹部的腹段3个部分，其中腹段最短。

2. 食管的形态及狭窄　食管是消化管较为扁窄的部分，长约 25 cm，从鼻前至食管末端的长度 42~45 cm，食管全长有 3 个生理性狭窄（图 1-12）。

（1）第一狭窄　即食管的起始处，位于咽与食管相续处，正对第 6 颈椎体下缘，距中切牙约 15 cm。

（2）第二狭窄　位于食管与左主支气管交叉处，相当于第 4、5 胸椎之间的平面，距中切牙约 25 cm。

（3）第三狭窄　位于食管穿膈的食管裂孔处，相当于第 10 胸椎平面，距中切牙约 40 cm。

这 3 处狭窄是异物容易滞留的部位，也是食管癌好发的部位。临床上进行食管内插管时，要注意食管的这 3 处狭窄部位，可根据食管镜插入的距离，而推测到达的部位。

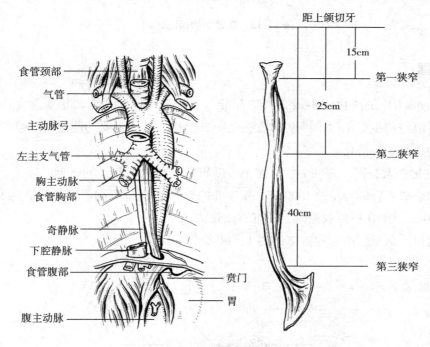

图 1-12　食管的位置及狭窄

3. 食管壁的结构　食管壁由内向外依次为黏膜、黏膜下层、肌层和外膜（图 1-13，彩图 1）。

（1）黏膜　食管壁的黏膜湿润而光滑，呈粉红色，下段食管黏膜略呈浅灰色。黏膜上有 7~10 条纵行皱襞，凸向内腔，有助于食物向下运行。黏膜上皮为复层扁平上皮，具有保护作用。

（2）黏膜下层　由疏松结缔组织构成，其中含有较大的血管、神经、淋巴管和食管腺等，食管腺分泌黏液，起润滑作用。

（3）肌层　分内环形、外纵形两层。食管上段的肌层属骨骼肌，中段是骨骼肌与平滑肌混合存在的区域，食管下段全由平滑肌组成。

（4）外膜　为纤维膜，由疏松结缔组织构成，富有血管、淋巴管及神经。

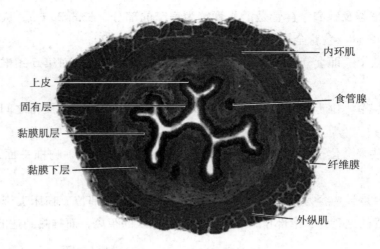

图 1-13 食管壁的微细结构

二、胃

胃（stomach）是消化管中最膨大的部分，上接食管、下续十二指肠。食物由食管入胃，混以胃液经初步消化后，再逐渐输送至十二指肠，胃的主要功能是容纳食物、分泌胃液并对食物进行初步消化。

1. 胃的形态及分部 胃的形状、大小可随胃的充盈状态和人的体型、体位、年龄、性别而有不同。成人胃的容量约 1500 ml，新生儿的胃容量约为 30 ml。当胃特别充盈时，其容量可达 3000 ml，但在极度收缩时，又可缩成管状。

胃有两口、两壁、两缘和四部（图 1-14）。

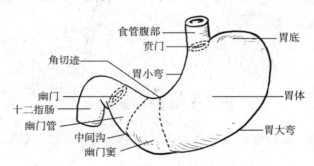

图 1-14 胃的形态和分部

（1）**两口** 即入口和出口：入口为食管与胃相续处，称为贲门；出口为胃与十二指肠相续处，称为幽门。

（2）**两壁** 即胃前壁和胃后壁：胃前壁朝向前上方，胃后壁朝向后下方。

（3）**两缘** 即上缘和下缘：上缘凹而短，朝向右上方称为胃小弯，在其最低处，形成一切迹，称角切迹；下缘凸而长，朝向左下方，称为胃大弯。

（4）**四部** 即贲门部、胃底部、胃体部和幽门部。

1）**贲门部** 在贲门附近，与其他部无明显界限。

2）**胃底部** 自贲门向左上方膨起的部分。

3）**胃体部** 胃的中间广大部分，胃底与角切迹之间。

4）幽门部 角切迹向右至幽门的部分。幽门部中紧接幽门而呈管状的部分，称为幽门管；幽门管左侧稍膨大的部分，称为幽门窦，也称胃窦。

2. 胃的位置和毗邻 成人中等身材、半卧位、充盈到中等程度情况下，胃大部分位于左季肋区，小部分位于腹上区。贲门较为固定，约在第11胸椎的左侧；幽门约在第1腰椎的右侧。胃前壁右侧与肝左叶相邻，左侧与膈相邻，中部位于剑突下，这部分直接贴于腹前壁，是临床上触诊胃的部位。胃的后面与胰腺、左肾、左肾上腺和脾等邻近（图1-15）。

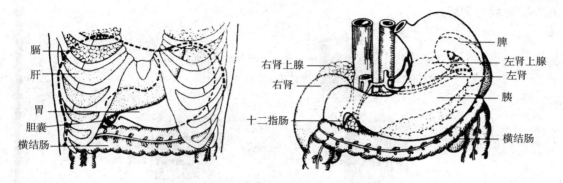

膈
肝
胃
胆囊
横结肠

右肾上腺
右肾
十二指肠

脾
左肾上腺
左肾
胰
横结肠

图1-15 胃的位置及毗邻

3. 胃壁的结构 胃壁由黏膜、黏膜下层、肌层和外膜4层构成（图1-16，彩图2）。

（1）黏膜 胃黏膜呈淡红色。在胃空虚时，黏膜有许多皱襞；充盈时则皱襞减少或展平。胃黏膜表面遍布许多针尖样的小凹陷，称为胃小凹，每个胃小凹底部与3~5条腺体相连，为胃腺的开口。

> **考点提示**
>
> 胃溃疡多发生于幽门窦近胃小弯处，十二指肠溃疡好发于球部。

1）上皮 为单层柱状上皮，主要由表面黏液细胞组成，可分泌不可溶性黏液，富含糖蛋白。在胃内表面形成保护膜，与细胞间的紧密连接共同构成胃黏液-黏膜保护屏障。正常的胃上皮内没有杯状细胞。

2）固有层 内有大量胃腺，根据结构及分布部位的不同，可分为胃底腺、贲门腺、幽门腺。①胃底腺：属单管状腺体，分布于胃底和胃体，是分泌胃液的主要腺体，腺体开口于胃小凹。主要有壁细胞、主细胞、颈黏液细胞、干细胞和内分泌细胞。壁细胞：又称泌酸细胞，多分布于腺的上半部。胞体较大，核圆形而深染，位于细胞中央，胞质呈明显的嗜酸性。主要分泌盐酸和内因子。盐酸有杀菌作用，还能激活胃蛋白酶原转变为胃蛋白酶，参与食物消化，并有利于铁的吸收；内因子与维生素 B_{12} 结合成复合物，有利于回肠对维生素 B_{12} 的吸收，为红细胞的成熟提供所需原料。主细胞：又称胃酶细胞，多分布于腺的体部和底部，数量最多。细胞呈柱状，核圆形，位于细胞基底部，胞质基部呈嗜碱性。能分泌胃蛋白酶原，经盐酸激活后，转变为有活性的胃蛋白酶。颈黏液细胞：数量少，分布于腺的颈部。核椭圆，位于细胞基底部。其分泌的黏液参与胃黏液屏障的形成。干细胞：位于腺的颈部和胃小凹的深部，可分裂、转化为其他胃腺细胞。内分泌细胞：主要调节壁细胞的分泌活动。②贲门腺：分布于近贲门处，为黏液腺。③幽门腺：为黏液腺，有许多G细胞，可产生胃泌素，不仅可刺激胃酸分泌，还能促进胃肠黏膜细胞的增生。

3）黏膜肌层　为内环、外纵两种走向的薄层平滑肌组成。

（2）黏膜下层　为较致密的结缔组织，血管、神经、淋巴管均较粗。

（3）肌层　胃的肌层较厚，由外层纵行、中层环行和内层斜行的 3 层平滑肌构成。其中环行肌在贲门和幽门处特别增厚，分别形成贲门括约肌和幽门括约肌。贲门括约肌可以防止食物反流；幽门括约肌表面的黏膜在幽门处形成突入腔内的环形皱襞，称为幽门瓣，有延缓胃内容物排空和防止肠内容物反流入胃的作用。

4. 外膜　为浆膜。

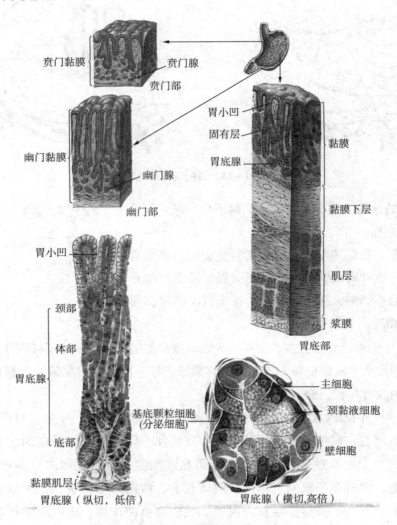

图 1-16　胃的微细结构

第四节　小　肠

小肠（small intestine）是消化管中最长而弯曲的一段，成人全长 5～7 m，盘曲在腹腔中部。上接幽门，下续盲肠，由上至下可分为十二指肠、空肠及回肠 3 部分，是消化食物和吸收营养的最重要部位。

一、十二指肠

十二指肠（duodenum）是小肠的起始段，全长约25 cm，相当于十二个横指并列的距离。其上端起于胃的幽门，下端与空肠相连续。呈"C"字形从右侧环抱胰头，按照位置可分为上部、降部、水平部和升部4个部分（图1-17）。

1. 上部　在第1腰椎的右侧起自幽门，水平行向右后方，至胆囊颈处急转向下移行于降部。转折处称为十二指肠上曲。上部很短，活动性较大，起始处管腔较大，黏膜光滑无环形皱襞，称为十二指肠球部，临床上十二指肠溃疡及穿孔多发于此。

2. 降部　起于上曲，沿第1~3腰椎右侧下行，至第3腰椎的下缘急转向左并移行于水平部。转折处称为十二指肠下曲。在降部肠腔的后内侧壁上有一纵行的黏膜皱襞，称为十二指肠纵襞。十二指肠纵襞下端有一突起称为十二指肠大乳头，有胆总管和胰管的共同开口，胆汁和胰液由此流入十二指肠内；此处距上颌中切牙约75 cm，可作为临床插放十二指肠引流管深度的参考。在十二指肠大乳头的近侧上方1~2 cm处，有时可见到副胰管开口的十二指肠小乳头。

3. 水平部　续于十二指肠降部，自右向左横过下腔静脉和腹主动脉的前方，移行为升部。

4. 升部　自水平部斜向左上方升至第2腰椎的左侧，然后向前下方弯曲形成十二指肠空肠曲，与空肠连接。十二指肠空肠曲由十二指肠悬肌，又称屈氏（Treitz）韧带固定于腹后壁，这是手术时确认空肠起点的重要标志。十二指肠悬肌由肌纤维和结缔组织构成。

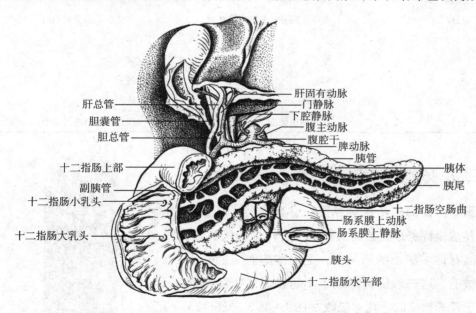

图1-17　胰腺及十二指肠

二、空肠和回肠

1. 空肠和回肠的位置　空肠（jejunum）和回肠（ileum）迂曲回旋，盘绕在腹腔中部和下部，其周围被结肠包围。空肠上端起自十二指肠空肠曲，回肠下端与大肠的盲肠相续。空、回肠之间无明显界限。空肠约占空、回肠全长的前2/5，主要位于腹腔的左上部；回肠约占空、回肠全长的后3/5，主要位于腹腔的右下部。空、回肠其表面都被有腹膜，并借腹膜形成的小肠系膜将其固定于腹后壁，故活动范围较大。

2. 空肠和回肠的形态特点　空肠和回肠黏膜内的淋巴滤泡可分为散在的孤立淋巴滤泡和密集的集合淋巴滤泡。集合淋巴滤泡是由孤立淋巴滤泡汇集而成。空肠只有孤立淋巴滤泡，回肠除有孤立淋巴滤泡外，还有集合淋巴滤泡。这些淋巴组织在小肠壁内是防御装置。肠伤寒时细菌常侵犯回肠集合淋巴滤泡，而发生黏膜溃疡、坏死，有时可引起肠出血或肠穿孔（图1-18，表1-2）。

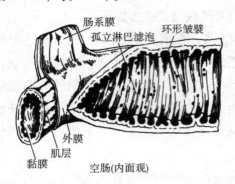
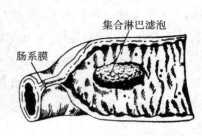

图1-18　空肠、回肠形态特点的区别

表1-2　空肠、回肠的区别

项目	空肠	回肠
位置	腹腔的左上部	腹腔的右下部
长度	占空、回肠全长的前2/5	占空、回肠全长的后3/5
管径	大	小
管壁	厚	薄
血管	丰富	较少
环状襞	密而高	疏而低
淋巴滤泡	孤立淋巴滤泡	孤立、集合淋巴滤泡

三、小肠壁的结构

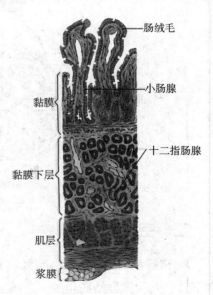

小肠壁由内向外依次为黏膜、黏膜下层、肌层和外膜。其结构特点是肠腔面的黏膜上有许多环状皱襞；黏膜表面有许多细小的肠绒毛；上皮细胞游离面有大量的微绒毛。这三种结构增加了小肠黏膜的吸收表面积，利于营养物质的消化和吸收（图1-19，彩图3）。

1. 黏膜　小肠腔面可见许多由黏膜和黏膜下层向腔内形成的环行皱襞；黏膜表面有许多由黏膜上皮和固有层向肠腔内形成的细小指状突起，称肠绒毛（intestinal villus）；为小肠所特有的结构，它增大了肠腔的吸收面积。绒毛根部的黏膜上皮向固有层凹陷形成小肠腺。

图1-19　小肠的微细结构

（1）上皮　为单层柱状上皮，由吸收细胞、杯状细胞和内分泌细胞组成。①吸收细胞：数量最多，呈高柱状、核卵圆形，位于细胞基底部。细胞游离面有微绒毛所构成纹状缘，可增大细胞的表面积，有利于对物质的吸收。②杯状细胞：可分泌黏液，对肠腔起保护和润滑作用。十二指肠至大肠，杯状细胞的数量逐渐增多。③内分泌细胞：主要调节胃、肠的分泌活动。

（2）固有层　有大量的小肠腺、丰富的毛细血管、毛细淋巴管（中央乳糜管），有利于物质进入。①潘氏细胞：位于小肠基底部，细胞较大，呈圆锥形，细胞顶部有许多较粗大的嗜酸颗粒，可释放溶菌酶，有杀菌的作用。②干细胞：位于小肠腺基底部，可分化为吸收细胞、潘氏细胞等。

（3）黏膜肌层　由内环、外纵两种走向的薄层平滑肌组成。

2. 黏膜下层　十二指肠的黏膜下层内含十二指肠腺。十二指肠腺为黏液腺，分泌碱性黏液，以保护十二指肠黏膜免受胃酸的侵蚀。

3. 肌层　由内环、外纵两种走向的平滑肌组成。

4. 外膜　除十二指肠的一部分为纤维膜外，均为浆膜。

第五节　大　肠

大肠（large intestine）是消化管的下段，全长约 1.5 m，围绕在空、回肠的周围形成一个方框状。根据大肠的位置和特点，可分为盲肠、阑尾、结肠、直肠和肛管 5 部分。大肠的主要功能是吸收水分、维生素和无机盐，并将食物残渣形成粪便而排出体外。

大肠在外形上与小肠有明显的不同，一般口径较粗，肠壁较薄。盲肠和结肠的表面还具有结肠带、结肠袋和肠脂垂 3 种特征性的结构。①结肠带：也称独立带。在肠管表面，由肠壁纵行肌增厚形成，沿着肠的纵轴走行，3 条结肠带均会聚于阑尾的根部。②结肠袋：是肠壁上的横沟隔成隆起的囊状结构，是由于结肠带短于肠管使肠管皱缩而形成的袋装膨出。③肠脂垂：是在结肠带附近由浆膜下脂肪聚集形成许多大小不等的脂肪突。

这三个特征可作为识别盲肠和结肠的标志（图 1 -20）。

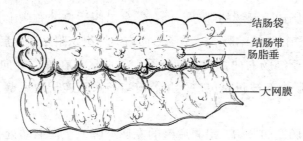

图 1 -20　大肠的特征性结构

一、盲肠和阑尾

1. 盲肠（caecum）　是大肠起始处的膨大盲端，长 6 ～ 8 cm，位于右髂窝内，左接回肠，向上续升结肠（图 1 -21）。回肠盲肠的连通口称为回盲口，是消化道食物和食物残渣的分界处。回盲口处的黏膜折成上、下两个唇状的皱襞，称为回盲瓣，此瓣具有括约肌的作用，既可控制小肠内容物进入大肠的速度，又可防止大肠内食物残渣反流入小肠。在回盲瓣的下方约 2 cm 处，有阑尾的开口。

2. 阑尾（vermiform appendix） 是一个退化的淋巴器官，也是外科手术中的重要结构。

阑尾形如蚯蚓的盲管，一般长 7～9 cm。上端连通盲肠的后内壁，末端游离，其活动性较大。下端伸展的位置较不恒定，可位于盆位、盲肠后位及盲肠下位，回肠前位和后位较为罕见。因 3 条结肠带最后汇集于阑尾根部，沿结肠带向下寻找，是外科手术中找到阑尾的可靠方法（图 1 -21）。阑尾根部在体表的投影位置通常在脐和右髂前上棘连线的中、外 1/3 交界处，临床上称为麦氏点（McBurney 点），急性阑尾炎时该处可出现压痛和反跳痛。

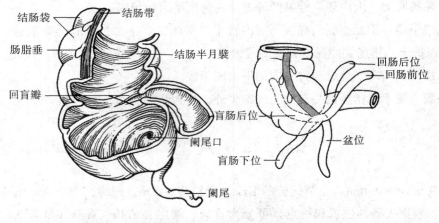

图 1 -21 盲肠和阑尾

二、结肠

结肠（colon）为介于盲肠和直肠之间的部分，整体呈 "M" 形围绕在空、回肠的周围。按其所在位置和形态，又分为升结肠、横结肠、降结肠和乙状结肠 4 部分（图 1 -22）。

考点提示

右下腹麦氏点固定压痛是急性阑尾炎最重要体征。

1. 升结肠 是盲肠向上延续的部分。自右髂窝沿腹后壁的右侧上升，至肝门下方向左前方弯成结肠右曲，移行于横结肠。升结肠后面借结缔组织附贴于腹后壁，故活动性较小。

2. 横结肠 起自于结肠右曲，向左横行至左季肋区，在脾门处向下弯曲成结肠左曲，移行于降结肠。横结肠全部被腹膜包被，并借横结肠系膜连于腹后壁，其中部下垂，故活动性较大。

3. 降结肠 从结肠左曲开始，沿腹后壁的左侧下降，至左髂嵴处移行于乙状结肠。降结肠后面借结缔组织附贴于腹后壁，故活动性较小。

4. 乙状结肠 在平左髂嵴处续于降结肠，呈 "乙" 字形弯曲向下，至第 3 骶椎前面移行于直肠。空虚时，其前面常被小肠袢遮盖；当充盈扩张时，在左髂窝可触及。乙状结肠全部被腹膜包被，并借乙状结肠系膜连于左髂窝和小骨盆后壁，故其活动性较大，可发生肠扭转。该段也是肿瘤等疾病的多发部位。

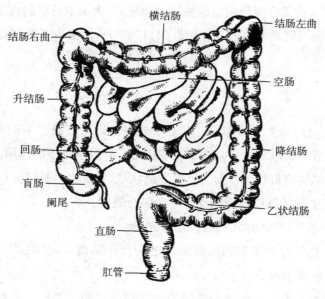

图 1-22 结肠

三、直肠

直肠（rectum）（图1-23）上接乙状结肠，下连肛管。

1. 直肠的位置及毗邻 直肠是消化管位于盆腔下部的一段，长10～16 cm。上端平第3骶椎处续于乙状结肠，沿骶骨和尾骨的前面下行，穿过盆膈，下端续于肛门。男女直肠的毗邻关系不同：男性直肠的前面有膀胱、前列腺和精囊腺；女性则有子宫和阴道。因此，临床指诊时，经肛门在男性可触及前列腺，女性可触及子宫和阴道。

2. 直肠的形态 直肠可以分3个部：在盆膈以上的部分称为直肠盆部；盆部的下段肠腔膨大，称为直肠壶腹部；盆膈以下的部分缩窄称为肛管或直肠肛门部。直肠并不直，在矢状面上有两个弯曲：上段凸向后，与骶骨前面的曲度一致，形成骶曲；下段向后下绕过尾骨尖，形成凸向前的会阴曲。当临床上进行肠镜检查时，应顺着直肠两个弯曲的方向将镜插入，以免损伤肠壁。

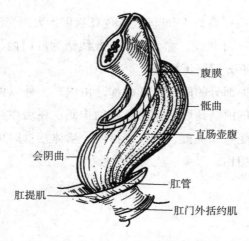

图 1-23 直肠位置与形态

3. 直肠的构造　直肠壶腹最内层的黏膜，形成 2~3 条半月状的直肠横襞，有暂存粪便的作用。中间的直肠横襞最大而恒定，距肛门口约 7 cm，相当于腹膜返折的水平，是直肠指检确认直肠的重要标志。

四、肛管

肛管（anal canal）为大肠的末段，上端于盆膈处连于直肠，下端开口于肛门，长 3~4 cm。肛管被肛门括约肌包绕，平时处于收缩状态，有控制排便的作用。

肛管内部主要结构有肛柱、肛瓣、肛窦、齿状线、肛梳、白线等（图 1-24）。

1. 肛柱　肛管上段的黏膜形成的 6~10 条纵行皱襞。

2. 肛瓣　连于各肛柱下端间的半月形黏膜皱襞。

3. 肛窦　两个相邻肛柱下端与肛瓣围成的袋状小陷窝，称为肛窦。窦内易积存粪屑，引起感染，甚至可发展为肛瘘等。

4. 齿状线　各肛瓣和肛柱的下端共同连成一锯齿状的环形线，或称肛皮线，是皮肤和黏膜的分界线。

（1）齿状线以上的肠腔内壁覆盖着消化管黏膜；黏膜上皮为单层柱状上皮；齿状线以下是皮肤，其上皮为复层扁平上皮。

（2）齿状线以上分布的是内脏感觉神经，没有明显痛觉，故内痔不痛；齿状线以下分布的是肛神经，是脊神经的躯体感觉神经，痛觉灵敏，故外痔、肛裂有痛感。

> **考点提示**
>
> 内外痔的概念及形成原理。

（3）齿状线以上的血管是直肠上血管，其直肠上静脉经过肠系膜下静脉与门静脉系统相连通；齿状线以下是肛血管，其肛静脉经过阴部内静脉、髂内静脉，连通到下腔静脉。在齿状线附近门静脉系的静脉与下腔静脉系的静脉相连接。

（4）齿状线以上部分淋巴向上经过盆腔内的淋巴管和淋巴结、肠系膜下淋巴结，回流入肠干；齿状线以下的淋巴向下，经大腿根部的腹股沟淋巴结、髂外淋巴结、腰淋巴结，汇入腰干。

5. 肛梳　齿状线以下有一宽约 1 cm 的浅蓝色环状带，表面光滑而略有光泽。

6. 白线　肛梳下缘有一环状线，称为白线，此线恰为肛门内、外括约肌的交界处，白线以下的皮肤颜色较深，下方即终于肛门。

肛管的平滑肌层和其他部分的肠壁一样，都是由内环、外纵两层肌构成。但此处的环形肌层特别增厚，形成肛门内括约肌，此肌可协助排便；环绕在肛门内括约肌周围的骨骼肌则构成肛门外括约肌，受意识支配，可控制排便。活体指诊时可触及环状沟，即上述的分界沟。手术时应该防止损伤，以免造成大便失禁。

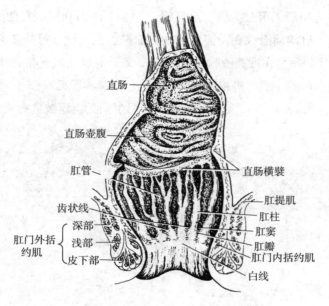

图 1-24　直肠和肛管（内面观）

五、大肠壁的结构

1. 盲肠、结肠和直肠

（1）黏膜　无绒毛，上皮为单层柱状上皮，由吸收细胞和大量的杯状细胞组成；固有层内有丰富的大肠腺和淋巴组织；腺体分泌黏液，有润肠通便的作用。

（2）黏膜下层　为结缔组织，有小血管、淋巴管和成群的脂肪细胞等。

（3）肌层　由内环、外纵的两种走向的平滑肌组成。

（4）外膜　小部分为纤维膜，大部分为浆膜。

2. 阑尾　管壁薄，管腔不规则且小，无绒毛。固有层内有大量淋巴结，肌层较薄，外膜为浆膜。

3. 肛管　肛管内在齿状线处，单层柱状变为轻度角化的复层扁平上皮，大肠腺与黏膜肌层消失。黏膜下层富有静脉丛。环形的平滑肌在肛门处增厚形成肛门内括约肌。

第六节　肝、胆

消化腺属于外分泌腺，是位于消化管周围，能分泌消化液并通过自身的导管排出到消化管，参与食物消化、吸收的腺体。包括消化管壁上的小腺体以及独立存在的大腺体。本章中主要讲述独立存在的大腺体，即肝和胰腺。

肝（liver）是人体内最大的实质性腺体。肝的功能极其复杂且重要，是营养物质代谢的主要场所。肝不仅具有分泌胆汁的功能，还有参与物质代谢、解毒和防御等功能；胚胎时期还有造血的功能。我国成年人肝的平均重量在男性约 1300 g，在女性约 1220 g，占体重的 1/50~1/40。

一、肝

1. 肝的形态　活体肝血液供应非常丰富，呈红褐色，质软而脆，受暴力打击易破裂出血。肝呈左薄右厚的楔形，可分为前、后两缘，上、下两面和左、右两叶。

（1）肝的两缘　肝的前缘锐利，部分可在腹前壁触及，触诊可初步判断是否有肝大；肝的后缘钝圆，与脊柱相贴，在近腔静脉沟处有2～3条肝静脉注入下腔静脉，该处称第二肝门。

（2）肝的两面　肝的上面与膈相贴，向上凸隆，故又称膈面（图1－25）。其中部有一矢状位的镰状韧带。在膈面的后部，冠状韧带的前、后层间无腹膜被覆的三角区，称为肝裸区。

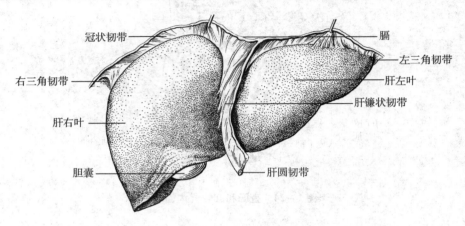

图1－25　肝的膈面

肝的下面凹凸不平，与腹腔上部的许多脏器毗邻，故称脏面（图1－26）。肝脏下面有略呈"H"形的左右两条纵沟和连接左、右纵沟中份的横沟共3条沟：左纵沟的前部内有肝圆韧带、后部内有静脉韧带；右纵沟的前部为胆囊窝，内容纳胆囊，右纵沟后部内有下腔静脉通过；横沟即肝门，内有门静脉、肝固有动脉、肝左右管以及淋巴管、神经等出入。出入肝门的这些结构被结缔组织包绕，形成肝蒂。

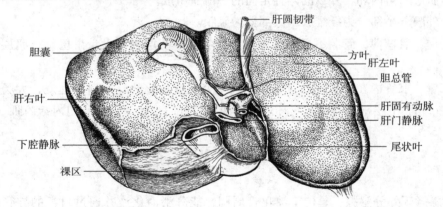

图1－26　肝的脏面

2. 肝的分叶和分段　在膈面，肝矢状位的镰状韧带附着线为界，可分为肝左叶和肝右叶。左叶小而薄；右叶大而厚。在脏面，肝以其下面的"H"形沟分为肝左叶、肝右叶、方叶和尾状叶（图1－26）。根据肝脏内4套管道系统的走行、分支和支配范围，即可以将肝脏分为左、右2个半肝，5个叶和8个段，这种划分方法符合肝内管道的分布情况，是临床上肝脏内占位病变的定位诊断和肝外科手术的重要依据。

3. 肝的位置及体表投影

（1）肝的位置　肝大部分位于右季肋区和腹上区，小部分延伸至左季肋区。其大部分被肋弓所覆盖，仅在腹上区左、右肋弓间露出小部分，并直接接触腹前壁。

（2）肝的毗邻 肝的脏面在左叶与胃前壁相邻，后上部临近食管的腹段；在右叶从前往后分别邻接结肠右曲、十二指肠、右肾和右肾上腺。

（3）肝的体表投影

1）肝上界 与膈穹隆一致，在右腋中线上起于第7肋，自此向左；在右锁骨中线上平第5肋，也是肝上界在右侧的最高点；在前正中线上，越过胸骨体和剑突结合处，在左第5肋间止于左锁骨中线水平。

2）肝下界 与肝前缘一致，起自右肋弓最低点；在右侧与右肋弓一致，至第8、9肋软骨结合处离开肋弓；经剑突下3~5 cm斜向左上；至左肋弓与第7、8肋软骨结合处进入左季肋区，连上界左端。

在成人腹上区剑突下3~5 cm范围内，可以触及肝的前缘，但在右肋弓下缘一般不应触及；7岁以下的小儿，肝下界可超过右肋弓下缘，但一般不超出2 cm。因此，在成人肝上界位置正常的情况下，如在右肋弓下触及肝脏，则认为有病理性肝大。肝的位置可随呼吸运动而上、下移动。

4. 肝的微细结构 肝的表面被覆着致密结缔组织，肝门处的结缔组织随肝固有动脉、肝门静脉和肝管伸入肝内，将肝实质分隔成许多小叶，肝小叶之间为肝门管区（图1-27，彩图4）。

（1）肝小叶 是肝的基本结构和功能单位，呈多边棱柱状。人的肝小叶之间结缔组织很少，故相邻的肝小叶常分界不清；成人肝有50万~100万个肝小叶。肝小叶中央有一条纵贯长轴的中央静脉。肝细胞以中央静脉为中心呈放射状排列，形成肝板；其横断面呈条索状，称为肝索。肝板之间为肝血窦，是肝脏内毛细血管的特殊形态。肝细胞与肝血窦内皮细胞之间狭小的间隙称为窦周隙，是肝细胞与血液之间进行物质交换的场所。

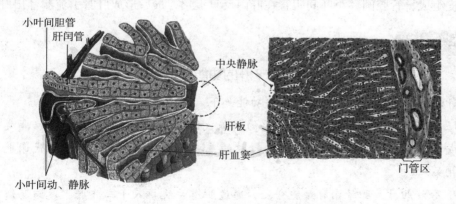

图1-27 肝的微细结构模式图

1）中央静脉 位于肝小叶中央，沿肝小叶长轴走行，管壁不完整且薄，为肝血窦的开口。

2）肝细胞 体积较大，呈多面体形，核大而圆，居中央，其胞质内含有各种丰富的细胞器，体现了肝细胞功能的多样性。相邻肝细胞的质膜局部凹陷形成的微细管道称胆小管，肝细胞分泌的胆汁注入其内。胆小管汇入小叶间胆管。

3）胆小管 位于相邻肝细胞间，由细胞膜向内凹陷而围成，并连接呈网格状管道。正常情况下，肝细胞分泌胆汁直接进入胆小管，若肝细胞发生变性、坏死或胆道堵塞内压增高时，胆小管的正常结构被破坏。胆汁则溢入窦周隙，引起黄疸。

4）肝血窦　是肝板间相互吻合的窦状毛细血管，借肝板上的孔交织成网。窦壁由内皮细胞组成，之间有较大的间隙，无基膜，通透性较大，有利于肝细胞和血液进行物质交换。窦腔内的肝巨噬细胞，又称库普弗细胞（kupffe Rcell），细胞呈星形，内含大量的溶酶体和吞噬体，可吞噬细菌、病毒、异物及衰老、破碎的红细胞，具有重要的保护和防御作用（图1-28，彩图5）。

5）窦周隙　又称Diss间隙，为肝细胞和肝血窦之间的狭小间隙，窦周隙内充满来自肝血窦渗出的血浆。肝细胞窦面有许多微绒毛深入窦间隙，可进行物质交换。窦内有贮脂细胞，可贮存维生素A；在病理状态下，贮脂细胞可转化为成纤维细胞，与肝硬化的发生相关。

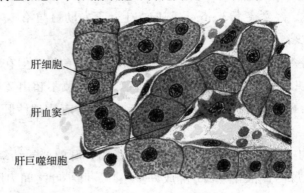

肝细胞

肝血窦

肝巨噬细胞

图1-28　肝血窦

（2）门管区　相邻的几个肝小叶之间的结缔组织内，含有小叶间动脉、小叶间静脉和小叶间胆管，该区域称门管区。小叶间动脉是肝固有动脉在肝内的分支，腔小而圆、管壁厚，由内皮和数层环状平滑肌构成；小叶间静脉是肝门静脉的分支，腔大而不规则，管壁薄，内皮外只有少量散在的平滑肌和结缔组织；小叶间胆管由胆小管汇集而成，壁由单层立方上皮组成，管腔圆，小叶间胆管在肝内反复汇集，最后形成肝管引流胆汁出肝。

📖 知识链接

肝的功能

肝的功能很复杂且重要，其主要功能如下。

1. 参与物质代谢　肝是人体重要的新陈代谢器官，是蛋白质、糖类、脂类等物质的合成与分解、转化与运输、贮存与释放的重要场所。维生素和激素的代谢也与肝脏密切相关。

2. 分泌胆汁　胆汁由肝细胞分泌，通过胆道系统排入十二指肠，参与肠道内脂肪的消化和吸收，并促进脂溶性维生素的吸收。

3. 排泄、吞噬功能　肝可以通过生物转化作用，对非营养性物质也包括有毒有害物质进行分解、排泄，起到解毒的作用；对进入人体内的细菌、异物进行吞噬，以保护机体。

4. 凝血功能　几乎所有的凝血因子都由肝制造，肝在人体凝血和抗凝两个系统的动态平衡中起着重要的调节作用。肝硬化患者往往因肝功能衰竭而致大出血甚至引起死亡。

5. 其他　肝参与人体血容量的调节、热量的产生以及水和电解质的调节等。如肝损害时肝对钠、钾、铁、磷等电解质调节失衡，常见的是水钠在体内潴留，引起水肿、腹水等。

（3）肝的血液循环　肝的血液供应丰富，有两个来源。入肝的血管包括：功能血管肝门静脉和营养血管肝固有动脉；出肝的血管是肝静脉，最后汇入下腔静脉。其血液循环途径如下：

肝门静脉→小叶间静脉→肝血窦→中央静脉→小叶下静脉→肝静脉→下腔静脉

肝固有动脉→小叶间动脉

二、肝外胆道

肝外胆道是与肝内胆道延续，并将胆汁输送到十二指肠的管道系统。包括胆囊和输胆管道（图1-29）。

1. 胆囊　位于右季肋区，肝脏面的胆囊窝内，容积为40~60 ml。

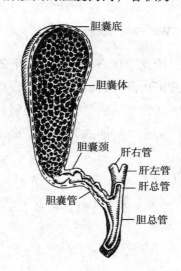

胆囊底
胆囊体
胆囊颈
肝右管
肝左管
肝总管
胆囊管
胆总管

图1-29　胆囊

（1）位置和形态　略呈鸭梨形，位于肝脏下面右侧纵沟前部的胆囊窝内，上面借结缔组织与肝结合，下面由腹膜覆盖。

（2）作用　是贮存和浓缩胆汁。

（3）分部　胆囊从前向后依次可分为胆囊底、胆囊体、胆囊颈和胆囊管4个部分。胆囊底为突向前下的膨大盲端，常在肝下缘处露出，与腹前壁相贴；其体表投影相当于右侧腹直肌外缘或右锁骨中线与右肋弓相交处的稍下方，此点是胆囊触诊的重要标志。当胆囊病变时，此处可有明显压痛，临床称墨菲氏（murphy）征阳性。胆囊颈和胆囊管内的黏膜形成螺旋皱襞，有控制胆汁出入的作用，也是胆囊结石容易嵌顿处。

2. 输胆管道　简称胆道，是将胆汁输送到十二指肠的管道。可分为肝内和肝外两部分。位于肝内的胆小管逐渐汇合成小叶间胆管，再逐渐汇合成肝左管和肝右管。肝左管和肝右管出肝门后汇合成肝总管下行，肝总管与胆囊管汇合，共同形成胆总管。

胆总管长4~8 cm，在肝固有动脉的右侧和门静脉的前方，下行于十二指肠上部的后方；至胰头处进入十二指肠降部的左后壁，在此处与胰管汇合，共同开口于十二指肠后内侧壁的十二指肠大乳头，在汇合处管腔略膨大称为肝胰壶腹，也称乏特（vater）壶腹。在肝胰壶腹开口周围有环形增厚平滑肌，称为肝胰壶腹括约肌，也称奥狄（vddi）括约肌，可以控制胆汁和胰液的排放速度。小肠内蛔虫如若钻入胆总管，由于括约肌和胆道平滑肌痉挛性收缩，可引起腹上区剧烈疼痛（图1-30）。

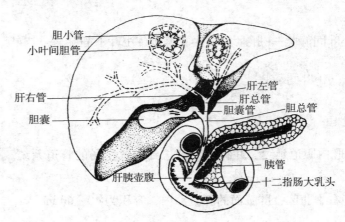

胆小管
小叶间胆管
肝左管
肝总管
肝右管
胆囊管
胆总管
胆囊
胰管
肝胰壶腹
十二指肠大乳头

图1-30　输胆管道模式图

未进食时，肝胰壶腹括约肌保持收缩状态，而胆囊处于舒张状态。肝细胞分泌的胆汁经胆小管，再经小叶间胆管，出肝汇入肝左管、肝右管至肝总管，转入胆囊管进入胆囊内暂时贮存和浓缩。进食后，受食物（尤其高脂肪食物）和消化液的刺激，肝胰壶腹括约肌舒张，胆囊反射性收缩，使胆囊内的胆汁经胆囊管、胆总管和肝胰壶腹排入十二指肠，参与脂肪的消化。

输胆管道及胆汁排出途径如下：

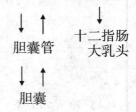

肝细胞分泌胆汁 ⟶ 胆小管 ⟶ 小叶间胆管 ⟶ 肝左右管 ⟶ 肝总管 ⟶ 胆总管 ⟶ 肝胰壶腹

↓↑　　↓
胆囊管　　十二指肠大乳头

↓↑
胆囊

第七节　胰　　腺

胰腺（pancreas）是人体第二大的消化腺，既有内分泌功能又有外分泌功能。

1. 胰的位置　胰横卧于胃的后方，在第1、2腰椎水平借结缔组织横贴于腹后壁，其位置较深。

2. 胰的形态及胰管

（1）胰的形态　胰腺形态细长，呈长三棱柱状，质柔软，色灰红。分为胰头、胰体和胰尾3部分。①胰头部：为右端膨大，被十二指肠所包绕。②胰体：为胰的中间大部分，位于头尾之间，横跨下腔静脉和主动脉腹部的前面。③胰尾：较细，伸向左上，至脾门后下方。

（2）胰管　是排泄胰液的管道，位于胰实质内，与胰的长轴平行。起自胰尾部，向右行过程中收集胰小叶的导管，最后胰管与胆总管汇合成肝胰壶腹，共同开口于十二指肠大乳头（图1-17）。在胰头上部常可以见到一小管，行于胰管上方，称为副胰管，开口于十二指肠小乳头。

3. 胰腺的结构与功能　胰表面被覆结缔组织膜，伸入实质将胰分隔成若干小叶，实质由内、外分泌部组成。

（1）外分泌部　分泌胰液，含有多种消化酶，参与食物中三大营养素的消化；外分泌部为浆液腺，由腺泡和导管组成。腺细胞呈锥体形，核大而圆，位于细胞基底部；胞质内含嗜酸性颗粒，能分泌消化酶。导管的上皮表面被覆一层黏液，可保护导管本身不被胰液所消化（图1-31）。

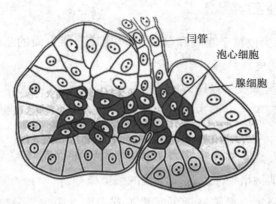

图1-31　胰腺外分泌部模式图

（2）内分泌部　又称胰岛，为散在分布的细胞团，分泌激素。主要有4种细胞（图1-32，彩图6）。

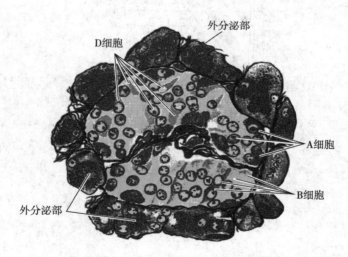

图1-32　胰岛细胞模式图

1）A细胞　约占20%，主要分布在胰岛周边部，胰体和胰尾的胰岛内较多，细胞大，呈多边形。A细胞分泌胰高血糖素，可促进肝糖原的分解及并阻碍糖原的合成，使血糖升高。

2）B细胞　约占75%，细胞小，主要位于胰岛的中央。B细胞分泌胰岛素（insulin），其作用是调节糖的代谢，促使葡萄糖合成糖原或转化为脂肪，使血糖降低。若胰岛素分泌不足，血糖升高，临床上称为糖尿病。

3）D细胞　约占5%，在A、B细胞之间，分散于胰岛周边。D细胞分泌生长抑素，调节 A、B 细胞的分泌。

4）PP 细胞　数量很少。分泌胰多肽，可抑制胃肠运动、减弱胆囊收缩、增强胆总管括约肌收缩等作用。

第八节　腹　膜

一、腹膜与腹膜腔的概念

腹膜（peritoneum）为被覆于腹腔和盆腔内面及其脏器表面的浆膜（图 1-33）。薄而光滑，呈半透明状，由间皮和结缔组织构成。

1. 壁腹膜　衬贴在腹壁及骨盆壁内面的腹膜，称为壁腹膜或腹膜壁层。

2. 脏腹膜　被覆于腹腔、盆腔内脏表面的腹膜，称为脏腹膜或腹膜脏层。

3. 腹膜腔　壁腹膜与脏腹膜相互移行所围成的潜在性的间隙，则称为腹膜腔。男性腹膜腔为密闭的间隙；在女性因输卵管开口于腹膜腔，故女性腹膜腔可通过输卵管、子宫和阴道与外界相通，这种结构增加了女性腹膜腔的感染概率。

正常人的腹膜腔能分泌少量浆液，可润滑脏器表面，减少脏器间的摩擦。同时腹膜还具有吸收、支持、保护、防御及修复等功能。

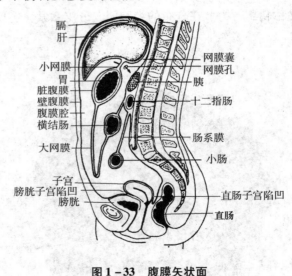

图 1-33　腹膜矢状面

二、腹膜与脏器的关系

根据脏器被腹膜覆盖的范围大小和包被的程度不同，可以将腹腔、盆腔脏器分为 3 类（图 1-34）。

1. 腹膜内位器官　是指脏器表面几乎全部被腹膜覆盖的器官，如胃、十二指肠上部、空肠、回肠、阑尾、横结肠、乙状结肠、卵巢和输卵管、脾等。此类器官活动度大。

2. 腹膜间位器官　是指器官表面的 3 个面或大部分被腹膜覆盖的器官，如肝、胆囊、升结肠、降结肠、膀胱、子宫等。此类器官活动度小。

3. 腹膜外位器官　是指脏器仅 1 个面被腹膜覆盖的器官，如十二指肠降部及水平部、肾、肾上腺、输尿管、胰和直肠中下部等。此类器官位置较固定，不易活动。

了解脏器与腹膜的关系，有着重要的临床意义。如实施腹膜内位器官的手术时，就必须通过打开腹膜腔才能完成；但对属于腹膜外位器官的肾、肾上腺等，实施手术时则可不经过腹膜腔，可避免损伤腹膜，防止腹膜腔感染和减少术后粘连的发生。

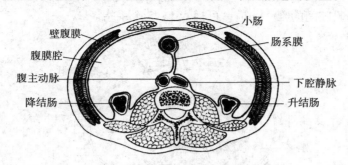

图 1-34 腹膜与脏器的关系

三、腹膜形成的结构

腹膜在脏器之间以及各脏器与腹腔、盆壁的移行过程中，形成了许多结构，主要包括网膜、韧带、系膜和陷凹。

1. 网膜 包括小网膜和大网膜、网膜囊和网膜孔等（图 1-35）。

（1）小网膜 是连于肝门至胃小弯和十二指肠上部之间的双层腹膜结构，可分为左侧部分的肝门与胃小弯之间的肝胃韧带和右侧部分的肝门与十二指肠上部之间的肝十二指肠韧带两部分。在肝十二指肠韧带内含有的结构由右向左依次为胆总管、门静脉、肝固有动脉三条管道。

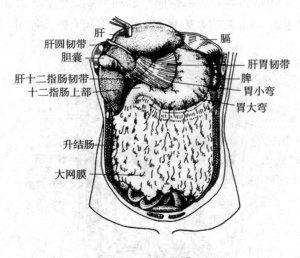

图 1-35 网膜

（2）大网膜 为胃大弯与横结肠之间的最大的腹膜皱襞，呈围裙状，遮盖于小肠和结肠的前面，它由 4 层腹膜构成。①大网膜的结构：大网膜被覆胃前、后壁的腹膜自胃大弯和十二指肠上部下降，形成大网膜的前两层；约至骨盆缘再返折向上，形成大网膜的后两层，向上包绕横结肠，并接续横结肠系膜和腹后壁的腹膜。②大网膜的作用：大网膜内有丰富的血管、淋巴管和脂肪，有较强的吸收和保护功能。腹膜腔内如有炎症或胃肠穿孔时，它即向病变处移位，将病灶包裹，限制炎症蔓延。因此，临床腹腔手术时可借大网膜移位情况，寻查病变的发生部位。

（3）网膜囊和网膜孔　网膜囊是位于小网膜和胃后方与腹后壁之间的一前后扁窄的腹膜间隙，是腹膜腔的一部分，又称小腹膜腔（图1-36）。网膜孔位于肝十二指肠韧带的后方，是网膜囊与腹膜腔间的唯一通道，可插入1~2个手指。

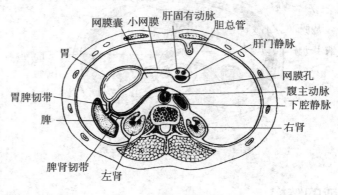

图1-36　网膜囊

2. 韧带　是连于腹、盆腔与脏器之间的或连于相邻脏器之间的双层腹膜结构，对脏器有固定的作用。腹腔内主要的韧带有肝镰状韧带、肝冠状韧带、脾肾韧带和胃脾韧带等。

3. 系膜　是壁腹膜和脏腹膜相互移行所成，将肠管连于腹盆壁的双层腹膜结构。可起到悬挂肠管的作用，有肠系膜的肠管活动性较大。两层系膜间还夹有血管、神经、淋巴管、淋巴结和脂肪等组织，如小肠系膜、阑尾系膜、横结肠系膜和乙状结肠系膜等。

其中小肠系膜最长，又称空回肠系膜。广阔呈扇形。附着于腹后壁的部分称为小肠系膜根，小肠系膜根从第2腰椎右侧的十二指肠空肠曲开始，斜向右下止于右髂窝，长约15 cm；故腹腔化脓感染时脓液可顺着该系膜根部下降而引起右髂窝脓肿（图1-37）。

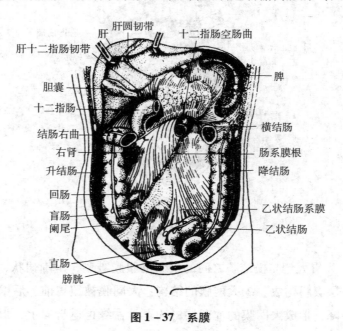

图1-37　系膜

4. 腹膜陷凹　陷凹主要由腹膜在盆腔脏器之间移行、反折而成的凹陷，是站立和坐位时腹膜腔的较低点。

（1）男性腹膜　在直肠与膀胱之间形成一个深窝，称为直肠膀胱陷凹，距肛门约 7 cm。

（2）女性腹膜　在直肠与子宫之间形成的深窝，称为直肠子宫陷凹，亦称道格拉斯（douglas）腔，与阴道穹后部相邻，距肛门约 5.5 cm；另外，在膀胱与子宫之间形成一浅窝，称为膀胱子宫陷凹。腹膜腔的渗出液或脓液，常因重力作用聚集于各陷凹中。故临床上可经直肠前壁或阴道穹后部处做穿刺或切开引流（图 1-33）。

第九节　消化系统常见畸形

一、消化管狭窄或闭锁

消化管狭窄或闭锁常发生在食管和十二指肠。在消化管发生的过程中，管壁上皮细胞在一定时期过度增生，致使消化管某部的管腔狭窄或闭锁；之后，过度增生的细胞发生凋亡，上皮变薄，狭窄或闭锁的管腔随之恢复正常。如果过度增生的细胞不发生凋亡，上皮不再变薄，管腔重建障碍，则发生局部管腔狭窄或闭锁。

二、回肠憩室

回肠憩室又称梅克尔憩室（meckel diverticulum），是位于回肠距回盲部 40~50 cm 处一个小的囊状突起，这种畸形是由于卵黄蒂近端退化不全引起的。有的其顶端可有纤维索与脐相连。患者多无症状，但在感染时可出现腹痛等病症，偶尔可引起肠梗阻。

三、脐粪瘘

脐粪瘘（umbilical fistula），由于卵黄蒂未退化，以致在脐与肠之间残留一瘘管。出生后，当腹内压增高时，粪便可通过瘘管从脐溢出。

四、先天性脐疝

先天性脐疝（congenital umbilical hermia）是由于脐腔未能闭锁。在胎儿出生剪断脐带后，脐部残留一腔与腹腔相通。当腹内压增高时，肠管可从脐部膨出，甚至造成嵌顿疝。

五、肠袢转位异常

当肠袢从脐腔退回腹腔时，应发生逆时针方向旋转 180 度。如果未发生旋转、旋转不完全或反向旋转，则会形成各种消化管异位。可表现为肠解剖位置异常，常常伴有肝、脾、胰甚至心、肺等其他内脏的异位。

六、肛门闭锁

肛门闭锁（imperforateus）又称不通肛，是由于肛膜未破或肛凹未能与直肠末端接通所致；肛管上皮过度增生后未能再度吸收也可引起该种畸形。常因尿直肠隔发育不全而伴有直肠阴道瘘或直肠尿道瘘。

七、先天性无神经节性巨结肠

先天性无神经节性巨结肠（congenital aganglionical megacolon），多见于乙状结肠。是由于神经嵴细胞未能迁至该处肠壁中，致使壁内副交感神经节细胞缺失，肠壁收缩乏力，肠腔内容物不能顺利地排出，因而使肠管扩大。

八、胆管闭锁

在肝、胆的胚胎发生过程之中，肝内、外形成连贯性的胆汁排放管道。如果肝内胆管不通，称为肝内胆管闭锁（intrahepatic biliary atresia）；如果肝外胆管不通，称为肝外胆管闭锁（extrahepatic biliary atresia）。由于胆汁不能顺利排出，便出现先天性新生儿阻塞性黄疸。

九、环状胰

由于背腹两胰融合过程的异常及腹胰移位，从而形成一环形胰腺，环绕十二指肠。环状胰（anular pancreas）可压迫十二指肠和胆总管，甚至引起十二指肠梗阻。

消化系统除上述常见畸形外，还可有一些少见或罕见的畸形，如双胆囊、无胆囊、腹裂、肝下盲肠、肝下阑尾和肝囊肿等。

本章小结

从口腔到十二指肠称为上消化道，空肠及以下的消化管称为下消化道。自咽至肛门之间的消化管壁，其结构可分为4层，即由内向外分为黏膜、黏膜下层、肌层和外膜。

咽既是消化系统的器官又是呼吸系统的通道，可分为鼻咽部、口咽部和喉咽部3部分。食管全长有3个生理性狭窄，是异物容易滞留的部位，也是食管癌好发的部位。胃是消化管中最膨大的部分，有两口、两壁、两缘和四部。胃壁细胞主要分泌盐酸和内因子，主细胞能分泌胃蛋白酶原，在食物的消化中有重要作用。

小肠可分为十二指肠、空肠及回肠3部分。肠腔面的黏膜上有许多环状皱襞；黏膜表面有许多细小的肠绒毛；上皮细胞游离面有大量的微绒毛。大肠分为盲肠、阑尾、结肠、直肠和肛管5部分，主要功能是吸收水分、维生素和无机盐，并将食物残渣形成粪便而排出体外。

肝是人体内最大的实质性腺体，不仅具有分泌胆汁的功能，还有参与物质代谢、解毒和防御等功能；胚胎时期还有造血的功能。肝小叶是肝的基本结构和功能单位，呈多边棱柱状。胰腺是人体第二大的消化腺，既有内分泌功能又有外分泌功能。外分泌部分泌胰液，含有多种消化酶，参与食物三大营养素的消化；内分泌部又称胰岛，主要的B细胞分泌胰岛素。

腹膜为被覆于腹腔和盆腔内面及其脏器表面的浆膜。薄而光滑，呈半透明状，由间皮和结缔组织构成。

扫码"练一练"

目标检测

一、单项选择题

1. 上消化道包括

   A. 口腔、咽腔、食管

   B. 口腔、咽腔、食管、胃

   C. 口腔、咽腔、食管、胃、空肠

   D. 口腔、咽腔、食管、胃、十二指肠

   E. 口腔、咽腔、食管、胃、十二指肠和空肠

2. 关于口腔的叙述，下列哪项是正确的

   A. 固有口腔直接经口裂与外界相通

   B. 腭的前 1/3 为硬腭，后 2/3 为软腭

   C. 软腭以骨腭为基础

   D. 颊黏膜上有许多舌下腺排泄管开口

   E. 腭舌弓参与咽峡的围成

3. 腮腺导管开口处平对

   A. 上颌第二磨牙相对的颊黏膜　　　B. 上颌第二前磨牙相对的颊黏膜

   C. 下颌第二磨牙相对的颊黏膜　　　D. 下颌第二前磨牙相对的颊黏膜

   E. 上颌第一磨牙相对的颊黏膜

4. 构成牙冠浅层的结构是

   A. 釉质　　　　　　　　　　　　　B. 牙髓

   C. 牙颈　　　　　　　　　　　　　D. 黏合质

   E. 牙周膜

5. 关于咽的描述错误的是

   A. 咽是消化系统和呼吸系统的共同通道

   B. 上端附着于颅底

   C. 下端在第 6 颈椎下缘处与食管相续

   D. 后壁及两侧壁完整

   E. 前壁与鼻腔、口腔和气管直接相通

6. 关于食管的描述错误的是

   A. 可分颈、胸、腹 3 段

   B. 第二狭窄位于食管与右主支气管交叉处

   C. 第三狭窄位于食管穿膈处

   D. 食管全长 25 cm

   E. 其中腹段最短

7. 关于食管正确的描述是

   A. 上端在第 6 颈椎平面起于喉

B. 肌层全部是平滑肌

C. 食管的颈段最短

D. 食管位于气管的后方

E. 3 处狭窄距切牙分别是 15 cm、25 cm、50 cm

8. 中等充盈的胃位于

A. 左季肋区   B. 右季肋区和腹上区

C. 左季肋区和腹上区   D. 右季肋区

E. 脐区

9. 分泌胃蛋白酶原的细胞是

A. 壁细胞   B. 浆细胞

C. 主细胞   D. 颈黏液细胞

E. 间质细胞

10. 胃的叙述中不正确的是

A. 胃底腺分泌胃液

B. 幽门部分为左侧的幽门管和右侧的幽门窦

C. 胃小弯的最低处为角切迹

D. 胃底是指贲门平面以上向左膨出部分

E. 胃肌层分 3 层，均是平滑肌

11. 十二指肠的描述中正确的是

A. 属于下消化道   B. 小肠的起始部

C. 呈蹄铁形从左侧包绕胰头   D. 降部的后外侧壁上有十二指肠大乳头

E. 水平部是溃疡的好发部位

12. 临床上判断空肠起始部的主要依据是

A. 十二指肠悬肌   B. 小肠系膜

C. 肝十二指肠韧带   D. 空肠粗、管壁厚

E. 空肠位于左上腹部

13. 小肠的上皮是

A. 单层柱状上皮   B. 单层立方上皮

C. 单层扁平上皮   D. 复层扁平上皮

E. 变移上皮

14. 关于盲肠错误的是

A. 是结肠的起始部   B. 为腹膜内位器官

C. 位于左髂窝内   D. 左侧接回肠

E. 全长 6 ~ 8 cm

15. 关于结肠错误的是

A. 有结肠带、结肠袋和肠脂垂   B. 在第三骶椎水平续直肠

C. 为大肠的一部分   D. 分为升结肠、横结肠、降结肠和直肠 4 部

E. 其中横结肠是腹膜内位器官

16. 阑尾手术时寻找阑尾的标志是

A. 阑尾系膜　　　　　　　B. 盲肠

C. 阑尾动脉　　　　　　　D. 结肠带

E. 麦氏点

17. 阑尾根部的体表投影位于

A. 脐与右髂前上棘连线的中、外 1/3 交点处

B. 脐与右髂前上棘连线的中、内 1/3 交点处

C. 脐与左髂前上棘连线的中、外 1/3 交点处

D. 脐与髂结节连结的中、外 1/3 交点处

E. 脐与右髂峰最高点连线的中、内 1/3 交点处

18. 在肛管的管腔面，黏膜与皮肤的分界标志是

A. 齿状线　　　　　　　　B. 痔环

C. 白线　　　　　　　　　D. 盆壁

E. 肛梳

19. 关于直肠的说法错误的是

A. 男性直肠前方有膀胱、前列腺、精囊

B. 肛管内面纵行黏膜皱襞称为肛柱

C. 白线为肛门内外括约肌的分界线

D. 全长 10 ~ 14 cm，较直、无弯曲

E. 直肠横襞是直肠指检时的重要标志

20. 成人肝的描述错误的是

A. 在腹上区其下界可达剑突下 3 ~ 5 cm

B. 下界右侧与右肋弓相一致

C. 上界与膈穹隆一致

D. 可随膈的运动而上下运动

E. 上界最高点左侧相当于左锁骨中线与第 4 肋相交处

21. 出入肝门的结构除外

A. 肝左管和肝右管　　　　B. 肝固有动脉

C. 肝静脉　　　　　　　　D. 肝门静脉

E. 肝的神经和淋巴管

22. 胆总管的描述，正确的是

A. 由肝左、右管汇合而成　　B. 由胆囊管与胰管汇合而成

C. 由肝总管与胆囊管汇合而成　D. 在肝胃韧带内下行

E. 由肝总管与胰管汇合而成

23. 肝血窦的血液来自

A. 小叶间动脉和小叶间静脉　　B. 小叶间静脉和小叶下静脉

C. 小叶间静脉和肝静脉　　　　D. 中央静脉和小叶间静脉

E. 中央静脉和小叶间动脉

24. 关于胰的描述错误的是

A. 横贴于腹后壁，相当于第 1 ~ 2 腰椎水平

B. 胰头被十二指肠环抱

C. 胰管纵贯胰的全长

D. 是腹膜内位器官

E. 是消化腺

25. 胆囊的描述，正确的是

    A. 为分泌胆汁的器官　　　　　　B. 位于肝的胆囊窝内

    C. 后端圆钝为胆囊底　　　　　　D. 胆囊管和肝左、右管合成胆总管

    E. 胆囊底的体表投影位于左锁骨中线与肋弓相交处

26. 关于腹膜的叙述，正确的是

    A. 腹膜腔又称腹腔

    B. 脏腹膜覆于腹腔、盆壁的内面

    C. 胃、脾、空肠、回肠都是于腹膜内位器官，肾和胰腺属于腹膜外位器官

    D. 壁腹膜覆于腹腔、盆腔的表面

    E. 男性、女性腹膜腔均为密闭的腔隙

二、简答题

1. 咽可以分为几部分，简述每部分的位置、分界标志以及交通和交叉的结构。

2. 简述食管的 3 处生理性狭窄的位置及距中切牙的距离。

3. 肛管的内面有哪些重要结构？这些结构在临床上有何意义？

4. 分别简述肝下界、胆囊底和阑尾根部的体表投影及临床意义。

（彭　兰）

第二章　消化系统生理学

第一节　概　　述

扫码"学一学"

人类为了维持生命，必须从外界摄取营养物质，为机体的新陈代谢提供营养物质、能量、水和电解质。营养物质主要来自食物，其中糖类、脂肪、蛋白质是结构复杂的大分子物质，需将其分解为结构简单的小分子物质才能被机体吸收和利用。食物在消化道内被分解为可吸收的小分子物质的过程，称为消化。食物的消化包括机械性消化和化学性消化。机械性消化是指通过消化道的运动，将食物磨碎，使食物与消化液充分搅拌、混合，并将其向消化道远端推送的过程；化学性消化是指通过消化液中各种消化酶的作用，将大分子物质分解成小分子物质的过程。两者相互配合、同时进行，共同完成消化过程。被消化后的小分子营养物质，通过消化道黏膜进入血液和淋巴的过程，称为吸收。消化和吸收是紧密联系、相辅相成的两个生理过程。

第二节　口腔内消化

口腔是消化的起始部位，食物在口腔内被咀嚼磨碎，并与唾液混合，形成食团，而后被吞咽。在口腔唾液的化学性消化作用下，食物中的少量淀粉开始被初步消化。

一、唾液的成分及其作用

1. 唾液的成分　唾液是由 3 对唾液腺和散在的小唾液腺分泌的一种混合黏稠液体，无色、无味，近于中性（pH 6.6~7.1）。正常成年人每日分泌量为 1.0~1.5 L，其中水分约占 99.5%，其余为有机物、无机物和一些气体分子。有机物主要有黏蛋白、唾液淀粉酶、溶菌酶、免疫球蛋白 A（IgA）等，无机物为一些阳离子和阴离子。除此之外，某些进入体内的重金属（如铅、汞）和狂犬病病毒也可随唾液排出。

2. 唾液的作用 唾液的主要作用：①湿润口腔，便于咀嚼、吞咽，溶解食物并引起味觉；②清洁和保护口腔，冲洗和清除食物残渣；唾液中的溶菌酶、免疫球蛋白等具有抗菌作用；③消化作用，唾液中的唾液淀粉酶可将食物中的淀粉分解为麦芽糖；④排泄作用。

> ### 📖 知识链接
>
> #### 高热和昏迷的患者，为何需做口腔护理
>
> 因为高热和昏迷的患者唾液产生和分泌减少，抗菌作用减弱；同时口腔黏膜干燥，口腔内食物残渣易发酵，有利于细菌生长繁殖，极易引起口腔炎和黏膜溃疡。

二、咀嚼和吞咽

1. 咀嚼 在消化过程，食物首先受到的机械作用是咀嚼。在咀嚼肌群收缩运动下，食物被磨碎，与唾液混合形成食团，便于吞咽。同时，咀嚼动作反射性地引起唾液、胃液、胰液、胆汁的分泌和胃、胆囊的活动变化。因此，咀嚼不仅对口腔内的消化有重要意义，还为下一步的消化和吸收做好准备。

2. 吞咽 是由一系列动作组成的复杂反射活动，指食团从口腔经咽、食管送入胃内的过程。根据食物经过的部位，可分为三期。

（1）第一期 口腔期，指食团由口腔到咽，属于随意运动。

（2）第二期 咽期，指食团由咽到食管上端。当食团刺激咽部的触觉感受器，就会产生一系列反射活动，食团进入食管上端。

（3）第三期 食管期，指食团沿食管下移入胃，由食管蠕动完成。

食管的蠕动是消化道平滑肌顺序舒张和收缩所形成的一种向前推进的波形运动，由神经介导。当食团进入食管后，食管的肌肉由上到下顺序收缩，将食团推向下方，经贲门入胃。从吞咽开始至食团到达贲门整个吞咽过程所需时间与食物的黏稠度和人的体位有关。直立位比水平位所用时间要短；液体食物比固体食物的下降速度快。因此在临床工作中应注意患者的进食体位以及食物性质。

第三节 胃内消化

一、胃液的成分及其作用

纯净的胃液是无色透明的酸性液体，pH 为 0.9 ~ 1.5，正常成人每日分泌量为 1.5 ~ 2.5 L。胃液的成分除水外，主要有盐酸、HCO_3^-、胃蛋白酶、内因子和黏液等。

1. 盐酸 又称胃酸。由壁细胞分泌。其主要生理作用：①激活无活性的胃蛋白酶原，使其成为有活性的胃蛋白酶，并为胃蛋白酶提供适宜的酸性环境；②使食物中的蛋白质变性，易于被消化；③杀灭随食物进入胃的细菌；④盐酸进入小肠后，还能促进胰液、胆汁和小肠液的分泌；⑤促进小肠对铁和钙的吸收。

2. 胃蛋白酶原 主要由主细胞合成和分泌。它本身没有活性，通常被盐酸激活或已活

化的胃蛋白酶自我激活而成为有活性的胃蛋白酶。胃蛋白酶能使蛋白质水解成为胨和胫，及少量多肽和氨基酸，此阶段大多数蛋白质尚未被消化到终产物。

3. 内因子　由壁细胞分泌的一种糖蛋白。食物中的维生素 B_{12} 必须与内因子结合形成复合物才不会被消化酶破坏，并在回肠末端被主动吸收。所以胃切除者，如果不及时由肠道外补充维生素 B_{12}，会引起由于维生素 B_{12} 缺乏导致巨幼细胞贫血。

4. 黏液　由黏液细胞分泌，主要成分为糖蛋白，具有较高的黏滞性。它主要覆盖在胃黏膜表面，具有润滑作用，使食物易于通过，保护胃黏膜免遭粗糙食物的机械性损伤；还可以与胃黏膜上皮细胞分泌的 HCO_3^- 共同构成黏液－碳酸氢盐屏障，避免胃内的盐酸与胃壁接触和胃蛋白酶原在上皮细胞处被激活，造成胃黏膜损伤。

> **考点提示**
>
> 　　胃切除患者若不及时补充维生素 B_{12}，易导致巨幼细胞贫血。

除黏液－碳酸氢盐屏障外，由相邻胃上皮细胞的顶端膜和上皮细胞之间的紧密连接构成的胃黏膜屏障，对胃黏膜的保护也起重要作用。

许多因素如酒精、胆盐、阿司匹林类药物、肾上腺素（糖皮质激素）以及幽门螺杆菌感染等，可以破坏或削弱胃黏膜的屏障作用，造成胃黏膜损伤，引起胃炎或胃溃疡。

二、胃的运动

根据胃壁平滑肌结构和功能的特点，胃底部和体部上 1/3 运动较弱，主要参与容纳和暂时储存食物，调节胃内压；体部余下 2/3 和窦部运动较强，参与混合、磨碎食物形成食糜，加快胃排空。

> **考点提示**
>
> 　　胃溃疡是由于各种原因导致胃液或者胃黏膜的屏障（黏液－碳酸氢盐屏障和胃黏膜屏障）之间的平衡被打破，胃黏膜被自我消化的过程。

（一）胃运动的形式

1. 容受性舒张　食物被咀嚼、吞咽以及食物刺激咽、食管等处感受器，可反射性地引起胃体部和底部肌肉舒张，这种舒张称为容受性舒张。这是胃所特有的一种运动形式。每吞咽一次食物，胃就相应的舒张一点，使胃容量和摄入量相适应，不致因进食而使胃内压过分升高，保证胃内压基本保持不变，防止食糜过早进入小肠，可暂时储存食物且确保食物在胃内充分消化。

2. 紧张性收缩　是指胃壁平滑肌经常处于一种持续微弱的收缩状态。它的存在有助于保持胃的正常形态、位置以及胃液渗入食物内部，促进消化，协助排空。如果紧张性收缩能力下降，可引起胃扩张或胃下垂。

3. 蠕动　是在食物进入胃内约 5 分钟后出现，由胃中部开始，向幽门方向延伸，大约 3 次/分。其意义在于一方面磨碎进入胃内的食团，使之和胃液充分混合，利于食物化学性消化；另一方面将食糜由胃排入十二指肠。

（二）胃排空及其控制

1. 胃排空　食糜由胃排入十二指肠的过程。胃排空的速度和食物的种类、性状及胃的运动情况都有关系。在 3 种主要营养物质中，糖类排空最快，蛋白质次之，脂类最慢。摄入的混合性食物，在胃内的排空时间为 4～

> **考点提示**
>
> 　　胃内食物排空顺序由快到慢：糖类＞蛋白质＞脂肪。

6小时。

2. 胃排空的控制　当胃内食物量大时，食物对胃的扩张性刺激强，通过神经反射活动，引起胃运动加强，从而促进排空。食糜进入十二指肠后可抑制胃排空，刺激感受器，反射性地使胃排空暂停。随着食糜被推至小肠远端并被消化和吸收，食糜对胃排空的抑制消失，胃运动又加强，再推送少量食糜进入十二指肠。所以胃排空是间断性的，与上段小肠内的消化、吸收过程相适应。

> 📖 **知识链接**
>
> ### 呕吐
>
> 　　机体将胃及上段小肠的内容物从口腔驱出的动作称为呕吐，它属于一种反射活动。人体许多部位（例如舌根、咽部、胃、小肠、胆总管、泌尿生殖器官等）感受器的传入冲动都可到达呕吐中枢，发动呕吐反射。视觉、嗅觉和内耳前庭器官的刺激也可引起呕吐。颅内高压，可直接刺激呕吐中枢，发生喷射性呕吐。呕吐可将胃肠内有害物质排出，具有保护意义，但是剧烈呕吐将会使大量消化液丢失，导致水电解质代谢紊乱和酸碱平衡失调。

第四节　小肠内消化

一、胰液

　　胰液由胰腺的腺泡细胞和小导管上皮细胞分泌，具有很强的消化能力，是最重要的消化液。是一种无色的碱性透明液体，pH为7.8～8.4，正常成人每日分泌量为1～2 L。除水外，胰液中含有一些无机盐和有机物，其主要成分有碳酸氢盐、各种离子、多种消化酶等。

　　1. 碳酸氢盐　由胰腺的小导管上皮细胞所分泌，当胰液大量分泌时，HCO_3^-是血浆中的5倍，其主要作用是中和进入十二指肠的盐酸，保护小肠黏膜免受强酸的侵蚀，同时也为小肠内多种消化酶提供适宜的碱性环境。

　　2. 胰淀粉酶　可以将淀粉、糖原及多数碳水化合物水解为麦芽糖及葡萄糖。胰淀粉酶的水解效率高、速度快，与淀粉接触约10分钟就能全部被水解。

　　3. 胰脂肪酶　主要用于脂肪的消化，可将甘油三酯分解为脂肪酸、甘油一酯和甘油。

　　4. 胰蛋白酶和糜蛋白酶　它们在胰液中以无活性的酶原形式存在，胰蛋白酶原可被肠液中的肠激酶激活成为有活性的胰蛋白酶，同时，胰蛋白酶也能激活胰蛋白酶原（自身催化）。此外，胰蛋白酶还能激活糜蛋白酶原为糜蛋白酶。胰蛋白酶和糜蛋白酶可以将蛋白质分解为胨、胨，进而再分解为氨基酸和多肽。

　　胰液中含有消化三大营养物质的消化酶，因而它是所有消化液中消化食物最全面、消化力最强的，也是最重要的一种消化液。当胰腺的分泌发生障碍时，食物中的脂肪和蛋白质将不能完全被消化，常可以引起脂肪泻，同时影响脂溶性维生素A、维生素D、维生素E、维生素K等的吸收。

急性胰腺炎

由于胰液所含消化酶具有强大的消化功能，正常情况下，胰液中含有胰蛋白酶抑制因子，它可以抵抗胰蛋白酶对胰腺本身的消化作用，但含量很少。当胆道造成梗阻或暴饮暴食等情况出现时，胆汁和十二指肠液反流入胰管，胰液外溢，大量胰酶被激活，超过了胰蛋白酶抑制因子的能力就会出现胰腺自身消化而发生急性胰腺炎。

二、胆汁

胆汁是由肝细胞分泌的，是一种浓稠的具有苦味的有色液体，由肝细胞直接持续分泌的胆汁呈金黄色，pH 为 7.4（弱碱性）；在胆囊中储存的胆汁，因被浓缩而颜色加深呈深绿色，pH 为 6.8（弱酸性）。正常成人每日分泌量 0.8～1.0 L，胆囊能储存 40～70 ml 胆汁。胆汁的成分很复杂，它不含消化酶，除水外，还有胆盐、磷脂、胆固醇、胆色素和无机盐等。

（一）胆汁的成分

1. 胆盐　占胆汁固体成分的 50%，对脂肪的消化和吸收起重要作用。它和胆固醇、磷脂均可以降低脂肪表面的张力，使脂肪乳化成微滴，以增加胰脂肪酶的作用面积，利于脂肪的消化；胆盐还可以与脂肪酸、甘油一酯及脂溶性维生素（维生素 A、维生素 D、维生素 E、维生素 K）结合，进而促进他们的吸收。如肠中缺乏胆汁，将会引起脂肪消化吸收不良，而从粪便排出，甚至引起脂肪泻；同时也会造成脂溶性维生素的吸收障碍。

2. 磷脂　主要是卵磷脂，也可以乳化脂肪。并且为胆固醇的有效溶剂。

3. 胆固醇　体内脂肪代谢的产物之一，当胆汁中的胆固醇过多或磷脂减少时，胆固醇易于沉积而形成胆固醇结石。

为什么长期高脂肪饮食的人易患胆结石

长期高脂肪饮食，含高胆固醇的食物，如动物脑、蛋黄，会导致血液和胆汁中的胆色素、胆固醇含量增加，易形成沉淀，逐渐形成结石。所以平时要注意避免高脂肪饮食，可以多吃一些清淡的食物。

4. 胆色素　为血红蛋白的分解产物，主要为胆红素。

（二）胆汁的作用

胆汁的主要作用是促进脂肪的消化和吸收。①促进脂肪的消化：胆盐、磷脂和胆固醇作为乳化剂，降低脂肪的表面张力，使脂肪成为微滴分散于肠液中。②促进脂肪和脂溶性维生素的吸收：脂肪和脂溶性维生素 A、维生素 D、维生素 E、维生素 K 掺入由胆盐形成的水溶性混合微胶粒，更易被吸收。③中和胃酸和促进胆汁自身分泌：胆汁进入十二指肠可中和胃酸；进入小肠的胆盐大部分由回肠黏膜吸收入血，通过肝门静脉回到肝脏再形成胆汁，这一过程称为胆盐的肠肝循环。返回到肝的胆盐可以刺激胆汁分泌，称为胆盐的利胆作用。

（三）胆汁的分泌和排出

在非消化期，由肝细胞持续分泌的胆汁大部分流入胆囊储存，胆囊可吸收胆汁中的水和无机盐，使胆汁浓缩 4~10 倍。在消化期，胆汁可直接由肝以及胆囊经胆总管排至十二指肠。消化道内的食物是引起胆汁分泌和排放的自然刺激物，引起胆汁排放量从高到低的食物依次是高蛋白（蛋黄、肉类）、高脂肪或混合性食物、糖类。在胆汁排出的过程中，胆囊和 Oddi 括约肌相互协调发挥作用，在非消化期，Oddi 括约肌收缩，胆汁不能流入肠腔，胆囊舒张容纳胆汁；进食后，胆囊收缩，Oddi 括约肌舒张，胆汁被排至十二指肠。

三、小肠液

食糜由胃进入十二指肠后就开始了小肠内的消化。食物的消化过程在小肠基本完成，经过消化的物质也大部分在这里被吸收，剩余的食物残渣排入大肠，所以说小肠内消化在整个消化过程中是最重要的阶段，一般混合性食物在小肠中停留 3~8 小时。

1. 小肠液的成分　小肠液是一种弱碱性液体，pH 约为 7.6，成年人每日分泌 1~3 L，主要是由十二指肠腺和小肠腺分泌的混合液，是消化液中量最多的一种。主要成分有水、HCO_3^-、黏蛋白和多种消化酶（肠激酶、肠肽酶和双糖酶等）。

2. 小肠液的作用　大量的小肠液可以稀释小肠内容物，降低其渗透压，利于吸收；同时，可以润滑和保护小肠黏膜；其中的消化酶主要是肠激酶，可以激活胰蛋白酶原（见前文）。

四、小肠的运动

1. 紧张性收缩　小肠平滑肌的紧张性收缩是小肠其他运动形式的基础，在空腹时就存在，进食后加强。它的存在使小肠保持适当的位置和形状；保持小肠内的基础压力，利于肠内容物和消化液的充分混合，使食糜与肠黏膜密切接触，利于吸收；并且向下推进肠内容物。

2. 分节运动　为小肠所特有的运动形式，主要以肠壁环行肌的收缩和舒张为主。首先，在有食糜存在的一段肠管上，环行肌的许多点同时收缩，这样食糜就被分割成许多节段。随后原来收缩处开始舒张，原来舒张处开始收缩，使每个节段又分成两半，而相邻的两半合拢成为一个新的节段。如此有节律的交替轮换，这样食糜得以不断地分开，又不断地混合，使肠内容物来回运动，食糜与消化液充分混合，便于消化酶对食物的化学分解，增加食糜与肠黏膜的紧密接触，利于营养物质的吸收（图 2-1）；通过对肠壁的挤压，有助于血液和淋巴的回流，为吸收创造良好条件。

3. 蠕动　可发生于小肠的任何部位，速度很慢，每个蠕动波只能将食糜推进数厘米，因此食糜在肠管内移动的速度也很缓慢，大约 1 cm/min。肠蠕动时，肠内容物（水、气体等）被推动而产生一种声音，称为肠鸣音。肠鸣音在肠蠕动亢进时增强，如腹泻、饥饿等情况；在肠麻痹时则减弱或消失，如麻痹性肠梗阻。

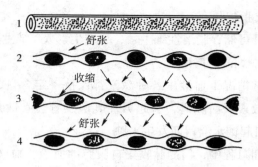

图 2-1 小肠分节运动模式图
1. 肠管表面观；2、3、4. 肠管纵面观

第五节 肝的功能

肝是人体内最大的消化腺，也是体内新陈代谢的重要场所。据估计，在肝中发生的化学反应有 500 种以上。有实验表明，动物在完全去除肝后即使给予相应的治疗，最多也只能生存 50 多个小时，表明肝是维持生命活动的一个不可替代的器官。

一、肝的功能特点

1. 肝的血液供应 肝的血液供应极为丰富，具有门静脉和肝动脉双重来源，两者在肝内进行混合。门静脉收集来自腹腔内脏的血液，内含从消化道吸收入血的丰富的营养物质，它们在肝内被加工、储存或转运；同时，门静脉血中的有害物质及微生物的抗原也将在肝内被解毒、清除或转化。肝血供的 1/4 来自肝动脉，为肝细胞供氧的主要来源，流经肝的血液最后由肝静脉进入下腔静脉而回到心脏。

2. 肝的代谢特点 肝的主要生理功能是进行三大营养物质的代谢，包括糖的分解和糖原合成、蛋白质及脂肪的分解与合成、维生素及激素的代谢等。由于肝含有的酶类十分丰富，其各种代谢活动十分活跃。

二、肝的主要生理功能

1. 分泌胆汁 肝细胞能不断合成和分泌胆汁。若无胆汁，食物中 40% 的脂肪将从粪便丢失，同时造成脂溶性维生素吸收不良。

2. 参与物质代谢

（1）糖代谢 单糖经小肠黏膜吸收后，由门静脉到达肝脏，在肝内转变为肝糖原而储存。一般成年人肝内约含 100 g 肝糖原，仅够禁食 24 小时之用。肝糖原在调节血糖浓度以维持其稳定中具有重要作用。患肝病时血糖常有变化。

（2）蛋白质代谢 由消化道吸收的氨基酸在肝内进行蛋白质合成、脱氨、转氨等作用。肝是合成血浆蛋白的主要场所。肝脏将氨基酸代谢产生的合成尿素，经肾脏排出体外。所以肝病时血浆蛋白减少，血氨升高。

（3）脂肪代谢 肝是脂肪运输的枢纽。消化吸收后的一部分脂肪进入肝，以后再转变为体脂而储存。饥饿时，储存的体脂可先被运送到肝，进行分解产能。当脂肪代谢紊乱时，可使脂肪堆积于肝内形成脂肪肝。

（4）**维生素代谢** 肝可储存脂溶性维生素，如维生素A、维生素C、维生素D、维生素E、维生素K、维生素B、烟酸、叶酸。

（5）**激素代谢** 正常情况下血液中各种激素都保持一定含量，多余的则经肝脏灭活。当患肝病时，可出现雌激素灭活障碍，引起男性乳房发育、女性月经不调及性征改变等。醛固酮灭活障碍，则可引起钠水潴留而发生水肿。

3. 解毒 在机体代谢过程中，门静脉收集自腹腔的血液，血液中的有害物质及微生物的抗原物质将在肝内被解毒和清除。肝是人体的主要解毒器官，它能保护机体免受损害，使毒物成为比较无毒的或溶解度大的物质，随胆汁或尿液排出体外。

第六节 吸 收

食物经过消化以后，三大营养物质的分解产物、水、无机盐和维生素等，都会通过消化道黏膜上皮细胞进入血液和淋巴液，此过程称为吸收。人体所需要的各种营养物质几乎都是通过消化道吸收。因此，吸收功能对于维持正常人体生命活动极为重要。

一、吸收的部位和途径

消化道不同部位对食物的吸收能力和吸收速度不同。

在口腔及食管食物基本不被吸收；胃也只是吸收少量的水分、酒精及某些药物；大肠主要吸收食物残渣中剩余的水分和无机盐。大部分营养物质都是在小肠被吸收的。各类物质在消化道内吸收的部位如图所示（图2-2）。

> **考点提示**
>
> 消化管道中，小肠是食物消化和物质吸收的主要场所。

一般认为，大部分糖类、脂肪、蛋白质的消化产物，在经过十二指肠和空肠后已基本吸收。回肠只是吸收维生素B_{12}和胆盐。小肠具有吸收营养物质的有利条件：①小肠有巨大的吸收面积，人的小肠长4~5米，黏膜形成许多环形皱襞，皱襞上有大量的绒毛，绒毛上又有许多微绒毛，这就使小肠的吸收面积增加了600倍，达到200~250 m^2。②小肠黏膜的绒毛内有丰富的毛细血管和毛细淋巴管，利于吸收。③食物在小肠内已经被充分消化成宜于吸收、结构简单的小分子物质。④食糜在小肠内停留时间较长（3~8小时）。

📖 知识链接

短肠综合征

短肠综合征是由于小肠被广泛切除后，小肠吸收面积不足，导致消化、吸收功能不良的临床综合征，其后期有严重营养障碍。治疗上应尽早开始全肠外营养支持，以补充患者所需的营养物质，包括能量物质、蛋白质合成的原料、各种电解质及维生素等。我国已有实行肠外营养长达14年的患者。最彻底的治疗方法是进行小肠移植术。

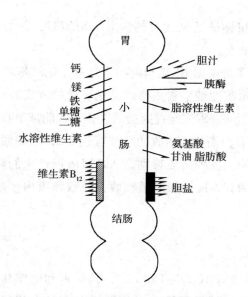

图 2 - 2 各种营养物质在消化道的吸收部位

二、主要营养物质的吸收

正常情况下,小肠每日可吸收 6 ~ 8 L 水,50 ~ 100 g 无机盐,50 ~ 100 g 氨基酸,100 g 以上脂肪,数百克糖。

1. 糖的吸收 食物中的糖类必须被分解成单糖才能被小肠吸收。肠道中的单糖主要为葡萄糖、果糖和半乳糖,其中葡萄糖和半乳糖吸收最快,果糖次之。它们在被吸收时,是逆浓度梯度的主动转运过程,依靠小肠黏膜上皮细胞的载体蛋白转运,转运时所需能量由钠泵提供,主要通过毛细血管进入血液。

2. 脂肪的吸收 脂肪被吸收的主要形式为甘油、脂肪酸、甘油一酯。甘油可直接溶于水,同单糖一起被吸收。脂肪酸和甘油一酯不溶于水,必须先和胆盐结合形成水溶性微胶粒,才能被吸收。其中的中、短链脂肪酸及其组成的甘油一酯可以直接进入血液,而长链脂肪酸则需经毛细淋巴管入血液。由于人体摄入的食物中长链脂肪酸较多,故脂肪分解产物吸收的主要途径是淋巴液。

3. 蛋白质的吸收 蛋白质是以氨基酸的形式通过小肠毛细血管进入血液。其吸收机制与单糖相似。

4. 无机盐的吸收 小肠内吸收的无机盐少数从食物摄入,大多数来源于消化液。因此,严重腹泻、呕吐时,大量消化液丢失,导致体内水和电解质紊乱,应及时给予补液治疗。

(1) 钠的吸收 钠的吸收属于主动吸收,动力来源于小肠黏膜上皮细胞基底部的钠泵。每日由小肠吸收钠 25 ~ 30 g,其中摄入的钠 5 ~ 8 g,其余的都是消化液中的钠。

(2) 铁的吸收 人体每日吸收铁约 1 mg,只占了膳食铁的 5% 左右。铁的吸收是主动转运的过程。孕妇、儿童及急性失血者对铁的吸收量增加,高于正常人 2 ~ 5 倍。维生素 C 能使高铁还原成亚铁而促进铁的吸收。胃酸可使铁溶解,并使高铁转变为亚铁,也可促进铁的吸收。当某些原因导致胃酸减少时,可发生缺铁性贫血。

(3) 钙的吸收 从食物中摄取的钙,30% ~ 80% 在肠内被吸收,以十二指肠的吸收能力最强,是主动转运的过程。钙被吸收的多少取决于维生素 D 和机体对钙的需求。维生素

D 可以促进钙的吸收。当机体缺乏钙或对钙的需要增加时，钙的吸收就会增加，如儿童、低钙饮食、孕妇和哺乳期妇女。

5. 维生素的吸收 除了维生素 B_{12} 需与内因子结合，在回肠末端被吸收，大多数维生素都是在小肠上段被吸收。水溶性维生素主要以易化扩散的方式被吸收；脂溶性维生素的吸收与脂肪消化产物的吸收相同，需先经过胆盐的乳化，才能被吸收。

6. 水的吸收 成人每日由消化道吸收的水分可达 8 L，随粪便排出的水仅 0.1～0.2 L。水的吸收主要依靠渗透作用，各种溶质特别是 Na^+ 吸收所产生的渗透梯度，是水分吸收的动力。如口服硫酸镁，因为其不能被胃肠道吸收，导致肠道内渗透压升高，阻碍了水分的吸收，产生下泻作用。

三、大肠的吸收

每日进入大肠的内容物有 1000～1500 ml，其中水和电解质大部分被大肠吸收，约 100 ml 液体和少量 Na^+、Cl^- 随粪便排出。若粪便在大肠内停留时间过久，几乎所有水分都将被吸收，而形成较干燥的粪便。大肠黏膜具有很强的主动吸收 Na^+ 和水的能力，每日可吸收 5～8L 水和电解质溶液。当从回肠进入大肠的液体或大肠分泌的液体超过此数量或大肠的吸收发生障碍，可引起腹泻。由于大肠具有很强的吸收能力，所以通过直肠灌肠可作为一种有效的给药途径。如某些麻醉药、镇静制等药物可以通过灌肠迅速被大肠吸收。

大肠也能吸收肠内细菌合成维生素等，以补充机体维生素摄入的不足；此外，大肠也能吸收由细菌分解食物残渣产生的短链脂肪酸。

第七节　大肠的功能

大肠没有重要的消化功能，主要是吸收水分、无机盐和部分维生素等物质，并且形成和暂时储存粪便。

一、大肠液的分泌

大肠液是一种碱性液体，pH 为 8.3～8.4，含有大量的碳酸氢盐和黏液，黏液可以润滑粪便，减少食物残渣对肠黏膜的摩擦。

二、大肠内细菌的活动

大肠内有大量的细菌（主要来自空气和食物），主要是大肠埃希菌、葡萄球菌等。由于大肠的内容物移动速度很慢，温度和酸碱度适宜，所以细菌在其中大量繁殖。细菌可以利用肠内的简单物质合成维生素 K、维生素 B_1、维生素 B_2、维生素 B_{12} 和叶酸，为人体所利用；但是也可以分解食物残渣，使糖和脂肪发酵、蛋白质腐败，产生一些对人体有害的物质，随后可在肝中进行解毒。

知识链接

为什么长期服用广谱抗生素会引起某些维生素缺乏

人体某些维生素如维生素K、维生素B_1、维生素B_2、维生素B_{12}等是通过胃肠道的细菌合成的，如果长期服用广谱抗生素，将抑制这些细菌繁殖或杀死细菌，所以长期使用广谱抗生素可能会导致维生素缺乏，更为严重的是出现细菌耐药或形成超级细菌。

三、大肠的运动和排便

大肠的运动少而缓慢，对刺激的反应也较迟缓，利于粪便在大肠内暂时储存。

1. 大肠的运动 正常时大肠的运动微弱，形式复杂，这有利于水分的吸收和粪便的储存、排出。大肠有一种特有的运动形式，即集团蠕动。它是一种行进速度很快、距离很长的强烈蠕动，每日3~4次。在餐后容易出现，通常开始于横结肠，可推进一部分大肠内容物快速移动直达乙状结肠和直肠。某些药物如吗啡、可待因等可以降低集团蠕动的频率，因此服用后易出现便秘。

2. 排便 排便是一种反射活动，正常人的直肠内通常没有粪便，当粪便被推入直肠时，刺激直肠壁内的感受器，冲动由盆神经和腹下神经传到脊髓腰骶段的初级排便中枢，同时上传到大脑皮层产生便意，若条件允许，冲动由盆神经传出，作为效应器的降结肠、乙状结肠和直肠收缩，肛门内括约肌舒张；同时阴部神经受到抑制，肛门外括约肌舒张，粪便排出体外。此外，膈肌和腹肌收缩，腹内压增加，可协助排便。如果条件不允许，大脑皮层发出冲动，可抑制排便。

大脑皮层如果经常抑制排便，就会降低直肠壁内感受器的敏感性，使粪便在大肠内长时间停留，水分吸收过多，大便就会变得干硬，发生便秘。临床上心血管疾病患者尤其是患有高血压的患者，如果经常便秘，在用力排便时，胸膜腔内压和腹内压陡增，使颅内压升高而发生意外，在临床工作中应该特别注意。

知识链接

为什么高位脊髓受到损伤的患者会出现大便失禁

脊髓腰骶段有初级排便中枢，神经冲动向上传至大脑皮层产生便意，大脑皮层根据人体所处环境做出应答，若条件允许，将冲动传出，进而排出粪便。当高位脊髓受到损伤时，大脑皮层不能将冲动传出，失去对排便的控制，出现大便失禁。

第八节 消化器官活动的调节

在消化和吸收的过程中，消化系统的各部分具有不同的功能，它们相互配合、相互协调地进行活动，并根据人体不同的功能状态发生适应性变化；同时，还与人体其他系统的功能活动保持协调，而这些都依赖于神经调节和体液调节。

一、神经调节

（一）消化器官的神经支配及其作用

口腔、咽、食管上段及肛门外括约肌为骨骼肌，受躯体运动神经支配；剩下的大部分消化器官都受自主神经系统的交感神经和副交感神经（包括迷走神经和盆神经）双重支配。通常交感神经兴奋时抑制消化活动，使消化管运动减弱，消化腺分泌减少和血流量减少，而消化道括约肌收缩。副交感神经兴奋时加强消化活动，使消化管运动加强，消化腺分泌增多，而括约肌舒张。另外，从食管中段至肛门的大部分消化管壁内还存在着壁内神经丛，在胃肠调节中具有重要的作用。

（二）消化器官活动的反射性调节

调节消化器官活动的神经中枢主要在延髓、下丘脑和大脑皮层等处。当刺激作用于感受器，冲动由传入神经到达神经中枢，神经中枢发布命令，再由传出神经到达消化管壁的平滑肌和腺体，使它们的活动发生相应的变化，这就属于反射性调节。反射性调节分为条件反射和非条件反射。

> **考点提示**
>
> 交感神经兴奋时抑制消化活动，副交感神经兴奋时加强消化活动。

1. 非条件反射 当食物刺激口腔黏膜、舌、咽等处的感受器，能反射性地引起唾液腺分泌唾液；食物在口腔咀嚼和吞咽时，可反射性地引起胃容受性舒张以及胃液、胰液和胆汁的分泌；当酸性食糜进入小肠，又可反射性地减弱胃的运动。

2. 条件反射 在非条件反射的基础上，和食物有关的颜色、形状、气味、语言、文字及进食环境也能反射性地引起消化管运动和消化腺分泌变化，这就属于条件反射。积极乐观的情绪、温馨整洁的环境可以增进食欲，使消化管运动加强，消化腺分泌增多。

二、体液调节

消化器官的功能除了受神经调节外，还受到激素的调节。在胃肠道黏膜上存在着数量庞大的内分泌细胞，这些由消化道内分泌细胞合成和释放的激素，称为胃肠激素，这些胃肠激素几乎都属于肽类，又称胃肠肽。主要的胃肠激素有胃泌素、缩胆囊素、促胰液素、抑胃肽4种。其主要生理作用是调节消化管的运动和消化腺的分泌，调节其他激素的释放，促进消化管组织代谢和生长。它们各自的分泌部位和作用见表2-1。

表2-1 4种胃肠激素的产生及其主要作用

激素名称	分泌部位	主要生理作用	引起释放因素
胃泌素	胃窦、十二指肠	促进胃液分泌、胃的运动、胃肠黏膜生长，刺激胰液、胆汁分泌	迷走神经、蛋白质消化产物、胃扩张
缩胆囊素	十二指肠、空肠	促进胰酶分泌和胆囊收缩，舒张肝胰壶腹括约肌，增强小肠运动，促进胰腺外分泌组织生长	蛋白质消化产物、盐酸、脂肪酸
促胰液素	十二指肠、空肠	促进胰液及胆汁中的 HCO_3^- 和水的分泌，抑制胃液分泌和胃的运动，促进胰腺外分泌组织生长	盐酸、蛋白质消化产物
抑胃肽	十二指肠、空肠	抑制胃液分泌和胃运动，刺激胰岛素分泌	脂肪、葡萄糖、氨基酸

另外，胃底和胃体的黏膜释放的组胺，可以和壁细胞上的组胺 2 型受体（H_2 受体）结合，促进胃酸分泌。所以临床上常用组胺受体的阻断剂（西咪替丁）抑制胃酸的分泌，也常用注射组胺的方法来检查胃的泌酸能力。

本章小结

人体从外界摄取的大分子营养物质在消化管内被加工、分解成小分子物质的过程，称为消化。小分子物质通过消化道黏膜进入血液和淋巴液的过程，称为吸收。

在消化过程中，不同部位的消化道有不同的消化液参与化学消化，主要有唾液、胃液、胰液、胆汁、小肠液等；各段的器官各有自己的运动形式，口腔的咀嚼和吞咽，胃的容受性舒张、紧张性收缩、蠕动，小肠的分节运动、紧张性收缩、蠕动，大肠的集团蠕动等。

被消化后的小分子物质主要在小肠被吸收，所以小肠为营养物质主要的吸收部位。

目标检测

一、单项选择题

1. 下列对消化和吸收概念的叙述，哪一项是错误的
   A. 消化是食物在消化道内被分解为小分子的过程
   B. 消化可分为机械性消化和化学性消化两种
   C. 小分子物质透过消化道黏膜进入血液和淋巴循环的过程称为吸收
   D. 消化不良与吸收障碍通常是两个相关的症状
   E. 消化主要在胃中完成，吸收主要在小肠完成

2. 副交感神经兴奋可使
   A. 胃肠平滑肌收缩增强　　　　　B. 胆道 Oddi 括约肌收缩增强
   C. 回盲括约肌收缩增强　　　　　D. 肛门内括约肌收缩增强
   E. 肛门外括约肌收缩减弱

3. 下列哪一种激素不属于胃肠激素
   A. 胃泌素　　　　　　　　　　　B. 促胰液素
   C. 肾上腺素　　　　　　　　　　D. 胆囊收缩素
   E. 生长抑素

4. 下列哪一项不是唾液的生理作用
   A. 部分消化淀粉　　　　　　　　B. 部分消化蛋白质
   C. 湿润与溶解食物　　　　　　　D. 清洁和保护口腔
   E. 杀灭食物中的细菌

5. 唾液中的主要消化酶是
   A. 凝乳酶　　　　　　　　　　　B. 蛋白水解酶
   C. 肽酶　　　　　　　　　　　　D. 淀粉酶
   E. 溶菌酶

扫码"练一练"

6. 胃酸不具有下面哪项作用
   - A. 激活胃蛋白酶原
   - B. 直接消化分解蛋白质
   - C. 促进胆汁分泌
   - D. 促进 Fe^{2+} 和 Ca^{2+} 在小肠吸收
   - E. 杀灭进入胃内的细菌

7. 消化道内最重要、消化能力最强的消化液是
   - A. 唾液
   - B. 胃液
   - C. 胰液
   - D. 胆汁
   - E. 小肠液

8. 引起胆囊收缩、排出胆汁的最重要物质是
   - A. 胃泌素
   - B. 促胰液素
   - C. 胆囊收缩素
   - D. 胆盐
   - E. 盐酸

9. 3 种食物在胃中排空的速度由快到慢的顺序排列为
   - A. 糖类 > 脂肪 > 蛋白质
   - B. 蛋白质 > 糖类 > 脂肪
   - C. 脂肪 > 糖类 > 蛋白质
   - D. 蛋白质 > 脂肪 > 糖类
   - E. 糖类 > 蛋白质 > 脂肪

10. 胃液中内因子的作用是
    - A. 激活胃蛋白酶原
    - B. 参与胃黏膜屏障作用
    - C. 促进蛋白质消化
    - D. 促进维生素 B_{12} 吸收
    - E. 促进胃泌素分泌

11. 对胃蛋白酶的叙述，错误的是
    - A. 由主细胞分泌
    - B. 作用的最适 pH 为 2
    - C. 作用是消化蛋白质
    - D. 对胃黏膜有保护作用
    - E. 以酶原的形式分泌

12. 下列哪项不是胆盐的作用
    - A. 激活胰脂肪酶并增强其活性
    - B. 乳化脂肪
    - C. 利胆
    - D. 促进脂溶性物质吸收
    - E. 中和胃酸

13. 对于蛋白质的吸收，错误的是
    - A. 可以二肽、三肽和氨基酸的形式吸收
    - B. 是主动的耗能过程
    - C. 吸收途径主要是通过血液
    - D. 与 Na^+ 的吸收无关
    - E. 绝大部分在十二指肠和近端空肠被吸收

14. 消化管共有的运动形式是
    - A. 紧张性收缩
    - B. 容受性舒张
    - C. 蠕动
    - D. 分节运动

E. 集团蠕动

15. 迷走神经兴奋时将引起
    A. 胃肠平滑肌活动增强，消化腺分泌减少
    B. 胃肠平滑肌活动减弱，消化腺分泌增多
    C. 胃肠平滑肌活动增强，消化腺分泌增多
    D. 胃肠平滑肌活动减弱，消化腺分泌减少
    E. 胃肠平滑肌活动变化不明显，消化腺分泌增多

16. 胃的特有运动形式是
    A. 紧张性收缩   B. 容受性舒张
    C. 蠕动   D. 分节运动
    E. 集团蠕动

17. 混合食物由胃完全排空通常需要
    A. 1 ~ 1.5 小时   B. 2 ~ 3 小时
    C. 4 ~ 6 小时   D. 7 ~ 8 小时
    E. 12 ~ 24 小时

18. 胃大部分切除的患者出现严重贫血，表现为外周血巨幼红细胞增多，其主要原因是下列哪项减少
    A. HCl   B. 内因子
    C. 黏液   D. HCO_3^-
    E. 胃蛋白酶原

19. 胃黏膜处于高酸和胃蛋白酶环境中，却并不被消化，是由于存在自我保护机制，称为
    A. 黏液屏障   B. 碳酸氢盐屏障
    C. 黏液 – 碳酸氢盐屏障   D. 黏液细胞保护
    E. 黏液凝胶层保护

20. 下列维生素中，哪种是由大肠内细菌利用食物残渣合成的
    A. 维生素 K   B. 维生素 C
    C. 维生素 E   D. 维生素 A
    E. 维生素 D

21. 营养物质的消化、吸收主要发生在
    A. 大肠   B. 小肠
    C. 口腔   D. 胃
    E. 食管

22. 吸收的主要部位在小肠，下列哪项不是其原因
    A. 食物在小肠内停留时间长
    B. 小肠长度长，肠壁厚，吸收面积大
    C. 小肠黏膜中有丰富的毛细血管和毛细淋巴管
    D. 食物在小肠内已被分解为易吸收的小分子物质
    E. 小肠有丰富的消化酶

23. 人体内最大、最复杂的内分泌器官是

    A. 甲状腺   B. 脑垂体

    C. 下丘脑   D. 性腺

    E. 消化道

二、简答题

1. 胃液中含大量胃酸和胃蛋白酶，为什么没有出现自我消化？

2. 进行胃大部分切除或者回肠切除的患者会出现贫血，可能发生何种类型的贫血，为什么？

3. 胰液分泌过多或过少，对机体有何影响，为什么？

4. 胆汁不含消化酶，还有可能导致胆结石，那么它有何用处？为什么？

（何玉琴）

第三章　消化系统症状学

第一节　恶心与呕吐

扫码"学一学"

恶心（nausea）与呕吐（vomiting）均为临床常见症状。恶心指的是上腹部不适及紧迫欲吐的感觉，一般还可伴有皮肤苍白、出汗、流涎、低血压和心动过缓等迷走神经兴奋的症状。呕吐指的是由于胃的强力收缩导致胃或部分小肠的内容物经食管、口腔排出体外的现象。恶心一般是呕吐的前奏，恶心之后随之呕吐，但也可只恶心无呕吐或者只呕吐无恶心。恶心和呕吐都是复杂的反射动作，可由多种原因引起。

一、病因

按发病机制可归纳为以下几类。

1. 反射性呕吐

（1）咽部受到刺激　如人为诱发、吸烟、剧烈咳嗽、鼻咽部炎症或溢脓等。

（2）胃、十二指肠疾病　如急、慢性胃炎，消化性溃疡，功能性消化不良，急性胃扩张及幽门梗阻等。

（3）肠道疾病　急性阑尾炎、各型肠梗阻、急性出血坏死性肠炎等。

（4）肝胆胰疾病　急性肝炎，肝硬化，肝淤血，急、慢性胆囊炎，胆石症，胆道蛔虫症或胰腺炎等。

（5）腹膜及肠系膜疾病　如急性腹膜炎、膈下脓肿等。

（6）其他疾病　肾输尿管结石、急性肾盂肾炎、急性盆腔炎、异位妊娠破裂、急性心肌梗死早期、心力衰竭及青光眼等。

2. 中枢性呕吐

（1）中枢神经系统疾病　①中枢神经系统感染：各种病原体导致的脑炎、脑膜炎、脑脓肿等。②脑血管疾病：脑出血、脑栓塞、脑血栓形成、高血压脑病及偏头痛等。③颅脑占位性病变或颅脑损伤：脑肿瘤、脑积水、脑挫裂伤、颅内血肿等。④癫痫：特别是癫痫持续状态。

（2）全身性疾病　全身性感染、尿毒症、糖尿病酮症酸中毒、甲状腺功能亢进、甲状腺危象、甲状旁腺危象、肾上腺危象、低血糖、低钠血症及妊娠早期均可引起呕吐。

（3）药物与中毒　某些抗生素、抗癌药、洋地黄、吗啡等可因兴奋呕吐中枢而致呕吐；重金属、一氧化碳、有机磷农药、鼠药等中毒均可引起呕吐。

（4）神经精神因素　胃神经官能症、癔症、神经性厌食等，一些特殊的气味或者场景也可以引起呕吐。

3. 前庭障碍性呕吐　常见的疾病如迷路炎，是急、慢化脓性中耳炎的常见并发症；梅尼埃病，突发的旋转性眩晕、耳聋、耳鸣伴恶心、呕吐；晕动病，一般在乘飞机、乘船和乘车时发生。

二、发生机制

呕吐由位于延髓的两个功能不同的呕吐机构控制，一个是神经反射中枢，即呕吐中枢，位于延髓外侧网状结构的背部；另一个是化学感受器触发带，位于延髓第四脑室的底面。化学感受器触发带本身不能直接引起呕吐动作，它的作用是接受各种外来的化学性物质或内生代谢产物的刺激，引发神经冲动，传至呕吐中枢。呕吐中枢接受来自化学感受器触发带、消化道、大脑皮质、前庭、冠状动脉及其他躯体部分的传入冲动，直接支配呕吐动作。

呕吐的过程可以分为 3 个阶段，即恶心、干呕与呕吐。恶心时胃的张力和蠕动减弱，十二指肠的张力增强，可伴或不伴有十二指肠液反流；干呕时胃上部放松而胃窦部短暂收缩；呕吐时胃窦部持续收缩，贲门开放，腹肌急剧收缩，腹腔压力骤然增加，迫使胃内容物急速而猛烈的向上反流，经食管、口腔排出体外。

三、临床表现

1. 呕吐的时间　晨起呕吐，若为育龄妇女可能为早期妊娠，亦可见于尿毒症或慢性酒精中毒等；鼻窦炎患者因起床后分泌物经鼻后孔流出刺激咽部，亦可致晨起恶心、干呕。晚上或夜间呕吐见于幽门梗阻。

2. 呕吐与进食的关系　进食过程中或餐后即刻呕吐，可能为幽门管溃疡或精神性呕吐；餐后 1 小时以上呕吐称延迟性呕吐，提示胃张力下降或胃排空延迟；餐后较久或积累数餐后出现呕吐，见于各种原因引起的幽门梗阻，呕吐物可有隔夜宿食；餐后近期内出现呕吐，特别是急起且集体发病者，多由食物中毒引起。

3. 呕吐的特点　一般先有恶心，再出现呕吐。若进食后立刻呕吐，恶心很轻或缺如，呕吐并不费力，吐后又可进食，长期反复发作而营养状态不受影响，多为神经官能性呕吐。喷射状呕吐多为颅内高压性疾病。

4. 呕吐物的性质　呕吐物带发酵、腐败气体或见多量未消化食物，多提示胃潴留；若呕吐物内有隔餐或隔日食物，提示幽门梗阻；带粪臭味提示低位小肠梗阻；不含胆汁说明为十二指肠乳头以上肠梗阻，含多量胆汁提示为十二指肠乳头以下肠梗阻；含有大量酸性液体者多由胃泌素瘤或十二直肠溃疡引起，无酸味者可能为贲门狭窄或贲门失弛缓症；呕吐物有蛔虫可见于胆道蛔虫症。上消化道出血常呈咖啡色样呕吐物。

知识链接

呕吐与食管性反流

呕吐中枢附近有干呕中枢、吸气中枢、流涎中枢、血管运动中枢等，因此恶心与呕吐经常会伴有这些中枢的相关临床表现。

呕吐需要与食管性反流鉴别，食管性反流没有恶心、没有胃内容物、吐出物为滞留在食管内的饭团。

四、伴随症状

以下伴随症状对恶心、呕吐的诊断有一定的意义：①伴腹痛者，可能为急腹症，若为右上腹痛及发热、寒战或有黄疸时应考虑急性胆囊炎或胆石症；②同时伴有腹泻，多见于急性胃肠炎、细菌性食物中毒、霍乱、副霍乱及其他原因引起的急性食物中毒；③伴头痛者可见于偏头痛等，若除头痛外，呕吐为喷射性呕吐，则常见于颅内高压症或青光眼；④伴眩晕、眼球震颤多见于前庭器官疾病；⑤应用某些药物时发生呕吐可能与药物副作用有关；⑥已婚育龄妇女晨起呕吐，若有停经应注意早孕。

五、问诊要点

1. 呕吐的起病 有无确定的病因或诱因，有无体位变动、有无进食、有无咽部刺激等；急性起病或慢性起病，既往有无腹部手术史，女性患者要询问婚育史、月经史。

2. 呕吐的时间 晨起或夜间，持续或间歇，与进食的关系等。

3. 呕吐物的特征 呕吐物的内容、气味等。

4. 呕吐的伴随症状

第二节 吞咽困难

吞咽困难（dysphagia）是指食物从口腔到胃运送过程中受阻而产生的咽部、胸骨后或剑突部位的梗阻停滞感，有吞咽费力和吞咽过程延长，可伴有胸骨后疼痛。患者常可指出梗阻部位，与病变的解剖部位基本吻合，有定位诊断的参考意义。吞咽困难可由食管、口咽部疾病引起，亦可由支配吞咽功能的中枢神经系统和肌肉组织出现疾病所致。假性吞咽困难并无食管梗阻，仅为一种咽喉部阻塞感、不适感，对进食无影响。

一、病因

1. 机械性吞咽困难

（1）管腔内因素 食团过大或食管异物。

扫码"学一学"

（2）管腔自身狭窄　①口咽部炎症：如扁桃体炎、口咽损伤、咽喉结核、咽肿瘤、咽后壁脓肿等。②食管狭窄：良性肿瘤如平滑肌瘤、脂肪瘤、息肉等，恶性肿瘤如舌癌、食管癌等，食管炎症如反流性食管炎、食管结核等。③食管蹼：如缺铁性吞咽困难。④黏膜环：如食管下端黏膜环。

（3）外压性狭窄　咽后壁肿块或脓肿；甲状腺极度肿大；纵隔占位病变，如纵隔肿瘤及脓肿、左心房肥大、主动脉瘤等。

2. 动力性吞咽困难

（1）吞咽启动困难　口咽肌麻痹；口咽部炎症、脓肿；唾液缺乏，如干燥综合征。

（2）咽、食管横纹肌功能障碍　延髓麻痹、重症肌无力、肉毒杆菌食物中毒、有机磷农药中毒、多发性肌炎、皮肌炎等。

（3）食管平滑肌功能障碍　系统性硬化症、糖尿病或酒精中毒性肌病、食管痉挛、贲门失弛缓症等。

（4）其他　狂犬病、破伤风、肉毒杆菌食物中毒等。

二、发生机制

1. 机械性吞咽困难　主要由于管腔狭窄引起。正常的食管管腔可扩张至直径4 cm，若出现管腔扩张受限、直径<2.5 cm时，即可出现吞咽困难；管腔直径<1.3 cm时，则必然出现吞咽困难。食管壁病变往往是整个管腔狭窄，症状一般比局部病变引起的偏心性狭窄要严重，后者主要为外压性狭窄。

2. 动力性吞咽困难　主要指难以控制吞咽动作，无法使食物从口腔顺利运送至胃，最常见的是各种原因引起的延髓麻痹，其次为肌痉挛、食管壁肌间神经丛中神经节细胞减少等，全身进行性、系统性硬化也可导致食管局部平滑肌收缩无力，这些都可以导致吞咽困难。

有时以上两种机制同时存在，但以其中某一种机制较为突出，例如食管癌的吞咽困难主要为机械性吞咽困难，但也可以因癌肿浸润管壁导致该处蠕动消失而引起。

三、临床表现

1. 口咽性吞咽困难　主要由吞咽中枢至控制口咽部横纹肌的运动神经节病变引起，特点为食物由口腔进入食管过程受阻，食物阻滞于口腔及咽喉部。常见疾病有口炎、咽后壁脓肿、扁桃体炎、口腔癌、鼻咽癌等，还可以为脑血管病变、帕金森病、脑干肿瘤等。

2. 食管性吞咽困难　主要由食管肿瘤、狭窄或痉挛等引起，表现为进食过程受阻，食物阻滞于食管某一段。常见疾病有食管癌，表现为进行性吞咽困难，病程较短，一般在半年内从进干食发噎到半流质、流质饮食亦难以下咽；食管良性肿瘤，吞咽困难的症状较轻，或仅为一种阻挡感；反流性食管炎，吞咽困难的症状不重，多伴有反食、胃灼热、胸痛等；贲门失弛缓症，临床上吞咽困难的病程偏长，反复发作，多与精神因素有关，进食时需大量饮水以助干食下咽，后期有反流症状。

3. 动力性吞咽困难　无液体、固体之分；吞咽反射性动力障碍者吞咽液体比固体食物更加困难；吞咽麻痹者饮水由鼻孔反流伴以呛咳、呼吸困难等症状。

患者陈述的梗阻部位、伴随症状对判断病变部位和性质往往有指向性意义。食管上段吞咽困难除癌肿外，可由胸骨后甲状腺肿、食管结核或恶性肉芽肿等疾病引起；中段梗阻常为食管癌、纵隔占位性病变压迫食管、食管良性狭窄等疾病引起；食管下段的吞咽困难主要由癌肿、贲门失弛缓症等疾病所致。

四、伴随症状

1. 吞咽困难伴声嘶　多见于压迫喉返神经的一些肿瘤，如食管癌纵隔浸润、主动脉瘤等。

2. 吞咽困难伴呛咳　多见于食物反流，如脑神经疾病、贲门失弛缓症等，也可因食管癌导致食管支气管瘘引起，或重症肌无力导致吞咽、咀嚼无力引起呛咳。

3. 吞咽困难伴呃逆　多见于食管下端病变，如膈疝、贲门失弛缓症等。

4. 吞咽疼痛　多见于多种原因引起的口炎，或扁桃体炎、咽后壁脓肿、急性咽炎、白喉等。

5. 吞咽困难伴胸骨后疼痛　可见于食管炎、食管溃疡、食管异物等。

6. 吞咽困难伴反酸、胃灼热　见于胃食管反流。

7. 吞咽困难伴哮喘和呼吸困难　多见于压迫食管和大气管，如纵隔肿瘤、大量心包积液等。

五、问诊要点

1. 吞咽困难的起因　有无明显的病因或诱因，如误服药物等；既往有无口咽部、食管、胃部手术史等。

2. 吞咽困难的病程　有无进行性加重，与进食的关系等。

3. 吞咽困难出现梗阻的部位　机械性吞咽困难中，患者所指部位一般与病变部位吻合。

4. 吞咽困难的伴随症状　有无胸痛、流涎、发音困难、声嘶、贫血、消瘦等。

第三节　呕血与便血

扫码"学一学"

呕血（hematemesis）是上消化道出血的主要表现。当血液在胃内积留，引起呕吐反射，即为呕血。便血（hematochezia）是指消化道出血后，血液从肛门排出。便血可呈鲜红色或暗红色等，若为上消化道出血，往往为黑便。少量出血未引起大便颜色改变时，需经隐血试验才能确定，这种情况称为隐血。

一、病因

1. 消化系统疾病

（1）食管疾病　反流性食管炎、食管憩室炎、食管癌、食管异物、食管损伤等。

（2）胃及十二指肠疾病　消化性溃疡最常见，其次有急性糜烂出血性胃炎、胃癌、胃泌素瘤等。其他少见疾病有平滑肌瘤、平滑肌肉瘤、克罗恩病等。

（3）各种原因导致的门脉高压症　可引起食管胃底静脉曲张破裂或门脉高压性胃出血。

（4）小肠疾病　肠结核、肠伤寒、急性出血性坏死性肠炎、钩虫病、肠套叠等。

（5）结肠直肠疾病　急性细菌性痢疾、溃疡性结肠炎、结肠憩室炎、直肠炎、结肠直肠癌等。

（6）肛管疾病　肛管损伤、肛裂、肛瘘、痔等。

2. 上消化道邻近器官或组织的疾病　肝脓肿、肝血管瘤破裂、胆道结石、胆道蛔虫、胆囊癌、胆管癌及壶腹癌出血均可引起大量血液流入十二指肠导致呕血。急、慢性胰腺炎，胰腺癌合并脓肿破溃，主动脉瘤破入食管、胃或十二指肠，纵隔肿瘤破入食管等也可引起。

3. 全身性疾病

（1）血液系统疾病　血小板减少性紫癜、过敏性紫癜、白血病、血友病、霍奇金淋巴瘤、弥散性血管内凝血及其他凝血机制障碍等。

（2）感染性疾病　流行性出血热、钩端螺旋体病、登革热、急性重型肝炎、脓毒症等。

（3）结缔组织病　系统性红斑狼疮、皮肌炎、结节性多动脉炎累及上消化道。

（4）其他　尿毒症、肺源性心脏病、呼吸功能衰竭等，以及使用非甾体类消炎药、肾上腺糖皮质激素等药物可致上消化道损伤，也可引起出血。

引起呕血的原因众多，但以消化性溃疡为最常见，其次为食管胃底静脉曲张破裂，再次为急性糜烂性出血性胃炎或胃癌。考虑呕血的病因时，应首先考虑上述4种疾病。

下消化道疾病多引起便血，呕血少见。

二、临床表现

1. 呕血与黑便　呕血前常有上腹部不适和恶心，随后呕吐出血性胃内容物，其颜色视出血量多少、血液在胃内停留时间以及出血部位不同而异。出血量多、在胃内停留时间短、出血位于食管则血液呈鲜红色或暗红色，常混有凝血块；当出血量较少或在胃内停留时间长，则因血红蛋白与胃酸作用形成酸化正铁血红蛋白，呕吐物可呈棕褐色咖啡渣样物。呕血的同时因部分血液进入肠道，红细胞被破坏后血红蛋白与肠道硫化物结合成硫化亚铁，呈黑色，形成黑便排出体外，由于附着黏液而发亮，类似柏油，被称为柏油样便。

呕血与黑便需与口腔内疾病出血咽下或进食动物血液、动物肝脏等食物引起的相鉴别。

知识链接

呕血与咯血

呕血前往往有恶心、上腹不适等消化道症状；咯血前则常有喉部发痒、咳嗽、气急等呼吸道症状。呕血大多为咖啡色样物，可伴有食物残渣；咯血一般为鲜红色，伴有痰液或气泡。呕血会伴有黑便，咯血若无吞咽可无黑便。

2. 便血　多为下消化道出血，可表现为急性大出血、慢性少量出血及间歇性出血。便血颜色可因出血部位、出血量的多少以及血液在肠腔内停留时间不同而异。若出血量多、速度快则多呈鲜红色；若出血量小、速度慢，则多呈暗红色；若在小肠停留时间较长，则亦会呈黑色、柏油样。便血可全为血液或混合有粪便；便血不与粪便混合，仅黏附于粪便表面或排便后肛门滴血，提示肛门和肛管出血。消化道出血每日在 5～10 ml 以内者，无肉眼可见的粪便颜色改变，需用隐血试验才能确定。若需排除假阳性，可使用抗人血红蛋白单克隆抗体的免疫学检测。

3. 失血性周围循环衰竭　出血量占循环血容量的 10% 以下时，患者一般无明显临床表现；出血量占循环血容量的 10% ~20% 时，可有头晕、无力等症状，多无血压、脉搏等变化；出血量在循环血容量的 20% 以上时，出现循环系统代偿的表现，诸如出冷汗、四肢厥冷、心慌、脉搏增快等；若出血量在循环血容量的 30% 以上时，则有急性周围循环衰竭的表现，例如神志不清、面色苍白、脉搏细弱、血压下降、呼吸急促等。

4. 血液学改变 出血早期可无明显血液学改变，出血 3 ~4 小时以后由于组织液的渗出及输液等情况，血液被稀释，血红蛋白和血细胞逐渐降低。

三、伴随症状

1. 上腹痛 慢性反复发作的上腹痛，有一定周期性与节律性，多为消化性溃疡；中老年人有慢性上腹痛，疼痛无明显规律性并伴有厌食、消瘦或贫血等，应警惕胃癌；右上腹绞痛、黄疸、寒战、发热者，可能由胆道疾病引起；腹痛时有血便可见于急性出血性坏死性肠炎、肠套叠等；若伴脓血便，便后腹痛减轻，可见于细菌性痢疾、阿米巴痢疾或溃疡性结肠炎。

2. 肝脾大 肝区疼痛、肝大、质地坚硬、表面凹凸不平或有结节者多为肝癌；脾大、有腹壁静脉曲张或有腹水者，提示肝硬化。

3. 里急后重 即肛门坠胀感。感觉排便未净、排便频繁，每次排便量甚少，且排便后未感轻松，提示肛门、直肠疾病，见于痢疾、直肠炎及直肠癌。

4. 皮肤黏膜出血 常见于血液疾病及凝血功能障碍性疾病。若伴有黄疸、发热，可见于某些传染性疾病或感染性疾病，如重症肝炎、流行性出血热、脓毒症及钩端螺旋体病等。

5. 头晕、黑矇、口渴、冷汗 提示血容量不足。上述症状于出血早期可随体位变动而发生。伴有肠鸣音、黑便者，提示有活动性出血。

6. 其他 近期有服用非甾体抗炎药物史、酗酒史、大面积烧伤、颅脑手术、脑血管疾病和严重外伤伴呕血者，应考虑急性胃黏膜病变；剧烈呕吐后继而呕血应考虑食管贲门黏膜撕裂综合征；皮肤有蜘蛛痣及肝掌者可能与肝硬化有关；伴腹部肿块，应考虑肠道肿瘤、肠结核、肠套叠等。

四、问诊要点

1. 确定是否为呕血 应注意排除口腔、鼻咽部出血及咯血的可能。

2. 呕血和便血的诱因 有无饮食不节、过食生冷与辛辣刺激食物、大量饮酒、特殊药物或毒物摄入史。

3. 呕血和便血的颜色及与大便的关系 可以帮助推测出血的部位和速度及可能的原因。

4. 呕血和便血的量及性状 可作为估计出血量的参考，但部分出血会滞留在胃肠道，需结合患者全身反应才能准确估计出血量。

5. 患者的一般情况 对估计失血量最为重要，有无晕厥、口渴、头晕、黑矇、心慌，体位变化时有无心率变化等。

6. 既往史 过去有无上腹疼痛、反酸、嗳气、消化不良病史，有无肝病病史，有无长期药物摄入史，有无腹泻、肛裂、痔病史，有无胃肠道手术史等。

扫码"学一学"

第四节 腹 痛

腹痛（abdominalpain）是临床常见的症状，多数由腹部脏器疾病引起，但腹腔外疾病及全身性疾病也可引起。腹痛是一种主观症状，病变可为器质性，但也有功能性。可以急骤而剧烈，也可缓慢而轻微。腹痛的病因较多，发病机制复杂，同样的病变在不同的个体感受也不同。因此，必须认真了解腹痛患者的病史，进行全面体格检查和必要的辅助检查，并结合病理生理改变进行综合分析。临床上一般将腹痛按起病缓急、病程长短分为急性腹痛和慢性腹痛。

一、病因

1. 腹腔疾病引起的急性腹痛

（1）腹腔器官急性炎症　急性胃炎、急性肠炎、肝脓肿、急性胰腺炎、急性出血性坏死性肠炎、急性胆囊炎、急性阑尾炎、急性肾盂肾炎、急性盆腔炎、子宫内膜异位症等。自发性或继发性腹膜炎症亦可导致。

（2）脏器阻塞、扭转或破裂　肠梗阻、肠套叠、胆道结石、胆道蛔虫症、泌尿系统结石等；肠扭转、肠系膜或大网膜扭转、卵巢肿瘤蒂扭转等；胃肠穿孔、肝破裂、脾破裂、异位妊娠破裂等。

（3）腹腔内血管阻塞　缺血性肠病、腹主动脉瘤及门静脉血栓形成等。

（4）腹壁疾病　腹壁挫伤、脓肿及腹壁皮肤带状疱疹。

2. 腹腔疾病引起的慢性腹痛

（1）腹腔脏器慢性炎症或溃疡　慢性胃炎、十二指肠炎、胃十二指肠溃疡、慢性胆囊炎及胆道感染、慢性胰腺炎、结核性腹膜炎、肠系膜淋巴结结核、溃疡性结肠炎、克罗恩病、慢性肾盂肾炎、子宫内膜异位症等。

（2）腹腔脏器扭转或梗阻　慢性胃扭转、肠扭转、十二指肠壅滞症、慢性肠梗阻等。

（3）脏器包膜牵张或肿瘤压迫及浸润　肝淤血、肝炎、肝脓肿、胃癌、小肠癌、直肠结肠癌、肝癌、胆囊癌、胰腺癌；肠系膜肿瘤、腹膜后肿瘤、腹膜癌变、肾癌、膀胱癌、子宫内膜癌、卵巢癌等。

（4）消化道运动障碍　功能性消化不良、IBS 及胆道运动功能障碍等。

3. 腹腔外疾病

（1）胸腔疾病所致的腹部牵涉性痛　大叶性肺炎、肺梗死、肋间神经痛、心绞痛、心肌梗死、急性心包炎、胸膜炎、食管病变等。

（2）全身性疾病所致的腹痛　腹型过敏性紫癜、系统性红斑狼疮、糖尿病酮症酸中毒、尿毒症、铅中毒、甲状腺功能亢进或减退症、白血病、血卟啉病等。

二、发病机制

腹痛的机制可分为 3 种，即内脏性腹痛、躯体性腹痛和牵涉痛。

1. 内脏性腹痛　是腹腔内脏器的痛觉信号由交感神经传入脊髓进入中枢神经系统而引起的疼痛。其特点是：①疼痛定位不确切，一般接近腹中线；②疼痛感觉深而含糊，多为痉挛、不适、钝痛、灼痛，一般不伴有皮肤痛觉过敏和腹肌强直；③常伴恶心、呕吐、出汗等其他自主神经兴奋症状。

2. 躯体性腹痛　是由来自腹膜壁层及腹壁的痛觉信号，经体神经传至脊神经根，反映到相应脊髓节段所支配的皮肤所引起的疼痛。其特点是：①定位明确，与病变部位符合，多有局部压痛；②疼痛剧烈而持续；③可有局部腹肌强直；④腹痛可因咳嗽、体位变化而加重。

3. 牵涉痛　指内脏的疼痛牵涉到身体体表部位，内脏痛觉信号传至相应脊髓节段，导致该节段支配的体表部位感受到疼痛。其特点是：①定位明确；②疼痛尖锐；③有压痛、肌紧张及痛觉过敏等。理解牵涉痛的机制对于判断疾病的部位和性质有帮助。熟悉神经分布与腹部脏器的关系对疾病的定位诊断有利（表3－1）。

表3－1　腹腔内脏对应神经分布与体表感应部位

内脏	传入神经	相应的脊髓节段	体表感应部位
胃	内脏大神经	胸7~8（胸6及9）	上腹部
小肠	内脏大神经	胸9~10（胸11）	脐部
升结肠	腰交感神经链与主动脉前各神经丛	胸12与腰1（胸11）	下腹部与耻骨上区
乙状结肠与直肠	骨盆神经及其神经丛	骶2~4	会阴部与肛门区
肝与胆囊	内脏大神经	胸7~8（胸6及9）	右上腹及右肩胛
肾与输尿管	内脏最下神经及肾神经丛	胸12与腰1、2（胸11）	腰部与腹股沟部
膀胱底	上腹下神经丛	胸11、12与腰1	耻骨上区及下背部
膀胱颈	骨盆神经及其神经丛	骶2~4	会阴部及阴茎
子宫底	上腹下神经丛	胸11、12与腰1	耻骨上区与下背部
子宫颈	骨盆神经及其神经丛	骶髓节2~4	会阴部

临床上不少疾病的腹痛涉及多种机制，如急性阑尾炎早期因阑尾管腔阻塞、膨胀，引起内脏性腹痛，疼痛在脐周或上腹部，定位不明确，为阵发性钝痛；随着疾病的进展，阑尾炎症加重，波及腹膜壁层，持续而强烈的炎症刺激影响相应脊髓节段，出现牵涉痛和躯体性疼痛，疼痛转移至右下腹麦氏点，定位明确，疼痛剧烈，伴以压痛、肌紧张和反跳痛。

三、临床表现

1. 诱发因素　胆囊炎或胆石症发作前常有饱餐或油腻饮食史；急性胰腺炎发作前常有酗酒和（或）暴饮暴食史；机械性肠梗阻多与腹部手术有关；有腹部外伤史合并出血、剧痛伴有休克者，可能是肝、脾等腹腔内脏破裂所致。

2. 腹痛的部位　多为病变所在部位，可以将腹痛的部位与常见疾病的部位进行对应。需要注意的是，在临床上发现腹痛部位与疾病的关系不明显或病变部位在腹腔外的情况也不少，应注意鉴别诊断（表3－2）。

表3－2　腹痛部位与常见疾病的关系

腹痛的部位	腹内病变	腹外病变
右上腹	肝脓肿穿破、肝癌破裂等；胆道蛔虫症、急性胆囊炎、胆石症、胆管炎等	右侧胸膜炎、右侧肋间神经痛、急性心肌梗死、急性右心衰竭等

续表

腹痛的部位	腹内病变	腹外病变
上中腹及脐部	急性胃肠炎、胃十二指肠溃疡急性穿孔、胃癌急性穿孔、急性胃扭转等； 急性胰腺炎、胰腺脓肿等； 急性出血性坏死性肠炎等	急性心肌梗死、急性心包炎等
左上腹	脾梗死、脾破裂等	左侧胸膜炎、左侧肋间神经
腰腹部	肾结石绞痛、急性肾盂肾炎、输尿管结石绞痛等	
右下腹	急性阑尾炎、右侧嵌顿性腹股沟疝或股疝等； 右侧输卵管炎、右侧卵巢囊肿破裂或扭转等	椎间盘突出、腰椎压缩性骨折、带状疱疹等
下腹部	急性盆腔炎、异位妊娠破裂、痛经等	
左下腹	左侧嵌顿性腹股沟疝或股疝、左侧输卵管炎、左侧卵巢囊肿破裂或扭转等	
弥漫性或部位不定	急性原发性或继发性腹膜炎 急性肠穿孔、急性机械性肠梗阻等	铅中毒、血卟啉病、腹型过敏性紫癜、尿毒症、糖尿病酮症酸中毒、腹型癫痫等。

3. 腹痛的性质和程度　隐痛或钝痛多为内脏性疼痛，多由胃肠张力变化或轻度炎症引起，胀痛可能为实质脏器包膜牵张所致。腹腔空腔脏器穿孔多表现为突发的剧烈刀割样痛或烧灼样痛，如胃十二指肠溃疡急性穿孔；空腔脏器痉挛、扩张或阻塞多表现为阵发性绞痛，临床常见者有肠绞痛、胆绞痛、肾绞痛，三者鉴别要点（表3-3）。胆石症或泌尿系统结石，疼痛剧烈，患者辗转不安、冷汗淋漓；急性腹膜炎、异位妊娠破裂等腹痛多为持续性、广泛性剧烈腹痛伴腹壁肌紧张或板样强直；阵发性剑突下钻顶样疼痛是胆道蛔虫症的典型表现。

表3-3　肠绞痛、胆绞痛和肾绞痛的鉴别

疼痛类别	疼痛的部位	伴随症状和其他特点
肠绞痛	多位于脐周围、下腹部，一次发作一般持续数分钟	伴有恶心、呕吐、腹泻、便秘、肠鸣音亢进等
胆绞痛	位于右上腹，可放射至右边和右肩胛骨，可持续0.5~1小时或以上	伴有黄疸、发热、墨菲征，肝肋下可触及
肾绞痛	位于腰部并向下放射至腹股沟、外生殖器及大腿内侧，可持续0.5~1小时或以上	伴有尿频、尿急，小便可见蛋白质、红细胞等

4. 腹痛的发作时间　餐后疼痛可能由于胆胰疾病、胃部肿瘤或消化不良所致；周期性、节律性上腹痛见于胃、十二指肠溃疡；下腹痛可随排便或排气而缓解，可见于结肠直肠功能障碍或病变；子宫内膜异位者腹痛与月经来潮有关；卵泡破裂者腹痛发生在月经间期。

5. 与体位的关系　某些体位可使腹痛加剧或减轻。如胰腺癌患者仰卧位时疼痛明显，前倾位或俯卧位时减轻；反流性食管炎患者烧灼痛在躯体前屈时明显，直立位时减轻。

考点提示

腹痛、呕吐、呕血与便血、腹泻、黄疸、消瘦属于病史采集考核的重点之一。

四、伴随症状

1. 伴发热　提示有炎症存在，见于急性阑尾炎、急性胆道感染、肝脓肿、腹腔脓肿；也可见于腹腔外感染性疾病，如肺炎、胸膜炎等。

2. 伴黄疸 可能与肝胆胰疾病有关，急性溶血性疾病也可有出血、腹痛与黄疸。

3. 伴休克 若同时有贫血，可能是腹腔脏器破裂引起大量失血导致，如异位妊娠破裂；无贫血者则见于胃肠穿孔、肠梗阻、肠扭转、急性出血坏死性胰腺炎等；腹腔外疾病如心肌梗死、大叶性肺炎也可有腹痛与休克，应特别警惕。

4. 伴呕吐、反酸 呕吐一般提示食管、胃肠病变，如胃肠道梗阻；伴反酸、嗳气则提示胃、十二指肠溃疡或胃炎。

5. 伴排便异常 腹痛伴停止排便、排气，可能是机械性肠梗阻；伴便血提示肠道炎症、溃疡或肿瘤，如肠炎、肠套叠等。

6. 伴血尿 可能为泌尿系疾病，如泌尿系结石。

五、问诊要点

1. 腹痛的诱因与时间 有无饮食、外伤、外科手术等诱因，以及有无缓解因素。

2. 腹痛的性质和程度 可以先询问疼痛性质，若患者不知如何描述，可选择提问烧灼样、绞痛、刀割样、隐痛、钝痛、胀痛等。疼痛的程度除按患者自述外，可询问患者对常见的其他疼痛的感受并加以比较，亦可观察患者面色、表情、出汗和体位来辅助判断。

3. 腹痛的部位 询问最痛的部位，尤其是刚起病时，能指出最痛的部位者比弥漫性疼痛者诊断意义更大。

4. 发作时间 与进食、活动、季节、体位的关系。

5. 腹痛的伴随症状 如前所述，对判断腹痛的病因有帮助。

第五节 腹 泻

扫码"学一学"

正常人大便次数个体差异较大，每日 1~3 次或每周 2~3 次不等，含水量 60%~80%。若排便次数较平时明显增多，每天粪便总量 >200 g，粪便稀薄，含水量 >80%，可带有黏液、脓血或未消化的食物即可称为腹泻（diarrhea）。腹泻可分为急性和慢性两种，超过 2 个月者属于慢性腹泻。

一、病因

1. 急性腹泻

（1）肠道疾病 包括由病毒、细菌、真菌、原虫等感染所引起的肠炎及急性出血性坏死性肠炎、克罗恩病或溃疡性结肠炎急性发作等。抗生素使用可引起抗生素相关性肠炎。

（2）急性中毒 植物类、动物类和化学毒剂急性中毒均可引起，如服食毒蕈、桐油、河豚、鱼胆或化学药物如砷、磷、铅、汞等。此外，药物刺激或药物毒性反应也可引起，如服用氟尿嘧啶、利血平及新斯的明等

（3）全身性疾病 ①全身感染性疾病，如脓毒症、伤寒或副伤寒、钩端螺旋体病等；②过敏性紫癜；③变态反应性胃肠病；④尿毒症；⑤某些内分泌疾病，如肾上腺皮质功能减退危象、甲状腺危象等。

2. 慢性腹泻

（1）消化系统疾病 ①胃部疾病：慢性萎缩性胃炎、胃大部切除术后胃酸缺乏。②肠道感染：肠结核、慢性细菌性痢疾、慢性阿米巴痢疾、慢性血吸虫病等。③肠道非感染性疾病：克罗恩病、溃疡性结肠炎等。④肠道肿瘤：大肠癌、结肠绒毛状腺瘤等。⑤胰腺疾病：慢性胰腺炎、胰腺癌、胰腺切除术后。⑥肝胆疾病：肝硬化、胆汁淤积性黄疸、慢性胆囊炎与胆石症。⑦吸收不良综合征等。

（2）全身性疾病 ①内分泌及代谢障碍疾病：甲状腺功能亢进症、慢性肾上腺皮质功能减退症、胃泌素瘤、血管活性肠肽瘤、类癌综合征及糖尿病性肠病。②其他系统疾病：系统性红斑狼疮、硬皮病、尿毒症、放射性肠炎等。③药物不良反应：利血平、甲状腺素、洋地黄类等药物，某些抗肿瘤药物和抗生素亦可导致腹泻。④神经功能紊乱：如肠易激综合征。

二、发病机制

腹泻的发病机制相当复杂，有些因素又互为因果，从病理生理角度可归纳为下列几个方面。

1. 分泌性腹泻 是指胃肠道分泌的液体、电解质超过了肠黏膜吸收能力而导致腹泻。肠道非感染或感染性炎症，如阿米巴痢疾、细菌性痢疾、部分细菌或病毒感染引起的肠炎、溃疡性结肠炎、克罗恩病、肠结核等均可使炎症渗出物增多而致腹泻。分泌性腹泻典型的代表为霍乱弧菌外毒素引起的大量水样腹泻。另外，某些胃肠道内分泌肿瘤如胃泌素瘤、血管活性肠肽瘤所致的腹泻也属于分泌性腹泻。主要特点为水样便，量多，禁食未见缓解，大便无明显红细胞、白细胞。

2. 渗出性腹泻 是指肠黏膜完整性遭到破坏，产生炎症、溃疡，渗出大量黏液、脓血而导致的腹泻，如很多细菌、病毒感染引起的肠炎以及炎症性肠病、肠道肿瘤等。特点为大便可见红细胞、白细胞，有腹部或全身炎症反应。

3. 渗透性腹泻 是指肠腔内容物渗透压增高，使得肠内水分与电解质无法被吸收，滞留在肠腔内引起的腹泻。如乳糖酶缺乏，使乳糖不能水解，在肠内形成高渗；服用盐类泻剂或甘露醇等引起的腹泻亦属此型。主要特点为，大便量有所增加，禁食后可缓解，

4. 动力性腹泻 是指胃肠道蠕动亢进影响肠内食糜与肠黏膜上皮细胞接触的时间，物质未被充分吸收所致的腹泻，如部分肠炎、甲状腺功能亢进症、糖尿病、胃肠功能紊乱等。

5. 吸收不良性腹泻 是指肠黏膜吸收面积减少或吸收障碍所引起的腹泻，如小肠大部分切除术后、吸收不良综合征等。

三、临床表现

1. 起病及病程 急性腹泻起病急骤，多为感染性，注意询问流行病学史。慢性腹泻起病缓慢，多见于慢性感染、非特异性炎症、吸收不良、消化功能障碍、肠道肿瘤或神经功能紊乱等。

2. 粪便性状 大便可为水样便，也可伴有黏液或血液。急性细菌性痢疾为黏液脓血便伴里急后重，侵袭性大肠埃希菌引起的肠炎也可有同样的表现；阿米巴痢疾的粪便呈暗红色或果酱样；慢性脓血便可能为慢性细菌性痢疾、溃疡性结肠炎或克罗恩病等；粪便中带

黏液而无其他异常发现者常见于肠易激综合征。

3. 腹泻与腹痛的关系　急性腹泻常有腹痛，尤以感染性腹泻较为明显。小肠疾病引起的腹痛常在脐周，便后疼痛缓解不明显；结肠疾病引起的腹痛多在下腹，便后疼痛常可缓解。分泌性腹泻往往无明显腹痛。

知识链接

腹泻与大便失禁

　　腹泻需与大便失禁区分，大便失禁为不自主排便，大便次数增加，但是每日总大便量应与平日相同，常见于肛门、外阴手术之后或盆底疾病、年老体弱等导致的排便节制失控。

四、伴随症状

1. 腹泻伴发热　多见于各种病原体引起的肠道炎症，如急性细菌性痢疾、伤寒或副伤寒、肠结核，全身性疾病有脓毒症等，此外，肠道恶性淋巴瘤、克罗恩病也可引起发热。

2. 腹泻伴里急后重　提示病变以直肠、乙状结肠为主，如细菌性痢疾、直肠炎、直肠结核、直肠肿瘤等。

3. 腹泻伴体重下降　多提示病变位于小肠，如胃肠道恶性肿瘤、肠结核及吸收不良综合征。

4. 腹泻伴皮疹或皮下出血　见于脓毒症、伤寒或副伤寒、麻疹、过敏性紫癜、糙皮病等。

5. 伴腹部包块　见于胃肠道恶性肿瘤、肠结核、克罗恩病及血吸虫病性肉芽肿等。

6. 腹泻伴重度失水　可见于霍乱、细菌性食物中毒或尿毒症。

7. 腹泻伴关节痛或关节肿胀　见于克罗恩病、溃疡性结肠炎、系统性红斑狼疮、肠结核等。

五、问诊要点

1. 腹泻的诱因　有无不洁饮食、旅行、聚餐或群体发病，有无油腻饮食，有无精神因素，有无抗生素使用史。此外，应注意当地或家族的发病情况，询问流行病学史。

2. 腹泻的次数和大便量　对判断腹泻类型及病变部位有帮助。

3. 大便的性状与气味　有无脓血便、脂肪泻等。

4. 腹泻缓解和加重的因素　与进食的关系，禁食是否能缓解。

5. 腹泻的伴随症状　有无发热、腹痛、里急后重、贫血、营养不良等。

6. 腹泻发病后的变化　有无脱水、抽搐等症状。

第六节　便　　秘

便秘（constipation）是指大便次数减少，一般每周少于 3 次，伴排便困难、粪便干结、

扫码"学一学"

质硬。由于正常人大便次数个体差异较大，诊断应结合患者平常排便习惯的改变等进行判断。便秘为临床常见的症状，病因多样，以肠道疾病最为常见，但诊断时应慎重排除其他病因。

一、病因与发病机制

排便过程的生理活动包括：①粪团在直肠内膨胀的机械性刺激，兴奋压力感受器，引起便意及排便反射；②直肠平滑肌的推动性收缩；③肛门内、外括约肌的松弛；④腹肌与膈肌收缩使腹压增高，压迫直肠促进排空。若上述任何一环节存在缺陷即可导致便秘。便秘发生机制中，常见的因素如下。

1. 食物残渣不足　进食过少、食物所含纤维素或水分不足，致肠内食糜和粪团的量不足以刺激肠道的正常蠕动，对结肠运动的刺激少，导致便秘发生。如饮食习惯不良、偏食、挑食、厌食，各种原因引起的食欲缺乏、吞咽困难等。

2. 各种原因引起的肠道内肌肉张力减低和蠕动减弱

（1）肠黏膜应激减退　食物残渣或粪团充盈肠道，需肠黏膜产生正常的应激性才能使肠道产生反应，当工作紧张、生活节奏过快、生活或工作的性质和时间变化、精神因素等干扰了正常的排便习惯，造成肠道黏膜应激性减退，引起便秘。滥用泻药形成的药物依赖也可因此导致便秘。

（2）排便动力缺乏　如结肠运动功能紊乱，常见于肠易激综合征，由结肠及乙状结肠痉挛引起，部分患者可表现为便秘与腹泻交替；长期卧床、老年体弱，活动过少，致排便困难；腹肌及盆腔肌力差，排便推动力不足，难以将粪便排出体外，如经产妇、大量腹水引起便秘；膈肌麻痹、系统性硬化症、肌营养不良也会因局部病变导致排便动力不够引起便秘。

3. 肠腔受阻，肠内容物滞留而不能下排　肠外压迫、管腔内堵塞均可导致肠腔内容物运送受阻引起便秘，如腹腔或盆腔内肿瘤压迫、肠粘连、结肠直肠肿瘤、肠套叠等。

4. 排便过程的神经及肌肉活动障碍　肠易激综合征，因肠道平滑肌张力过高，出现便秘；腰骶部神经系统受损或受到压迫也可以引起便秘；先天性巨结肠因胚胎发育异常，结肠直肠的神经丛神经节细胞缺失，出现排便困难；痔、肛裂、肛周脓肿和溃疡、直肠炎等引起肛门括约肌痉挛、排便疼痛，造成患者惧怕排便，引起便秘。

此外，一些全身性疾病，如尿毒症、糖尿病、甲状腺功能减退症、脑血管意外、截瘫、多发性硬化、皮肌炎等使肠肌松弛、排便无力；血卟啉病及铅中毒引起肠痉挛，亦可导致便秘。

二、临床表现

急性便秘者多有腹痛、腹胀，若有肠梗阻，甚至可出现恶心、呕吐；慢性便秘部分患者诉口苦、食欲缺乏、腹胀、下腹不适或有头晕、头痛、疲乏等神经紊乱症状。排出粪便坚硬如羊粪，排便时可有左腹部或下腹部痉挛性疼痛及下坠感，可在左下腹触及痉挛的乙状结肠。

三、伴随症状

1. 便秘伴呕吐、腹胀、肠绞痛 可能为各种原因引起的肠梗阻。

2. 便秘伴腹部包块 应注意结肠肿瘤、肠结核及克罗恩病（需注意勿将左下腹痉挛的乙状结肠或粪块误为肿瘤）。

3. 便秘与腹泻交替 应注意肠结核、溃疡性结肠炎、肠易激综合征。

4. 便秘随生活环境改变、精神紧张出现 多为功能性便秘。

四、问诊要点

1. 确定是否为便秘 了解患者日常排便习惯以及变化，排便是否费力，大便的性状和排便次数。

2. 便秘的诱因和起病 是否因精神紧张、工作压力、改变生活环境和饮食习惯等诱发，是否于腹泻后发生。是否长期服用泻剂或者其他药物，是否有腹部、盆腔手术史，是否有毒物接触史。

3. 便秘的伴随症状 有无腹痛、腹胀、腹部肿块、便血、贫血等。

4. 病后一般情况 是否有睡眠、体重、精神各方面变化。

第七节 黄 疸

扫码"学一学"

黄疸（jaundice）是指各种原因引起血清中胆红素升高，导致皮肤、黏膜、巩膜、体液和组织发生黄染的现象，黄疸是多种疾病的一种症状和体征。正常血清胆红素为 $1.7 \sim 17.1$ μmol/L（$0.1 \sim 1$ mg/dl）。胆红素在 $17.1 \sim 34.2$ μmol/L（$1 \sim 2$ mg/dl）时肉眼不易察觉，称为隐性黄疸；超过 34.2 μmol/L（2 mg/dl）时出现临床可见黄疸。

一、胆红素的正常代谢

胆红素是体内血红素的主要终末产物，正常人体内每日产生胆红素，$80\% \sim 85\%$ 来自正常血液循环中衰老的红细胞（红细胞产生胆红素的过程见图 3 - 1）。另外，还有少量胆红素来源于骨髓幼稚红细胞的血红蛋白和肝内含有亚铁血红素的蛋白质，占总胆红素（TB）的 $15\% \sim 20\%$。

这种由血红素产生的胆红素称为游离胆红素或非结合胆红素（UCB），它为脂溶性，不溶于水，不能从肾小球滤出，故尿液中不会出现非结合胆红素。非结合胆红素与血清白蛋白结合，由白蛋白通过血液循环输送至肝脏，与白蛋白分离后的 UCB 被肝细胞摄取，在肝细胞内与 Y、Z 两种载体蛋白结合，被运输至肝细胞滑面内质网的微粒体部分，经葡萄糖醛酸转移酶的催化作用与葡萄糖醛酸结合，形成胆红素葡萄糖醛酸酯或称结合胆红素（CB）。结合胆红素为水溶性，可以通过肾小球滤过从尿中排出。

结合胆红素从肝细胞与胆汁一起经胆管排入肠道后，在回肠末端和结肠经肠道细菌的脱氢作用，形成尿胆原。尿胆原大部分从粪便排出，称为粪胆原。小部分（$10\% \sim 20\%$）被肠道重吸收，通过门静脉血回到肝内，其中大部分再转变为结合胆红素，又随胆汁排入肠内，形成"胆红素的肠肝循环"。被回吸收的小部分尿胆原可经体循环由肾排出体外

（图 3 - 1）。

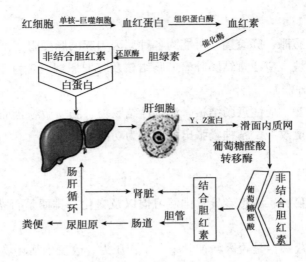

图 3 - 1　正常胆红素代谢

正常情况下，血中胆红素浓度保持相对恒定，总胆红素（TB）为 1. 7 ~ 17. 1 μmol/L（0. 1 ~ 1 mg/dl），其中结合胆红素（CB）为 0 ~ 3. 42 μmol/L（0 ~ 0. 2 mg/dl），非结合胆红素（UCB）为 1. 7 ~ 13. 68 μmol/L（0. 1 ~ 0. 8 mg/dl）。

二、分类

1. 按病因学分类　分为溶血性黄疸、肝细胞性黄疸、胆汁淤积性黄疸、先天性非溶血性黄疸。

2. 按胆红素性质分类　分为以非结合胆红素（UCB）增高为主的黄疸、以结合胆红素（CB）增高为主的黄疸。

三、病因、发病机制与临床表现

根据正常胆红素代谢可知，黄疸通常是由胆红素生成过多、肝细胞处理胆红素功能异常和胆道排泄胆红素障碍等因素导致。

（一）溶血性黄疸

1. 病因　凡能引起溶血的疾病都可引发溶血性黄疸，常见病因有：①先天性溶血性贫血，如地中海贫血、遗传性球形红细胞增多症；②后天性获得性溶血性贫血，如自身免疫性溶血、新生儿溶血、不同血型输血后的溶血以及蚕豆病、阵发性睡眠性血红蛋白尿症，以及伯氨喹、蛇毒、毒蕈引起的溶血等。

2. 发病机制　由于大量红细胞遭到破坏，导致 UCB 生成过多，超过肝细胞的摄取、结合与排泄的能力；另外，由于溶血造成的贫血、缺氧和红细胞破坏产物的毒性作用，削弱了肝细胞对胆红素的代谢功能，均使 UCB 在血中潴留，超过正常水平而出现黄疸。

3. 临床表现　溶血性黄疸一般为轻度，呈浅柠檬色，不伴皮肤瘙痒。急性溶血时可有红细胞大量破坏引起的发热、寒战、头痛、呕吐、腰痛，并有不同程度的贫血和血红蛋白尿（尿呈酱油色或茶色），严重者可有急性肾衰竭；慢性溶血多为先天性，除伴贫血外还有脾肿大。

（二）肝细胞性黄疸

1. 病因 多由各种致肝细胞严重损害的疾病引起，如病毒性肝炎、肝硬化、中毒性肝炎、钩端螺旋体病、脓毒症等。

2. 发病机制 由于肝细胞严重损伤致肝细胞对胆红素摄取、结合功能降低，因而血中 UCB 增加。而未受损的肝细胞仍能将部分 UCB 转变为 CB，CB 中一部分经毛细胆管从胆道排泄，另一部分则由于毛细胆管和胆小管遭到肿胀的肝细胞及炎症细胞浸润压迫，使胆汁排泄受阻而反流入血液循环中，致血中 CB 亦增加，出血黄疸。该类黄疸既有肝脏处理胆红素功能异常，也有胆红素排泄障碍的问题。

3. 临床表现 皮肤、黏膜浅黄色至深黄色，可伴有轻度皮肤瘙痒，有肝脏原发病的表现，如疲乏、食欲缺乏，严重者可有出血倾向、腹水和昏迷等。

（三）胆汁淤积性黄疸

1. 病因 胆汁淤积可分为肝内性和肝外性。①肝内性又可分为肝内阻塞性胆汁淤积和肝内胆汁淤积，前者见于肝内泥沙样结石、癌栓、寄生虫病；后者见于病毒性肝炎、药物性胆汁淤积、原发性胆汁性肝硬化等。②肝外性胆汁淤积可由胆总管结石、狭窄、炎性水肿、肿瘤及蛔虫等阻塞所引起。

2. 发病机制 由于胆道阻塞，排泄胆红素出现障碍。阻塞处前端胆管内压力升高、胆管扩张，致小胆管与毛细胆管破裂，胆汁中的胆红素反流入血，主要使血中 CB 增高。此外，肝内胆汁淤积有些还可以是胆汁分泌功能障碍，使得毛细胆管通透性增加，胆汁浓缩，形成胆盐沉淀与胆栓。

3. 临床表现 皮肤呈暗黄色，胆管完全阻塞则呈深黄色，甚至黄绿色，并有皮肤瘙痒，同时尿色深，粪便颜色变浅或呈白陶土色、灰白色。

（四）先天性非溶血性黄疸

由于先天性肝细胞对胆红素摄取、结合和排泄有缺陷所致的黄疸，临床较少见，有 Gilbert 综合征、Dubin – Johnson 综合征、Crigler – Najjar 综合征和 Rotor 综合征 4 种类型，临床罕见。

黄疸可根据血生化及尿常规检查做出初步分类，再根据临床表现和辅助检查确定病因及性质。3 种黄疸的胆红素代谢检查见表 3 – 4。

表 3 – 4　3 种黄疸的实验室检查

检查项目	溶血性黄疸	肝细胞性黄疸	胆汁淤积性黄疸
CB	轻度增加	中度增加	明显增加
UCB	明显增加	中度增加	轻度增加
CB/TBA	< 0.2	0.2 ~ 0.5	> 0.5
尿胆红素	阴性	阳性	强阳性
尿胆原	明显增加	轻度增加	减少或无
ALT、AST	正常	明显增高	可增高
ALP	正常	增高	明显增高
GGT	正常	增高	明显增高

肝细胞性与胆汁淤积性黄疸鉴别常有一定困难，需要在此基础上选择适当的影像学检

查、其他血清学试验甚至肝穿刺活组织检查等（表3-5）。

表3-5 黄疸鉴别选择的部分辅助检查

项目	作用
肝胆胰脾B超	了解肝大小、形态、有无占位性病变；胆囊大小、有无结石；脾有无增大；胰腺有无病变
X线腹部平片与胆道造影	可发现胆道结石、狭窄、肿瘤等异常，并可判断胆囊收缩功能和胆管有无扩张
逆行胰胆管造影	通过内镜直接观察壶腹区和乳头部有无病变，了解肝外、肝内胆管阻塞的部位
经皮肝穿刺胆道造影	可清晰显示整个胆道系统，可区分肝内胆汁淤积和肝外阻塞性黄疸
上腹部CT扫描	对发现肝外梗阻有较大帮助
放射性核素检查	了解肝内有无占位性病变，对鉴别肝外阻塞性黄疸与肝细胞性黄疸有一定帮助
磁共振胰胆管成像	可清晰显示整个胆道系统的非介入性技术
肝穿刺活检和腹腔镜检查	对疑难黄疸病例的诊断有重要帮助

四、伴随症状

1. 黄疸伴发热 见于急性胆管炎、肝脓肿、病毒性肝炎、钩端螺旋体病、脓毒症及其他严重感染性疾病。病毒性肝炎和急性溶血可先有发热后出现黄疸。

2. 黄疸伴腹痛 上腹剧烈疼痛见于胆道结石、肝脓肿或胆道蛔虫症等；右上腹剧痛、寒战高热、黄疸被称为夏克三联征，提示急性化脓性胆管炎；持续性右上腹钝痛或胀痛见于病毒性肝炎、肝脓肿或原发性肝癌；上中腹及腰背痛可见于胰腺炎或胰腺癌。

3. 黄疸伴肝大 多见于肝胆疾病。轻度到中度肝大，质地柔软或中等硬度，表面光滑，见于病毒性肝炎、急性胆道感染或胆道阻塞；明显肝大，质地坚硬，表面凹凸不平有结节者，见于原发性或继发性肝癌。

4. 黄疸伴胆囊增大 见于胆总管梗阻，如胰头癌、壶腹癌、胆总管癌或胆总管结石等。

5. 黄疸伴脾大 见于病毒性肝炎、肝硬化、钩端螺旋体病、脓毒症、疟疾及其他血液系统疾病。

6. 黄疸伴腹水 见于重症肝炎、失代偿期肝硬化、肝癌等。

五、问诊要点

1. 确定有无黄疸 注意区分患者的皮肤发黄是黄疸还是胡萝卜素血症、皮肤苍黄，询问尿的颜色变化。

2. 黄疸的诱因和起病 是否急性起病，是否群体发病，是否有外出旅游、出差，是否有药物使用、长期酗酒，是否有肝胆胰疾病。是否有黄疸史，是否有肝胆胰疾病或手术史，是否有寄生虫感染史等。

3. 黄疸持续时间与演变 有利于区分梗阻性与肝细胞性黄疸、结石性和癌性黄疸。

4. 黄疸的伴随症状 有无发热、腹痛，有无肝、脾、胆囊增大等。

第八节 腹腔积液

正常人的腹腔内有少量液体，可以起到润滑内脏的作用，一般在50 ml左右。任何病理状态导致腹腔内游离液体量增加超过200 ml即称为腹腔积液，临床又称为腹水（ascites）。

扫码"学一学"

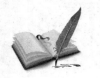

腹水可为全身水肿的表现之一。

一、病因

腹水是多种疾病的表现，常见病因如下。

1. 肝源性腹水　常见的病因有肝硬化、原发性或转移性肝癌、重症病毒性肝炎等。主要与门静脉高压、肾素 – 血管紧张素 – 醛固酮系统（RAAS）失衡及低蛋白血症等有关。

2. 癌性腹水　腹腔或腹膜后恶性肿瘤、胸腔与纵隔肿瘤等引起淋巴管或胸导管阻塞与损伤，引起腹水

3. 心源性腹水　慢性充血性心力衰竭、心包积液、心包炎等。

4. 腹膜病变　如结核性腹膜炎、急性胰腺炎并发腹膜炎等。

5. 肾源性腹水　肾炎、肾病综合征、多囊肾等。

6. 营养障碍性病变　如低白蛋白血症、维生素 B_1 缺乏症等。

7. 其他　胆汁性腹水、胰源性腹水、乳糜性腹水等。

二、发病机制

正常人体液不断进入腹腔，又不断从毛细血管、毛细淋巴管回流，保持动态平衡，以下多种因素均可导致腹水产生。

1. 血浆胶体渗透压降低　血浆胶体渗透压主要靠血浆白蛋白来维持，可以让液体从组织间隙被吸收到血管内。当血浆白蛋白浓度 <25 g/L 时，血浆胶体渗透压下降，毛细血管内液体漏入腹腔，出现腹水。例如肝硬化出现腹水，一个重要原因就是肝功能受损，肝脏合成白蛋白的能力明显降低而引起。

2. 肝内血流动力学改变、门静脉高压　正常情况下，肝血流输入道（肝动脉与门静脉）和肝血流流出道（肝静脉）保持平衡，当肝硬化导致肝内血管变形、阻塞时，肝静脉和门静脉受影响最大，门静脉回流受阻，门静脉压力增高、毛细血管静水压增高，形成腹水。在顽固性心力衰竭、心包缩窄情况下会因肝静脉回流受阻、肝静脉压力增高，也可形成腹水。

3. 肝淋巴液外漏或回流受阻　肝内血管阻塞时，使得肝静脉外流受阻，肝淋巴液生成增多，外漏进入腹腔增多，成为形成腹水的一部分原因。

4. 有效肾血流减少　肾脏有效血流减少，肾小球滤过率降低，引起水钠潴留，促进腹水的生成。肝硬化、心力衰竭等患者往往有效循环血量不足，引起有效肾血流量不足；若已经并发大量腹水，则腹水压迫腹腔血管包括肾血管，可使得肾血流量进一步减少。肾有效血流量的减少使得肾内血流量重新分布，肾血管收缩，肾素分泌增加，刺激 RAAS 产生反应，醛固酮分泌增多，水钠重吸收增加。

5. 激素代谢紊乱　门静脉高压和高动力循环患者的血管活性物质，如心房肽、前列腺素、血管活性肽等分泌增多、活性增强，引起脾小动脉广泛扩张、静脉流入量增加，同时小肠毛细血管压力增大、淋巴流量增加，可以产生钠潴留效应。

6. 其他　腹膜的炎症、癌肿浸润等可损害腹膜毛细血管，使得通透性增加，引起大量液体和蛋白质渗入腹腔，引起腹水。此外，腹腔脏器破裂或者穿孔，可使得内容物或血液积聚于腹腔，化学性刺激可引起腹水。

三、临床表现与伴随症状

腹水时常感觉腹胀，后逐渐腹部呈对称性膨隆，腹壁紧张度增加。仰卧位时腹水向两侧流动，形成蛙状腹；直立位时腹水向下腹部膨出。大量腹水可因抬高横膈使其运动受限，出现呼吸困难、心悸。常见的伴随症状如下。

1. 水肿 腹水伴全身水肿，常见于肝硬化失代偿、腹膜癌、充血性心力衰竭、肾病综合征、缩窄性心包炎、下腔静脉阻塞、恶性淋巴瘤等。

2. 发热 应考虑急性炎症，如急性腹膜炎、结核性腹膜炎、急性胰腺炎、恶性淋巴瘤等。

3. 呕血与黑便 肝硬化伴门静脉高压除腹水外可有上消化道大出血，引起呕血和黑便，肝癌、胃癌、胰腺癌、壶腹癌患者的癌性腹水或肾性腹水也可有呕血和黑便。

4. 黄疸、肝脾大 重症肝炎、原发性肝癌、肝硬化、充血性心力衰竭、肝静脉阻塞、下腔静脉阻塞等可引起相关症状。

5. 腹部肿块 腹腔肿瘤、淋巴瘤等情况，除腹水外，常可扪及肿块。

6. 腹壁静脉曲张 以肝硬化或门静脉、下腔静脉、肝静脉阻塞多见。门静脉或肝静脉阻塞时，腹壁静脉血流方向在脐水平以上者向上，脐水平以下者向下；下腔静脉阻塞时，腹壁静脉血流方向均向上。

7. 出血倾向 肝硬化、重症肝炎、肝癌时，因肝功能受损，凝血因子异常，出现鼻出血、牙龈出血、皮下出血等。

8. 胸水 肝硬化门静脉压力增高，导致奇静脉和半奇静脉压力同时升高，使壁层胸膜静脉淤血，水分漏出形成胸水。横膈有丰富的淋巴管连接腹腔和胸腔，腹水和淋巴液都可能因此流入胸腔形成胸水。

四、问诊要点

1. 腹水的起病 有无血吸虫流行区疫水接触史、有无病毒性肝炎病史、有无腹部外伤史、有无胰腺炎病史、有无结核病史等。

2. 腹水的伴随症状 有无腹痛、腹胀、腹部肿块，有无发热、水肿，有无黄疸、蜘蛛痣、肝掌等。

3. 病后一般情况 有无睡眠、体重、精神各方面的变化。

第九节 肥胖与消瘦

扫码"学一学"

肥胖（obesity）是指各种原因引起的体内脂肪储存过多的一种状态；消瘦（emaciation）是指各种原因造成体重低于正常低线的一种状态。肥胖根据病因分为：①原发性肥胖，又称单纯性肥胖；②继发性肥胖。根据脂肪在体内分布分为：①普遍型肥胖，又称均匀性肥胖；②腹型肥胖，又称向心性肥胖、内脏型肥胖、男性型肥胖；③臀型肥胖，又称非向心性肥胖、女性型肥胖。

一、测量

（一）按身高体重计算

通常认为超过标准体重的 10% 为超重，超过标准体重的 20% 为肥胖；体重低于标准体重 10% 为消瘦或低体重，低于标准体重的 20% 称为明显消瘦。

标准体重（世界卫生组织标准）要根据身高计算，男：体重（kg）＝［身高（cm）－80］×0.7；女：体重（kg）＝［身高（cm）－70］×0.6。简单粗略计算标准体重，体重（kg）＝身高（cm）－105。

（二）体重指数

目前多数采用体重指数判定肥胖和消瘦，且比较准确。体重指数（BMI）＝体重（kg）／身高的平方（m^2）。

世界卫生组织标准：BMI 18.5～24.9 为正常，BMI＜18.5 为消瘦，BMI 25～29.9 为超重，BMI≥30 为肥胖，并根据 BMI 将肥胖分为 3 级，1 级：BMI 30～34.9；2 级：BMI 35～39.9；3 级：BMI≥40。中国标准：BMI 18.5～23.9 为正常，BMI＜18.5 为消瘦，BMI≥24～27.9 为超重，BMI≥28 为肥胖。

但不同的个体，某一 BMI 水平并不意味着相同的肥胖程度。腰围可以反映腹型肥胖，国内研究认为中国成年男性腰围＞90 cm、女性腰围＞85 cm 可称为肥胖。

二、病因与发病机制

（一）肥胖

1. 单纯性肥胖　营养物质摄入过多、喜欢吃甜食或油腻饮食，消化吸收良好，摄入的能量超过了消耗所需的能量，即可引起肥胖。多与遗传、生活方式等因素有关，

2. 继发性肥胖　多与神经内分泌代谢疾病有关，如下丘脑-垂体病，见于肿瘤、炎症、创伤等损伤中枢，引起饮食和运动习惯的改变；内分泌异常，如皮质醇增多症、甲状腺功能减退症等导致皮质醇、甲状腺分泌异常，引起肥胖；遗传性疾病、药物肥胖也都可以引起。

（二）消瘦

主要为摄入不足、消耗增加、吸收障碍几方面，形成负氮平衡引起消瘦。

1. 神经内分泌疾病　引起分解代谢增加。

2. 能量利用障碍或消耗增加　有内分泌代谢疾病，如糖尿病、甲状腺功能亢进症；慢性消耗性疾病，见于重症结核病、肿瘤、大面积烧伤、高热等。

3. 消化系统疾病引起的摄入、消化、吸收功能障碍　①吞咽困难：如口炎、食管癌、贲门癌等。②进食减少：如慢性萎缩性胃炎等。③消化吸收障碍：有胃源性（如胃炎、胃溃疡、胃切除术后等）、肠源性（如肠道疾病、乳糖酶缺乏症等）、肝源性（见于重症肝炎、肝癌、肝硬化等）、胰源性（如慢性胰腺炎、胰腺癌等）、胆源性（如慢性胆囊炎、胆囊癌、原发性胆汁性肝硬化等）。

4. 全身疾病　如重症肌无力、延髓性麻痹、神经性厌食、抑郁症、肺功能不全、心功

能不全、慢性重症感染等，因进食减少或肌肉吞咽困难引起消瘦。此外，一些药物可以使体内代谢增加或影响肠道吸收、食欲缺乏，也可导致消瘦，如甲状腺素制剂、泻药等。

5. 体质性消瘦　可有家族史，生来即消瘦，无任何疾病。

三、临床表现与伴随症状

肥胖或消瘦者的外貌往往一望便知，其病因诊断需与疾病引起的其他症状综合判断。

（一）肥胖

1. 单纯性肥胖　最常见的一种肥胖，有以下特点：①可有家族史或营养过度史；②多为均匀性肥胖；③无内分泌代谢等疾病。

2. 继发性肥胖　较为少见，例如：①下丘脑性肥胖：在肥胖的同时出现下丘脑功能障碍。②间脑性肥胖：肥胖同时出现自主神经－内分泌功能障碍。③垂体性肥胖：垂体病变引起皮质醇分泌增多导致肥胖，垂体瘤可出现泌乳、闭经、不孕等症状。④库欣综合征：皮质醇浓度升高，向心性肥胖，伴有满月脸、痤疮、皮肤紫纹等症状。⑤多囊卵巢综合征：有月经紊乱、多毛、男性化改变、长期无排卵致多年不育。

（二）消瘦

1. 消化系统疾病　包括口腔、食管、胃肠及肝、胆、胰等各种疾病，除每种疾病特异性表现和消瘦之外，一般还有食欲缺乏、恶心、呕吐、腹胀、腹痛或腹泻等症状。

2. 神经系统疾病　包括神经性厌食、重症肌无力、延髓性麻痹等，除消瘦之外尚有吞咽困难、厌食、恶心、呕吐等。

3. 内分泌代谢疾病　如甲状腺功能亢进症会伴有畏热、多汗、性情急躁、心悸、突眼和甲状腺肿大；1型糖尿病可有多饮、多食、多尿等。

四、问诊要点

1. 肥胖与消瘦的起病　了解患者日常饮食习惯、运动习惯、食谱构成等。有无肥胖或消瘦的家族史，生育情况，成年女性的月经史。

2. 肥胖与消瘦的特点　出现的时间或年龄，持续时间，身体变化最显著的部位，身体变化前有无诱因，有无药物使用、相关疾病。

3. 肥胖与消瘦的伴随症状

本章小结

症状是医生向患者进行疾病调查的第一步，是问诊的主要内容，也是诊断、鉴别诊断的重要线索和依据。同一疾病不同的人可有不同的症状，同一症状又往往出现在不同的疾病中。因此，了解患者的症状既要全面又抓住重点，要问清多个症状出现的前后时间和主次关系。

扫码"练一练"

目标检测

一、单项选择题

1. 蛙腹见于下列哪种情况
   A. 腹膜有炎症或肿瘤浸润　　B. 腹腔大量积液
   C. 腹腔大量积气　　　　　　D. 腹腔巨大肿瘤
   E. 腹壁上的肿物

2. 向心性肥胖是由于下列哪一种激素分泌过多所致
   A. 生长素　　　　　　　　　B. 胰岛素
   C. 糖皮质激素　　　　　　　D. 盐皮质激素
   E. 甲状腺激素

3. 总胆红素和直接胆红素均升高而间接胆红素正常见于
   A. 溶血性黄疸　　　　　　　B. 胰头癌
   C. 急性黄疸型肝炎　　　　　D. 慢性活动性肝炎
   E. 肝硬化

4. 引起上消化道出血的消化器官不包括
   A. 口腔　　　　　　　　　　B. 食管
   C. 胃　　　　　　　　　　　D. 十二指肠
   E. 肝胆胰

5. 进食油腻食物而诱发的右上腹痛常可提示诊断为
   A. 急性胃炎　　　　　　　　B. 急性肠炎
   C. 右输尿管结石　　　　　　D. 胆囊炎或胆石症
   E. 急性肝炎

6. 上消化道出血量每天超过多少毫升时，可出现黑便
   A. 1 ml　　　　　　　　　　B. 2 ml
   C. 5 ml　　　　　　　　　　D. 10 ml
   E. 60 ml

7. 有转移性右下腹痛及右下腹固定压痛点提示
   A. 急性胃炎　　　　　　　　B. 急性胆囊炎
   C. 胆囊结石　　　　　　　　D. 急性阑尾炎
   E. 急性胰腺炎

8. 呕吐液呈黄色有粪臭味见于
   A. 十二指肠溃疡　　　　　　B. 胃溃疡
   C. 低位肠梗阻　　　　　　　D. 萎缩性胃炎
   E. 幽门梗阻

9. 下腔静脉阻塞时，腹部曲张静脉的血流方向
   A. 脐以上静脉血流方向向上　　B. 脐以下静脉血流方向向下

C. 脐上及脐下血流方向均向下　　D. 脐上及脐下血流方向均向上

E. 血流方向不定

10. 慢性腹泻时间超过

A. 1 个月　　　　　　　　　　B. 2 个月

C. 3 个月　　　　　　　　　　D. 6 个月

E. 12 个月

11. 黏液脓血便伴里急后重可见于

A. 消化性溃疡　　　　　　　　B. 急性细菌性痢疾

C. 肠结核　　　　　　　　　　D. 小肠血管畸形

E. 结肠癌

12. 下列哪项有助于鉴别肝细胞性黄疸和胆汁淤积性黄疸

A. 尿胆原定性和定量检查　　　B. 有无血红蛋白尿

C. 血中结合胆红素增高　　　　D. 皮肤黏膜颜色

E. 尿胆红素阳性

13. 属于典型分泌性腹泻的是

A. 服用硫酸镁　　　　　　　　B. 甲状腺功能亢进症

C. 霍乱　　　　　　　　　　　D. 溃疡性结肠炎

E. 吸收不良综合征

14. 腹腔内游离液体量增加超过多少为腹水

A. 50 ml　　　　　　　　　　B. 100 ml

C. 150 ml　　　　　　　　　　D. 200 ml

E. 500 ml

二、思考题

1. 简述急性腹痛和慢性腹痛的临床特点。

2. 简述腹泻的发病机制。

3. 简述肥胖的测量。

4. 简述机械性吞咽困难的病因。

5. 患者，女性，19 岁。发热伴腹胀、腹泻 2 天。请写出问诊的内容。

6. 患者，男性，35 岁。突发上腹剧痛 5 小时。请写出问诊的内容。

7. 患者，男性，48 岁。右上腹胀痛伴乏力半年。请写出问诊的内容。

8. 患者，男性，18 岁。皮肤、巩膜黄染 1 周。请写出问诊内容。

9. 患者，女性，22 岁。突发剧烈头痛、呕吐 1 小时。请写出问诊内容。

（李　新）

第四章　消化系统辅助检查

第一节　X线检查

扫码"学一学"

X线检查（X-ray examination）是用X射线诊断疾病的方法。消化系统由胃肠道和肝、胆、胰等脏器组成。其相互之间缺乏天然对比，故主要靠造影检查才能显示出其形态与功能。一般认为，X线检查对胃肠、胆管疾病的绝大多数能做出诊断，且诊断正确率相当高。亦可通过胃肠道检查显示胃肠有无移位、浸润等改变，而间接反映邻近器官如肝、胰、脾、肾及腹膜后等病变，但诊断价值有限。自CT应用于临床以及经内镜逆行胰胆管造影术（endoscopic retrograde cholangiopancreatography，ERCP）和介入放射学的开展，提高了对腹部实质脏器的X线诊断水平。

知识链接

X射线

伦琴于19世纪末发现X射线，使现代医学对健康检查和疾病诊断迈向无侵犯性检查的新纪元。但X射线是一种波长很短的电磁波，能穿透人体组织，使人体体液和组织细胞产生生理和生物化学改变，引起不同程度的损伤。

食管癌、胃十二指肠溃疡、胃癌、溃疡性结肠炎、结肠癌、胃肠道穿孔，这些都是常见的消化系统疾病。对于它们的诊治，影像学检查是必不可少的。尽管B超、CT及MRI等检查发展很快，但在胃肠道疾病的诊断中，X线检查依然是重要的工具之一。通过X线腹部平片、透视、钡剂造影、血管造影等检查有助于了解整个胃肠道动力状态，对肿瘤、溃疡、憩室的诊断都有一定帮助，近来应用气钡双重造影已提高了阳性率。胆管胆囊造影有助于了解胆囊浓缩功能，判断有无结石；经皮肝穿刺胆管造影（PTC）可鉴别梗阻性黄疸的原因。选择性腹腔动脉造影对肝及其他部位肿瘤、消化道出血等都有诊断价值。

一、平片

X线腹部平片对于判断腹腔内有无游离气体，肝、脾或胃肠等的轮廓，钙化的组织或结石，以及肠内气体和积液都有一定意义。腹部平片最常用的是仰卧位，但根据病情需要可照立位或侧卧前后水平位。胃肠道穿孔患者常采用立位或左侧卧位水平投照；肠梗阻患者则需仰卧位及立位两种位置。腹部平片范围应上至膈肌，下至耻骨联合上缘，特别应包括腹壁软组织。

腹部平片除了可以确定受检者是否有胃肠道堵塞及梗阻部位外，还能诊断消化道穿孔等疾病。在平片上胆管不显影，只有含钙盐的胆石、慢性胆囊炎囊壁钙化及胆管积气等少数情况，可在平片中显示。对大多数胆囊疾病，平片诊断价值不大。肝在平片上主要观察肝内有无异常密度增高（钙化）或密度减低（透光影），其次可以观察肝上缘（即膈缘）有无异常隆凸；肝下缘（肠气衬托下）位置有无异常。胰腺在平片上不能显示其轮廓与大小，故应用不多，但在急性胰腺炎时，可在胰腺区相应的部位，见到肠曲反射性扩张，如十二指肠、升结肠、横结肠等肠曲扩张。在慢性胰腺炎时，有时可见胰管结石或胰腺钙化。

摄片检查前的准备：检查前应向患者解释检查的目的、方法、注意事项，指导患者在检查中的配合，如检查时应充分暴露检查的部位、摄片时需要屏气等。除急腹症外，腹部摄片前应清洁肠道，以免气体或粪便影响摄片效果。创伤患者摄片时，应减少搬动，以免增加组织的损伤。危重患者摄片时，必须有医护人员的监护。

二、透视

透视是利用荧光效应，对被检查部位直接观察，是X线检查中最常用的方法。可快速得出结论；可转动患者的体位，多方位进行观察；可了解器官的动态变化。腹部透视大多采用立位或卧位，其优点是设备简单、操作方便、费用低。主要应用于胃肠道穿孔及肠梗阻的诊断，立位透视可做出明确的诊断。还可观察胃肠道气体的分布、形态和不透X线的致密阴影，膈肌和胃肠道异物的活动状况。所以腹部透视是在设备简陋或战时一种不可忽视的检查方法。但其缺点是只能做书写记录，对需复查的患者不能做永久的精确比较。

透视检查前的准备：检查前应向患者说明检查的目的、方法及注意事项，并指导患者检查中需要配合的姿势，消除患者的紧张、恐惧情绪。患者应脱去检查部位厚重的衣服及影响X线穿透的物品，如发夹、金属饰物、膏药、敷料等，以免影像受到干扰。

三、钡剂造影

除怀疑有胃肠道穿孔、肠梗阻，或2周内有大量出血外，均适合做X线钡剂检查。如果受检者出现腹痛、大便带血、黏液便等，应该做钡灌肠造影检查；如果受检者出现上腹部疼痛、嗳气、反酸等症状时，应做胃肠钡餐造影检查。

（一）钡餐

胃肠道检查所用的造影剂是医用硫酸钡，由于钡的原子序数高，不易被X线穿透，在胃肠道内与周围器官形成明显对比。目前使用的钡剂大多是复方硫酸钡，根据不同检查部位，使用前将硫酸钡加温开水调成不同浓度的混悬液，口服后检查胃肠道称为钡餐检查。根据病情要求可进行包括食管至结肠的检查，观察其形态和功能变化。由于检查方法的更新，除观察胃肠道功能情况外，现多进行分段检查，如食管钡餐检查、上消化道钡餐检查、全消化道钡剂检查、插管法小肠钡灌肠检查、结肠钡剂灌肠检查等。

此外，在临床疑有胃肠道穿孔、肠梗阻等患者，须了解穿孔与梗阻的确切部位时，应改用碘制剂造影，如碘油、泛影葡胺等，但对碘过敏者禁用。

1. 造影前的准备

（1）检查前3天禁服X线不能穿透的药物（如钡剂、铁、钙剂）及或影响胃肠蠕动的药物（如甲氧氯普胺、阿托品等）。

（2）检查前1天，无渣半流质饮食。

（3）检查前一天晚上12点后禁水、禁食。

（4）有幽门梗阻者检查前应排出胃内容物。

（5）如需在较短时间内观察小肠，可先用增加胃肠道张力、促进胃肠蠕动的药（如口服甲氧氯普胺等）。

（6）需要显示黏膜上微小病变时，可肌注抗胆碱药（如阿托品等），以便降低肠道张力，易于观察。

2. 检查步骤　服钡剂前常规先透视胸部、腹部，注意腹部有无气液面及异常影。服钡剂时于不同体位（立位、卧位）顺序观察食管和胃肠道，间隔一定时间后，检查下肠道。整个检查过程中，透视是基本的方法，再辅以摄片。透视下进行摄片，称为点片。

无论透视或摄片，胃肠道造影要着重显示胃肠道黏膜（又称黏膜像），黏膜不仅是病变的好发部位，而且黏膜改变是早期病变的主要依据。充分观察黏膜像后，再应用多量的钡剂（200~300 ml）使被检查部位充分扩张，继续观察胃肠道的位置、形状与功能状况，此充分扩张状，是为充盈像。若用手或压迫器进行局部按压，进一步观察局部黏膜、管壁或病变与周围的关系等，是为压迫像；利用腔道内的原有气体，或服用产生气体的药物，造成气钡双重对比影像，是为气钡双重造影像，能显示黏膜的微细结构，如胃黏膜的胃小区，其显示有利于发现表浅的细小病灶，对胃肠早期癌肿的发现有重要价值。上述四种影像在检查中是必需的，是相辅相成而不能取而代之，这点应引起重视。

（1）食管钡餐检查　一般采取立位多体位透视下观察，先在右前斜位，然后转为前后正位和左前斜位观察。吞钡后从不同角度观察食管所显示的轮廓和黏膜像，以及食管的蠕动、柔软度和通畅与否等。必要时加以点片。在检查过程中，应根据病变情况，使用一些特殊方法来提高病变的显示率。如食管静脉曲张的患者最好能取俯卧位，左侧抬高，或做呃气动作或服产气药物造成气钡双重对比，均有利于显示微细病变。食管钡餐造影使用浓度为80%~100%重量/体积（W/V）。

（2）全消化道钡剂检查　包括食管、胃、十二指肠、小肠及结肠。先口服适量产气药物及吞一大口钡剂，立位观察食管后，然后吞服全量钡剂，在不同体位角度下观察胃、十二指肠各部的形状、轮廓、位置、大小、蠕动及幽门开放情况。并利用体位使各部形成气钡双重双比，结合加压可以更好地显示病变，在胃和十二指肠检查完成后，根据病情需要每隔30~60分钟检查一次，观察各段小肠、回盲部及结肠。对降结肠、乙状结肠和直肠病变的诊断价值受限。在透视过程中，应适时地拍摄点片，留下记录。钡剂使用的浓度多采用180%~200%（W/V）。

（3）气钡双重造影　口服适量钡剂和产气剂，胃腔充气扩张，在黏膜面上涂布黏附均匀薄层钡剂，形成良好的气钡双重对比，可清楚地显示黏膜的微细结构，如胃黏膜的胃小区、胃小沟，其显示有利于发现表浅的细小病灶，对胃肠道早期癌肿的发现有重要价值。

（二）低张十二指肠造影

应用抗胆碱能药物（山莨菪碱20 mg肌内注射），降低胃肠道的张力和蠕动，进行钡气双重造影。适用于检查胰腺、十二指肠病变，可纠正常规造影时充盈不佳或肠壁收缩所致的假象，能清楚显示乳头的情况。临床应用时可分插管法与无管法两种。①插管法：系经鼻插入薄壁柔软的导管入胃，以后在导管内插入导丝，在透视下，利用手法与体位，将导管置放到十二指肠降部。以后抽出导丝，肌注低张药物，经导管注入适量的钡剂与气体，造成十二指肠充盈像与钡气双重对比像。②无管法：系在胃肠造影时，十二指肠充盈后，注射低张药物，并服用产气的药物，利用体位的转动使十二指肠造成双对比影像。插管法能控制钡气含量，影像满意，但有插管的痛苦。无管法虽然钡气含量不易控制，但患者易于接受，注意体位的转动，亦能达到诊断要求。

（三）插管法小肠钡灌肠检查

小肠的特点是长，蜷伏在腹腔内。胃肠钡餐检查时，小肠相互重叠，且检查时间较长。小肠灌钡的方法可解决上述缺点。其方法是利用导管导丝，在透视下，将导管至十二指肠空肠交界处，然后灌入大量的稀薄钡剂。流速为 80～100 ml/min，总量 500～800 ml，灌至第 6 组小肠或回盲部后，再引入气体，做双重对比像。在透视下，分别摄取各段小肠的加压像，使重叠的肠袢分开，便于显示小肠病变。本法操作主动，不受幽门括约肌的影响，能在 30 分钟内查完全部小肠，缺点是插管有痛苦，故检查适应证限于疑有小肠出血、小肠肿瘤患者。

（四）钡剂灌肠检查

钡剂灌肠主要用于检查大肠，是诊断大肠病变的基本检查方法。

1. 造影前准备

（1）检查前三日应吃少渣饮食。

（2）检查当天禁早餐。

（3）如做气钡双重造影者，检查前 1 日晚服泻药导泻如用番泻叶。

（4）检查前 2 小时清洁灌肠。

2. 检查步骤　近年来钡剂灌肠的检查，多用直接双重气钡造影。具体步骤是：检查前先配制好双重造影用的硫酸钡，浓度为 70%～80%（W/V）为宜。灌钡前先注射低张性药物，迅速取头低 30°俯卧位，将硫酸钡经肛管注入直肠、乙状结肠、降结肠、脾曲，再改换体位（右侧卧位）再注入气体，使钡剂直达升结肠。钡剂总量 200～300 ml，空气总量 600～800 ml，撤除肛管，让患者翻转 1～2 次，按不同体位分别摄取各段结肠，均能获得良好的双对比影像。

（五）常见表现

1. 食管静脉曲张　X 线钡剂造影可见：食管中、下段的黏膜皱襞明显增宽、迂曲，呈蚯蚓状或串珠状充盈缺损，管壁边缘呈锯齿状。

2. 食管癌　X 线钡剂造影可见：①黏膜皱襞改变，由于肿瘤破坏黏膜层，使正常皱襞消失、中断、破坏，形成表面杂乱的不规则影像；②管腔狭窄；③腔内充盈缺损；④不规则的龛影，早期较浅小，较大者表现为长径与食管长轴一致的长形龛影；⑤受累食管呈局限性僵硬。

3. 消化性溃疡

（1）**胃溃疡**　上消化道钡剂造影检查的直接征象是龛影（图 4-1），多见于胃小弯；龛影口周围有一圈黏膜水肿造成的透明带，这种黏膜水肿带是良性溃疡的特征性表现。胃溃疡引起的功能性改变包括：①痉挛性改变；②分泌增加；③胃蠕动增强或减弱。

（2）**十二指肠溃疡**　绝大部分发生在球部，溃疡易造成球部变形；球部龛影或球部变形是十二指肠溃疡的直接征象。间接征象有：①激惹征；②幽门痉挛，开放延迟；③胃分泌增多和胃张力及蠕动的改变；④球部固定压痛。

4. 胃癌　上消化道钡剂造影检查可见：①胃内形态不规则的充盈缺损，多见于蕈伞型癌；②胃腔狭窄，胃壁僵硬，多见于浸润型癌；③形状不规则、位于胃轮廓之内的龛影，多见于溃疡型癌；④黏膜皱襞破坏、消失或中断；⑤肿瘤区蠕动消失。

5. 溃疡性结肠炎 肠气钡双重对比造影检查可见：病变肠管结肠袋变浅、消失，黏膜皱襞多紊乱，粗细不一，其中可见溃疡龛影。晚期病例 X 线表现为肠管从下向上呈连续性的向心性狭窄，边缘僵直，同时肠管明显缩短，肠腔舒张或收缩受限，形如硬管状。

6. 结肠癌 结肠气钡双重对比造影可见：①肠腔内肿块，形态不规则，黏膜皱襞消失，病变处肠壁僵硬，结肠袋消失；②较大的龛影，形状不规则，边缘不整齐，周围有不同程度的充盈缺损和狭窄，肠壁僵硬，结肠袋消失；③肠管狭窄，肠壁僵硬。

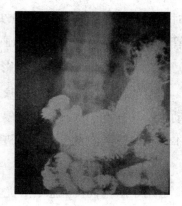

图 4-1 龛影
胃小弯角切迹处龛影，向腔外突出

7. 胃肠道穿孔 最多见于胃或十二指肠穿孔，立位 X 线透视或腹部平片可见：两侧膈下有弧形或半月形透亮气体影。若并发急性腹膜炎则可见肠管充气、积液、膨胀，肠壁间隔增宽，在腹平片上可见腹部肌肉与脂肪层分界不清。

四、血管及胆管造影

（一）胃肠道血管造影

适用于胃肠道出血，内镜检查、胃肠道钡剂检查无阳性表现者。怀疑有上消化道出血时，可做选择性肠系膜上动脉造影；怀疑有下消化道出血时，则做选择性肠系膜下动脉造影。摄片要求有高压注射器或快速换片器，才能获得所需血管的动脉像、毛细血管像及静脉像，从而显示血管发育异常或肿瘤的血管像。血管造影检查及介入治疗在消化道出血方面的临床应用逐年增多，克服了胃肠镜、消化道钡餐及放射性核素扫描的局限性，对一些年龄较大、心肺功能较差不能耐受手术的急性消化道大出血及小肠出血患者具有独特优势。

造影方法是经股动脉穿刺，插入导管，在透视监视下，将导管插入腹腔动脉、肠系膜上动脉或肠系膜下动脉，注入造影剂（常用 60% ~76% 泛影葡胺）20 ~ 45 ml，快速连续摄片。如将导管插入主动脉一级分支的方法称为选择性动脉造影。如将导管放入第 2 ~ 3 级分支称为超选择性血管造影，其造影剂量可大为减少。如发现肿瘤或出血等病变，在造影后随即可行栓塞治疗。

（二）选择性腹腔动脉 - 肝血管造影

肝血管造影是诊断肝肿瘤和门脉高压症的重要方法。现用的方法是经皮股动脉穿刺插管造影。其步骤如下：用薄壁穿刺针穿入股动脉，抽出针芯有回血后，立即插入引导钢丝，并拔出穿刺针，随用扩张器扩大进针处后，将导管沿导丝放入，拔出导丝，在透视监视下，将导管直送至第 11、12 胸椎平面。由操作者将导管尖端送进腹腔动脉（约在第 12 胸椎平面，导管尖端被固定），透视下注入少量（3 ~ 5 ml）造影剂，腹腔动脉立即显影，证明导管位置无误，就准备造影摄片；若显影不是腹腔动脉，那么就将导管尖端离开原处，再在附近寻找。常用造影剂为 76% 泛影葡胺 40 ml 左右，压力为 3 ~ 4 kg/cm^2（有的以速度计算，则用 6 ~ 8 ml/s）。连续换片 11 ~ 12 张，包括肝动脉的动脉期、毛细血管期及门静脉期（因同时有脾动脉显影），如果导管尖端插入肝总动脉又称超选择动脉造影。造影完毕后，拔出导管，注意压迫局部，防止出血。

（三）选择性腹腔动脉造影或肠系膜上动脉造影

胰腺的血液供给来自脾动脉和十二指肠动脉的分支。胰腺肿瘤可使腹腔动脉、肠系膜上动脉及其分支移位或血管受侵及，有时可显示肿瘤血管。胰腺癌为少血管性肿瘤，一般看不见多血管区。本法适用于胰腺肿瘤的诊断。

（四）经皮肝穿胆管造影

适用于阻塞性黄疸患者，尤其适宜于有肝内胆管扩张者。此方法能显示胆管阻塞的部位、程度、范围及性质。但本法可发生出血、胆漏、胆汁性腹膜炎等并发症，近十年来应用了细针穿刺使并发症大为减少。更由于介入放射学的发展，在 PTC 的基础上，插入导丝，使用带侧孔的导管留置于胆总管内，进行经皮肝穿胆管引流术（PTCD）进行内、外引流，减轻胆管压力，改善黄疸程度，提供手术机会，从而扩大了 PTCD 应用范围。

先在透视下选择好穿刺进针的部位，其途径有多种，如锁骨中线、腋前线或右背后等，现多采用腋中线第7、8肋间处进针，避开右侧肋膈角，使针尖对准第12胸椎，针入胆管后先抽吸胆汁，随后注入30%~60%泛影葡胺40~60 ml，视胆管充盈程度而定，胆管显示清楚后立即摄片，照毕尽可能将造影剂抽出然后拔针。

总之，消化系统由胃肠道和肝、胆、胰等脏器组成。其相互之间缺乏天然对比，故主要靠造影检查才能显示出其形态与功能。

第二节　内镜检查

扫码"学一学"

一、胃镜

胃镜（gastroscopy）检查是诊断上消化道疾病最常用和最准确的检查方法，是食管、胃、十二指肠疾病的主要检查手段，可提高上消化道早期癌症的检出率。它不仅能直视病变，而且还能活检，准确诊断疾病。随着技术的发展、器械的改进，胃镜已不单纯用于诊断，已成为胃肠道疾病微创治疗的重要工具。

知识链接

胃镜

胃镜一般长约90 cm，可到达十二指肠降部的近段，主要用于食管、胃、十二指肠的观察及治疗。电子胃镜由胃镜、视频处理器和电视监视器3部分组成。电子胃镜的成像主要依赖于镜身前端的微型图像传感器，导像系统由电缆代替易断的光导纤维。电子胃镜除可获得高清晰图像，还可活检。配备特殊光源及放大系统，可观察黏膜腺管开口及病变血管情况。

1. 适应证

（1）疑有上消化道病变者。

（2）体检。

（3）需要内镜治疗者。

（4）药物、内镜及手术治疗后的随访。

2. 禁忌证　见表 4 – 1。

表 4 – 1　胃镜检查禁忌证

绝对禁忌证	相对禁忌证
严重心、肺疾病	心、肺功能不全
上消化道穿孔急性期	消化道出血，生命体征尚不稳定
急性重症咽喉疾病内镜不能插入者	有出血倾向，血红蛋白 < 50 g/L
主动脉瘤	高度脊柱畸形，巨大食管憩室
脑卒中	
极度衰弱	
患者不合作或严重精神失常	

大多数情况下，胃镜检查的禁忌证是相对的。对高风险患者，应详细了解病情，与患者及家属充分沟通，做好全面的术前准备，包括心电监护、心肺复苏器械设备、输血及抢救药物的准备，必要时邀请相应专科医师协助。对不能配合操作的精神病患者，可在病情平稳时检查，或在精神病专科医师及麻醉医师协助下完成检查。

3. 术前准备

（1）预防感染　为避免交叉感染，制订合理的消毒措施，患者检查前需做 HBsAg、抗 HCV、抗 HIV 等检查。

（2）禁食　检查前禁食 6～8 小时，在空腹时进行检查，如胃内存有食物则影响观察。已做钡餐检查者须待钡剂排空后再做胃镜检查；幽门梗阻患者应禁食 2～3 天，必要时术前洗胃，将胃内积存的食物清除。

（3）口服祛泡剂　如西甲硅油，有去表面张力的作用，使附于黏膜上的泡沫破裂消失，视野更加清晰。

（4）咽部麻醉　目的是减少咽部反应，使进镜顺利，减少患者痛苦。有麻醉药物过敏史可不予麻醉。麻醉方法：①喷雾法：术前 15 分钟用 1% 地卡因或 2% 利多卡因等咽部喷雾麻醉，每 1～2 分钟一次，共进行 2～3 次。②麻醉制剂口服法：术前吞服即可检查，此法简单省时。

（5）镇静解痉药　一般患者不必使用。对精神紧张的患者，在检查前 15 分钟肌内注射或缓慢静脉注射地西泮 10 mg，以消除紧张；解痉药如山莨菪碱或阿托品可减少胃蠕动及痉挛，便于观察，但要注意其副作用。

（6）其他　嘱患者松解领口及裤带，如患者有活动义齿宜取出，轻轻咬住牙垫；取左侧卧位躺于检查床上，头部略向前倾，身体放松，双腿屈曲；口侧垫上消毒巾，消毒巾上放置弯盘，以承接口腔流出的唾液或呕出物。

4. 术中注意事项　胃镜检查应循腔进镜，切忌粗暴操作。检查应仔细、全面，不可遗漏。观察部位包括食道、贲门、胃体、胃底、胃角、胃窦、幽门、十二指肠球部及降部等（图 4 – 2，彩图 7）。

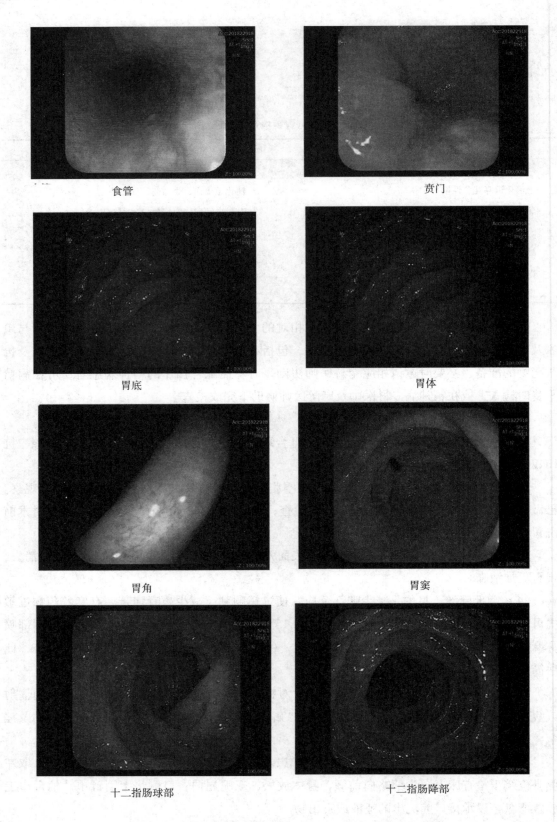

食管

贲门

胃底

胃体

胃角

胃窦

十二指肠球部

十二指肠降部

图 4-2　正常食管贲门、胃、十二指肠图像

5. 术后处理

（1）擦净唾液，搀扶患者离开检查台，注意患者一般情况及有无并发症发生。行无痛苦胃镜的患者转运至复苏室观察，直至完全清醒，由家属或专人陪同离院或返回病房。检查后禁止从事驾驶、高空作业等活动。一般术后 30 分钟可进食；活检者，术后 1 天内宜进温、软食。

（2）及时书写胃镜报告，填写病检申请单，注意核对姓名及检查内容。注意：内镜报告的医疗文书，是对检查的总结，务必认真书写；内镜报告用词应符合规范，报告应真实、全面、客观，既不能遗漏也不能杜撰。

6. 并发症　常规胃镜检查经过多年的临床应用，其安全性已得到了证实。随着内镜技术的发展和设备的不断完善，胃镜并发症的发生率逐年下降。大多数并发症发生在治疗性内镜操作中。但若适应证掌握不严、操作不慎、患者配合差或个别患者体质异常，仍有出现并发症的风险。

（1）出血　常见原因有：①内镜擦伤消化道黏膜；②活检取材过深；③患者剧烈恶心、呕吐导致食管贲门黏膜撕裂；④原有病灶（如食管胃底静脉曲张、胃溃疡血管显露）受到激惹或被误活检等。少量渗血大多能自行停止，渗血较多时可喷洒止血药物或电凝止血。大量出血应留院观察，必要时住院进行止血治疗。

（2）穿孔　可能原因有：①检查者盲目进镜、操作粗鲁或技术不熟练；②原有深溃疡、憩室、肿瘤等病变，检查时注气过多引起穿孔；③活检操作不当。一旦确诊应尽早手术治疗。

> **知识链接**
>
> ### 胃镜引起的穿孔
>
> 　　最易发生穿孔的部位是梨状隐窝和食管下段，约占全部穿孔的 50%。梨状隐窝穿孔的常见原因是患者不配合，检查者盲目进镜、操作粗鲁；食管下段近贲门处存在生理性狭窄，使用侧视镜时若操作不当易引起穿孔。

（3）感染　与胃镜检查相关的感染很少，在超剂量使用镇静剂后，少量患者可能发生吸入性肺炎；引起吸入性肺炎的其他原因包括胃潴留、大量胃出血、年老体弱等。内镜器械消毒不严格可造成交叉感染，现症感染的患者对操作者和后续患者是潜在的感染源，内镜及其附件是潜在的传播媒介，因此对内镜器械应进行规范并严格的消毒。

（4）咽喉部损伤　进镜时患者体位不正、颈部过度后仰、精神过度紧张，操作者不熟练、动作粗鲁、用力过大等可造成咽喉部擦伤，导致感染，出现咽喉部疼痛、声音嘶哑，甚至发热。喉头痉挛多因胃镜误入气管所致，患者可立即出现剧烈咳嗽、哮鸣、呼吸困难、发绀等。此时应立即拔镜，给予吸氧，患者多能迅速缓解，再次进镜前应让患者休息片刻。

（5）下颌关节脱臼　常见原因是安置口垫时张口过大，习惯性下颌关节脱臼者更易出现。发生后可行手法复位，必要时请口腔专业医师协助处理。

（6）呼吸、心跳停止　一旦出现应立即实施心肺复苏等抢救措施。

二、结肠镜

结肠镜检查（colonoscopy）是诊断结肠、直肠疾病最常用和最准确的检查方法，也是目前发现肠道肿瘤及癌前病变最简便、最安全、最有效的方法。结肠镜可以检查从肛门到末端回肠的下消化道，对肠管的观察直观、准确，可以在直视下取活组织检查，并对某些肠道疾病进行镜下治疗。

📖 **知识链接**

结肠镜

结肠镜检查是经肛门将肠镜循腔插至回盲部，从黏膜侧观察结肠病变的检查方法。是目前诊断大肠黏膜病变的最佳选择，主要用于结肠、直肠的观察及治疗。主要依赖于镜身前端的微型图像传感器，导像系统由电缆代替易断的光导纤维。电子肠镜可获得高清晰的图像外，还可活检。

1. 适应证

（1）原因不明的下消化道出血。

（2）原因不明的慢性腹泻。

（3）原因不明的腹部肿块，不能排除大肠及回肠末端病变者。

（4）原因不明的中下腹疼痛。

（5）疑有良性或恶性结肠肿瘤，经 X 线检查不能确诊者。

（6）疑有慢性肠道炎症性疾病。

（7）钡剂灌肠或其他检查发现异常，需进一步明确病变的性质和范围。

（8）结肠癌手术前确定病变范围，结肠癌、息肉术后复查及疗效随访。

（9）原因不明的低位肠梗阻。

2. 禁忌证

（1）肛管直肠狭窄、内镜无法插入时，不宜做内镜检查。

（2）有腹膜刺激症状的患者，如肠穿孔、腹膜炎等，禁忌做内镜检查。

（3）肛管直肠急性期感染或有疼痛性病灶，如肛裂、肛周脓肿等，避免做肠镜检查。

（4）妇女月经期不宜检查，妊娠期应慎做。

（5）年老体衰、严重高血压、贫血、冠心病、心肺功能不全者，不宜做内镜检查。

（6）腹腔、盆腔手术后早期，怀疑有穿孔、肠瘘或广泛腹腔粘连者，禁忌做内镜检查。

与胃镜检查类似，肠镜检查的禁忌证也是相对的。对高风险患者，医生应详细了解患者的病情，与患者及家属充分沟通，做好全面的术前准备，包括心电监护、血氧饱和度监测、心肺复苏器械设备、输血及抢救药物准备，必要时邀请相应专科医师协助。对不能配合操作的精神病患者，可在病情稳定时检查，或在精神病专科医师及麻醉医师协助下完成检查。

3. 术前准备

（1）与患者及家属沟通，告知肠镜操作的必要性，诊疗过程和可能的风险，签署内镜检查或（和）治疗同意书。

（2）检查前 3 天进食少渣饮食，检查前 1 天进食流质饮食，检查前 8 小时开始禁食，保持空腹状态。不耐饥饿者可饮糖水。注意：不少患者未严格按要求进行饮食准备，由于服用足量洗肠液，其肠道清洁度与严格饮食控制的患者并无显著差异，但仍建议做好饮食准备，尤其是便秘的患者。

（3）嘱患者按时服用洗肠液，并按要求饮入足够的液体；检查前详细询问患者肠道准备后的腹泻情况，以排出淡黄色透明水样便为准；肠道准备不充分应重新清洁肠道，必要时灌肠。注意：婴幼儿、年老体弱者、反复进行肠道准备者应注意防治脱水、电解质紊乱，必要时应给予补液。

（4）详细了解病史，确认有无手术史，是否接受过肠镜检查；询问药物过敏史以便选择恰当的麻醉和镇痛方式；行无痛肠镜检查者，应有家属陪同。

（5）检查所用设备是否调试正常，活检钳、细胞刷、止血药物、抢救药物是否准备好；检查图文报告系统是否已准备好。

（6）患者取左侧卧位，双膝屈曲。放置好铺巾，告知患者如何在检查过程中配合操作。

（7）检查前核对患者姓名、性别及年龄，询问病史，了解检查目的、再次评估检查的风险。

（8）危重患者应有医生陪同检查，留置静脉输液通道，准备好必要的抢救药品，以便必要时在内镜中心展开抢救。检查前给予吸氧、心电监护。

4. 术后处理

（1）擦净肛周液体，搀扶患者离开检查台。注意患者一般情况，仔细观察有无并发症发生。行无痛苦肠镜的患者转运至复苏室观察，直至完全清醒，由家属或专人陪同离院或返回病房。检查后禁止从事驾驶、高空作业等活动。一般检查术后如无腹痛可进食普通饮食；活检者，术后1天内宜进食少渣、不产气饮食。

（2）及时书写肠镜检查报告，填写病检申请单，注意核对姓名及检查内容。

（3）检查完成后若有持续腹痛、便血，不宜过多行走或剧烈活动，应及时就诊。

5. 操作　结肠镜插入法分为双人操作法和单人操作法，后者目前越来越广泛地被国内外内镜医师所采用，已逐渐成为主流操作方法。肠镜检查时应仔细、全面地观察从肛门到回盲部的肠道，必要时还应观察末端回肠（图4-3，彩图8）。

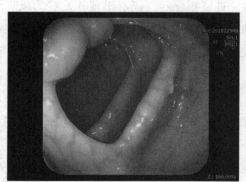

回盲部

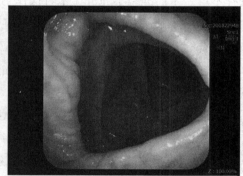

升结肠

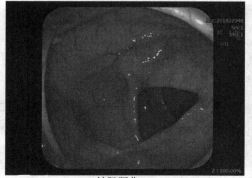

结肠肝曲

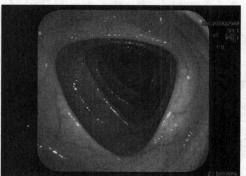

横结肠

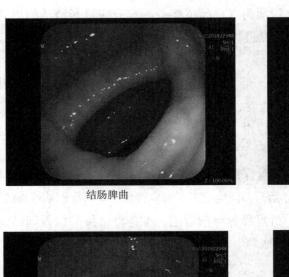
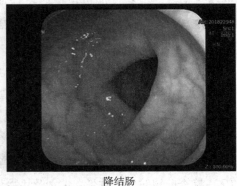

结肠脾曲　　　　　　　　　　　　　　　降结肠

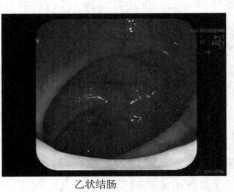
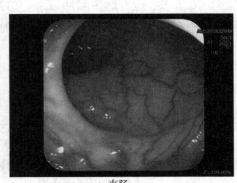

乙状结肠　　　　　　　　　　　　　　　直肠

图 4 - 3　正常回盲部、结肠、直肠图像

6. 并发症　结肠镜是诊治大肠及末段回肠疾病的简单、安全、有效的方法，但若适应证选择不严、术前准备不充分、术者操作不熟练、进镜粗暴等，仍有出现并发症的风险。

（1）穿孔　腹腔内肠壁穿孔一旦确诊应立即手术。近年来，有报道通过内镜下多种缝合技术修补穿孔部位，取得不错效果，但应由操作熟练的内镜医师完成。腹腔外肠壁穿孔可采用保守治疗，予以禁食补液、抗感染治疗，1~2 周后穿孔一般能够愈合，腹膜后及皮下气肿能自行吸收。

（2）出血　大部分经镜下止血（如喷洒止血药物、电凝、钛夹止血等）及保守治疗可获痊愈。失血量大，内镜及保守治疗失败者需外科手术止血。

（3）肠系膜、浆膜撕裂　又称不完全肠壁穿孔。有腹腔内出血者一经确诊应立即外科手术，无腹腔内出血者行保守治疗，观察数天即可。

（4）肠绞痛　一般为检查刺激所致，经对症处理，严重者禁食、补液、胃肠减压，多能缓解。

（5）心脑血管意外、呼吸抑制　原有严重心脑血管疾病的患者，结肠镜应慎重进行。一旦出现呼吸、心跳停止应立即实施心肺复苏等。

（6）气体爆炸　这种情况极为罕见。由于肠腔内含有高浓度的甲烷和氢气等可燃性气体，通电进行息肉或黏膜切除以及电凝时可引起爆炸。见于肠道准备不充分、用甘露醇清洁肠道等情况。

三、胶囊内镜及小肠镜

胶囊内镜（capsule endoscopy）全称为智能胶囊消化道内镜系统，又称医用无线内镜。原理是受检者通过口服内置摄像与信号传输装置的智能胶囊，借助消化道蠕动使之在消化道内运动并拍摄图像，医生利用体外的图像记录仪和影像工作站，了解受检者的整个消化道情况，从而对其病情做出诊断。胶囊内镜具有检查方便、无创伤、无导线、无痛苦、无交叉感染、不影响患者的正常工作等优点，扩展了消化道检查的视野，克服了传统的插入式内镜所具有的耐受性差、不适用于年老体弱和病情危重等缺陷，可作为消化道疾病尤其是小肠疾病诊断的首选方法。

小肠镜检查（enteroscopy）亦是常用于病因不明的慢性消化道出血及各种小肠病的检查和诊断方法。小肠镜可活检以明确诊断。根据胶囊内镜检查结果可以初步判断，病灶较为广泛累及空肠及回肠，可以选择经口或者经肛门入镜；如果考虑仅为空肠病变，则选择经口进镜；如考虑仅回肠病变的可能，则选择经肛门进镜。

知识链接

小肠镜检查的特殊性

小肠是人体最长的器官（全长 5~7 米），有着远离口腔和肛门的特殊解剖位置，并游离于腹膜内被肠系膜束缚形成复杂的肠襻，且蠕动强、活动性大。这些特点使其始终是消化道检查的难点。

（一）胶囊内镜检查

1. 适应证

（1）不明原因的消化道出血及缺铁性贫血。

（2）疑似克罗恩病。

（3）疑似小肠肿瘤。

（4）监控小肠息肉病综合征的发展。

（5）疑似或难以控制的吸收不良综合征（如乳糜泻等）。

（6）检测非甾体类抗炎药相关性小肠黏膜损害。

（7）临床上需要排除小肠疾病者。

（8）黑色素瘤。

（9）小肠移植。

2. 禁忌证

（1）绝对禁忌证　无手术条件或拒绝接受任何腹部手术者（一旦胶囊滞留将无法通过手术取出）。

（2）相对禁忌证　①已知或怀疑肠道梗阻、狭窄及瘘管。②心脏起搏器或其他电子仪器植入者。③吞咽障碍者。④孕妇。⑤病态肥胖。⑥痴呆。

（二）小肠镜检查

1. 适应证

（1）不明原因的消化道（小肠）出血及缺铁性贫血。

（2）疑小肠克罗恩病，不明原因的小肠梗阻。

（3）疑小肠肿瘤或增殖性病变。

（4）多发性息肉综合征。

（5）不明原因腹泻或蛋白质丢失。

（6）小肠内异物。

（7）协助外科手术中小肠腔的检查。

（8）外科肠道手术异常情况（如出血、梗阻等）。

（9）已确诊的小肠病变治疗后复查。

（10）相关检查提示小肠存在器质性病变可能者。

2. 禁忌证（或相对禁忌证）

（1）重要脏器（肺心脑肝肾）严重功能异常者。

（2）有高度麻醉风险者，无法耐受或配合内镜检查者。

（3）相关实验室检查明显异常（如重度贫血、血浆白蛋白严重低下），在指标纠正前。

（4）完全性小肠梗阻无法完成肠道准备者。

（5）有多次腹部手术史者。

（6）低龄儿童。

（7）其他高风险状态或病变者（如中度以上食管胃静脉曲张、大量腹水等）。

（8）急性胰腺炎或急性胆管炎发作者。

（9）孕妇。

📖 知识链接

小肠出血的治疗

小肠出血的治疗包括内科止血、内镜止血、手术 3 个主要措施。

各种原因所致的小肠出血，首先都应给予输血、输液，应用止血剂治疗，Crohn 病等尚需针对病因治疗。

保守治疗无效或反复出血时，或检查明确出血原因为肿瘤、血管畸形、憩室时则需手术治疗。特别对于年龄 >45 岁、腹部查体或 B 超检查发现腹部包块、急性大出血而内科治疗不能有效止血、伴有急腹症或长期出血无法确诊的患者，则应果断剖腹探查。如果患者一般情况差不能耐受开腹手术，可选择介入治疗。

及时根据病灶性质及特征选择行小肠镜下电凝、钛夹止血治疗。

胶囊内镜和双气囊小肠镜的发明及应用，使小肠疾病的诊断与治疗水平得到了迅速提高。

四、超声内镜

超声内镜（endoscopic ultrasonography，EUS）是将内镜和超声相结合的消化道检查技术，将微型高频超声探头安置在内镜顶端，当内镜插入体腔后，在内镜直接观察消化道黏膜病变的同时，可利用内镜下的超声行实时扫描，可以获得胃肠道各层次结构的组织学特征及周围邻近脏器的超声图像，从而进一步提高了内镜和超声的诊断水平（图4-4）。

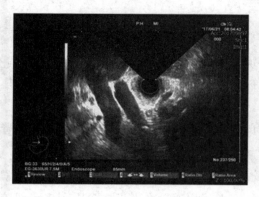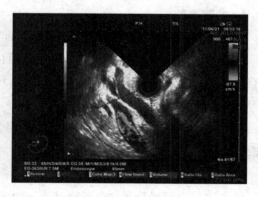

图4-4　超声内镜检查诊断胆总管结石及显示门静脉血流图像

1. 适应证

（1）确定消化道黏膜下肿瘤的起源与性质　EUS可将消化道壁分成5层（与其解剖结构相对应），可分辨出壁内肿瘤的生长层次，5层结构中任一层次的中断及异常变化可判断肿瘤浸润的深度。对于食管、胃、十二指肠及结直肠生长的黏膜下肿瘤，EUS是诊断消化道黏膜下肿瘤的金标准，可以通过肿瘤起源层次、大小、回声特点等初步判定肿瘤性质，可以鉴别消化道的隆起是否黏膜下肿瘤或壁外病变压迫所致。

（2）判断消化系肿瘤的侵犯深度及外科手术切除的可能性　EUS可应用于食管癌、胃癌、结直肠癌的术前分期，并可较准确地诊断消化道早期癌症，为早期癌症的内镜下切除提供保障。对于进展期的消化道癌可进行较准确的术前TNM分期，以便于制订手术方案或进行术前辅助放化疗。EUS对于肿瘤浸润深度的判断及壁外淋巴结肿大的诊断较准确，优于腹部CT等影像学检查。

（3）胰胆系统肿瘤　EUS可紧贴胃壁或十二指肠壁进行扫描，与胰腺、胆道仅一壁之隔，可清晰地显示全部胰腺组织、胆管全长及胆囊。对发现胰腺小的肿瘤、胆管末端肿瘤或十二指肠乳头部肿瘤有不可替代的作用。EUS诊断胰腺、胆道肿瘤浸润大血管或周围重要脏器的可靠性较高，可避免不必要的开腹手术探查。

（4）慢性胰腺炎　目前所有的诊断慢性胰腺炎的实验室检查或影像学检查都难以判断早期胰腺炎，尚无诊断慢性胰腺炎的金标准。EUS可清晰地显示胰腺的实质结构和胰管的细小改变，如胰腺实质内高回声、腺体呈小叶样结构、囊性变、钙化、胰管扩张、胰管结石等征象。EUS是诊断慢性胰腺炎的敏感工具。

（5）十二指肠壶腹部肿瘤的鉴别诊断

（6）纵隔病变

（7）判断食管静脉曲张程度与栓塞治疗的效果

2. 禁忌证　消化道EUS检查的禁忌证基本上与一般内镜检查相同。

（1）绝对禁忌证　①严重心肺疾病，无法耐受内镜检查。②上消化道大出血处于休克等危重状态者。③怀疑消化道穿孔患者。④精神病患者或严重智力障碍而不能配合内镜检查者。⑤腐蚀性食管炎、胃炎的急性期患者。⑥明显的胸腹主动脉瘤患者。⑦脑卒中急性期患者。

（2）相对禁忌证　①心肺功能不全。②高血压患者，血压未得到控制。③凝血机制障碍及出血倾向患者。④高度脊柱畸形。⑤巨大食管憩室、重度食管静脉曲张者。

3. 术前准备

（1）患者需空腹 4~6 小时以上，检查前一天晚饭吃少渣、易消化食物。

（2）检查医生必须熟练掌握一般消化道内镜的操作技术和十二指肠镜的操作要点，并具有一定的体表超声经验和超声解剖知识，检查前要了解病史、检查目的、有无内镜禁忌证等。

（3）向患者讲清检查目的、必要性、相关风险及配合检查须注意的事项，消除患者的顾虑。术前签写知情同意书。

（4）用药 术前 15~30 分钟口服祛泡剂及祛黏液剂；肌注东莨菪碱 20 mg；精神紧张者可肌内注射或缓慢静脉注射地西泮 5~10 mg，行上消化道检查者需要含服利多卡因胶浆局部麻醉及润滑。

（5）上消化道超声内镜 通常患者取左侧卧位，双下肢微曲，解开衣领，放松腰带，头稍后仰；行结肠 EUS 检查者，术前应清洁肠道准备。

4. 术后处理 超声胃镜检查术后处理同普通胃镜检查，无须特殊处理。一般仅要求术后 2 小时内禁食、禁饮即可，超声肠镜检查术后处理同普通肠镜检查。

5. 操作 超声内镜插入消化道后，可采用直接接触法、水囊法及水囊法合并无气水充盈法，对胃肠道黏膜下病变、肿瘤及邻近脏器进行扫描检查。结合多普勒，EUS 尚能够检测血流速度和血流量并能显示血流方向。

6. 并发症 消化道 EUS 检查较安全，一般无严重并发症。其可能发生的并发症有误吸、出血、消化道穿孔、心血管意外等。

五、经内镜逆行性胰胆管造影术

经内镜逆行胰胆管造影术（ERCP）是指将十二指肠镜插至十二指肠降部，找到十二指肠乳头，由活检管道内插入造影导管至乳头开口部，注入造影剂后 X 线摄片，以显示胰胆管的技术。由于 ERCP 不用开刀、创伤小、手术时间短，并发症较外科手术少，住院时间也大大缩短，深受患者欢迎。在短短几十年中 ERCP 在临床上取得了巨大的成绩，已经成为当今胰胆疾病重要的诊疗手段（图 4-5，彩图 9）。

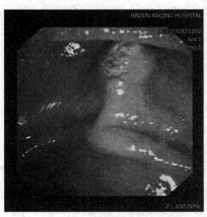

十二指肠乳头

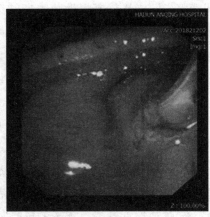

插管

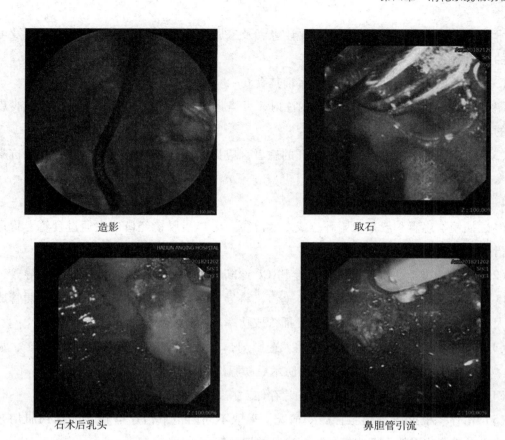

造影 取石

石术后乳头 鼻胆管引流

图 4 - 5 ERCP 诊断胆总管结石并行取石术图像

1. 适应证

（1）胆道梗阻引起的黄疸。

（2）临床、实验室或影像学检查支持胰腺或胆道疾病（如结石、肿瘤、硬化性胆管炎等）。

（3）胰腺疾病：胰腺肿瘤、慢性胰腺炎、胰腺囊肿等。

（4）原因不明的胰腺炎。

（5）Oddi 括约肌测压。

（6）胰管或胆管的组织活检。

需要强调的是，由于 CT、EUS 和磁共振下胰胆管成像技术（MRCP）的进步，单纯诊断性的 ERCP 目前很少应用，除非临床上高度怀疑某种疾病并且确实需要 ERCP 协助诊断时才考虑应用。

2. 禁忌证

（1）严重的心肺或肾功能不全者。

（2）急性胰腺炎或慢性胰腺炎急性发作（胆源性除外）。

（3）对碘造影剂过敏（可试改用碘普罗胺）。

3. 术前准备

（1）严格把握适应证，评估手术危险、操作难度、内镜检查的时机把握等。

（2）术前病人及家属知情同意并签字。告知操作风险及相关可能的并发症。ERCP 是高技术含量、高风险的内镜操作，需要让患者及家属充分了解操作过程、手术受益及可能出现的并发症。

（3）术前做碘造影剂过敏试验。术前禁食 6~8 小时。

（4）术前用药　哌替啶 50 mg 肌内注射，可静脉注射丁溴东莨菪碱 20 mg，以减少患者术中的不适反应。

（5）对于需要行十二指肠乳头切开的患者，应提前一周停用抗血小板药物以及抗凝药物，术前检测血小板和凝血指标。

4. 操作

（1）插镜　患者一般采取俯卧位或左侧卧位，十二指肠镜经口依次通过食管、胃进入十二指肠降段，找到十二指肠乳头。

（2）插管　选择性插管是顺利进行 ERCP 诊断和治疗的基础。经活检孔插入导管，调节角度钮及抬钳器，使导管与乳头开口垂直，将导管插入乳头。多数 ERCP 医师插管成功率应大于85%以上，导丝引导下选择性插管成功率高，并发症少。

（3）造影　在透视下经造影导管注入造影剂，在荧光屏上见到胆管或胰管显影，显示病变。尽量减少不必要的胰管显影，以防术后胰腺炎的发生。

（4）拍片　胰胆管显影后，进行拍片存储。

（5）治疗　根据患者胰胆管病变情况，采取不同内镜下治疗措施（如括约肌切开取石、放置引流管或支架缓解胆管梗阻、瘘管支架放置等）。

5. 并发症

（1）胰腺炎　ERCP 术后胰腺炎的发病率为1%~7%，有些情况下发病率会更高。患者和操作的因素都会影响 ERCP 术后胰腺炎的发病率。

（2）括约肌切开术后出血　大部分出血可自行停止，对于持续活动性出血患者往往需要再次内镜下止血，绝大部分患者可以出血停止，极少数情况下需要手术治疗。

（3）感染性并发症胆管炎　多见。术后胆管炎发病率不超过1%，而胆囊炎的发病率为 0.2%~0.5%。在引流通畅的情况下，一般抗感染治疗有效。

（4）消化道穿孔　ERCP 术后穿孔的发病率为 0.3%~0.6%。穿孔可由于插镜所致的食管、胃、十二指肠的机械穿孔，或者由于括约肌切开、导丝置入或者其他治疗操作。手术导致的解剖改变会明显增加穿孔的风险（比如既往胃大部切除毕 II 术后患者）。小的穿孔内科保守治疗有效，大的穿孔往往需要手术处理。

第三节　B 超检查

扫码"学一学"

一、肝

超声能显示肝切面形态、肝内实质结构、管道系统及肝周围邻近组织结构，可根据肝内管道系统区分肝分叶和分段，对肝病变行影像诊断。彩色多普勒超声能显示肝脏血流，不仅能显示肝内不同性质病变，还能显示正常肝脏及病变血供，目前已成为临床诊断肝疾病常规检查方法。

　　肝的左叶、左缘和前下缘锐薄，右叶和后缘较圆钝，呈楔状。肝被膜呈细强回声光带，整齐、光滑。肝实质回声为细小光点回声，呈中等回声强度，分布均匀。肝内管道结构主要是肝门静脉系统、肝静脉系统、肝动脉系统和肝内胆管系统（图 4 - 6）。

　　1. 肝门静脉系统　彩色多普勒血流上肝门静脉系统为流向肝的连续性低速血流。正常人肝门静脉血流速度为 15 ~ 20 cm/s。

　　2. 肝静脉系统　超声显示左、中、右肝静脉呈放射状排列。肝静脉彩色多普勒血流呈离肝血流信号。

　　3. 肝动脉　肝固有动脉血流收缩期峰值血流速度为 57 ~ 66 cm/s，阻力指数 < 0.7。

　　4. 胆管系统　肝内胆管均与门静脉及其分支伴行。

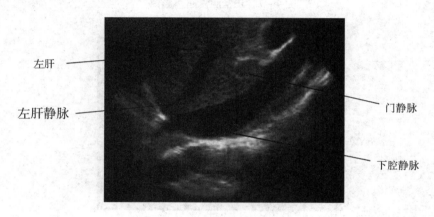

左肝
左肝静脉
门静脉
下腔静脉

图 4 - 6　正常肝脏超声影像

二、胆道系统

胆道系统由肝内胆小管、肝管、胆总管、胆囊及胆囊管组成。

（一）正常胆囊表现

纵断面超声影像为梨形，横断面超声影像为椭圆形无回声区，壁光滑，胆囊后壁及后方回声增强。正常胆囊长径一般 < 8 cm，前后径一般 < 3.5 cm，胆囊壁厚度一般 < 3 mm（图 4 - 7）。

（二）正常胆管表现

正常左右肝管一般超声显示为薄壁的管道样结构，位于门静脉左右偏前方，内径 2 ~ 3 mm。正常肝总管内径 0.4 ~ 0.6 cm，胆总管内径 0.6 ~ 0.8 cm。

三、胰腺

（一）正常胰腺表现

显示胰腺位置和边界、内部回声及胰管结构，周围血管及其邻近脏器图像，可对胰腺疾病做出诊断。超声检查时以脾静脉作为识别胰腺标志，胰头、胰体、胰尾前后径分别为 2.5 cm、1.5 cm、1.5 cm，胰腺导管内径 < 0.3 cm，胰实质呈细密光点回声（图 4 - 8）。

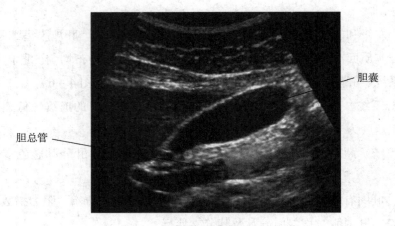

胆囊

胆总管

图 4 - 7　正常胆囊超声影像

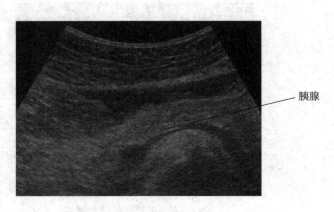

胰腺

图 4 - 8　正常胰腺超声影像

（二）彩色多普勒血流显像（CDFI）检查法

当胰腺有肿瘤或炎性病变时，胰周血管可发生推移、变窄，通过检测肿瘤血流分布及血供情况可对良、恶性做出鉴别，也可对胰腺囊性病变加以区别。

第四节　CT 检查

扫码"学一学"

一、腹部

（一）平扫

常见的肠梗阻、胃肠穿孔所致全腹膜炎等疾病，可先行 CT 平扫，扫描范围一般上起膈肌，下到盆腔，也可重点局部检查（图 4 - 9）。

（二）增强扫描

适用于腹腔内脏器损伤、炎症及腹腔脓肿，也用于了解肠梗阻血供。常用 60% 泛影葡胺，剂量按 1. 5 ~ 2. 0 mg/kg 计算，流量 2 ~ 3 ml/s。

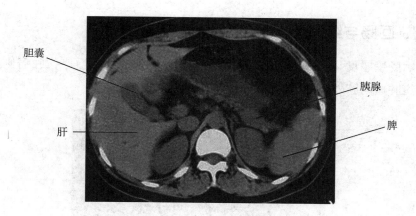

图 4 – 9　正常腹部 CT 影像

二、食管

　　CT 平扫可观察有无食管壁局限性增厚或肿瘤外向性生长（图 4 – 10）。增强扫描可明确有无纵隔淋巴结肿大。

考点提示

　　CT 平扫和增强扫描在消化系统腹部检查的适用范围

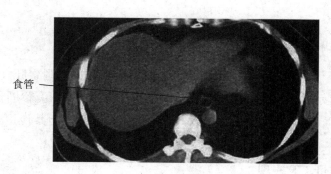

图 4 – 10　正常食管 CT 影像

三、胃与十二指肠

　　CT 可观察胃壁厚度，足量对比剂填充、胃充分扩张时正常胃壁厚度 <5 mm，均匀一致（图 4 – 11）。胃肿瘤时胃壁局限性增厚，可有肿块突入胃腔，良性肿瘤边缘光滑，恶性肿瘤则偶有溃疡形成。CT 还可明确肿瘤分期和有无转移。

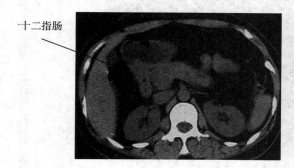
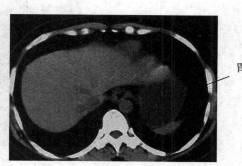

图 4 – 11　正常胃与十二指肠 CT 影像

四、空、回肠与结、直肠

CT 可显示肠壁厚度（图 4 - 12），炎性病变表现出肠壁弥漫增厚，肿瘤则局限增厚。CT 可显示肠道肿瘤向腔外突出，也可判断转移情况。

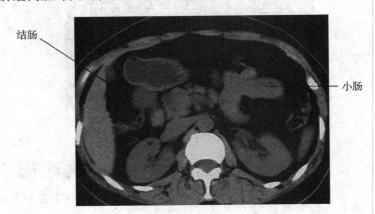

结肠 小肠

图 4 - 12　正常结肠与小肠 CT 影像

五、肝

（一）检查方法

1. CT 平扫　肝 CT 扫描包括膈顶至肝下缘，含上腹，可观察肝大小、形态和密度。CT 平扫能较好地显示肝内钙化和胆管结石，对脂肪肝、血色病等有诊断价值。

2. 增强 CT（CE）　常在平扫难以鉴别，或平扫未发现但其他检查提示有占位性病变，需增强 CT 检查。

（二）正常肝 CT 表现

正常肝实质的密度较均匀，平扫范围 40～80 Hu。肝实质 CT 值高于血液，故肝内血管系统呈低密度分支走行。肝 CT 值较脾、胰腺和肾脏高，但由于受肝细胞内脂肪影响，脂肪肝 CT 值略低于脾，但肝内血管呈略高密度分支结构（图 4 - 13）。

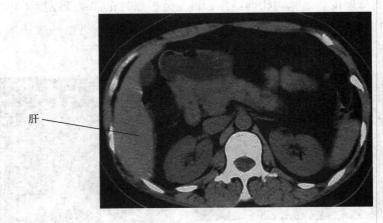

肝

图 4 - 13　正常肝 CT 影像

六、胆道系统

（一）检查方法

1. 平扫 胆道系统 CT 扫描范围需从膈顶到胰头钩突部，扫描层厚 3 ~ 5 mm，根据需要采用不同体位扫描。

2. 增强扫描 平扫发现胆囊壁增厚或胆囊、胆管内软组织肿块，常需对比增强扫描。

（二）正常胆道系统 CT 表现

平扫胆囊位于肝门下方，肝右叶内侧。横断面呈卵圆形、葫芦形或圆形，直径 4 ~ 5 cm，胆囊腔表现均匀水样低密度，CT 值 0 ~ 20Hu。胆囊壁光滑锐利，厚 2 ~ 3 mm。对比增强检查腔内无对比强化，囊壁均匀。正常胆管大多 CT 不可见，薄层扫描少数可见，平扫表现为小圆形或管状低密度区，与血管影像相似（图 4 - 14）。

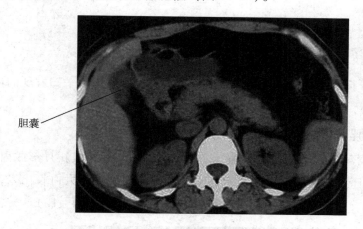

胆囊

图 4 - 14　正常胆囊 CT 影像

七、胰腺

（一）检查技术

检查当日清晨禁食，扫描前口服 1.5% ~ 3.0% 泛影葡胺或饮用水 800 ml，使胃和小肠充盈，以便观察胰腺。检查时先做平扫，层厚一般 5 mm，增强扫描可更好地显示胰腺病变及其与血管关系。目前采用双期扫描利于病变早期发现。

（二）正常胰腺 CT 表现

胰腺位于上腹部腹膜后、肾前间隙内，周围有脂肪组织。正常胰腺实质密度均匀，略小于脾，增强扫描密度均匀增高，呈带状，横于第 1、2 腰椎前，由头至尾逐渐变细。正常胰头、体、尾与胰腺长轴垂直径线可达 3 cm、2.5 cm 和 2 cm。胰腺轮廓光滑，密度均匀，但随年龄增长，脂肪沉积，其轮廓可呈浅分叶。胰尾位置一般最高，胰体位于中线。钩突位置较低，是胰头下方向内延伸的楔形突出，其前方可见肠系膜上动、静脉，外侧是十二指肠降段，下方为十二指肠水平段。脾静脉沿胰腺体尾部后缘走行，是胰腺辨识标志。胰管一般不显示或仅表现为细线形低密度影（图 4 - 15）。

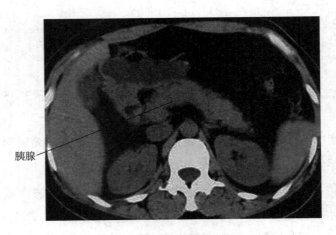

图 4 - 15　正常胰腺 CT 影像

八、脾

（一）检查技术

CT 扫描与肝扫描使用相同技术，对于小病灶可薄层扫描，平扫发现的可疑或等密度病变应增强扫描进一步观察。

（二）正常脾 CT 表现

正常脾前后径平均 10 cm，宽 6 cm，上下径 15 cm。平扫似新月形或内缘凹陷半圆形，密度均匀，略小于肝。正常脾内侧缘常有小切迹，脾门处可见大血管出入，增强扫描动脉期脾不均匀强化，门静脉期和实质期脾密度逐渐趋向均匀（图 4 - 16）。

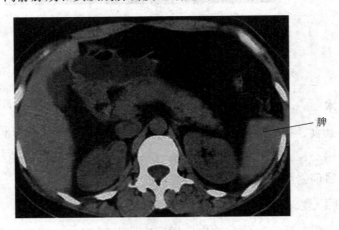

图 4 - 16　正常脾 CT 影像

知识链接

增强扫描

增强扫描就是把药从静脉注入血管内同时进行 CT 扫描，可以发现平扫（没有向血管内注药扫描）未发现的病灶，主要用于鉴别疾病是否为血管性病变，明确纵隔病变与心脏大血管是否相关，通过血供帮助鉴别良、恶性病变等。

第五节 MRI 检查

磁共振成像（MRI）是利用原子核在磁场内共振而产生影像的一种成像方法。因其无射线辐射，因可进行多方位观察、且软组织分辨率高而广泛应用于腹部检查。

一、概述

（一）检查前准备

扫描前 4 小时禁食、禁饮。可于扫描前 30 分钟口服 5% 甘露醇水溶液 1000 ml 或氧化铁胶体溶液。训练患者屏气和平静呼吸。

（二）检查方法

患者取头先进仰卧位，双臂平放于身体两旁。常规成像方位为横断面和冠状面，必要时加矢状面成像以明确病变位置关系。

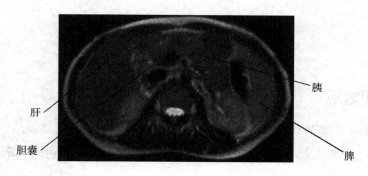

图 4 - 17 正常肝胆胰脾 MRI 影像

二、肝

（一）检查技术

1. MRI 平扫 常进行轴位和冠状位扫描，扫描范围自膈顶到肝下缘（图 4 - 17）。

2. MRI 增强扫描 平扫发现病变难以鉴别时可进行对比增强。造影剂 Gd - DTPA，总量 15 ~ 30 ml，注射速度 2 ~ 3 ml/s，可行多期扫描，获得各时相 MRI。

三、胆道系统

（一）检查技术

1. 普通扫描 胆管的普通 MRI 扫描，除了行轴位扫描外，可根据需要增加冠状位或矢状位扫描。鉴别有困难的占位性病变，也可进行对比增强检查。

2. MRI 胰胆管造影 胆管梗阻病例，一般行常规扫描后，都需行 MRI 胰胆管造影（MRCP）进一步观察。

（二）正常胆道系统 MRI 表现

MRI 检查轴位胆囊形状与 CT 表现相同，冠状位表现为长圆形影，位于肝门部。MRCP

多数胆囊都能清晰显示（图4-15）。

四、胰腺

（一）检查技术

MRCP能完整、清晰地显示主胰管及部分分支，可全面立体地显示梗阻性黄疸的梗阻平面、程度和胰管扩张情况。

（二）正常胰腺MRI表现

不同的磁场强度及不同的扫描序列，产生不同的MRI信号，因而得到不同的胰腺MRI图像（图4-17）。

五、脾

正常脾MRI表现横断面上与CT表现类似，冠状面上在显示脾的大小、形态及其与邻近器官的关系上优于CT（图4-17）。

扫码"学一学"

第六节　实验室检查

一、大便常规

可以反映消化系统的状况。

1. 参考值　正常人每日排便1次，100～300 g，粪便为黄褐色圆柱形，有臭味。显微镜检测：阴性。

2. 临床意义

（1）一般性状检测

1）颜色与性状　鲜血便往往见于直肠息肉、癌症及肛裂和痔疮；柏油样便见于上消化道出血；陶土色样便见于各种原因引起的胆管阻塞；脓便或脓血便见于部分肠炎如痢疾、溃疡性结肠炎等，阿米巴痢疾为果酱样大便；水样便或稀糊样便见于各种感染性腹泻和非感染性腹泻；细条样便多见于直肠癌。肉眼未见粪便性状异常而有隐血阳性往往说明有消化道少量出血。

2）气味　患慢性肠炎、结肠或直肠癌溃烂时粪便可有恶臭；阿米巴肠炎时粪便为血腥臭味；糖类和脂肪消化或吸收不良时粪便为酸臭味。

（2）显微镜检测

1）细胞　肠道炎症时粪便中白细胞增多，其数量与病变部位和严重程度有关。小肠炎症时白细胞数量多 <15/HP，细菌性痢疾时可见大量白细胞、脓细胞或小吞噬细胞。下消化道出血、痢疾、溃疡性结肠炎、结肠和直肠癌时，粪便中可见红细胞。细菌性痢疾时红细胞少于白细胞，且散在分布、形态正常；阿米巴痢疾时则红细胞多于白细胞，多成堆出现且有残碎现象。

2）食物残渣　腹泻者的粪便中易见到淀粉颗粒，急、慢性胰腺炎及胰头癌患者的粪便中脂肪小滴增多；肠蠕动亢进、腹泻时，肌纤维、植物纤维增多。

二、肝功能

主要包括反映肝脏代谢功能和肝损伤功能的指标。

（一）肝脏合成功能

1. 血清总蛋白和清蛋白、球蛋白比值测定 绝大部分总蛋白（STP）和全部清蛋白（A）是由肝脏合成的，因此它们是反映肝脏合成功能的指标。总蛋白含量减去清蛋白含量，即为球蛋白（G）含量。

（1）参考值 正常成人血清总蛋白 60 ~ 80 g/L，清蛋白 40 ~ 55 g/L，球蛋白 20 ~ 30 g/L，A/G 为（1.5 ~ 2.5）：1。

（2）临床意义 由于肝代偿能力强，以及清蛋白半衰期长，一般只有当肝脏病变达到一定程度时才会出现血清总蛋白的改变，因此，该项多用于检测慢性肝损伤。

肝合成蛋白质功能降低时，如肝细胞受损，见于亚急性重症肝炎、肝硬化、肝癌等，可见清蛋白明显降低。血清总蛋白 < 60 g/L 或清蛋白 < 25 g/L 称为低蛋白血症。清蛋白降低和（或）球蛋白增高可引起 A/G 倒置，主要见于严重肝功能损伤，如慢性肝炎、肝硬化、原发性肝癌等。

2. 血浆凝血因子测定 各种凝血因子中除了 vW 因子外，其他几乎都在肝合成，肝脏疾病在可用凝血因子检测作为过筛试验。凝血酶原时间（PT）测定、活化部分凝血活酶时间（APTT）测定和凝血酶时间（TT）测定是常用指标。

（1）参考值 PT：11 ~ 14 秒；APTT：30 ~ 42 秒；TT：16 ~ 18 秒。

（2）临床意义 PT 延长是肝硬化代偿期的特征，急性缺血性肝损伤 PT 延长 > 3 秒，急性病毒性或酒精性肝炎 PT 延长 < 3 秒。严重肝病时 APTT 延长，维生素 K 缺乏亦可。肝硬化或急性暴发性肝功能衰竭时，TT 延长。

3. 血清胆固醇和胆固醇酯测定 内源性胆固醇主要由肝脏合成。

（1）参考值 总胆固醇：2.9 ~ 6.0 mmol/L；胆固醇酯：2.34 ~ 3.38 mmol/L。胆固醇酯：游离胆固醇 = 3：1。

（2）临床意义 肝脏合成功能受损时，血清胆固醇水平将降低。

（二）肝细胞受损

丙氨酸氨基转移酶（ALT）和天冬氨酸氨基转移酶（AST）：主要分布在肝细胞内，正常时血清含量很低，在肝细胞受损时可以释放入血清引起增高，因此 ALT 和 AST 是反应肝细胞损伤的重要指标。由于 AST 也可见于肌肉等组织中，因此 AST 升高不一定有肝细胞受损。

1. 参考值 ALT：5 ~ 40 U/L；AST：8 ~ 40 U/L。

2. 临床意义 急性病毒性肝炎 ALT 与 AST 均显著增高，但转氨酶升高的程度不能代表肝细胞受损的程度。慢性病毒性肝炎、酒精性肝病等，均有轻、中度增高。严重肝炎时，转氨酶下降而胆红素升高，是肝细胞严重坏死的表现，死亡率高。

（三）胆红素代谢

胆红素代谢过程详见第四章第七节，由于总胆红素包括非结合胆红素和结合胆红素两种形式，胆红素代谢的任何一个环节出现障碍均有黄疸出现。

1. 参考值 血清总胆红素：3.4 ~ 17.1 μmol/L；结合胆红素：0 ~ 6.8 μmol/L；非结合

胆红素：1.7～10.2 μmol/L。

2. 临床意义　血清胆红素测定可以检出黄疸浓度，反应肝细胞损伤或胆汁淤积。

三、淀粉酶检测

淀粉酶主要来自胰腺，其次为腮腺。

1. 参考值　血淀粉酶：600～1200SomogyiU/L，30～220SIU/h；尿淀粉酶：<5000SomogyiU/24 h；6.5～48.1SIU/h。

2. 临床意义　血、尿淀粉酶的变化主要用于急、慢性胰腺炎和急腹症的诊断与鉴别诊断。急性胰腺炎、慢性胰腺炎、胰腺囊肿、胰腺管阻塞和胰腺癌时淀粉酶都会增高。

四、消化系统肿瘤标志物

（一）甲胎蛋白（AFP）测定

肝细胞或生殖腺胚胎发生恶性病变时，AFP含量明显增高。参考值：<25 μg/L。

（二）癌胚抗原（CEA）测定

广谱性肿瘤标志物，一般胰腺癌、结肠癌、直肠癌、乳腺癌、胃癌和肺癌等患者CEA升高。参考值：<5μg/L。

（三）癌抗原724测定

是胃肠道和卵巢肿瘤的标志物，这些癌症时会升高。参考值：<6.7 μg/L

（四）糖链抗原199测定

胰腺癌、肝胆和胃肠道疾病时可明显升高。参考值：<3.7万 U/L。

五、幽门螺杆菌（Hp）检测

Hp检测对于了解消化性溃疡、胃癌前疾病及病变等诊疗有非常重要的作用。

（一）非侵入方法

常用^{13}C-或C-尿素呼吸试验，患者依从性好，准确性较高。

（二）侵入方法

快速尿素酶试验、胃黏膜组织切片染色镜检和细菌培养等。

^{13}C-或C-尿素呼吸试验和胃黏膜组织切片染色镜检分别是Hp检测的"金标准"的方法之一。

本章小结

　　X线腹部平片对于判断腹腔内有无游离气体，肝、脾或胃肠等的轮廓，钙化的组织或结石，以及肠曲内气体和积液都有一定意义。腹部透视的优点是操作简便，对于胃肠道穿孔及肠梗阻的诊断，立位透视可做出明确的诊断。除怀疑有胃肠道穿孔、肠梗阻，或2周内有大量出血外，均适合做X线钡剂检查。血管造影适用于胃肠道出血，内镜检查、胃肠道钡剂检查无阳性表现者。

随着消化内镜和光学的不断发展和深度结合，临床不断涌现出电子高清放大内镜、超声内镜、电子十二指肠镜、电子小肠镜，使得全消化道的内镜检查无盲区化。同时，在消化内镜检查功能不断完善的基础上，逐步提升了消化内镜下各种微创技术水平和开展范围，可以在内镜下根治消化道早期癌症、十二指肠镜下解决胆胰疾病、超声内镜下治疗空腔和胸腹腔病变。

B 超、CT 及 MIR 都有各自的特点，应根据临床表现等选择恰当的影像学技术及具体的检查方法，有时需要多种影像技术或检查方法综合应用。影像诊断有时可能与病理诊断不完全一致，疾病早期甚至不能发现，是影像诊断的不足之处。

消化系统其他实验室检查主要有大便常规、肝功能、血尿淀粉酶、肿瘤标志物和 Hp 检测等检查，可以在肝脏、胰腺等消化系统疾病时出现变化。常见肿瘤标志物有 AFP、CEA 等，一般在消化系统癌症时增加。Hp 的检测对于了解上消化道溃疡、癌症有重要作用。

目标检测

一、单项选择题

1. X 线腹部平片最常用的体位是

    A. 平卧位   B. 左侧卧位

    C. 俯卧位   D. 立位

    E. 右侧卧位

2. X 线造影检查前不需做造影剂过敏试验的是

    A. 支气管造影   B. 心血管造影

    C. 胃肠钡餐检查   D. 静脉肾盂造影

    E. 脑血管造影

3. 胃肠钡餐 X 线造影检查前准备中，下列哪项不需要

    A. 检查禁服影响胃肠道功能的药物

    B. 检查禁服含钾、镁、钙等重金属药物

    C. 禁食 10 小时以上

    D. 有幽门梗阻者应先抽出胃内滞留物

    E. 检查前 2 小时彻底清洁灌肠

4. X 线摄片的优点是

    A. 观察到人体器官功能的改变

    B. 能看到被检查器官静态及动态的表现

    C. 受胶片大小的限制，检查范围广

    D. 影像清晰，且可做永久性记录

    E. 在 X 线检查方法中，费用最低廉

5. 清洗内镜的多酶洗液应多长时间更换

    A. 2 小时   B. 1 小时

扫码"练一练"

C. 每清洗 1 条内镜后   D. 1 周

E. 1 个月

6. 内镜检查中达到灭菌要求的内镜附件有

    A. 清洗刷、口圈、注水瓶   B. 活检钳、细胞刷、异物钳

    C. 导丝、钳道帽、注水管   D. 以上均是

    E. 以上均不是

7. 结肠镜息肉电切前清洁肠道错误的是

    A. 服硫酸镁   B. 服甘露醇

    C. 服复方聚乙二醇电解质散   D. 服导泻中药

    E. 服磷酸钠盐口服溶液

8. 食管狭窄扩张治疗术禁忌证是

    A. 食管炎性狭窄   B. 食管术后吻合口狭窄

    C. 食管化学性烧伤后 2 周内   D. 瘢痕性食管狭窄

    E. 先天性食管狭窄

9. 食管内支架置入术的禁忌证

    A. 食管 - 气管瘘形成   B. 食管吻合口狭窄，经多次扩张治疗效果欠佳者

    C. 颈段高位吻合口狭窄   D. 腐蚀性食管炎有狭窄者

    E. 晚期食管下段癌伴狭窄

10. 下列哪项是消化内镜下治疗的常见并发症

    A. 出血、穿孔   B. 胰胆管并发症

    C. 电凝综合征   D. 以上均是

    E. 以上均不是

11. 关于经内镜逆行胰、胆管造影哪项正确

    A. 怀疑为胰、胆及壶腹部恶性肿瘤者宜行 ERCP 检查

    B. 重度二尖瓣、三尖瓣狭窄，且怀疑为胆源性胰腺炎者宜行 ERCP 检查

    C. 病程 1 周内的食管化学性烧伤，且疑为胆道出血者宜行 ERCP 检查

    D. 严重胆道感染及胆管梗阻而无条件引流者宜行 ERCP 检查

    E. 胆囊结石患者宜行 ERCP 检查

12. 下列哪项是内镜插入引起的并发症

    A. 咽喉部损伤   B. 颈部皮下及腮腺气肿

    C. 下颌关节脱位   D. 以上均是

    E. 以上均不是

13. 无痛内镜检查患者多少岁必须了解心脏情况，术前做心电图检查

    A. 30 岁   B. 50 岁

    C. 60 岁   D. 80 岁

    E. 不需要做

14. 下列哪项疾病或细菌可经内镜感染

    A. HIV   B. Hp

    C. 沙门菌感染   D. 以上均是

E. 以上均不是

15. 大肠镜检查的禁忌证

A. 原因不明的下消化道出血

B. 大肠息肉或早期癌症须在内镜下摘除或切除治疗

C. 严重的活动性大肠炎、急性脓肿期的大肠憩室炎

D. 腹泻、便秘、大便习惯改变

E. 高度怀疑直肠肿瘤患者

16. 上消化道内镜检查的适应证除外

A. 疑有溃疡、肿瘤   B. X 线钡餐疑胃癌

C. 腐蚀性胃炎   D. 上消化道出血

E. 反复烧心、反酸，怀疑胃食管反流病

17. 急性糜烂出血性胃炎的胃镜检查强调在出血后（ ）进行

A. 12～24 小时   B. 24～48 小时

C. 24～72 小时   D. 24～36 小时

E. 48～72 小时

18. 结肠镜检查时循腔进镜所通过的位置依次为

A. 直肠、乙状结肠、升结肠、横结肠、降结肠、盲肠

B. 直肠、盲肠、乙状结肠、升结肠、横结肠、降结肠

C. 直肠、乙状结肠、降结肠、横结肠、升结肠、盲肠

D. 直肠、盲肠、乙状结肠、降结肠、横结肠、升结肠

E. 直肠、乙状结肠、降结肠、横结肠、盲肠、升结肠

19. 当日不再继续使用的胃镜、肠镜、十二指肠镜、支气管镜等需要消毒的内镜，采用 2% 戊二醛消毒时，应延长消毒时间至多少分钟

A. 20 分钟   B. 10 分钟

C. 15 分钟   D. 30 分钟

E. 60 分钟

20. 无痛胃镜检查的禁忌证

A. 有胃镜检查适应证但恐惧常规胃镜检查者

B. 剧烈恶心、呕吐或其他原因难以完成常规胃镜检查者

C. 严重鼾症及过度肥胖者

D. 自愿要求做无痛胃镜检查者

E. 对胃内病变行治疗者

21. 提高胃癌早期发现的几项关键检查是

A. 四环素荧光试验、OB 试验、胃液细胞学

B. 纤维光束胃镜、X 线钡餐、胃液细胞学

C. 游离胃酸测定、胃液细胞学、OB 试验

D. X 线钡餐、OB 试验、纤维光束胃镜

E. 纤维光束胃镜、胃液细胞学、四环素荧光试验

22. 胃镜检查时什么时间服咽部麻醉祛泡剂

A. 检查前 10 分钟   B. 检查前 30 分钟

C. 检查前 60 分钟   D. 检查前 5 分钟

E. 检查前 45 分钟

23. 上消化道内镜检查患者的体位是

A. 左侧卧位，双腿伸直，头后仰

B. 左侧卧位，双腿屈曲，头垫低枕，颈部松弛

C. 平卧位，双手抱头

D. 右侧卧位，双腿屈曲

E. 平卧位，双腿屈曲

24. 上消化道内镜检查的并发症不包括

A. 感染   B. 食管、胃、肠穿孔

C. 心搏骤停   D. 低氧血症

E. 气体爆炸

25. 正常胆囊纵断面超声影像为（　　），横断面超声影像为椭圆形

A. 圆形有回声区   B. 圆形无回声区

C. 梨形有回声区   D. 梨形无回声区

E. 梨形细小光点回声区

26. 腹部 CT 平扫范围

A. 上起咽喉，下到膈肌   B. 上起气管分叉，下到盆腔

C. 上起膈肌，下到盆腔   D. 上起气管分叉，下到胃区

E. 以上均不正确

27. 腹部 MRI 检查前需要禁食禁饮

A. 1 小时   B. 2 小时

C. 3 小时   D. 4 小时

E. 0.5 小时

28. 常见的消化系统肿瘤标志物不包括

A. 甲胎蛋白   B. 癌胚抗原

C. 前列腺特异抗原   D. 癌抗原 724

E. 糖链抗原 199

29. 凝血因子检查常见的有

A. AFP 测定   B. ALT 测定

C. CEA 测定   D. ^{13}C – 呼吸试验

E. PT 测定

二、思考题

肝硬化时会有哪些实验室检查指标的变化？

（徐云生　胡炳德　李　新）

第五章　消化系统常用药物

扫码"学一学"

第一节　助消化药

助消化药是促进胃肠道消化的药物。助消化药能补充消化液分泌不足，帮助食物消化，增进食欲。有些药物还可促进消化液分泌，或制止肠道过度发酵，用于辅助治疗消化不良。

1. 胃蛋白酶　从家畜胃黏膜提取，酸中稳定。水解胃中蛋白质。合用稀盐酸，用于消化不良。

2. 胰酶　从家畜胰腺中提取，为混合功能酶。用于胰腺病、肝病等消化不良。遇酸破坏，制成肠衣片。

3. 乳酶生　为干燥活乳酸杆菌制品。在肠内分解糖类后生成乳酸从而抑制腐败菌。用于消化不良，多用于小儿消化不良性腹泻。不与抗菌药、吸附药合用。

4. 干酵母　干酵母含丰富 B 族维生素、氨基酸和微量元素铬。作用基本与复合维生素 B 相似。用于营养不良、消化不良、食欲缺乏及 B 族维生素缺乏症。

5. 维生素 BT　为 DL - 盐酸肉毒碱，能促进消化腺体的分泌，并有增进或改善消化器官运动功能的作用，可缓解其功能失调引起的腹胀、恶心、嗳气、便秘等。

应用　治疗胃酸缺乏症、消化不良、食欲缺乏、慢性胃炎及腹胀、嗳气等。胃酸过多或急、慢性胰腺炎患者禁用或慎用。

第二节　抗消化性溃疡药

消化性溃疡主要指十二指肠溃疡、胃溃疡，其发病与保护与攻击因子失平衡有关。攻击因子包括：胃酸、胃蛋白酶活性增加、幽门螺杆菌、其他伤害性刺激。保护因素包括：黏膜屏障、前列腺素、黏液及 HCO_3^-、胃黏膜血流量。近年来，NSAIDs 相关的消化性溃疡逐渐增多。包括阿司匹林在内的非选择性 NSAIDs 多属于酸性，对黏膜上皮有直接的侵害作用。但更为重要的是，NSAIDs 抑制环加氧酶（COX），COX 有两种主要的同工酶：COX - 1 和 COX - 2。COX - 1 存在于胃肠黏膜产生前列腺素，对黏膜起保护作用，抑制 COX - 1 破坏了黏膜保护机制，促进溃疡形成。而 COX - 2 广泛分布于身体各处，与炎症的发热、疼痛相关。近年来开发出选择性 COX-2 抑制剂，在抗炎作用基础上，对胃黏膜 COX-1 抑制作用很低，一定程度上减少了 NSAIDs 的致溃疡作用。

目前临床上治疗消化性溃疡药物主要分四类：①抗酸药；②胃酸分泌抑制药；③增强胃黏膜屏障功能的药物；④抗幽门螺杆菌感染药。

一、抗酸药

抗酸药是一种能够与胃酸相互作用的弱碱剂，可解除胃酸对胃、十二指肠黏膜的侵蚀及对溃疡面的刺激。因胃蛋白酶在 pH > 4.0 时失活，故抗酸药也能降低胃蛋白酶活性。部分抗酸药如氢氧化铝、三硅酸镁等还能形成胶状保护膜，覆于溃疡面和胃黏膜，起保护作用。当胃内为食物充盈时，抗酸药不能充分发挥作用，故应在餐后 1 小时后和晚上临睡前服用，才能达到较好疗效。需控制用药剂量，用量过大，可影响胃蛋白酶消化能力，还可引起继发性胃酸分泌过多。

常用的抗酸药及其作用特点如下。

1. 碳酸氢钠 抗酸弱，作用快而短暂，可吸收，可产生 CO_2 用于纠正酸中毒；碱化血及尿液；很少用于抗胃酸。

2. 氢氧化镁 抗酸较强、较快，有轻泻作用，少量吸收经肾排泄，肾功能不全者可致高镁血症。

3. 氢氧化铝 抗酸较强、缓慢，收敛止血，可致便秘。影响四环素、地高辛、泼尼松、异烟肼吸收。

4. 碳酸钙 抗酸快、强而持久，但可能引起反跳。

5. 三硅酸镁 抗酸较弱、慢而持久，有收敛作用。

抗酸药主要用于消化性溃疡和反流性食管炎。由于抗酸药不能调节胃酸的分泌，仅能直接中和已经分泌的胃酸，有些甚至可能造成反跳性的胃酸分泌增加，所以抗酸药并不是治疗消化性溃疡的首选药物或是单独使用的药物。单一药物很难达到这一要求，故常制成复方制剂以增强治疗效果，如复方氢氧化铝片及三硅酸镁复方制剂等。但肾功能不全的患者，使用含 Al^{3+} 药物可能导致骨质疏松、脑病。

二、抑制胃酸分泌药

胃酸由壁细胞分泌，并受多种因素调控，如肠嗜铬样细胞（ECL cell）释放的组胺、迷走神经释放的递质乙酰胆碱（ACh）和内分泌细胞释放的促胃液素。在壁细胞基底膜上存在上述调控物质相应受体。壁细胞内存在两条主要的信号传导系统：cAMP 依赖性途径和 Ca^{2+} 依赖性途径，两条途径均可激活壁细胞 $H^+, K^+ - ATP$ 酶（质子泵）。H_2 受体被激活后，通过升高细胞内的 cAMP 浓度，激活一系列蛋白磷酸化过程，从而激活 $H^+, K^+ - ATP$ 酶。ACh-M 受体和 CCK_2 受体被激活后，胃壁细胞内的游离 Ca^{2+} 浓度升高，从而激活 $H^+, K^+ - ATP$ 酶。而 $H^+, K^+ - ATP$ 酶作为一种质子泵，向胃黏膜腔分泌 H^+，可产生 H^+ 梯度，细胞内 pH 高，壁细胞分泌小管内 pH 低。

中枢神经系统受到与食物相关刺激后，能通过迷走神经直接释放 ACh，直接激活 M 受体，增加胃酸分泌。同时，ACh 也能激活 ECL 细胞膜上的 M 受体，促使细胞释放组胺。通常 ECL 细胞与胃壁细胞紧密相邻，其组胺释放通过旁分泌方式激活胃壁细胞 H_2 受体，促进胃酸分泌。胃窦部的 G 细胞能分泌促胃液素，其分泌受中枢神经兴奋、胃内张力变化以及胃内容物成分变化等多种因素的调控。作为一种内分泌激素，促胃液素从 G 细胞分泌后进入血液循环，再作用于 ECL 细胞膜上 CCK_2 受体，促使其释放组胺，通过激活胃壁细胞膜 H_2 受体促进胃酸分泌。因此，H_2 受体阻断药和 H^+,K^+－ATP 酶抑制药是临床上最常用的抑制胃酸分泌的药物。

（一）H_2 受体阻断药

1. 药理作用及机制 H_2 受体阻断药的化学结构类似组胺，竞争性地阻断壁细胞基底膜的 H_2 受体。对基础胃酸分泌的抑制作用最强，对进食、促胃液素、迷走兴奋以及低血糖等诱导的胃酸分泌也有抑制作用，因此该药物对基础胃酸分泌及夜间胃酸分泌均有良好抑制作用。

2. 临床应用 主要有西咪替丁、雷尼替丁、法莫替丁、尼扎替丁、罗沙替丁等。用于胃和十二指肠溃疡治疗，促进胃和十二指肠溃疡的愈合。此外，亦可应用于卓－艾综合征和无并发症的胃食管反流综合征治疗及预防应激性溃疡的发生。

3. 不良反应 发生率较低，长期大剂量使用西咪替丁，对内分泌系统产生影响，偶见男性出现精子数目减少、性功能减退、女性溢乳等。偶见心动过缓、肝肾功能损伤、白细胞减少等。

4. 药物相互作用 西咪替丁是肝药酶抑制剂，可抑制苯二氮䓬类、华法林、苯妥英等药物在体内转化，使其血药浓度升高。

（二）H^+,K^+－ATP 酶抑制药

1. 药理作用与作用机制 胃 H^+,K^+－ATP 酶又称质子泵，位于胃壁细胞的胃黏膜腔侧，其功能是泵出 H^+（质子），使之进入胃黏膜腔，提高胃内的酸度。因此，抑制 H^+,K^+－ATP 酶可抑制胃酸产生。药物同时还可使胃蛋白酶分泌减少，有胃黏膜保护作用。此外，体内外实验证明此类药物对幽门螺杆菌有抑制作用，成为目前应用最广的抑制胃酸分泌药物。

2. 临床应用 主要有奥美拉唑、兰索拉唑、泮托拉唑、雷贝拉唑与埃索美拉唑等。临床用于治疗消化性溃疡、反流性食管炎、应激性溃疡、急性胃黏膜出血、卓－艾综合征及幽门螺杆菌感染等疾病。

3. 不良反应 奥美拉唑不良反应常见症状有头痛、头晕、失眠等神经系统表现；在消化系统方面可见口干、恶心、呕吐、腹胀；其他可见男性乳腺发育、皮疹等。

（三）M 胆碱受体阻断药

抗胆碱药物阻断胃壁细胞膜上 M 受体，抑制胃酸分泌；也阻断 ACh 对胃黏膜中的嗜铬细胞和 G 细胞 M 受体的激动作用，减少组胺和促胃液素等物质释放，间接减少胃酸分泌。由于作用较弱，不良反应多，目前已较少用于消化性溃疡的治疗。代表药物有阿托品、溴化丙胺太林、哌仑西平、替仑西平等。

（四）促胃液素受体阻断药

丙谷胺的化学结构与促胃液素终末端相似，可竞争性拮抗促胃液素受体，抑制胃酸

分泌。

三、增强胃黏膜屏障功能药

胃黏膜屏障包括细胞屏障和黏液－碳酸氢盐屏障。细胞屏障由胃黏膜细胞顶部细胞膜和细胞间紧密连接组成，有抵抗胃酸和胃蛋白酶作用。黏液－碳酸氢盐屏障是双层黏稠、胶冻状的黏液，内含 HCO_3^- 分子量的糖蛋白，对黏膜细胞起保护作用。因此增强胃黏膜屏障的药物，就是通过增强胃黏膜的细胞屏障、黏液－碳酸氢盐屏障或两者共同增强效应发挥抗溃疡病作用，主要药物有前列腺素衍生物、硫糖铝、枸橼酸铋钾等。

1. 米索前列醇 是前列腺素 E_1（PGE_1）的衍生物，与胃壁细胞和胃黏膜上皮细胞基底侧的前列腺素受体结合，抑制胃壁细胞胃酸分泌。主要作用有抑制胃酸分泌（基础胃酸、组胺、胃泌素、食物）；抑制胃蛋白酶分泌，保护胃黏膜。应用于：①防治抗炎药（阿司匹林等）诱发的胃出血、溃疡、坏死有特效；②治疗胃十二指肠溃疡，为二线药。

2. 恩前列素 前列腺素衍生物，用途及不良反应与米索前列醇相似。

3. 硫糖铝 是蔗糖硫酸酯的碱式铝盐。主要作用是在酸性环境（pH＜4）形成胶冻，附于溃疡基部，抗胃酸、消化酶腐蚀；促进胃黏液及 HCO_3^- 分泌，增强保护作用。应用于消化性溃疡、糜烂性胃炎、反流性食道炎。禁与抗酸药、抑酸药合用。

> **考点提示**
>
> 米索前列醇具有收缩子宫的作用，所以孕妇禁用。

4. 枸橼酸铋钾 是一种稳定的胶状悬浮剂。主要作用是在胃中形成氧化铋胶体保护膜，黏附于溃疡表面，抗各种腐蚀和刺激；结合胃蛋白酶，降低其活性；促进胃黏液分泌；抑制幽门螺杆菌，与抗菌药有协同作用。应用于治疗消化性溃疡，疗效与 H_2 受体阻断药相似，复发率低。牛奶、抗酸药影响其作用。

四、抗幽门螺杆菌药

临床常用的抗菌药物有庆大霉素、阿莫西林、克拉霉素、呋喃唑酮、四环素和甲硝唑等。单用一种抗菌药治疗 Hp 感染效果差，常以 2～3 种药联合应用。抗生素或其他抗菌药物应与抗胃酸分泌药联合应用才能获得理想的疗效。一些临床常用联合应用方案如下。

（1）标准的 H^+, K^+－ATP 酶抑制药加阿莫西林（1500～2000 mg/d），再加甲硝唑（800 mg/d）或呋喃唑酮（200 mg/d），分成两次服用，疗程 7～14 天。

（2）标准的 H^+, K^+－AT 酶抑制药加克拉霉素（500～1000mg/d）再加阿莫西林（2000 mg/d）或甲硝唑（800 mg/d）或呋喃唑酮（200 mg/d），分成 2 次服用，疗程 7 天。

（3）枸橼酸铋钾（480 mg/d）加四环素或阿莫西林（1000～2000 mg/d），再加甲硝唑（800 mg/d）。分成 2～4 次服用，疗程 14 天。

（4）枸橼酸铋钾（480 mg/d）加克拉霉素（500 mg/d），再加甲硝唑（500 mg/d）或呋喃唑酮（200 mg/d）。分成两次服用，疗程 7 天。

第三节　泻药和止泻药

一、泻药

泻药能增加肠中水分或肠蠕动，促进排软便、稀便；止泻药能抑制肠蠕动，或有收敛作用。

（一）刺激性泻药

刺激性泻药与肠黏膜直接接触后，增加黏膜通透性，使水、电解质向肠腔内扩散，增大肠腔容积，刺激结肠推进性蠕动，从而产生泻下作用。

1. 酚酞　口服后酚酞与碱性肠液形成可溶性钠盐，刺激结肠肠壁蠕动，同时有抑制肠内水分吸收作用。服药后 6~8 小时排出软便，作用温和，一次服药作用可维持 3~4 天，适用于慢性便秘。高敏患者可发生皮炎等反应，偶致肠绞痛、紫癜以及心、肺、肾损害；长期使用可致水、电解质丢失和结肠功能障碍。

2. 比沙可啶　口服或直肠给药后，迅速被肠道和细菌的酶转换成有活性的代谢物，在结肠产生较强刺激作用。一般口服 6 小时内，直肠给药后 15~60 分钟生效，排软便。有较强刺激性，可致腹疼挛、直肠炎等。

3. 蒽醌类　大黄、番泻叶、芦荟等植物含有蒽醌苷类和鞣酸等物质，蒽醌苷可被大肠内细菌分解为蒽醌，刺激结肠推进性蠕动和减少水和电解质的净吸收，可用于急、慢性便秘。

（二）渗透性泻药

口服后肠道很少吸收，增加肠容积而促进肠道推进性蠕动，产生泻下作用。

1. 硫酸镁　主要作用是导泻：口服不易吸收，肠内形成高渗，保留水分，1~3 小时刺激排稀便；镁盐刺激十二指肠分泌缩胆囊素，致肠液分泌及肠蠕动；高渗镁盐经十二指肠，反射性松弛胆总管括约肌，收缩胆囊。应用于①排除肠内毒物；导泻驱虫。②用于阻塞性黄疸、慢性胆囊炎。

不良反应　泻下强，妇女月经期、妊娠期及老人慎用。

2. 乳果糖　是合成的双糖，口服不吸收，到结肠后被细菌降解成乳酸，在结肠内发挥局部渗透作用，引起粪便容积增加，并刺激肠道蠕动时促进排便。乳酸在结肠内趋向于酸性，可阻止结肠对氨的吸收，并使血液向肠内排氨，故有降低血氨作用，常用于便秘，尤适于肝性脑病患者的便秘。过量腹泻剧烈时，应注意预防电解质的丢失，防止肝性脑病进一步恶化。

3. 甘油和山梨醇　甘油有轻度刺激性导泻作用，直肠内给药后，通过局部刺激润滑和吸水软化大便作用，排出软性大便。山梨醇口服或直肠给药从胃肠道吸收少，在肝内转化为果糖。开塞露是含有甘油和山梨醇制剂，作用迅速，几分钟即引起排便，适于老年体弱和小儿便秘患者。

4. 纤维素类　包括植物纤维素、甲基纤维素等，口服后不被肠道吸收，增加肠腔内容积，保持粪便湿度，产生通便作用。

（三）润滑性泻药

这类药物能滑润肠壁，用于老人便秘、痔疮、肛门手术等。

1. 液体石蜡　为矿物油，肠道不吸收，阻碍水的吸收，排软便。应用于体弱、老人患者便秘，影响脂溶性维生素的吸收。

2. 甘油　50%甘油液，局部注入肛门，因高渗刺激排便。数分钟见效，适宜儿童、老人。

二、止泻药

腹泻是由于肠黏膜分泌旺盛、吸收障碍与肠蠕动过快，致排便频率增加，粪质稀薄并伴有异常成分。对腹泻患者的治疗对因治疗为主，但对腹泻剧烈而持久的患者，可适当给以止泻药物。

1. 阿片制剂　提高肠张力，抑制蠕动，止泻强，用于非感染性腹泻。

2. 地芬诺酯　地芬诺酯为人工合成的哌替啶衍生物，在体内的代谢物为地芬诺辛，其止泻作用较母体强5倍。对肠道的作用与阿片制剂相似，主要作用于外周，较少引起中枢神经系统作用。临床用于急、慢性功能性腹泻。不良反应少而轻，可表现为嗜睡、恶心、呕吐、腹胀和腹部不适。大剂量长期应用可引起依赖性，过量时也可引起严重中枢抑制甚至昏迷，不宜与巴比妥类、阿片类等中枢抑制药合用。

3. 洛哌丁胺　类似地芬诺酯，还能抑制 ACh 释放。作用强，迅速，用于急、慢性便秘。

4. 考来稀胺　考来稀胺、考来替泊和考来维仑，均属于胆汁酸多价螯合剂，能有效结合胆酸和一些细菌毒素。考来烯胺用于治疗胆盐引起的腹泻，如切除远端回肠的患者。考来烯胺会加重回肠切除过度患者的腹泻。

5. 奥曲肽　是生长抑素的辛肽衍生物，可有效抑制由胰和胃肠道激素分泌性肿瘤所致的严重分泌性腹泻。其作用机制与抑制激素分泌相关。奥曲肽对其他形式的腹泻，如化疗引起的腹泻、HIV 相关性腹泻、糖尿病性腹泻及"倾倒综合征"有不同程度疗效。

6. 鞣酸蛋白　为收敛药，附于肠黏膜形成蛋白沉淀，缓解刺激，抑制蠕动与渗出，收敛止泻。

7. 次水杨酸铋　为铋化合物，有抗分泌、抗炎和抗菌作用，也有收敛作用，用于治疗非特异性腹泻；与抗生素合用可治疗与幽门螺杆菌感染相关的消化性溃疡。服用后可能引起便秘，舌面和大便颜色可变成灰黑色。

8. 十六角蒙脱石　又称思密达。系双八面体蒙脱石，从天然蒙脱石中提取。对消化道内的病毒、细菌及其产生的毒素具极强的固定、抑制作用；覆盖于消化道黏膜，增强黏膜屏障。

应用：①成人及儿童的急、慢性腹泻；②胃、食管反流、食管炎、胃炎及结肠炎；③功能性结肠病的症状治疗。④肠道菌群失调症。

9. 消旋卡多曲　应用于腹泻的脑啡肽酶抑制剂，具有较高的特异性抗分泌作用。主要用于1个月以上婴儿和儿童的急性腹泻。

10. 药用碳　为吸附剂，是水溶性粉末，颗粒小，总面积大，吸附气体、毒物。应用于腹泻、腹胀、急性中毒。

第四节　止吐药

呕吐是消化道疾病常见症状，呕吐机制极为复杂。皮层、小脑、催吐化学感受区（CTZ）有传入纤维与呕吐中枢（延脑孤束核）联系。此外，内耳前庭、咽喉、胃肠道等也向呕吐中枢发出冲动。CTZ 有 5 – HT$_3$、D$_2$、M$_1$ 受体；孤束核有 5 – HT$_3$、D$_2$、M、H$_1$ 受体；前庭有胆碱能、组胺神经与呕吐中枢联系）。呕吐是由内脏及前庭功能紊乱、药物、放疗等刺激延脑化学催吐化学感受器（CTZ）的 D$_2$、H$_1$、M$_1$ 及 5 – HT$_3$ 受体所引起的，止吐药可阻断上述受体。近年发现某些 5 – HT$_3$ 受体拮抗药及多巴胺受体拮抗药可增加胃肠推动性蠕动，协调胃肠运动，故将此类药称为胃肠动力药。

1. H$_2$ 受体阻断药　如苯海拉明、茶苯海明（晕海宁、乘晕宁）、美克洛嗪等有中枢镇静作用和止吐作用。用于预防和治疗晕动病、内耳性眩晕病等，对迷路/前庭核刺激造成的和肠道局部刺激造成的呕吐有效，对 CTZ 呕吐无效。

2. M 胆喊能受体阻断药　东莨菪碱、阿托品、苯海索（安坦）等。此类药物通过阻断呕吐中枢和外周反射途径中的 M 受体，降低迷路感受器的敏感性，抑制前庭小脑通路的传导，产生抗晕动病和预防恶心、呕吐作用。其中以东莨菪碱的作用更明显。对 CTZ 呕吐无效。

3. 多巴胺（D$_2$）受体阻断药　吩噻嗪类是一类有效的止吐药，如氯丙嗪具有阻断 CTZ 的多巴胺（D$_2$）受体的作用，降低呕吐中枢神经活动，能有效减轻轻度或中度化疗引起的恶心、呕吐，但不能有效抑制化疗药物引起的恶心、呕吐，虽增加剂量能提高止吐效果，但低血压和躁动等不良反应限制了其用量。

（1）硫乙拉嗪　属吩噻嗪类化合物，与氯丙嗪药理作用相似，均抑制 CTZ 和呕吐中枢，具有较强的镇吐作用。不仅对外科手术、全身麻醉、吗啡和哌替啶引起的呕吐有良效，且对氮芥等抗肿瘤药、放疗及细菌引起的呕吐亦有效，但不适用于防止晕动症。

（2）甲氧氯普胺　又称胃复安，灭吐灵。属苯甲酰胺类化合物，具有中枢和外周双重作用，阻断中枢 CTZ 的多巴胺（D$_2$）受体发挥止吐作用，较大剂量还可作用于 5 – HT$_3$ 受体，产生止吐作用。临床用于治疗慢性功能性消化不良引起的胃肠运动障碍，大剂量能有效控制顺铂所致的剧烈呕吐。本药中枢作用可引起明显的锥体外系症状，如焦虑和抑郁等。

（3）多潘立酮　不易通过血 – 脑屏障，主要阻断胃肠部的多巴胺（D$_2$）受体。用于治疗各种轻度胃瘫，加速胃排空，尤其用于慢性食后消化不良、恶心、呕吐和胃潴留的治疗；可用于偏头痛、颅外伤、放射性治疗及抗肿瘤化学治疗引起的恶心、呕吐。不良反应有头痛、促进催乳素释放及胃酸分泌等。

4. 5 – HT$_3$ 受体阻断药　此类药物（如昂丹司）能选择性阻断外周内脏传入神经纤维突触前和脑 CTZ 区的 5 – HT$_3$ 受体，阻断呕吐反射，起止吐作用，主要用于肿瘤放疗和化疗导致的呕吐。常见的不良反应为头痛。

5. 皮质醇类　皮质醇类中的地塞米松和甲泼尼龙均能有效对抗轻至中度的致吐性化疗药。其止吐机制未明。糖尿病患者用药后可出现失眠和血糖升高。

第五节　增强胃肠动力药

胃肠动力是指胃肠部肌肉的收缩蠕动力，包括胃肠部肌肉收缩的力量和频率。胃肠动力不足表现为早饱、嗳气、腹胀、恶心、反胃、胀满感；胃肠电图呈胃肠动力减弱征象；实验室检查显示胃排空延迟、肠传输缓慢。增强胃肠动力的药物可以改善上述症状。

1. 甲氧氯普胺　作用于多巴胺 D_1 和 D_2 受体，拮抗其兴奋引起的胃肠动力的抑制作用；且能激动 $5-HT_4$ 受体，产生增强胃肠动力作用；抑制呕吐中枢。因它能透过血-脑屏障阻断中枢的 D_2 受体，易产生锥体外系的不良反应，故目前多用于止吐，而较少用于增强胃肠动力。

2. 多潘立酮　多巴胺 D_2 受体阻断药，作用基本同甲氧氯普胺，但不能透过血脑屏障，故无锥体外系的不良反应。多巴胺 D_2 受体分布于食管和胃，因此常用于增强上消化道动力。

3. 西沙必利　属苯甲酰胺类药物，是 $5-HT_4$ 受体激动药。通过激动肌间神经丛的节前和节后神经元的 $5-HT_4$ 受体，释放 ACh，促发全胃肠道平滑肌蠕动收缩，引起腹泻。作为全胃肠道促动力药，用于治疗胃肠反流性疾病、反流性食管炎、胃轻瘫、麻痹性肠梗阻和功能性便秘等。

4. 莫沙必利　作用机制同西沙必利，但不会引起锥体外系综合征及心血管不良反应。作为全消化道促动力药广泛用于胃肠动力不足的各种疾病。

第六节　利胆药

利胆药是具有促进胆汁分泌或胆囊排空的药物。胆汁的基本成分是胆汁酸，胆汁酸的主要成分是胆酸、鹅去氧胆酸和去氢胆酸，占 95%；次要成分为石胆酸和熊去氧胆酸。胆汁酸分泌过少或胆固醇分泌增加，胆汁胆固醇可沉淀形成结石，反之，过量的胆汁酸进入结肠能降低水的吸收，引起腹泻。

1. 去氢胆酸　具有利胆、促进胆汁分泌的作用，增加胆汁中的水分含量，不增加胆盐总含量和色素的分泌，因而使胆汁稀释，胆汁流动性增加，发挥胆道内冲洗作用。可用于胆石症、急慢性胆道感染和胆囊术后。禁用于胆道完全梗阻和严重肝肾功能减退者。

2. 熊去氧胆酸　可降低胆汁中胆固醇含量，降低胆固醇在胆汁的相对浓度，促进胆固醇从结石表面溶解。

3. 鹅去氧胆酸　作用类似熊去氧胆酸。可抑制胆固醇合成，减少胆固醇分泌，因而降低胆汁中胆固醇含量和促进胆固醇结石溶解。主要用于胆固醇或以胆固醇为主的混合型胆石症。治疗剂量时常引起腹泻，可减半量使用。长期应用时有些患者可出现转氨酶活性升高（可逆的）。妊娠、哺乳期妇女禁用。

4. 硫酸镁　作为利胆药，口服或将硫酸镁溶液灌入十二指肠，反射性引起胆总管括约肌松弛、胆囊收缩，促进胆道小结石排出。临床用于治疗胆石症、胆囊炎、十二指肠引流检查。

5. 桂美酸　为苯丙酸型利胆药，能促进胆汁排出，利胆作用显著而持久；并能松弛胆道口括约肌，有良好的解痉镇痛作用；因其能促进血中胆固醇分解成胆酸，故尚有降低血中胆固醇作用。用于胆石症、慢性胆囊炎或做胆道感染的辅助用药，也可用于高胆固醇血症治疗。

6. 牛胆酸钠 从牛胆汁或猪胆汁提取制成的胆盐混合物，能刺激胆汁分泌，促进脂肪消化和吸收，对脂溶性维生素的吸收也有促进作用。用于胆囊瘘管长期引流及胆汁缺乏、脂肪消化不良、慢性胆囊炎等患者。

7. 茴三硫 为胆汁成分分泌促进药。能促进胆汁排出，用于胆石症、胆囊炎、急慢性肝炎、初期肝硬化等。不良反应有腹胀、腹泻、皮疹、发热等，可发生变态反应。长期大剂量应用可引起甲状腺功能亢进。胆道完全梗阻者禁用。

本章小结

治疗消化性溃疡的药物主要分为 4 大类，即抗酸药、胃酸分泌抑制药、增强胃黏膜屏障功能药及抗幽门螺杆菌药，而胃酸分泌抑制药中以 H^+,K^+-ATP 酶抑制药对胃酸分泌抑制作用较好。

目标检测

一、单项选择题

1. 下列药物不属于助消化药物的是
    A. 胃蛋白酶
    B. 胰酶
    C. 乳酶生
    D. 雷贝拉唑
    E. 干酵母

扫码"练一练"

2. 胃蛋白酶主要用于治疗
    A. 腹泻
    B. 消化不良
    C. 呕吐
    D. 便秘
    E. 胃溃疡

3. 消化性溃疡发病因素中的保护因素不包括
    A. 黏膜屏障
    B. 前列腺素
    C. 黏液
    D. HCO_3^-
    E. 幽门螺杆菌

4. 不属于治疗消化性溃疡药物
    A. 抗酸药
    B. 胃酸分泌抑制药
    C. 增强胃黏膜屏障功能的药物
    D. 抗幽门螺杆菌感染药
    E. 助消化药

5. 不属于抗酸药的是
    A. 奥美拉唑
    B. 氢氧化镁
    C. 氢氧化铝
    D. 碳酸氢钠

E. 碳酸钙

6. 抗酸药（　　）胃酸的分泌

    A. 能调节　　　　　　　　　　B. 不能调节

    C. 可以影响　　　　　　　　　　D. 充分调节

    E. 以上均错

7. 属于 H_2 受体阻断药的是

    A. 奥美拉唑　　　　　　　　　　B. 西咪替丁

    C. 氢氧化铝　　　　　　　　　　D. 雷贝拉唑

    E. 碳酸钙

8. 不属于 H_2 受体阻断药的是

    A. 奥美拉唑　　　　　　　　　　B. 雷尼替丁

    C. 法莫替丁　　　　　　　　　　D. 尼扎替丁

    E. 罗沙替丁

9. H^+, K^+ – ATP 酶抑制药不包括

    A. 奥美拉唑　　　　　　　　　　B. 兰索拉唑

    C. 法莫替丁　　　　　　　　　　D. 雷贝拉唑

    E. 泮托拉唑

10. 属于 H^+, K^+ – ATP 酶抑制药的是

    A. 尼扎替丁　　　　　　　　　　B. 雷尼替丁

    C. 法莫替丁　　　　　　　　　　D. 罗沙替丁

    E. 泮托拉唑

11. M 胆碱受体阻断药不包括

    A. 阿托品　　　　　　　　　　　B. 哌仑西平

    C. 替仑西平　　　　　　　　　　D. 溴化丙胺太林

    E. 泮托拉唑

12. 增强胃黏膜屏障功能药不包括

    A. 米索前列醇　　　　　　　　　B. 恩前列素

    C. 硫糖铝　　　　　　　　　　　D. 碳酸氢钠

    E. 枸橼酸铋钾

13. 不属于渗透性泻药的是

    A. 比沙可啶　　　　　　　　　　B. 硫酸镁

    C. 乳果糖　　　　　　　　　　　D. 甘油

    E. 山梨醇

14. 属于渗透性泻药的是

    A. 液状石蜡　　　　　　　　　　B. 甲基纤维素

    C. 甘油　　　　　　　　　　　　D. 阿片制剂

    E. 硫酸镁

15. 属于润滑性泻药的是

    A. 液状石蜡　　　　　　　　　　B. 硫酸镁

　　C. 碳酸钙　　　　　　　　　D. 乳果糖

　　E. 山梨醇

16. 不属于止泻药的是

　　A. 甘油　　　　　　　　　　B. 地芬诺酯

　　C. 洛哌丁胺　　　　　　　　D. 考来稀胺

　　E. 奥曲肽

17. 属于止泻药的是

　　A. 洛哌丁胺　　　　　　　　B. 乳果糖

　　C. 山梨醇　　　　　　　　　D. 植物纤维素

　　E. 甲基纤维素

18. 不属于止吐药的是

　　A. M 胆喊能受体阻断药　　　B. 多巴胺（D_2）受体阻断药

　　C. 5 – HT_3 受体阻断药　　　D. 皮质醇类

　　E. 莫沙必利

19 不属于增强胃肠动力药的是

　　A. 甲氧氯普胺

　　B. 多潘立酮（D_2）受体阻断药

　　C. 西沙必利

　　D. 皮质醇类

　　E. 莫沙必利

20. 不属于利胆药物的是

　　A. 桂美酸　　　　　　　　　B. 去氢胆酸

　　C. 熊去氧胆酸　　　　　　　D. 莫沙必利

　　E. 茴三硫

二、思考题

1. 如何合理选用抗消化性溃疡药？

2. 粘连性不全肠梗阻患者可用什么泻药？

（王　旭）

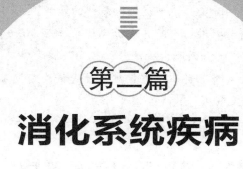

第二篇

消化系统疾病

第六章 消化道疾病

学习目标

1. **掌握** 消化道常见疾病的临床表现、诊断与治疗原则；炎症性肠病的临床分型；慢性腹泻的定义。

2. **熟悉** 消化道常见疾病的病因、病理、发病机制、鉴别诊断、并发症及预防措施。

3. **了解** 缺血性肠病的分类；特殊类型阑尾炎的诊治。

4. 学会对各种消化道疾病进行诊断并选择合理的诊疗方法；学会肠梗阻的 X 线表现、肠充气试验、腰大肌试验和闭孔内肌试验；直肠及肛管疾病的检查方法。

5. 能按照临床思维方法对各种消化道疾病患者进行诊断及鉴别诊断，并做出正确处理；能针对患者及高危人群进行健康管理并进行随访。

第一节 胃食管反流病

案例导入

患者，男性，35 岁，工人。因"反酸、烧心半年"入院。半年前出现胸骨后反酸伴烧心不适，当地医院予以奥美拉唑胶囊和多潘立酮后症状缓解，停药后症状反复发作。患者既往有抽烟史 10 年，每天 1 包；饮酒史 5 年，每天白酒约 250 ml；平时喜欢高脂肪食物。

查体：T 36.2℃，P 66 次/分，R 17 次/分，BP 110/60 mmHg。神志清，皮肤巩膜无黄染，浅表淋巴结不大。心、肺未见异常，腹部未见阳性体征。胃镜提示：食管下段红色条样糜烂带，最长径小于 5 mm，不融合。

问题：

1. 该患者的诊断及诊断依据是什么？

2. 治疗原则是什么？

【临床表现】

胃食管反流病（gastroesophageal reflux disease，GERD）的临床表现多样，轻重不一，主要表现如下。

（一）食管症状

1. 典型症状　烧心和反流是本病最常见和典型症状。烧心是指胸骨后或剑突下烧灼感，常由胸骨下段向上延伸。反流是指胃内容物在无恶心和不用力的情况下涌入咽部或口腔的感觉，含酸味或仅为酸水时称反酸。烧心和反流常在餐后1小时出现，卧位、弯腰或腹压增高时可加重，部分患者烧心和反流症状可在夜间入睡时发生。

2. 非典型症状　胸痛由反流物刺激食管引起，发生在胸骨后。严重时可为剧烈刺痛，可放射到后背、胸部、肩部、颈部、耳后，有时酷似心绞痛。由 GERD 引起的胸痛是非心源性胸痛的常见病因之一。吞咽困难或胸骨后异物感，见于部分患者，可能是由于食管痉挛或功能紊乱所致，症状呈间歇性，进食固体或液体食物均可发生；少数患者吞咽困难是由食管狭窄引起，呈持续或进行性加重。

（二）食管外症状

由反流物刺激或损伤食管以外的组织或器官引起，如咽喉炎、慢性咳嗽和哮喘。对一些病因不明、久治不愈的上述疾病患者，要注意是否存在胃食管反流病，伴有烧心和反流症状有提示作用，但少部分患者以咽喉炎、慢性咳嗽或哮喘为首发或主要表现。严重者可发生吸入性肺炎，甚至出现肺间质纤维化。一些患者诉咽喉部不适，有异物感或堵塞感，但无吞咽困难，称为癔球症，目前也认为与 GERD 有关。

（三）并发症

1. 上消化道出血　食管黏膜糜烂及溃疡可以导致呕血和（或）黑便，伴有不同程度的缺铁性贫血。

2. 食管狭窄　食管炎反复发作致使纤维组织增生，最终导致瘢痕狭窄。

3. Barrett 食管　其腺癌的发生率较正常人高 10～20 倍。

【诊断】

1. GERD　GERD 的诊断是基于以下：①有反流症状。②胃镜下发现反流性食管炎。③食管过度酸反流。

2. 辅助检查

（1）内镜检查　是诊断反流性食管炎最准确的方法，并能判断反流性食管的严重程度和有无并发症，结合活检可与其他原因引起的食管炎和其他食管病变（如食管癌等）做鉴别。内镜见到反流性食管炎可以确立 GERD 的诊断，但无反流性食管炎不能排除 GERD。根据内镜下所见食管黏膜的损害程度进行反流性食管炎的分级，有利于病情判断及指导治疗。按照 1994 年洛杉矶的反流性食管炎的分级标准，一般分为 A、B、C、D 4 级，A 级：一个或一个以上黏膜破损，长径小于 5 mm；B 级：一个或一个以上黏膜破损，长径大于 5 mm，但没有融合性病变；C 级：黏膜破损有融合，但小于 75% 的食管周径；D 级：黏膜破损有融合，至少达到 75% 的食管周径。

（2）24 小时食管 pH 监测　应用便携式 pH 记录仪在生理状况下对患者进行 24 小时食管 pH 连续监测，可提供食管是否存在过度胃酸反流的客观证据，目前已被公认为诊断 GERD 的重要诊断方法，尤其是在患者症状不典型、无反流性食管炎及虽症状典型但治疗无效时更具重要诊断价值。

一般认为正常食管内 pH 为 5.5~7.0，当 pH < 4 时被认为是酸反流指标，24 小时食管内 pH 监测的各项参数均以此做基础。常用以下 6 个参数作为判断指标：①24 小时内 pH < 4 的总百分时间；②直立位 pH < 4 的百分时间；③仰卧位 pH < 4 的百分时间；④反流次数；⑤长于 5 分钟的反流次数；⑥持续最长的反流时间。6 个诊断病理反流参数中，以 pH < 4 的总百分时间阳性率最高，亦可综合各参数按 Demeester 评分法算出总评分。将上述参数与正常值比较，可评价食管是否存在过度酸反流。

（3）食管吞钡 X 线检查　该检查对诊断反流性食管炎敏感性不高，对不愿接受或不能耐受内镜检查者进行检查，其目的主要是排除食管癌等其他食管疾病。

（4）食管滴酸试验　在滴酸过程中，出现胸后疼痛或烧心的患者为阳性，且多于滴酸的最初 15 分钟内出现，表明有活动性食管炎存在。

（5）食管测压　可测定食管下括约肌（LES）的长度和部位、LES 压、LES 松弛压、食管体部压力及食管上括约肌压力等。LES 静息压为 10~30 mmHg，如 LES 压 < 6 mmHg 易导致反流。GERD 内科治疗效果不好时可作为辅助性诊断方法。

【鉴别诊断】

1. 心绞痛　胃食管反流疾病有时其他反流症状不明显而以胸骨后疼痛为主要表现，似心绞痛；且冠心病心绞痛与胃食管反流疾病同属老年性疾病。二者极易混淆，需进行鉴别。冠心病可借助于心电图、24 小时动态心电图、冠状动脉造影明确诊断。

2. 其他原因引起的食管炎　胃食管反流疾病常有食管炎的并发症，其他原因引起的食管炎又伴有反流的症状。内镜检查虽是诊断食管炎的可靠方法，但不能判断其因果。两者鉴别主要根据病史 X 线钡餐、食管内测压等寻找有无引起反流的原始原因。

3. 食管的消化性狭窄　与食管炎情况相同，与胃食管反流可互为因果。鉴别主要根据病史及胃酸分泌、钡餐、内镜等检查综合分析。病史中特别注意询问有无服用强的食管腐蚀剂史、外科手术史。钡餐和内镜检查有利显示狭窄病变和引起狭窄的可能原因；胃酸分泌增高见于消化性狭窄，胃食管反流疾病无胃酸分泌过高。

4. 食管肿瘤　可有胃食管反流疾病症状，可通过钡餐、内镜检查鉴别。特别是内镜可一目了然、清晰地看到肿瘤的位置、大小、形态，结合活检病理确定其良恶性质。

5. 功能性消化不良　常有胃食管反流疾病症状，二者鉴别需根据病史及胃食管测压、食管 24 小时 pH 测定、胃镜、钡餐检查。病史中应注意精神因素，胃食管测压可能显示胃食管内压降低或增高。钡餐检查可能表现食管胃蠕动增强或减弱，内镜下无病理发现或有轻度浅表胃炎。

【病因】

1. 抗反流屏障结构与功能异常　贲门失弛缓症手术后、食管裂孔疝、腹内压增高（如妊娠、肥胖、腹水、呕吐、负重劳动等）及长期胃内压增高（如胃扩张、胃排空延迟等），均可使 LES 结构受损；上述部分原因、某些激素（如缩胆囊素、胰高血糖素等）、食物（如高脂肪、巧克力等）、药物（如钙通道阻滞剂、地西泮）等均可引起 LES 功能障碍或一过性 LES 松弛延长；当食管的清除能力和黏膜屏障不足以抵抗反流物的损伤时，则可致病。

2. 食管清除作用降低　常见于导致食管蠕动和唾液分泌异常的疾病或病理生理过程，如干燥综合征等。食管裂孔疝时，部分胃经膈食管裂孔进入胸腔，除改变 LES 结构，也可降低食管对反流物的清除，导致 GERD。

3. 食管黏膜屏障功能降低　长期吸烟、饮酒等刺激性食物或药物将使食管黏膜不能抵御反流物的损害。

【病理】

反流性食管炎患者，胃镜下可见糜烂及溃疡；组织病理学改变可有：①复层鳞状上皮细胞层增生。②固有层内中性粒细胞浸润。③食管下段鳞状上皮被化生的柱状上皮替代，称之为 Barrett 食管。部分非糜烂性反流病患者食管鳞状上皮细胞间隙增宽。

【处理】

GERD 的治疗目的是控制症状、治愈食管炎、减少复发和防止并发症。

1. 一般治疗　为了减少卧位及夜间反流可将床头的床脚抬高 15～20 cm，以患者感觉舒适为度。餐后易致反流，故睡前不宜进食，白天进餐后亦不宜立即卧床。注意减少引起腹压增高的因素，如肥胖、便秘、紧束腰带等。应避免进食使 LES 压降低的食物如高脂肪、巧克力、咖啡、浓茶等。应戒烟及禁酒。避免应用降低 LES 压的药物及影响胃排空延迟的药物。如一些老年人因 LES 功能减退易出现胃食管反流，同时合并有心血管疾患而服用硝酸甘油制剂或钙通道阻滞剂可加重反流症状，应适当避免。一些支气管哮喘患者如合并胃食管反流可加重或诱发哮喘症状，尽量避免应用茶碱及 β_2 受体激动剂，并加用抗反流治疗。

2. 药物治疗

（1）H_2 受体拮抗剂（H_2RA）　能减少 24 小时胃酸分泌 50%～70%，但不能有效抑制进食刺激的胃酸分泌，适用于轻、中度症患者，可按治疗消化性溃疡常规用量，但宜分次服用，增加剂量可提高疗效，但增加不良反应，疗程 8～12 周。

（2）促胃肠动力药　作用是增加 LES 压力、改善食管蠕动功能、促进胃排空，从而达到减少胃内容物食管反流及减少其在食管的暴露时间。适用于轻、中症状患者，疗程 8～12 周。

（3）质子泵抑制剂（PPI）　抑酸作用强，疗效优于 H_2RA 和促胃肠动力药，适用于症状重、有严重食管炎的患者。一般按治疗消化性溃疡的常规用量，疗程 8～12 周。对个别疗效不佳者可倍量或与促胃肠动力药同用。

（4）抗酸药　仅用于症状轻、间歇发作的患者临时缓解症状。

GERD 具有慢性复发倾向，为减少症状复发、防止食管炎反复复发引起的并发症，有必要考虑给予维持治疗。停药后很快复发而症状持续者，往往需要长程维持治疗，有食管炎并发症如食管溃疡、食管狭窄、Barrett 食管者，肯定需要长程维持治疗。H_2RA、促胃肠动力药均可用于维持治疗，其中以 PPI 效果最好。维持治疗的剂量因个别患者而异，以调整至患者无症状的最低剂量为最适剂量。

3. 抗反流手术治疗　抗反流手术是不同术式的胃底折叠术，目的是阻止胃内容物反流入食管。抗反流手术的疗效与 PPI 相当，但术后有一定的并发症。因此，对于那些需要长期使用大量 PPI 维持治疗的患者，可以根据患者的意愿来决定抗反流手术。对确诊有反流引起的严重呼吸道疾病的患者，PPI 疗效欠佳者，可考虑抗反流手术。

4. 并发症的治疗

（1）食管狭窄　除极少数严重纤维狭窄需行手术切除外，绝大部分狭窄可行内镜下食管扩张术治疗。扩张术后予长程 PPI 维持治疗可防止狭窄复发，对年轻患者亦可考虑抗反流手术。

（2）Barrett 食管　必须使用 PPI 治疗及长程维持治疗，定期随访是目前预防 Barrett 食管癌变的唯一方法。重点是早期识别异型增生，发现重度异型增生或早期食管癌及时手术切除。

5. 转诊　GERD 的症状大都不典型，且无相应的体征变化，诊断存在一定的困难，误诊率较高，对诊断难度大者有必要转至上级医院进行进一步诊治。

【预防】

（1）控制饮食，控制体重。

（2）养成规律的生活和饮食方式，不要过度饮酒，不吸烟，定时进餐、定时睡眠。

（3）避免服用其他诱发食管反流的药物。

（4）合并幽门螺杆菌阳性的患者，需抗幽门螺杆菌治疗。

【健康教育】

（1）有食管下括约肌结构受损或功能异常的患者，白天进餐后不宜立即卧床；为了减少卧位及夜间反流，睡前 2 小时内不宜进食，可将床头抬高 15～20 cm。

（2）注意减少引起腹压增高的因素，如肥胖、便秘、紧束腰带等；应避免进食使食管下括约肌降低的食物，如高脂肪、巧克力、咖啡、浓茶等；避免应用降低食管下括约肌压的药物及引起胃排空延迟的药物，如硝酸甘油、钙通道阻滞剂及抗胆碱能药物。

（3）戒烟及禁酒。

第二节　胃十二指肠疾病

胃炎

扫码"学一学"

▷**案例导入**

患者，男性，40 岁。平时常有上腹不适、食欲欠佳，伴饱胀、嗳气、反酸。2 小时前出现上腹疼痛、恶心、呕吐，呕吐物为胃内容物夹杂咖啡色样液体，未服药，持续加重。无发热、腹泻及黑便。既往患关节炎服过"消炎痛"等药近 3 年。查体：T 36.5℃，R 18 次/分，P 80 次/分，BP 135/85 mmHg。神清，皮肤无瘀点、瘀斑，浅表淋巴结未触及，腹软，无压痛、反跳痛，肝、脾未触及，移动性浊音（－），肠鸣音活跃。胃镜显示：胃底和胃体散在片状糜烂灶，上覆血痂，周边充血，有黏液性渗出物，咖啡色。

问题：

1. 该患者的诊断及诊断依据是什么？

2. 治疗原则是什么？

胃炎（gastritis）是各种原因引起的胃黏膜炎症，为最常见的消化系统疾病之一。按临床发病的缓急，一般可分为急性和慢性胃炎两大类型。根据病理变化，另有其他特殊类型胃炎。

【临床表现】

（一）急性胃炎

起病较急，临床症状轻重不一。最常见的为急性单纯性胃炎，主要表现为上腹痛、腹胀、嗳气、食欲缺乏、恶心、呕吐等。有沙门菌或金黄色葡萄球菌毒素所致者，多伴有腹泻、发热，甚至脱水、休克。急性糜烂出血性胃炎可有呕血和黑便。急性化脓性胃炎则以脓毒症和急性腹膜炎为主要临床表现。急性腐蚀性胃炎症状最为明显，表现为吞服腐蚀剂后口腔、咽喉、胸骨后、上腹部的剧痛，伴恶心、呕吐，甚至呕血，唇、口腔、咽喉黏膜可产生颜色不同的灼痂，有助于各种腐蚀剂的鉴别。

（二）慢性胃炎

慢性胃炎的临床表现与急性胃炎有所不同，但症状缺乏特异性，且轻重程度与病变严重程度常不一致。症状常常反复发作，无规律性腹痛，疼痛经常出现于进食过程中或餐后，多数位于上腹部、脐周，部分患者部位不固定，轻者间歇性隐痛或钝痛，严重者为剧烈绞痛。部分患者可无症状。

1. 上腹痛或不适　大多数胃炎患者有上腹痛或不适感。上腹部疼痛多数无规律，与饮食无关。疼痛一般为弥漫性上腹部灼痛、隐痛、胀痛等。

2. 上腹胀和早饱　部分患者会感腹胀，尤其是餐后有明显的饱胀感。常常因为胃内潴留食物、排空延迟、消化不良所致。早饱是指有明显饥饿感但进食后不久就有饱感，进食量明显减少。

3. 嗳气、反酸、恶心　有嗳气，表明胃内气体增多，经食管排出，使上腹饱胀暂时缓解。反酸是由于胃酸分泌增多所致。

4. 其他　严重萎缩性胃炎患者可有消瘦、舌炎、腹泻；自身免疫性胃炎患者伴有贫血。

【辅助检查】

1. 胃液分析　测定基础胃酸分泌量（BAO）及组胺试验或五肽胃泌素后测定最大酸泌出量（MAO）和高峰泌酸量（PAO）以判断胃泌酸功能，有助于慢性萎缩性胃炎的诊断及指导临床治疗。慢性浅表性胃炎胃酸多正常，广泛而严重的慢性萎缩胃炎胃酸降低。其中，MAO 是判断胃酸缺乏最可靠的指标。

2. 血清学检测　慢性萎缩性胃炎血清胃泌素常中度升高，这是因胃酸缺乏不能抑制 G 细胞分泌之故。若病变严重，不但胃酸和胃蛋白酶原分泌减少，内因子分泌也减少，因而维生素 B_{12} 吸收不良也下降；血清抗壁细胞抗体（PCA）常呈阳性（75% 以上）。

3. X 线钡餐检查　随着消化内镜技术的发展，目前胃炎诊断很少应用上消化道造影。部分胃窦部炎症者可呈现胃窦部激惹征，黏膜纹理增粗、迂曲、锯齿状，幽门前区呈半收缩状态，可见不规则痉挛收缩。气钡双重造影效果较好，用气钡双重造影显示胃黏膜细微结构时，萎缩性胃炎可出现胃黏膜皱襞相对平坦、减少。

4. 胃镜及胃黏膜活组织检查 是诊断慢性胃炎最可靠方法。胃镜检查可以直接观察到食管、胃、十二指肠球部和降部黏膜的情况，还可以在直视下取多部位黏膜进行活检。但急性腐蚀性胃炎在急性期内禁忌做胃镜检查。

胃黏膜活组织检查，可判断慢性浅表性胃炎、慢性萎缩性胃炎，肠上皮化生、异型增生。同时，可行病理活检组织快速尿素酶试验，用于幽门螺杆菌（Hp）感染的诊断。

【诊断】

1. 急性胃炎 依据病史、症状，诊断不难，应注意与急性阑尾炎早期、急性胆囊炎、急性胰腺炎相鉴别。急性糜烂出血性胃炎确诊需靠急诊胃镜检查。急性腐蚀性胃炎主要依据其吞服腐蚀剂的病史做出诊断。

2. 慢性胃炎 症状无特异性，体征很少，X线检查一般只有助于排除其他胃部疾病，确诊有赖于胃镜检查和胃黏膜活检。

【鉴别诊断】

急性胃炎应和早期急性阑尾炎、急性胆囊炎、急性胰腺炎等鉴别。内镜检查有助于诊断和鉴别诊断。慢性胃炎通过胃镜检查可与胃癌、胃溃疡等疾病相鉴别。

1. 胃癌 慢性胃炎的症状如食欲缺乏、上腹不适、贫血等，少数胃窦胃炎的X线征象与胃癌颇相似，需特别注意鉴别。绝大多数患者胃镜检查及活检有助于鉴别。

2. 消化性溃疡 两者均有慢性上腹痛，但消化性溃疡以上腹部规律性、周期性疼痛为主，而慢性胃炎疼痛很少有规律性并以消化不良为主。鉴别依靠胃镜检查。

3. 慢性胆道疾病 如慢性胆囊炎、胆石症常伴有慢性右上腹痛、腹胀、嗳气等消化不良的症状，易误诊为慢性胃炎。但该病胃肠检查无异常发现，胆道B超检查常可明确诊断。

4. 其他 如肝炎、肝癌及胰腺疾病亦可出现食欲缺乏、消化不良等症状，全面查体及辅助检查可防止误诊。

【病因与发病机制】

（一）急性胃炎

急性胃炎的病因可分为外因和内因两大类。凡经口进入胃内的如细菌、药物、毒素、腐蚀剂等，均属于外因。凡致病因子通过血液循环或淋巴播散至胃壁者，称为内因。

1. 理化因素 浓茶、浓咖啡、辛辣食物、烈酒、过冷或过热食物、粗糙食物等均可损伤胃黏膜，破坏黏膜屏障导致胃黏膜炎症。非甾体类抗炎药如阿司匹林、吲哚美辛，某些抗生素、肾上腺皮质激素等药物不但可以刺激胃黏膜造成损伤，还会影响胃黏膜的修复而加重炎症。若吞服了某些强腐蚀剂如硝酸、盐酸、硫酸、氢氧化钾、氢氧化钠等，可导致急性腐蚀性胃炎。

2. 生物因素 主要是各种致病菌及毒素，如沙门菌、大肠埃希菌、嗜盐菌以及金黄色葡萄球菌毒素和肉毒杆菌毒素等。进食受到细菌或毒素污染的食物，数小时后即可发生胃炎。化脓菌如 α-溶血性链球菌、金黄色葡萄球菌通过血液或淋巴播散至胃壁，可引起急性化脓性胃炎。

3. 其他 如全身感染、严重创伤、大手术、休克、情绪剧烈波动等应激状态。胃内异物、胃结石、胃区放射治疗均可导致本病。

（二）慢性胃炎

1. 生物因素 慢性胃炎的主要致病菌为 Hp。据统计，90% 以上的慢性胃炎患者有 Hp 感染。

2. 免疫因素 部分慢性胃炎的发病与免疫因素有关，患者血清中能检测到壁细胞抗体。

3. 物理因素 如过冷或过热食物、粗糙食物，浓茶、浓咖啡、烈酒、辛辣刺激食物对胃黏膜的长期刺激，可导致胃黏膜反复损伤，引起慢性胃炎。

4. 化学因素 吸烟是慢性胃炎的发病原因之一，烟草中的尼古丁可影响胃黏膜血液循环，同时使幽门括约肌功能紊乱，造成胆汁反流。长期服用非甾体类抗炎药如阿司匹林、吲哚美辛等可破坏胃黏膜屏障。

5. 其他 年龄增长、营养不良、心力衰竭、肝硬化、糖尿病、甲状腺疾病等均与慢性胃炎的发病相关。

知识链接

幽门螺杆菌（helicobacter pylori，Hp）

1893 年，意大利病理学家朱利奥·比佐泽罗（Giulio Bizzozero）首次报道在哺乳动物胃内发现螺旋形微生物。1982 年，澳大利亚学者巴里·马歇尔（Barry J·Marshall）观察到胃黏膜中有一种叫幽门螺杆菌的细菌与慢性胃病发病有关。1994 年世界卫生组织/国际癌症研究机构（WHO/IARC）将幽门螺杆菌定为 I 类致癌因子。巴里·马歇尔和罗宾·沃伦（J. Robin Warren）关于它的研究获得了 2005 年诺贝尔生理学和医学奖。

Hp 感染的检查方法很多，主要包括细菌的直接检查、尿毒酶活性测定、免疫学检测及聚合酶链反应等方法。

【病理】

（一）急性胃炎

急性胃炎病理变化主要有黏膜充血、水肿、糜烂、出血等改变，甚至一过性浅表溃疡形成。病变多局限于黏膜层，严重时可波及整个胃壁浅肌层甚至达浆膜层。急性胃炎是一种可逆性病变，可在短期内治愈。

（二）慢性胃炎

慢性胃炎病理变化以淋巴细胞和浆细胞浸润为主，伴少量嗜中性粒细胞和嗜酸性粒细胞。根据内镜下表现和病理组织学改变，临床上将其分为慢性浅表性胃炎（非萎缩性胃炎）和慢性萎缩性胃炎。慢性浅表性胃炎内镜下表现为胃黏膜充血、水肿，呈花斑状红白相间的改变，以红为主，常附有灰白色或黄白色黏液斑，不易脱落，用水冲洗后可见黏膜表面发红或糜烂，可有局限性糜烂和出血点。部分表现为黏膜出现多个疣状、丘疹样隆起，直径 5~10 mm，顶端可见黏膜缺损或脐样凹陷，病变多位于胃窦胃体，以大弯侧多见。慢性萎缩性胃炎内镜下胃黏膜失去正常的橘红色，可呈淡红色、灰色等，以白为主，重度萎缩呈灰白色，黏膜变薄，皱襞变细、平坦，黏膜下血管透见，如树枝状或网状（图6-1，彩图10）。伴有异型增生性改变，黏膜可呈颗粒状、结节状。慢性萎缩性胃炎常合并肠化生，少数可合并异型增生。极少数中、重度萎缩性胃炎经长期演变可发展成胃癌。

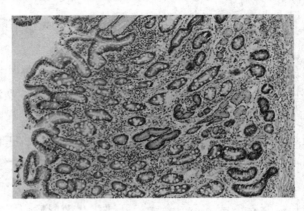

图6-1 慢性萎缩性胃炎

（三）特殊类型胃炎

1. 慢性肥厚性胃炎 又称巨大肥厚性胃炎。病变常发生在胃底及胃体部。胃镜检查，胃黏膜肥厚，皱襞加深、变宽，似脑回状。镜下观，腺体增生肥大，腺管延长；黏膜表面黏液分泌细胞增多，壁细胞和主细胞有时减少，无明显炎症细胞浸润。患者常因胃酸低下及丢失大量含蛋白的胃液引起低蛋白血症。

2. 疣状胃炎 是一种有特征性病理变化的胃炎，病变多见于胃窦部。病变处胃黏膜出现许多中心凹陷的疣状突起。镜下见，病灶中心凹陷处胃黏膜上皮变性、坏死脱落，并伴有急性炎性渗出物覆盖。

【临床分类】

慢性胃炎按照病变的解剖部位来分，简单实用，并能反映其病因。

1. 慢性胃窦炎 又称B型胃炎。十分常见。此型胃炎已明确绝大多数（90%）由Hp感染所致，仅有少数是由其他原因包括胆汁反流、非甾体抗炎药、饮酒和吸烟所引起。

2. 慢性胃体胃炎 又称A型胃炎。少见。病变主要累及胃体及胃底，主要由自身免疫反应引起。本型常有遗传素质参与发病，约20%可伴有甲状腺炎、白斑病、Addison病。

【处理】

（一）急性胃炎

1. 一般治疗 应去除病因，卧床休息，停止一切对胃有刺激的食物或药物，给予清淡饮食，必要时禁食，多饮水，腹泻较重时可饮糖盐水。

2. 对症治疗 针对不同的症状进行治疗。

（1）腹痛者可行局部热敷，疼痛剧烈者给予解痉镇痛药，如阿托品、复方颠茄片、山莨菪碱等。

（2）剧烈呕吐时可注射甲氧氯普胺（胃复安）。

（3）必要时给予口服 H_2RA，如西咪替丁、雷尼替丁，减少胃酸分泌，以减轻黏膜炎症；也可应用铝碳酸镁或硫糖铝等抗酸药或黏膜保护药。

3. 抗感染治疗　一般不需要抗感染治疗，但由细菌引起尤其伴腹泻者，可选用小檗碱（黄连素）、呋喃唑酮（痢特灵）、磺胺类制剂、诺氟沙星（氟哌酸）等喹诺酮制剂、庆大霉素等抗菌药物。

4. 维持水、电解质及酸碱平衡　因呕吐、腹泻导致水、电解质紊乱时，轻者可给予口服补液，重者应予静脉补液，可选用平衡盐液或5%葡萄糖盐水，并注意补钾；对于有酸中毒者可用5%碳酸氢钠注射液予以纠正。

（二）慢性胃炎

1. 一般治疗　戒烟忌酒；避免使用损害胃黏膜的药物如阿司匹林、吲哚美辛、红霉素等；饮食宜规律，避免过热、过咸和辛辣食物；积极治疗慢性口、鼻、咽部感染病灶。

2. 药物治疗

（1）保护胃黏膜药　胃黏膜保护药其主要作用是增强胃黏膜屏障功能，增强胃黏膜抵抗损害因素的能力。对于有反酸、胃灼热、胃痛症状及胃镜提示有黏膜糜烂出血者，可给予黏膜保护剂。常用的药物有硫糖铝、枸橼酸铋钾（CBS）、替普瑞酮、氢氧化铝凝胶、胃膜素等。①硫糖铝：1 g，每日3~4次，饭前1小时及睡前空腹嚼碎服用。不良反应常见的是便秘，个别患者可出现口干、恶心、皮疹、胃痉挛等。连续应用不宜超过8周，长期大剂量服用，可能会造成体液中磷的缺乏，因此甲状腺功能亢进、佝偻病等低磷血症患者不宜长期服用。与多酶片、胰酶中的胃蛋白酶络合，降低其疗效，因此两者不宜合用。②铋剂：枸橼酸铋钾110 mg，每日4次，前3次于三餐前半小时，第4次于晚餐后2小时服用；或一日2次，早晚各服220 mg。果胶铋150~200 mg，每日4次。服药期间口内可能带有氨味，并可使舌苔及大便呈灰黑色，停药后即自行消失；偶见恶心、便秘。连续使用不得超过8周。③替普瑞酮：50 mg，每日3次。不良反应包括便秘、腹泻、吐意、口渴、腹痛、腹胀。转氨酶一过性升高。其他少见的有头痛、皮疹、瘙痒。

（2）调整胃肠运动功能药物　对于饱胀不适、嗳气、有反流现象为主者，可用胃动力药。该类药可增强胃蠕动，促进胃排空，协调胃与十二指肠运动，抑制恶心、呕吐，并能有效地防止胆汁反流，不影响胃液分泌。常用的有多潘立酮、莫沙必利等。①多潘立酮：10 mg，每日3次。由于不易通过血-脑屏障，对脑内多巴胺受体无抑制作用，因此，无锥体外系等神经、精神不良反应，但儿童由于其血-脑屏障发育不完善，慎用。有时血清泌乳素水平会升高。②莫沙必利：5 mg，每日3次。莫沙必利与大脑突触膜上的多巴胺D_2、5-HT_4、5-HT_2受体无亲和力，因而没有这些受体阻滞所引起的锥体外系的副作用，不良反应主要表现为腹泻、腹痛、口干、皮疹及倦怠、头晕等。偶见嗜酸性粒细胞增多、甘油三酯升高及谷草转氨酶（GOT）、谷丙转氨酶（GPT）、碱性磷酸酶（AKP）、γ-谷氨酰转肽酶（GGT）升高。

（3）抗生素　如果胃镜检查发现Hp阳性患者，应予Hp根除治疗。应服用抗生素，如克拉霉素、阿莫西林等，都有清除Hp的作用，一般可选用两种，常与胃黏膜保护剂和抑酸剂联合应用。

（4）降低胃酸药物　慢性胃炎患者胃酸可高可低，应用抑酸药可提高胃内pH，减轻H^+对胃黏膜的损害即H^+的反弥散程度，为胃黏膜的炎症修复创造有力的局部环境。①H_2

RA：西咪替丁 400 mg，每日 2 次；或雷尼替丁 150 mg，每日 2 次；或法莫替丁 20 mg，每日 2 次；或尼扎替丁 150 mg，每日 2 次。②PPI：常用奥美拉唑、兰索拉唑、泮托拉唑、雷贝拉唑、埃索美拉唑。一般使用标准剂量，每日一次多可达到较好的治疗效果。

（5）镇痛药　上腹疼痛较重者可口服阿托品、溴丙胺太林、颠茄片或 654-2，以减少胃酸分泌和缓解腹痛症状。

3. 其他治疗

（1）老年性萎缩和肠化　给予胃黏膜营养性药物，如胡萝卜素、叶酸、锌、维生素 E 等。

（2）对胃黏膜肠化和不典型增生　给予维生素 C、维生素 E 和叶酸，定期内镜随访。慢性萎缩性胃炎伴重度异型增生在目前多认为系癌前病变，主张应考虑手术治疗。

（3）自身免疫性胃炎的治疗：无特殊，恶性贫血时可注射维生素 B_{12}。

（4）对消化功能较差的患者可给予稀盐酸、消化酶。

【健康教育】

（1）强调饮食调理　宜营养丰富、易于消化、无刺激性食物；避免坚硬、粗糙、纤维过多的不易消化食物；避免过酸、过辣、香味过浓、过咸和过热的食物；进食时应细嚼慢咽；进食要定量和少食多餐。

（2）规律生活、避免过度劳累。

（3）嘱患者按医嘱服药。

（4）积极消除病因，定期复查（少数萎缩性胃炎有癌变可能）。

消化性溃疡

☞案例导入

患者，男性，50 岁。不规则上腹不适，约 1 年，伴饱胀（进餐后更明显），嗳气，反酸。当地 X 线钡餐检查无明显异常发现，平时无服药史。近 2 个月来上腹疼痛次数增加，有时大便不成形，次数稍增多，2~3 次/日，半月来反复出现黑便伴头晕、乏力。今晨突呕咖啡渣样物，并解柏油样便约 150 g，伴头晕、心慌、乏力而就诊。

查体：T 37℃，R 20 次/分，P 100 次/分，BP 90/60 mmHg，神清，面色苍白，浅表淋巴结未触及；HR 100 次/分，律齐，未闻及杂音；腹软，剑突偏右轻压痛，肝、脾未触及，下肢无水肿。辅助检查：Hb 85 g/L，RBC 3.0×10^{12}/L，WBC 8×10^9/L，大便隐血试验（++）。

问题：

1. 该患者的诊断及诊断依据是什么？

2. 治疗原则是什么？

消化性溃疡（pepticulcer）主要指发生于胃和十二指肠的慢性溃疡，是一种多发病和常见病。溃疡的形成有各种因素，其中酸性胃液对黏膜的消化作用是溃疡形成的基本因素，因此得名。酸性胃液接触的任何部位，如食管下段、胃肠吻合术后吻合口、空肠以及具有异位胃黏膜的回肠远端憩室（Meckel 憩室）均可发生溃疡。绝大多数的溃疡发生于十二指肠和胃，故又称胃溃疡（gastric ulcer，GU）和十二指肠溃疡（duodenal ulcer，DU）。

消化性溃疡患者有周期性上腹部疼痛、返酸、嗳气等症状。本病易反复发作，呈慢性经过。分为胃溃疡及十二指肠溃疡两种。十二指肠溃疡较胃溃疡多见，据统计前者约占70%，后者约占25%，两者并存的复合性溃疡约占5%。

【临床表现】

主要为上腹疼痛或消化不良。部分患者可无症状，或以出血、穿孔等并发症为首发症状。

（一）典型表现

1. 消化性溃疡疼痛特点

（1）长期性　由于溃疡发生后可自行愈合，但每于愈合后又好复发，故常有上腹疼痛长期反复发作的特点。整个病程平均 6～7 年，有的可长达十至二十年，甚至更长。

（2）周期性　上腹疼痛呈反复周期性发作，为消化性溃疡的特征之一，尤以十二指肠溃疡更为突出。中上腹疼痛发作可持续几天、几周或更长，继以较长时间的缓解。全年都可发作，但以春、秋季节发作者多见。

（3）节律性　溃疡疼痛与饮食之间的关系具有明显的相关性和节律性。在一天中，凌晨3点至早餐的一段时间，胃酸分泌最低，故在此时间内很少发生疼痛。十二指肠溃疡的疼痛常在两餐之间发生，持续不减直至下餐进食或服制酸药物后缓解。一部分十二指肠溃疡患者，由于夜间的胃酸较高，尤其在睡前曾进餐者，可发生半夜疼痛。胃溃疡疼痛的发生较不规则，常在餐后 1 小时内发生，经 1～2 小时后逐渐缓解，直至下餐进食后再出现疼痛。

（4）疼痛部位　十二指肠溃疡的疼痛多出现于中上腹部，或在脐上方，或在脐上方偏右处；胃溃疡疼痛的位置也多在中上腹，但稍偏高处，或在剑突下和剑突下偏左处。疼痛范围直径约数厘米。因为空腔内脏的疼痛在体表上的定位一般不十分确切，所以，疼痛的部位也不一定准确反映溃疡所在解剖位置。

（5）疼痛性质　多呈钝痛、灼痛、胀痛或饥饿样痛，一般较轻而能耐受，持续性剧痛常提示溃疡穿透或穿孔。

（6）影响因素　溃疡疼痛常因精神刺激、过度疲劳、饮食不慎、药物影响、气候变化等因素诱发或加重，也可因休息、进食、服制酸药、以手按压疼痛部位、呕吐等而减轻或缓解。

2. 消化性溃疡其他症状与体征

（1）其他症状　本病除中上腹疼痛外，尚可有唾液分泌增多、烧心、反酸、嗳气、恶心、呕吐等其他胃肠道症状。食欲多保持正常，但偶可因食后疼痛发作而惧食，以致体重减轻。全身症状可有失眠等神经官能症的表现，或有缓脉、多汗等自主神经紊乱的症状。

（2）体征　溃疡活动期，中上腹部可有局限性的压痛，程度不重，其压痛部位多与溃疡的位置基本相符，十二指肠溃疡多偏右，胃溃疡多偏左。缓解期则无明显体征。

（二）非典型表现

十二指肠溃疡患者中非典型病例十分常见。事实上，"典型表现"仅见于少数病例。因此，单纯依靠病史和体格检查来诊断或鉴别十二指肠溃疡并不可靠。许多患者没有明确的腹痛或疼痛定位，部分患者可完全没症状或仅主诉"消化不良"或轻微的消化不良症状。这些症状无特异性，很大部分并非溃疡所致。不足1%的十二指肠球部溃疡及稍高比例的球后及空肠溃疡的发病与潜在的高胃酸分泌状态有关，例如胃泌素瘤、胃窦旷置综合征、系统性肥大细胞贮积症、粒细胞性白血病、甲状旁腺功能亢进症或小肠切除术后。临床提示可能存在这种病变的表现有：腹泻、体重下降、胃内pH持续接近1.0。有明确的高胃酸表现而无其他症状时，还需测定空腹血清胃泌素及血钙辅助诊断。这些检查在临床实践中用得很少，且如果没有对胃酸分泌进行仔细研究，常很难做出解释。

【辅助检查】

1. 内镜检查　纤维及电子胃十二指肠镜不仅可清晰、直接观察胃、十二指肠黏膜变化及溃疡大小、形态，还可直视下刷取细胞或钳取组织做病理检查。活组织病理检查对消化性溃疡可做出准确诊断，此外，还能动态观察溃疡的活动期及愈合过程，观察药物治疗效果等。内镜下溃疡可分为3个时期。

> **考点提示**
>
> 胃溃疡以饱腹痛为特点，十二指肠溃疡以饥饿痛为特点。

（1）活动期　溃疡呈园或椭圆形凹陷，底部平整，覆白色或黄白色厚苔，边缘整齐，溃疡边缘充血、水肿呈红晕环绕，但黏膜平滑，炎症消退后可见周围皱襞集中。

（2）愈合期　溃疡缩小、变浅，周围充血、水肿红晕消退，皱襞集中，底部渗出减少，表面为灰白薄苔。

（3）瘢痕期　底部薄白苔消失，溃疡面为瘢痕愈合的红色上皮，以后可不留痕迹或遗留白色瘢痕及皱襞集中示溃疡完全愈合。

2. X线钡餐检查　X线钡餐检查是诊断消化性溃疡的重要方法之一。特别是钡气双重对比造影及十二指肠低张造影术的应用，进一步提高了诊断的准确性。溃疡的X线征象有直接和间接两种，龛影是溃疡的直接征象，胃溃疡多在小弯侧突出腔外，球部前后壁溃疡的龛影常呈圆形密度增加的钡影，周围环绕月晕样浅影或透明区，有时可见皱襞集中征象。间接征象多系溃疡周围的炎症、痉挛或瘢痕引起，钡餐检查时可见局部变形、激惹、痉挛性切迹及局部压痛点，间接征象特异性有限，十二指肠炎或周围器官（如胆囊）炎症，也可引起上述间接征象，临床应注意鉴别。

3. Hp感染的检测　Hp感染的检测方法大致分为4类：①直接从胃黏膜组织中检查Hp，包括细菌培养、组织涂片或切片染色镜检细菌；②用尿素酶试验、呼吸试验、胃液尿素氮检测等方法测定胃内尿素酶的活性；③血清学检查抗Hp抗体；④应用多聚酶链反应（PCR）技术测定HP–DNA。细菌培养是诊断Hp感染最可靠的方法。

4. 胃液分析　正常男性和女性的基础酸排出量（BAO）平均分别为 2.5 和 1.3 mmol/h（0 ~ 6 mmol/h），男性和女性十二指肠溃疡患者的 BAO 平均分别为 5.0 和 3.0 mmol/h。当 BAO > 10 mmol/h，常提示胃泌素瘤的可能。五肽胃泌素按 $6\mu g/kg$ 注射后，最大酸泌出量（MAO），十二指肠溃疡者常超过 40 mmol/h。由于各种胃病的胃液分析结果，胃酸幅度与正常人有重叠，对溃疡病的诊断仅作参考。

5. 粪便隐血检查　溃疡活动期，粪隐血试验阳性，经积极治疗，多在 1 ~ 2 周内阴转。

【诊断】

病史分析很重要，典型的周期性和节律性上腹部疼痛是诊断消化性溃疡的主要线索。但必须指出，有溃疡症状者不一定患有消化性溃疡，相当部分消化性溃疡患者的上腹疼痛常不典型，更有一部分患者可无疼痛症状，因而单纯依靠病史和体格检查来诊断或鉴别消化性溃疡并不可靠。消化性溃疡的诊断主要依靠内镜检查和 X 线钡餐检查，前者尤有诊断价值。

【鉴别诊断】

消化性溃疡的主要临床表现为上腹疼痛，所以需要与其他有上腹疼痛症状的疾病鉴别。

1. 胃癌　胃良性溃疡与恶性溃疡的鉴别十分重要，两者的鉴别有时比较困难。以下情况应当特别重视：①中老年人近期内出现中上腹痛、出血或贫血；②胃溃疡患者的临床表现发生明显变化或抗溃疡药物治疗无效；③胃溃疡活检有肠化生或不典型增生者。临床上，对胃溃疡患者应在内科积极治疗下，定期进行内镜检查随访，密切观察直到溃疡愈合。

2. 慢性胃炎　本病亦有慢性上腹部不适或疼痛，其症状可类似消化性溃疡，但发作的周期性与节律性一般不典型。胃镜检查是主要的鉴别方法。

3. 胃神经官能症　本病可有上腹部不适、恶心呕吐，或者酷似消化性溃疡，但常伴有明显的全身神经官能症状，情绪波动与发病有密切关系。内镜检查与 X 线检查未发现明显异常。

4. 胆囊炎及胆石症　多见于中年女性，常呈间歇性、发作性右上腹痛，常放射到右肩胛区，可有胆绞痛、发热、黄疸、Murphy 征阳性。进食油腻食物常可诱发，B 超检查可以做出诊断。

5. 胃泌素瘤　又称卓 - 艾（Zollinger - Ellison）综合征，有顽固性多发性溃疡，或有异位性溃疡，胃次全切除术后容易复发，多伴有腹泻和明显消瘦。患者胰腺有非 B 细胞瘤或胃窦 G 细胞增生，血清胃泌素水平增高，胃液和胃酸分泌显著增多。

【并发症】

1. 出血　是本病最常见并发症，其发生率为 20% ~ 25%，也是上消化道出血的最常见原因。并发于十二指肠溃疡者多于胃溃疡，尤以球后溃疡者多见。并发出血者，其消化性溃疡病史大多在一年以内，但一次出血后，就易发生第二次或更多次出血。尚有 10% ~ 15% 的患者以大量出血为消化性溃疡的首见症状。

2. 穿孔　溃疡穿透浆膜层而达游离腹腔即可致急性穿孔；如溃疡穿透与邻近器官、组织粘连，则称为穿透性溃疡或溃疡慢性穿孔。后壁穿孔或穿孔较小而只引起局限性腹膜炎时，称为亚急性穿孔。

3. 幽门梗阻 大多由十二指肠溃疡引起，但也可发生于胃幽门前及幽门管溃疡。其发生原因通常是由于溃疡活动期，溃疡周围组织的炎性充血、水肿或反射性地引起幽门痉挛。此类幽门梗阻属暂时性，可随溃疡好转而消失；内科治疗有效，故称为功能性幽门梗阻。反之，由溃疡愈合、瘢痕形成和瘢痕组织收缩或与周围组织粘连而阻塞幽门通道所致者，则属持久性，非经外科手术而不能自动缓解，称为器质性或瘢痕性幽门梗阻。由于胃潴留，患者可感上腹饱胀不适，并常伴食欲缺乏、嗳气、反酸等消化道症状，尤以饭后为甚。呕吐是幽门梗阻的主要症状，空腹时上腹部饱胀和逆蠕动的胃型以及上腹部震水音，是幽门梗阻的特征性体征。

4. 癌变 胃溃疡癌变至今仍是个争论的问题。一般估计，胃溃疡癌变的发生率 2%～3%，十二指肠溃疡极少癌变。

【病因与发病机制】

近年来的实验与临床研究表明，胃酸分泌过多、Hp 感染和胃黏膜保护作用减弱等因素是引起消化性溃疡的主要环节。胃排空延缓和胆汁反流、胃肠肽的作用、遗传因素、药物因素、环境因素和精神因素等，都与消化性溃疡的发生有关。

1. 胃酸分泌过多 在十二指肠溃疡的发病机制中，胃酸分泌过多起重要作用。"无酸就无溃疡"的论点对十二指肠溃疡是符合的。十二指肠溃疡患者的 BAO 和 MAO 均明显高于正常人；十二指肠溃疡不发生于无胃酸分泌或分泌很少的人。

食糜自胃进入十二指肠后，在胃酸和食糜的刺激兴奋下，胰腺大量分泌胰液泌素、胰酶泌素、促胆囊收缩素，肠黏膜除分泌黏液外，也释放激素如肠高血糖素、肠抑胃肽（GIP）、血管活性肠肽（VIP），这类激素具有抑制胃酸分泌和刺激胃泌素分泌的作用，故当十二指肠黏膜释放这些激素的功能减退时，则可引起胃泌素、胃酸分泌增高，促成十二指肠溃疡的形成。

胃溃疡在病程的长期性、反复性，并发症的性质，以及在胃酸减少的条件下溃疡趋向愈合等方面，均提示其发病机制与十二指肠溃疡有相似之处。但是，胃溃疡患者的 BAO 和 MAO 均与正常人相似，甚至低于正常。有研究提示胃溃疡的发生起因于胃黏膜的局部。由于胃黏膜保护屏障的破坏，不能有效地对抗胃酸和胃蛋白酶的侵蚀和消化作用，而致溃疡发生。

2. 幽门螺杆菌感染 大量研究充分证明，Hp 感染是慢性胃炎的主要病因，是引起消化性溃疡的重要病因。在 Hp 黏附的上皮细胞可见微绒毛减少，细胞间连接丧失，细胞肿胀、表面不规则，细胞内黏液颗粒耗竭，空泡样变，细菌与细胞间形成粘着蒂和浅杯样结构。

3. 胃黏膜保护作用减弱 正常情况下，各种食物的理化因素和酸性胃液的消化作用均不能损伤胃黏膜而导致溃疡形成，乃是由于正常胃黏膜具有保护功能，包括黏液分泌、胃黏膜屏障完整性、丰富的黏膜血流和上皮细胞的再生等。

在胃黏膜表面有 0.25～0.5 mm 的黏液层，这一厚度约为表面上皮细胞厚度的 10～20 倍，相当于胃腺深度的 1/2～1/4。黏液在细胞表面形成保护层，胃的表面上皮细胞还能分泌重碳酸盐。无论是黏液还是重碳酸盐，单独均不能防止胃上皮细胞免受胃酸和胃蛋白酶的损害，必须两者结合才能形成有效的屏障。黏液作为非流动层而起缓冲作用；在黏液层内，重碳酸盐慢慢地移向胃腔，中和慢慢地移向上皮表面的酸，从而产生跨黏液层的 H^+ 梯度。胃内 pH 为 2.0 的情况下，上皮表面黏液层内 pH 可保持 7.0。这一梯度的形成取决于碱分泌的速率及其穿过黏液层的厚度，而黏液层的厚度又取决于黏液新生和从上皮细胞表面丢失入胃腔的速率。上述因素中任何一个或几个受到干扰，pH 梯度便会减低，防护性屏障便遭到破坏。

4. 胃排空延缓和胆汁反流 胃溃疡病时胃窦和幽门区域的这种退行性变可使胃窦收缩失效，从而影响食糜的向前推进。胃排空延缓可能是胃溃疡病发病机制中的一个因素。

十二指肠内容物中某些成分，如胆汁酸和溶血卵磷脂可以损伤胃上皮。十二指肠内容物反流入胃可以引起胃黏膜的慢性炎症。受损的胃黏膜更易遭受酸和胃蛋白酶的破坏。胃溃疡病时空腹胃液中胆汁酸结合物较正常对照者的浓度显著增高，从而推想胆汁反流入胃可能在胃溃疡病的发病机制中起重要作用。

5. 胃肠肽的作用 已知许多胃肠肽可以影响胃酸分泌，但只有胃泌素与消化性溃疡关系的研究较多。胃泌素促进胃酸分泌可能是消化性溃疡发病机制之一。

6. 遗传因素 消化性溃疡的发病存在家族聚集现象。胃溃疡患者的家族中，胃溃疡的发病率较正常人高 3 倍；而在十二指肠溃疡患者的家族中，较多发生的是十二指肠溃疡而非胃溃疡。这个现象是遗传因素的作用，还是幽门螺杆菌有"家族聚集"尚有待进一步研究。

7. 药物因素 ①一些解热镇痛药、抗癌药等曾被列为致溃疡因素。如规律性应用阿司匹林的人容易发生胃溃疡病。②肾上腺皮质类固醇很可能与溃疡的生成和再活动有关。有研究表明，皮质类固醇治疗超过 30 天或泼尼松总量超过 1000 mg 时可引起溃疡。在既往有溃疡病史的患者，可使疾病加重。③非类固醇抗炎药，如吲哚美辛、保泰松、布洛芬、萘普生等，也可在不同程度上抑制前列腺素的合成，从而在理论上可以产生类似阿司匹林的临床效应。④利血平等药物具有组胺样作用，可增加胃酸分泌，故有潜在致溃疡作用。

8. 环境因素 吸烟可刺激胃酸分泌增加，一般比不吸烟者可增加 91.5%；吸烟可引起血管收缩，并抑制胰液和胆汁的分泌而减弱其在十二指肠内中和胃酸的能力，导致十二指肠持续酸化；烟草中烟碱可使幽门括约肌张力减低，影响其关闭功能而导致胆汁反流，破坏胃黏膜屏障。消化性溃疡的发病率在吸烟者显著高于对照组。在相同的有效药物治疗条件下，溃疡的愈合率前者亦显著低于后者。因此，长期大量吸烟不利于溃疡的愈合，亦可致复发。

食物对胃黏膜可引起理化性质损害作用。暴饮暴食或不规则进食可能破坏胃分泌的节律性。据临床观察，咖啡、浓茶、烈酒、辛辣调料、泡菜等食品，以及偏食、饮食过快、太烫、太冷、暴饮暴食等不良饮食习惯，均可能是本病发生的有关因素。

9. 精神因素 根据现代的心理－社会－生物医学模式观点，消化性溃疡属于典型的心身疾病范畴之一。

【病理】

十二指肠溃疡多发生于球部的前壁或后壁，直径一般 <1 cm。发生于球部以下的溃疡称为球后溃疡，球部前、后壁同时有溃疡称为对吻溃疡。胃溃疡多发生于胃小弯近幽门处，

尤胃窦部，直径一般＜2 cm。胃和十二指肠均有溃疡时称为复合性溃疡。典型的溃疡呈圆形或卵圆形，边缘整齐，底部平坦，深浅不一（图6-2，彩图11）。浅者仅累及黏膜下层，深者可达肌层或浆膜层。切面呈漏斗状或潜掘状，溃疡表面常覆以纤维素性膜或伴化脓而呈灰白或灰黄色，溃疡周围黏膜皱襞呈轮辐状向溃疡处集中。

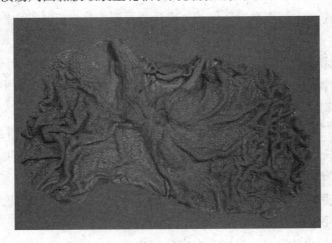

图6-2 胃溃疡

镜下，活动性溃疡的底部由表面至深层分4层：①渗出层：由不等量的急性炎性渗出物如嗜中性粒细胞和纤维素等构成。②坏死层：由坏死的细胞、组织碎片和纤维蛋白样物质构成的凝固性坏死。③肉芽组织层：由新生毛细血管、成纤维细胞及炎症细胞构成。④瘢痕层：可见中、小动脉管壁增厚、管腔狭窄及血栓形成（增生性动脉炎）。另可见神经节细胞和神经纤维变性或增生，有时可形成创伤性神经瘤。溃疡壁处可见黏膜肌层和肌层的粘连或融合。

【处理】

（一）内科治疗

内科治疗目的是消除症状，促进溃疡愈合，预防复发，避免并发症发生。治疗方法是一般治疗和药物治疗相结合，并要正规地、长期地坚持。

1. 一般治疗 定时定量进餐，进食不要太快。避免或少食酸、辣、冷、烫、甜食和其他刺激性食物。不可饮浓茶和浓咖啡，戒除烟酒，按时作息，调整情绪，避免精神紧张及抑郁等。另外，应建议患者停用诱发或引起溃疡病加重或并发出血的有关药物，包括：①水杨酸盐及非类固醇抗炎药（NSAIDs）；②肾上腺皮质激素；③利血平等。如果因风湿病或类风湿病必须用上述药物，应当尽量采用肠溶剂型或小剂量间断应用。同时进行充分的抗酸治疗和加强黏膜保护剂。

2. 药物治疗 治疗消化性溃疡的药物主要包括降低胃酸的药物、根除Hp感染的药物和增强胃黏膜保护作用的药物。

（1）降低胃酸的药物

1）制酸剂 直接中和胃酸。有复方氢氧化铝、胃得乐等，但不宜使用小苏打。

2）抗胆碱能药 主要通过抑制迷走神经而减少胃酸分泌。有颠茄碱、阿托品、山莨菪碱等。

3）H₂RA　通过拮抗 H₂ 受体可减少胃酸分泌。主要有西咪替丁、雷尼替丁、法莫替丁等。

4）PPI　具有更强的减少胃酸分泌的作用，常用奥美拉唑、兰索拉唑、泮托拉唑、雷贝拉唑、埃索美拉唑。一般使用标准剂量，每日一次多可达到较好的治疗效果。

（2）Hp 感染的治疗　根除 Hp 治疗方案可使大多数 Hp 相关性溃疡患者完全达到治疗目的。国际上已对 Hp 相关性溃疡患者的处理达成共识，即不论溃疡初发或是复发，不论活动或是静止，不论有无并发症史，均应抗 Hp 治疗。目前的"经典方案"如下。

1）洛赛克 20 mg + 果胶铋 200 mg + 阿莫西林 1000 mg + 克抗霉素 500 mg，早晚各一次，共服 10 天。

2）西咪替丁 200 mg + 铋剂 100 mg + 阿莫西林 500 mg + 甲硝唑 200 mg，每天 3 次，共服 14 天。

对 Hp 感染的治疗主要是应用具有杀菌作用的药物。清除指药物治疗结束时 Hp 消失，根除指药物治疗结束后至少 4 周无 Hp 复发。临床上要求达到 Hp 根除，消化性溃疡的复发率可大大降低。

（3）加强胃黏膜保护作用的药物　已知胃黏膜保护作用的减弱是溃疡形成的重要因素，近年来的研究认为加强胃黏膜保护作用、促进黏膜的修复是治疗消化性溃疡的重要环节之一。

1）生胃酮　是甘草酸水解后制成的琥珀酸半酯，能增强胃黏膜黏液的分泌，延长胃上皮细胞寿命及轻度抑制胃蛋白酶的活性，故能保护胃黏膜不受胆汁损伤，避免 H⁺ 反扩散。用法：100 mg，每天 3 次，2 周后改为 50 mg，每天 3 次，餐前半小时服，4～5 周为一疗程。副作用有水钠潴留，故宜同时服用氢氯噻嗪和钾盐。

2）硫糖铝　该药能与胃蛋白酶络合，抑制该酶分解蛋白质，并能与溃疡面带正电荷的蛋白质渗出物相结合，形成一层保护膜覆盖于溃疡面，阻止胃酸、胃蛋白酶和胆汁酸的渗透、侵蚀。此外，还具有吸附胃蛋白酶和胆汁酸作用，促进内源性前列腺素的合成以及吸附表皮生长因子（EGF），使之在溃疡处浓集利于黏膜再生。用法：1.0 g，每天 3～4 次。

3）麦滋林 – S 颗粒　该药含有能直接作用于胃黏膜局部炎症并产生消炎效果的水溶性薁磺酸钠和对溃疡组织具有修复作用的 L – 谷氨酰胺。具有使局部炎症消失、促黏膜细胞再生等作用，从而对溃疡、胃炎发挥较好的疗效。

（4）促进胃动力药物　在消化性溃疡病例中，如有明显的恶心、呕吐和腹胀，辅助检查见有胃潴留、排空迟缓、胆汁反流或胃食管反流等表现，应同时给予促进胃动力药物。如甲氧氯普胺、多潘立酮、西沙必利。

（5）药物治疗的策略　由于消化性溃疡治愈停药后复发率甚高，并发症发生率较高，而且自然病程长达 8～10 年，因此药物维持治疗是重要的措施。有下列 3 种方案可供选择：①正规维持治疗：适用于反复复发、症状持久不缓解、合并存在多种危险因素或伴有并发症者。维持方法：西咪替丁 400 mg，或雷尼替丁 150 mg，或法莫替丁 20 mg，睡前一次服用，也可口服硫糖铝 1 g，每日 2 次。正规长程维持疗法的理想时间尚难定，多数主张至少维持 1～2 年，对于老年人、预期溃疡复发可产生严重后果者，可终生维持。②间隙全剂量治疗：在患者出现严重症状复发或内镜证明溃疡复发时，可给予一疗程全剂量治疗，据报告约有 70% 以上患者可取得满意效果。这种方法简便易行，易为多数患者所接受。③按需治疗：本法系在症状复发时，给予短程治疗，症状消失后即停药。对有症状者，应用短程药物治疗，目的在于控制症状，而让溃疡自发愈合。事实上，有相当多的消化性溃疡患者在症状消失后即自动停药。按需治疗时，虽然溃疡愈合较慢，但总的疗效与全程治疗并无不同。下列情况不适用此法：60 岁以上，有溃疡出血或穿孔史，每年复发 2 次以上以及合并其他严重疾病者。

（二）手术治疗

消化性溃疡的大多数病例，经过内科积极治疗后，症状缓解，溃疡愈合，如能根除 Hp 感染和坚持药物维持治疗，可以防止溃疡复发。外科治疗主要适用于：①急性溃疡穿孔；②穿透性溃疡；③大量或反复出血，内科治疗无效者；④器质性幽门梗阻；⑤胃溃疡癌变或癌变不能除外者；⑥顽固性或难治性溃疡，如幽门管溃疡、球后溃疡多属此类。

1. 胃大部切除术 中国最常用的方法。该方法的切除范围是：胃的远侧 2/3 ~ 3/4，包括胃体的大部、整个胃窦部、幽门和部分十二指肠球部。吻合口一般要求 3 cm 左右。胃大部切除能治愈溃疡的原因：①切除了整个胃窦部黏膜，消除了促胃泌素引起的胃酸分泌；②切除了大部胃体，使分泌胃酸和胃蛋白酶原的腺体数大为减少，使神经性胃酸分泌也有所减少；③切除了溃疡的好发部位；④切除了溃疡本身。其中主要是前 3 项起作用。

胃大部切除术主要有两类，胃十二指肠吻合术和胃空肠吻合术。①胃十二指肠吻合术：即毕 I 式胃大部切除术。该方法在胃大部切除后，将残留胃直接和十二指肠吻合，多用于胃溃疡。②胃空肠吻合术有两种：其一是毕 II 式胃大部切除术，即切除远端胃后缝闭十二指肠残端，残胃和空肠上段吻合；另一种胃空肠吻合术为 Roux – en – y 吻合，切除远端胃后，缝闭十二指肠残端，在距 Treitz 韧带 10 ~ 12 cm 处切断空肠，远端空肠与残胃行端端 Y 形吻合，或缝闭远端空肠，在距此缝闭端 3 ~ 5 cm 处的空肠与残胃行端侧吻合。距此胃空肠吻合口 45 ~ 60 cm 处的空肠与空肠近端行端侧吻合。

2. 胃迷走神经切断术 该方法能治疗十二指肠溃疡的原因：切断了迷走神经，消除了神经性胃酸分泌，同时也消除了迷走神经引起的促胃泌素分泌，进而减少了体液性胃酸分泌。该方法又分为 3 种类型：①迷走神经干切断术：在食管裂孔水平将左、右二支腹迷走神经干切断。②选择性迷走神经切断术：将胃左迷走神经分出肝支以后、胃右迷走神经分出腹腔支以后加以切断。③高选择性迷走神经切断术：仅切断胃近端支配胃体、胃底部壁细胞的迷走神经，而保留胃窦部的迷走神经。

3. 手术方法的选择 胃溃疡多采用胃大部切除术，尤其以毕 I 式胃大部切除术为首选；十二指肠溃疡多采用毕 II 式胃大部切除术、高选择性迷走神经切断术或选择性迷走神经切断加引流手术。

（三）并发症治疗

1. 大出血的治疗 溃疡病大出血患者多数经一般治疗，如输血补液、冷生理盐水洗胃、内镜下注射肾上腺素、激光凝固或选择性动脉注射血管收缩剂等治疗，出血可以停止。但也有 5% ~ 10% 患者出血仍继续。如有下列情况，应考虑手术治疗。

（1）急性大出血，伴有休克现象者，多系较大的血管出血，难以自行止血。

（2）在 6 ~ 8 小时内输入血液 600 ~ 1000 ml 后情况不见好转，或暂时好转而停止输血后又再度病情恶化者。

（3）不久前曾发生类似的大出血者。

（4）正在内科住院治疗中发生大出血者，表示溃疡侵蚀性大，非手术治疗不易止血。

（5）年龄在50岁以上或有动脉硬化者，估计出血难以自行止血。

（6）大出血合并穿孔或幽门梗阻。

需要手术治疗的患者，应积极输血、抗休克等，手术最好争取在出血24小时内进行，效果较好，若拖延到病情十分危险时再手术则死亡率较高。老年患者应争取较早手术治疗。

手术治疗，国内普遍采用包括溃疡在内的胃大部切术，不但切除了溃疡，制止了出血，而且也治疗溃疡病，为一理想的手术方法。切除溃疡有困难者应予旷置，但要贯穿结扎溃疡底出血动脉或其主干。在患者病情危重，不允许做胃大部切除时，可采取单纯贯穿结扎止血法。近年来有人对十二指肠溃疡出血，在贯穿结扎溃疡出血处理后，再施行迷走神经切断加引流术。

2. 急性穿孔的治疗

（1）非手术治疗 适应于单纯溃疡小穿孔，腹腔渗出少，全身情况好。就诊时腹膜炎已有局限趋势、无严重感染及休克者。

（2）手术治疗 凡不适应非手术治疗的急性穿孔病例，或经非手术治疗无效者，应及早进行手术治疗。手术方法有两种。

1）单纯穿孔缝合术 优点是操作简便易行，手术时间短，危险性小。尤其是边远山区，即便设备简陋的情况下也可以施行。其缺点远期效果差，5年内复发率达70%，而需施行第二次彻底手术。

2）胃大部切除术 优点是一次手术既解决了穿孔问题，又解决了溃疡病的治疗问题。远期效果满意者可达95%以上，但操作较复杂，危险性大。需要一定的手术设备及技术条件。

究竟是选择穿孔单纯缝合术还是选择胃大部切除术，视患者的具体情况、当地手术条件和手术者经验等而定，以保障患者的生命安全为首要条件。一般认为患者一般情况好、有幽门梗阻或出血史、穿孔时间在12小时以内、腹腔污染较轻，可进行胃大部切除术，否则应做穿孔单纯缝合术。

对十二指肠溃疡穿孔，一般情况好，可施行穿孔单纯缝合后再行迷走神经切断加胃空肠吻合术，或缝合穿孔后做高选择性迷走神经切断术。

3. 幽门梗阻的治疗

（1）基础治疗 功能性或器质性幽门梗阻的初期，其治疗方法基本相同，包括：①静脉输液，以纠正水、电解质代谢紊乱或代谢性碱中毒。②放置胃管连续抽吸胃内潴留物72小时后，于每日晚餐后4小时行胃灌洗术，以解除胃潴留和恢复胃张力。③经胃灌洗术后，如胃潴留已少于200 ml，表示胃排空已接近正常，可给流质饮食。④消瘦和营养状态极差者，宜及早予以全肠外营养疗法。⑤口服或注射 H_2RA。⑥应用促进胃动力药，如多潘立酮或西沙必利，但禁用抗胆碱能药物如阿托品、颠茄类，因此类药物能使胃松弛和胃排空减弱而加重胃潴留。

（2）手术治疗 经短期内科治疗无效，说明瘢痕挛缩为引起幽门梗阻的主要因素。应择期行手术治疗。瘢痕性幽门梗阻是外科治疗的绝对适应证。治疗的主要目的是解除梗阻，使食物和胃液进入小肠，从而改善营养和纠正水、电解质的紊乱。手术方式选择如下。

1）对胃酸高、溃疡疼痛较剧的年轻患者，应做迷走神经切断加胃窦切除术或胃大部切除术。

2）对胃酸低、全身情况差的老年患者，以做胃空肠吻合术为宜。术前应全身支持治疗，做好充分准备。术前2～3天行胃肠减压，并每日用温生理盐水洗胃，必要时可从术前一周开始，以减轻长期梗阻所致的胃组织水肿，避免愈合不良。输血、输液以改善营养，纠正缺水和低氧、低钾、碱中毒等代谢紊乱。

【预后】

消化性溃疡是一种具有反复发作倾向的慢性病，病程长者可达一二十年或更长，但经多次发作后不再发作者也不在少数。许多患者尽管一再发作，然后始终无并发症发生。也有不少患者症状较轻而不被注意，或不经药物治疗而愈。由此可见，在多数患者，本病是预后良好的病理过程。但高龄患者一旦并发大量出血，病情常较凶险，不经恰当处理，病死率可高达30%。球后溃疡较多发生大量出血和穿孔。消化性溃疡并发幽门梗阻、大量出血者，以后再发生幽门梗阻和大量出血的机会增加。少数胃溃疡患者可发生癌变，预后变差。

【健康教育】

（1）急性发作期应注意休息，劳逸结合，避免精神紧张及情绪不稳定。

（2）停止进食一切对胃有刺激的食物，如油煎食物、辛辣食物及浓茶、咖啡等。

（3）禁用损伤胃黏膜的药物，如阿司匹林、吲哚美辛、保泰松等。

（4）戒烟、戒酒。烟酒可延迟胃炎的好转和溃疡的愈合。

（5）进餐应有规律，少吃多餐，可在餐间加吃些饼干和糕点。

（6）不宜过多饮用豆乳等，因此类食品较易引起胀气。

（7）在医生指导下，正确服用各类药物。

（8）定期检查，遇有症状明显变化，应及时就诊检查。

功能性胃十二指肠疾病

案例导入

患者，女性，43岁。因"腹痛、腹泻2年，加重3个月"入院。2年前因进食生冷食物后出现腹泻，3~4次/日，色黄稀便，便前下腹隐痛，便后缓解，无黏液脓血便，无腥臭味及油滴，无恶心、呕吐、嗳气、反酸，服用黄连素和肠道益生菌，一周后腹泻停止。此后常因进食生冷、刺激性食物后出现腹泻，症状同前，再次服用黄连素和肠道益生菌有效。3月前因一亲属去世，症状再次加重，腹泻5~6次/日，再次服用上述药物无效。近3个月焦虑，睡眠差，多梦，体重减轻1 kg。既往无其他病史及不良嗜好。

查体：皮肤、巩膜无黄染，锁骨上、腋窝未触及肿大淋巴结，心肺未见异常，腹软，无压痛、反跳痛，未触及包块，肝脾未触及，Murphy征阴性，移动性浊音阴性，肠鸣音5次/分。粪便常规检查：未见异常，粪隐血试验阴性。

问题：

1. 患者目前的诊断是什么？

2. 应进一步完善哪些检查？

功能性胃十二指肠疾病（functional gastrointestinal disorders，FGIDs）是指具有腹胀、腹

痛、腹泻及便秘等消化系统症状，但缺乏器质性疾病（如胃炎、肠炎等）或其他证据的一组疾病，又称胃肠功能紊乱。精神因素为本病发生的主要诱因，临床表现主要是胃肠道的有关症状。除胃肠道外症状外，常伴有失眠、焦虑、头晕、头痛、呼吸困难、心慌、肌痛等其他功能性症状。

一、功能性消化不良

功能性消化不良（functional dyspepsia，FD）是一组有持续或反复发作的上腹部疼痛或不适等消化不良症状，经检查排除了器质性疾病的临床症候群。根据临床表现，FD 可进一步分为餐后不适综合征（早饱或餐后饱胀感）和上腹痛综合征（疼痛或上腹部灼烧感）不同亚型。FD 与嗳气症（包括吞气症和非特异性嗳气）、功能性恶心和呕吐（包括慢性特发性恶心、功能性呕吐和周期性呕吐）、反刍综合征统属于功能性胃十二指肠疾病。流行病学调查显示因消化不良症状就诊者占内科门诊总数的 30% 左右，占消化内科专科门诊的 70%，其中，FD 占消化内科专科门诊的 30%～40%。

【临床表现】

1. 症状　无特征性的临床表现，主要有上腹痛、上腹胀、早饱、嗳气、食欲缺乏、恶心、呕吐等。可单独或以一组症状出现。

（1）早饱　是指进食后不久即有饱感，以致摄入食物明显减少。

（2）上腹胀　多发生于餐后，或呈持续性进餐后加重。

（3）早饱和上腹胀常伴有嗳气　恶心、呕吐并不常见，往往发生在胃排空明显延迟的患者，呕吐物多为当餐胃内容物。

（4）不少患者同时伴有失眠、焦虑、抑郁、头痛、注意力不集中等精神症状。这些症状在部分患者中与"恐癌"心理有关。

（5）在病程中症状也可发生变化，起病多缓慢，经年累月，持续性或反复发作，不少患者有饮食、精神等诱发因素。

2. 体征　多无特异性，大多数患者中上腹有触痛或触之不适感。

【辅助检查】

1. 粪便中脂肪测定　脂肪定量分析是诊断脂肪泻的简单而可靠的试验。正常人 24 小时内粪便排出的脂肪量 <6 g，或脂肪吸收系数 >94%，用 ^{14}C－三油酸甘油酯吸收试验，正常人每小时呼吸排出标记物大于给予量的 3.5%。

2. 维生素 B_{12} 吸收试验　又称希林（Schilling）试验。异常常提示回肠末端病变，胰腺外分泌功能不全的患者也常有维生素 B_{12} 吸收障碍。希林试验也有助于诊断小肠细菌过度生长，特别是盲袢综合征、硬皮病和多发性小肠憩室。如盲袢综合征时希林试验的第 1、2 部分异常。适当的抗生素治疗后，希林试验可恢复正常。

3. 影像学检查　B 超及内镜检查、其他影像学检查（包括 X 线检查、CT、MRI 等），其意义在于排除器质性疾病，有利于与胃及十二指肠溃疡、食管炎、肝胆胰腺疾病等器质性病变鉴别。X 线检查、MRI 成像技术在一定程度上还可以反映不同时间的胃排空率。

4. 胃排空测定　核素扫描被认为是测定胃排空的金标准，25%～50% 患者胃半排空时间延长，主要是对固体食物半排空时间延长。

【诊断】

FD 患者常以上腹部疼痛或不适、腹胀、早饱、厌食、嗳气、恶心、呕吐等症状就诊，起病多缓慢，病程较长，患者常多次就诊检查无明显异常发现。由于症状或患者的主观感受在诊断中有重要地位，因此仔细询问病史及正确评价症状是诊断 FD 的主要依据。

【鉴别诊断】

诊断 FD 患者时，必须除外器质性消化不良，后者经有关检查能显示相关病变，如消化性溃疡、糜烂性胃炎、食管炎及恶性疾病等。所以 FD 需与下列疾病鉴别。

1. 慢性胃炎 慢性胃炎的症状与体征均很难与 FD 鉴别。胃镜检查发现胃黏膜明显充血、糜烂或出血，甚至萎缩性改变，则常提示慢性胃炎。

2. 消化性溃疡 消化性溃疡的周期性和节律性疼痛也可见于 FD 患者，X 线钡餐发现龛影和胃镜检查观察到溃疡病灶可明确消化性溃疡的诊断。

3. 性胆囊炎 慢性胆囊炎多与胆结石并存，也可出现上腹饱胀、恶心、嗳气等消化不良症状，腹部 B 超、口服胆囊造影、CT 等影像学检查多能发现胆囊结石和胆囊炎征象可与 FD 鉴别。

4. 胃癌 胃癌的早期常无特异的症状，只有胃镜和病理检查才能发现。但随着肿瘤的不断增长，影响到胃的功能时会出现消化不良的类似症状，在临床上主要表现为上腹部疼痛或不适感、食欲缺乏、恶心、呕吐等。但胃癌的发病年龄多在 40 岁以上，会同时伴有消瘦、乏力、贫血等提示恶性肿瘤的表现，通过胃镜检查及活组织病理检查不难确诊。

5. 其他 FD 还需与其他一些继发胃肠运动障碍疾病，如糖尿病胃轻瘫、胃肠神经肌肉病变相鉴别，通过这些疾病特征性的临床表现与体征一般可做出鉴别。

【病因与发病机制】

发病与胃感觉功能异常、胃动力障碍、肠胃反流、心理精神因素、Hp 感染、胃黏膜炎症、内脏神经过敏、迷走神经张力低下等有关。

FD 患者一般都同时伴有胃顺应性异常，对化学、机械刺激均存在不同程度的敏感性增高。据估计，FD 患者中有 20% ~50% 是由于胃动力功能障碍引起的，包括胃排空延缓、消化间期和消化期动力异常、胃内食物分布异常以及胃电节律异常。FD 的动力障碍除了累及胃肠道外，还同时存在胆道运动功能障碍，由于胃排空障碍、胆囊排空及再充盈延缓三者之间关系的紊乱，是造成 FD 的主要原因之一。

FD 患者经常伴有焦虑、失眠、抑郁、情绪激动等，因此焦虑或抑郁等精神因素及应激状态在 FD 的发病中起一定的作用，不但可以是症状发生的原因，也可能是加重的诱因。近年来，也有文献报道表明 Hp 感染与 FD 发病有关，根治 Hp 感染可以改善 FD 的症状。此外，胃黏膜炎症、内脏神经过敏使患者对于多种刺激因素如胃酸等的反应性增高、迷走神经张力低下致近端胃容受性舒张障碍和胃窦收缩减弱等均在 FD 的发病中有一定作用。

【处理】

1. 一般治疗 采取综合治疗，以对症为主，实行个体化原则。药物治疗应视情况而定，患者多在门诊接受治疗。需强调对患者解释病情，避免紧张和顾忌加重病情。建议忌烟酒或辛辣刺激食物，少食多餐。精神因素明显者可给予心理和行为治疗，可利用权威医师的影响对患者的治疗效果进行暗示，也可通过转移注意力的方式减轻患者对自身症状的关注。

2. 药物治疗

（1）适当地使用促动力药物　甲氧氯普胺可促进胃贲门及近段小肠收缩，使胃排空加速，可减轻胃排空障碍患者的症状，也可进而减少胆汁和胰液的分泌，缓解反流性胃炎的症状。多潘立酮为外周多巴胺受体阻滞剂，与多巴胺受体具有极强的亲和力，特异性地与消化道多巴胺受体结合，阻断多巴胺对消化道平滑肌的抑制作用，提高下食道括约肌压力，加速胃排空，促进胃窦、十二指肠协调性，恢复胃协调运动，减少胆汁反流。用法：10 ～ 20 mg，3 次/日，餐前 15 分钟口服。莫沙必利作用类似于西沙比利，为选择性 5 – 羟色胺 4（5 – HT$_4$）受体激动药，能促进乙酰胆碱的释放，刺激胃肠道而发挥促动力作用，从而改善 FD 患者的胃肠道症状，但不影响胃酸的分泌。用法：5 ～ 10 mg，3 次/日，餐前 15 分钟口服。

（2）抑酸剂　主要适合上腹痛为主要症状者。可选用口服药物如西咪替丁、雷尼替丁、法莫替丁等。疗效差者可用 PPI，如奥美拉唑、兰索拉唑、雷贝拉唑等。

（3）安定药物　FD 患者常有明显的精神心理因素影响，有不同程度的抑郁和焦虑情绪，用抗抑郁治疗可改善患者的精神和躯体症状。对患者解释病情，消除顾虑与紧张情绪。若患者焦虑、抑郁明显者，可给予药物治疗。常用药物为盐酸氟西汀和帕乐西汀，两者均为 5 – 羟色胺再摄取抑制剂，副作用较少，一般每次 20 mg，1 次/日。伴睡眠障碍者可加用苯二氮䓬类如安定。由于抗抑郁药起效缓慢，服药 10 ～ 15 天才起作用，故可在用药初期酌情联合使用起效快的胃肠动力药和镇静药，以暂时缓解症状，增加患者治疗信心。

（4）胃黏膜保护剂　也为临床治疗常用药物之一，以铝碳酸镁效果较为明显。该药为氢氧化铝、氢氧化镁、碳酸盐和水的化合物，其作用是使胃液达到 pH3 ～ 5 的最适范围，而不是单纯的碱化胃液，还可与胆酸、胃蛋白酶可逆地结合。故除有迅速有效的镇痛外，具能治疗胆汁反流、保护胃黏膜，可缓解 FD 的症状。

（5）根除 Hp 治疗　对小部分 FD 伴有 Hp 感染的患者应加用根除 Hp 药物治疗，一般采用二联或三联药物疗法。

【健康教育】

（1）FD 患者在饮食中应避免油腻及刺激性食物，戒烟、戒酒，养成良好的生活习惯，避免暴饮暴食及睡前进食过量。

（2）可采取少食多餐的方法。

（3）加强体育锻炼。

（4）要特别注意保持愉快的心情和良好的心境。

二、肠易激综合征

肠易激综合征（irritable bowel syndrome，IBS）为一种与胃肠功能改变有关，以慢性或复发性腹痛、腹泻、排便习惯和大便性状异常为主要症状而又缺乏胃肠道结构或生化异常的综合征，常与胃肠道其他功能性疾病如胃食管反流性疾病和功能性消化不良同时存在。

【临床表现】

1. 症状

（1）腹痛、腹部不适　常沿肠管有不适感或腹痛，可发展为绞痛，持续数分钟至数小时，在排气排便后缓解。有些食物如粗纤维蔬菜、粗质水果、浓烈调味品、酒、冷饮等，可诱发腹痛。但腹痛不进行性加重。睡眠时不发作。

（2）腹泻或不成形便　常于餐后，尤其是早餐后多次排便。亦可发生于其余时间，但不发生在夜间。偶尔大便最多可达 10 次以上。但每次大便量少，总量很少超过正常范围。有时大便仅 1~2 次，但不成形。腹泻或不成形便有时与正常便或便秘相交替。

（3）便秘　每周排便 1~2 次，偶尔 10 余天 1 次。早期多间断性，后期可持续性而需服用泻药。

（4）排便过程异常　患者常出现排便困难，排便不尽感或便急等症状。

（5）黏液便　大便常带有少量黏液。但偶有大量黏液或黏液管型排出。

（6）腹胀　白天明显、夜间睡眠后减轻，一般腹围不增大。

2. 体征　盲肠和乙状结肠常可触及，盲肠多呈充气肠管样感觉，乙状结肠常呈索条样痉挛肠管或触及粪块。所触肠管可有轻度压痛，但压痛不固定，持续压迫时疼痛消失。部分患者肛门指诊有痛感，且有括约肌张力增高的感觉。

【诊断】

有肠道功能性疾病的症状，在排除各种可能的器质性病变后，可诊断为肠功能性疾病。IBS 症状诊断标准不统一，并不断修改。目前国际普遍采用罗马Ⅲ标准：在最近的 3 个月内，每个月至少有 3 天出现反复发作的腹痛或不适症状。并具有下列中的 2 项或 2 项以上：①排便后症状改善。②伴随排便频率的改变。③伴随粪便性状的改变。诊断标准建立于患者至少在诊断前的 6 个月内出现症状，并在最近的 3 个月持续存在，在观察期间疼痛（不适）症状的频率至少一周 2 天。

下列症状可支持 IBS 的诊断：①异常的排便频率：a. 每周≤3 次排便或 b. 每天 >3 次排便。②异常的粪便性状：c. 块状便/硬便或 d. 松散便/稀水便。③排便费力。④排便急迫感或排便不尽感。⑤排出黏液。⑥腹胀。

【鉴别诊断】

腹痛为主者应与引起腹痛的疾病鉴别。腹泻为主者应与引起腹泻的疾病鉴别，其中乳糖不耐受症常见且鉴别困难，须注意鉴别。便秘为主者应与引起便秘的疾病鉴别，其中习惯性便秘及药物不良反应引起的便秘较常见，须注意仔细询问病史。

【病因与发病机制】

病因尚不明确，可能与多种因素有关。目前认为，ISB 的病理生理学基础主要是胃肠动力学异常和内脏感觉异常，精神心理障碍是 IBS 发病的主要因素。

1. 精神、神经因素　IBS 患者精神心理异常的出现率明显高于普通人。有研究表明，精神刺激对 IBS 患者比正常人更易引起肠动力紊乱。现代神经生理学认为 IBS 患者的肠道对于张力和多种刺激的敏感性增加。但这究竟是由于肠壁神经丛及其感受器或传入神经通路上的异常，还是中枢神经系统对肠道的调节异常目前还不明确。目前认为有 IBS 是属于身心疾病类胃肠病的观点。

2. 肠道刺激因素 肠道内某些因素可能改变肠功能，加重原有的 IBS。这些刺激因素包括外部的食物、药物、微生物等，也可能包括消化过程中所产生的某些内部物质。这些肠道刺激物在 IBS 中是诱因还是病因目前尚未定论。

3. 肠运动异常 IBS 的主要发病机制是肠运动功能异常。有研究发现 IBS 患者空肠段丛集状收缩波及回肠推进性收缩波增多，且与痉挛性疼痛一致。腹泻型 IBS 患者白天的移行性运动复合波出现次数增多，周期缩短；在 II 期和进餐后有较多的空肠收缩；结肠显示大量的快速收缩和推进性收缩；近端结肠快速通过且与大便的重量呈正相关；胆碱能刺激后结肠、乙状结肠多项动力指标增加。相反，便秘型 IBS 患者近段结肠通过时间延长，排空明显减慢；高幅推进性收缩减少；降结肠、乙状结肠在基础状态下的收缩频率和收缩时间减少，对胆碱能刺激的反应性降低，与此同时近端结肠收缩时间的百分比却显著增加，表现为不协调性。肛管内压力升高，肛门括约肌对直肠扩张的反应性松弛迟钝。排便时外括约肌异常收缩，与 IBS 患者排便困难有关。

IBS 动力异常不仅限于肠道，食管、胃、胆道均存在动力紊乱。目前有关 IBS 动力的研究结果尚不完全一致，有些甚至得出相反的结果。说明 IBS 的动力紊乱是很复杂的，它不单是某一肠段动力发生某种异常，还存在着相互间的协调问题。

4. 感觉异常 IBS 患者的腹痛阈值较正常人低，因此对标准的结肠扩张产生过度的感觉。这种感觉异常与丛集运动异常的协同作用是 IBS 患者出现痉挛性疼痛的主要因素。精神压力、焦虑加重患者结肠扩张时的疼痛感觉。相反，松弛状态下对肠扩张知觉减低。超常的直肠肛门感觉引起排便不尽感，甚至排便前的腹痛感。而直肠肛门的过度感觉又与直肠过度的反射运动相伴随。排便不尽感刺激引起运动应答增强，从而导致排便频度增加，但不伴排便重量增加。

5. 分泌异常 IBS 患者小肠黏膜对刺激性物质的分泌反应增强。结肠黏膜分泌黏液增多。

【处理】

IBS 病因复杂，症状较多且易反复，不能单纯依靠特定的药物治疗，需按不同个体采用综合性的全身性治疗。

1. 饮食调节 避免诱发因素，饮食选用易消化、少脂肪，禁食刺激性、敏感性食品。对便秘、腹胀者，可适当多吃些富含纤维素食物，但不易产气的饮食，避免过食及零食。以腹泻为主的患者，应少吃含粗纤维的食品。

2. 精神治疗 精神状态与肠道症状密切相关。向患者解释疾病的性质和注意事项，应解除患者疑虑，使其消除恐惧，提高战胜疾病的信心。必要时应用镇静、抗抑郁治疗。可用去郁敏 50 mg，3 次/日，或盐酸氟西丁 20 mg/d，或用氟哌噻吨/二甲胺丙烯，每天上午 2

片，口服，以缓解其精神异常，使腹痛等不适得以缓解。亦可选用阿米替林 25 mg，2 次/日；多塞平 25 mg，2 ~ 3 次/日，或睡眠差者可服地西泮等。

3. 药物治疗　虽可减轻症状，但不能预防复发，故应合理用药，并避免滥用药。

（1）解痉剂　目前使用较为普遍的是选择性肠道平滑肌钙离子通道拮抗剂，或离子通道调节剂。抗胆碱能药如阿托品、颠茄、莨菪碱类也能改善腹痛症状，但需注意不良反应。

（2）通便剂　便秘可试用容积性泻剂如甲基纤维素和渗透性轻泻剂如聚乙二醇、乳果糖等。刺激性泻剂应慎用。

（3）止泻剂　如洛哌丁胺或复方苯乙哌啶等，可改善腹泻，需注意便秘、腹胀等不良反应。轻症者可选用八面体蒙脱石等吸附剂。

（4）促动力剂　适用于有腹胀和便秘型患者。常用的有西沙比利或莫沙必利等。

（5）内脏镇痛剂　生长抑素及其类似物如奥曲肽，具有缓解躯体和内脏疼痛的作用。5 - HT$_3$受体阻滞剂如阿洛司琼，能改善腹泻型患者的腹痛及大便次数，但需注意引起缺血性结肠炎等不良反应。5 - HT$_4$受体的部分激动剂因其存在增加心血管缺血事件的风险，已被停止使用。

（6）抗精神病药　对腹痛症状重而上述治疗无效，尤其是具有明显精神症状的患者，适当予以镇静剂、抗抑郁药、抗焦虑药有一定帮助。

（7）益生菌　适用于伴有肠道菌群失调的 IBS 患者。

知识链接

肠易激综合征分型

根据罗马Ⅲ标准分为：腹泻型（IBS - D）：至少 25% 的排便为糊状粪或水样粪，且硬粪或干球粪 < 25% 的排便。便秘型（IBS - C）：至少 25% 的排便为硬粪或干球粪，且糊状粪或水样粪 < 25% 的排便。混合型（IBS - M）：至少 25% 的排便为硬粪或干球粪，且至少 25% 的排便为糊状粪或水样粪。不定型（IBS - U）：粪便性状不符合以上各型标准。

【健康教育】

（1）少食多餐。腹泻患者应食少渣、易消化、低脂肪、高蛋白食物；便秘者应食多纤维蔬菜、粗粮等，避免过食生冷及刺激性食物。建立定时排便习惯。

（2）一般无须卧床休息，鼓励患者劳逸结合，可参加适当的工作、建立良好的生活习惯。

（3）精神护理非常重要，医护人员必须与家属互相配合，解除患者思想顾虑，根据检查结果，让患者了解本病的起因、性质及良好的预后，以解除紧张情绪，树立战胜疾病的信心。

（4）本病一般不危及生命，但重要的是这些患者的慢性病症状，很易掩盖新发生的肠道恶性病变。为此，应随时提高警惕，注意对并发器质病变的早期发现。

上消化道出血

患者，男性，46岁。黑便3周，呕血1天。3周前，自觉上腹部不适，排成形黑便，1~2次/日。1天前，进食辛辣硬质食物后自觉上腹部不适加重，排柏油样便约500 g。两小时前，呕鲜血约500 ml，当即晕倒，家人急送入院，查Hb 48 g/L，发病以来感明显乏力，饮食差，无发热。既往体检HBsAg（＋），有"胃溃疡"病史10年，常用抑酸剂。否认高血压、结核病及药物过敏史。

查体：T 37.8℃，R 20次/分，P 120次/分，BP 90/60 mmHg。皮肤苍白，无出血点，面颊部可见蜘蛛痣3枚，浅表淋巴结无肿大，结膜苍白，巩膜轻度黄染。心肺未见明显异常，腹饱满，未见腹壁静脉曲张，全腹无压痛、肌紧张，肝未触及，脾肋下6 cm，质硬，表面光滑无压痛。肝浊音界第7肋间，移动性浊音阳性。肠鸣音10次/分。

问题：

1. 患者目前的诊断是什么？

2. 应进一步完善哪些检查？

上消化道出血（uppeRgastrointestinal hemorrhage）是指屈氏韧带以上的消化道，包括食管、胃、十二指肠或胰胆等病变引起的出血，胃空肠吻合术后的空肠病变出血亦属这一范围。大量出血是指在数小时内失血量超出1000 ml或循环血容量的20%，其临床主要表现为呕血和（或）黑便，往往伴有血容量减少引起的急性周围循环衰竭，是常见的急症。病情严重者，如不及时抢救，可危及生命，病死率高达8%~13.7%。

【临床表现】

上消化道出血的临床表现取决于出血病变的性质、部位、失血量与速度，与患者的年龄，肾功能等全身情况相关。

1. 呕血与黑便 是上消化道出血的特征性表现。上消化道大量出血之后，均有黑便。出血部位在幽门以上者常伴有呕血。若出血量较少、速度慢亦可无呕血。反之，幽门以下出血如出血量大、速度快，可因血反流入胃腔引起恶心、呕吐而表现为呕血。

呕血多棕褐色呈咖啡渣样，如出血量大，未经胃酸充分混合即呕出，则为鲜红或有血块。黑粪呈柏油样，黏稠而发亮，当出血量大，血液在肠内推进快，粪便可呈暗红甚至鲜红色。

2. 失血性周围循环衰竭 急性大量失血由于循环血容量迅速减少而导致周围循环衰竭。一般表现为头晕、心慌、乏力，突然起立发生晕厥、肢体冷感、心率加快、血压偏低等。严重者呈休克状态。

3. 贫血和血常规的变化 急性大量出血后均有失血性贫血，但在出血的早期，血红蛋白浓度、红细胞计数与血细胞比容可无明显变化。在出血后，组织液渗入血管内，使血液稀释，一般须经3~4小时以上才出现贫血，出血后24~72小时血液稀释到最大限度。贫血程度除取决于失血量外，还和出血前有无贫血基础、出血后液体平衡状况等因素有关。

上消化道大量出血 2~5 小时，白细胞计数轻至中度升高，血止后 2~3 天才恢复正常。但在肝硬化患者，如同时有脾功能亢进，则白细胞计数可不增高。

4. 发热 上消化道大量出血后，多数患者在 24 小时内出现低热，持续 3~5 天后降至正常。引起发热的原因尚不清楚，可能与周围循环衰竭，导致体温调节中枢的功能障碍等因素有关。

5. 氮质血症 在上消化道大量出血后，由于大量血液蛋白质的消化产物在肠道被吸收，血中尿素氮浓度可暂时增高，称为肠源性氮质血症。一般于一次出血后数小时血尿素氮开始上升，24~48 小时可达高峰，大多不超出 14.3 mmol/L（40 mg/dl），3~4 日后降至正常。

【辅助检查】

1. 实验室检查 急性消化道出血时，重点化验应包括血常规、血型、出凝血时间、大便或呕吐物的隐血试验、肝功能及血肌酐、尿素氮等。

考点提示

胃镜检查是目前诊断上消化道出血病因的首选检查方法。

2. 影像学检查

（1）内镜检查 胃镜直接观察，即能确定，并可根据病灶情况做相应的止血治疗。做胃镜检查注意事项有以下几点：①胃镜检查的最好时机在出血后 24~48 小时内进行；②处于失血性休克的患者，应首先补充血容量，待血压有所平稳后做胃镜较为安全；③事先一般不必洗胃准备，但若出血过多，估计血块会影响观察时，可用冰水洗胃后进行检查。

（2）选择性动脉造影 在某些特殊情况下，如患者处于上消化道持续严重大量出血紧急状态，以至于胃镜检查无法安全进行或因积血影响视野而无法判断出血灶，此时行选择性肠系膜动脉造影可能发现出血部位，并进行栓塞治疗。

（3）X 线钡剂造影 因为一些肠道的解剖部位不能被一般的内镜窥见，有时会遗漏病变，这些都可通过 X 线钡剂检查得以补救。但在活动性出血后不宜过早进行钡剂造影，否则会因按压腹部而引起再出血或加重出血。一般主张在出血停止、病情稳定 3 天后谨慎操作。

（4）放射性核素扫描 经内镜及 X 线检查阴性的病例，可做放射性核素扫描。其方法是采用核素（例如 ^{99m} 锝）标记患者的红细胞后，再从静脉注入患者体内，当有活动性出血，而出血速度能达到 0.1 ml/min，核素便可以显示出血部位。

【诊断】

1. 上消化道出血诊断的确立 根据呕血、黑便和失血性周围循环衰竭的临床表现，呕吐物或黑便隐血试验呈强阳性，血红蛋白浓度、红细胞计数及血细胞比容下降的实验室证据，可做出上消化道出血的诊断，但必须注意以下情况。

（1）排除消化道以外的出血因素

1）排除来自呼吸道的出血 咯血与呕血的鉴别诊断很重要，因为两者的治疗不同，基础疾病也不同，预后可能也不同。

2）排除口、鼻、咽喉部出血 注意病史询问和局部检查。常有表现为呕血的患者最后证实为牙龈出血，容易误诊，所以必须检查清楚。

3）排除进食引起的黑便 如动物血、炭粉、铁剂或铋剂等药物。注意询问病史可鉴别。

（2）判断是上消化道还是下消化道出血 呕血提示上消化道出血，黑便大多来自上消化道出血，而血便大多来自下消化道出血。但是，上消化道短时间内大量出血亦可表现为暗红色甚至鲜红色血便，此时如不伴呕血，常难与下消化道出血鉴别，应在病情稳定后即做急诊胃镜检查。胃管抽吸胃液检查做为鉴别上、下消化道出血的手段已不常用，因为胃液无血亦不能除外上消化道出血，这一方法一般适用于病情严重不宜行急诊胃镜检查者。高位小肠乃至右半结肠出血，如血在肠腔停留时间久亦可表现为黑便，这种情况应先经胃镜检查排除上消化道出血后，再行下消化道出血的有关检查。

2. 出血严重程度的估计和周围循环状态的判断 据研究，成人每日消化道出血 > 10 ml 粪便隐血试验出现阳性，每日出血量 50 ~ 100 ml 可出现黑便。胃内储积血量在 250 ~ 300 ml 可引起呕血。一次出血量不超过 400 ml 时，因轻度血容量减少可由组织液及脾贮血所补充，一般不引起全身症状。出血量超过 500 ml，可出现全身症状，如头晕、心慌、乏力等。短时间内出血量超过 1000 ml，可出现周围循环衰竭表现。

急性大出血严重程度的估计最有价值的指标是血容量减少所导致周围循环衰竭的表现，而周围循环衰竭又是急性大出血导致死亡的直接原因。因此，对急性消化道大出血患者，应将对周围循环状态的有关检查放在首位，并据此做出相应的紧急处理。血压和心率是关键指标，需进行动态观察，综合其他相关指标加以判断。如果患者由平卧位改为坐位时出现血压下降（下降幅度大于 20 mmHg）、心率加快（上升幅度大于 10 次/分），已提示血容量明显不足，是紧急输血的指征。如收缩压低于 90 mmHg、心率大于 120 次/分，伴有面色苍白、四肢湿冷、烦躁不安或神志不清则已进入休克状态，属严重大量出血，需积极抢救。

应该指出，呕血与黑便的频度与量对出血量的估计虽有一定帮助，但由于出血大部分积存于胃肠道，且呕血与黑便分别混有胃内容物与粪便，因此不可能据此对出血量做出精确的估计。此外，患者的血常规检验包括血红蛋白浓度、红细胞计数及血细胞比容虽可估计失血的程度，但并不能在急性失血后立即反映出来，且还受到出血前有无贫血存在的影响，因此也只能供估计出血量参考。

3. 出血是否停止的判断 上消化道大出血经过恰当治疗，可于短时间内停止出血。由于肠道内积血需经数日（一般约 3 日）才能排尽，故不能以黑便作为继续出血的指标。临床上出现下列情况应考虑继续出血或再出血：①反复呕血，或黑便次数增多、粪质稀薄，伴有肠鸣音亢进；②周围循环衰竭的表现经充分补液输血而未见明显改善，或虽暂时好转而又恶化；③血红蛋白浓度、红细胞计数与血细胞比容继续下降，网织红细胞计数持续增高；④补液与尿量足够的情况下，血尿素氮持续或再次增高。

4. 出血的病因 过去病史、症状与体征可为出血的病因诊断提供重要线索，但确诊出血的原因与部位需靠器械检查。

（1）临床与实验室检查提供的线索 慢性、周期性、节律性上腹痛多提示出血来自消化性溃疡，特别是在出血前疼痛加剧，出血后减轻或缓解，更有助于消化性溃疡的诊断。有服用非甾体抗炎药等损伤胃黏膜的药物或应激状态者，可能为急性糜烂出血性胃炎。过去有病毒性肝炎、血吸虫病或酗酒病史，并有肝病与门静脉高压的临床表现者，可能是食管胃底静脉曲张破裂出血。还应指出，上消化道出血的患者即使确诊为肝硬化，不一定都是食管胃底静脉曲张破裂的出血，约有 1/3 患者出血实系来自消化性溃疡、急性糜烂出血性胃炎或其他原因，故应做进一步检查，以确定病因诊断。此外，对中年以上的患者近期出现上腹痛，伴有厌食、消瘦者，应警惕胃癌的可能性。肝功能试验结果异常、血常规白细胞及血小板减少等有助于肝硬化诊断。

（2）胃镜检查　是目前诊断上消化道出血病因的首选检查方法。胃镜检查在直视下顺序观察食管、胃、十二指肠球部直至降段，从而判断出血病变的部位、病因及出血情况。多主张在出血后 24～48 小时内进行检查，称急诊胃镜检查。一般认为这可大大提高出血病因诊断的准确性，因为有些病变如急性糜烂出血性胃炎可在短短几天内愈合而不留痕迹；有些病变如血管异常在活动性出血或近期出血期间才易于发现；对同时存在 2 个或多个病变者可确定其出血所在。急诊胃镜检查还可根据病变的特征判断是否继续出血或估计再出血的危险性，并同时进行内镜止血治疗。在急诊胃镜检查前需先纠正休克、补充血容量、改善贫血。如有大量活动性出血，可先插胃管抽吸胃内积血，并用生理盐水灌洗，以免积血影响观察。

（3）X 线钡餐检查　目前已多为胃镜检查所代替，故主要适用于有胃镜检查禁忌证或不愿进行胃镜检查者，但对经胃镜检查出血原因未明，疑病变在十二指肠降段以下小肠段，则有特殊诊断价值。检查一般在出血停止数天后进行。

（4）其他检查　选择性腹腔动脉造影、放射性核素扫描、胶囊内镜及小肠镜检查等主要适用于不明原因消化道出血。由于胃镜检查已能彻底搜寻十二指肠降段以上消化道病变，故上述检查很少应用于上消化道出血的诊断。但在某些特殊情况，如患者处于上消化道持续严重大量出血紧急状态，以至胃镜检查无法安全进行或因积血影响视野而无法判断出血灶，而患者又有手术禁忌，此时行选择性肠系膜动脉造影可能发现出血部位，并同时进行介入治疗。

【鉴别诊断】

上消化道与下消化道出血可根据以下几点，综合分析加以鉴别。

1. 出血方式　呕血伴有便血，提示上消化道出血；单纯便血者提示下消化道出血。

2. 血便颜色　颜色越深，出血部位越高。黑便、柏油样便及隐血便多提示上消化道出血；而暗红色特别是鲜红色血便多为下消化道出血。

3. 大便性状　血量多、粪质少、血与粪便均匀混合者，多为上消化道出血；而血液附在粪便表面或大便时滴血者为下消化道出血。

4. 伴随症状　便血伴有急性上腹痛或节律性上腹疼痛、烧心、反酸者，多为上消化道出血；便血伴有急性下腹痛、脐周痛或里急后重者，多为下消化道出血。

5. 病因病史　既往有溃疡病、胃炎及肝病史者，提示上消化道出血；无上述病史者，应考虑下消化道出血。

【并发症】

上消化道出血可出现失血性休克、继发性腹膜炎，也可引起窒息等并发症。

【病因】

上消化道疾病及全身性疾病均可引起上消化道大量出血，临床上最常见的原因是消化性溃疡、急性胃黏膜损害、食管胃底静脉曲张和胃癌。上消化道大量出血的病因可归纳如下。

1. 上胃肠道疾病

（1）食管疾病　反流性食管炎、食管憩室炎、食管癌、食管异物、食管贲门黏膜撕裂综合征（Mallory - Weiss 综合征）、食管损伤等。门脉高压所致的食管静脉曲张破裂及食管异物戳穿主动脉均可造成大量呕血，并危及生命。

（2）胃十二指肠疾病　最常见的是消化性溃疡，包括胃溃疡、十二指肠溃疡，其次有急性糜烂出血性胃炎、胃癌、胃泌素瘤，其他少见的有平滑肌瘤、平滑肌肉瘤、淋巴瘤、息肉、胃黏膜脱垂、急性胃扩张、胃扭转、憩室炎等。

（3）空肠疾病　空肠克罗恩病，胃肠吻合术后空肠溃疡。

2. 门静脉高压

（1）各种肝硬化失代偿期。

（2）门静脉阻塞门静脉炎、门静脉血栓形成、门静脉受邻近肿块压迫。

（3）肝静脉阻塞综合征。

3. 上消化道邻近器官或组织的疾病

（1）胆道出血　胆管或胆囊结石、胆囊或胆管癌、术后胆总管引流管造成的胆道受压坏死、肝癌或肝动脉瘤破入胆道。

（2）胰腺疾病　累及十二指肠胰腺癌、急性胰腺炎并发脓肿溃破。

（3）动脉瘤破入食管、胃或十二指肠　主动脉瘤，肝或脾动脉瘤破裂。

（4）纵隔肿瘤或脓肿破入食管。

4. 全身性疾病

（1）血液病　白血病、血小板减少性紫癜、血友病、弥散性血管内凝血及其他凝血机制障碍。

（2）尿毒症

（3）血管性疾病　动脉粥样硬化、过敏性紫癜、遗传性出血性毛细血管扩张、弹性假黄瘤等。

（4）应激性溃疡　创伤、烧伤或大手术后，休克，肾上腺糖皮质激素治疗后，脑血管意外或其他颅脑病变，肺气肿与肺源性心脏病等引起的应激状态。

（5）其他　结节性多动脉炎系统性红斑性狼疮或其他血管炎。

【处理】

1. 治疗原则

（1）积极控制出血。

（2）治疗原发病。

（3）必要时输血及手术治疗。

上消化道大量出血病情急、变化快，严重者可危及生命，应采取积极措施进行抢救。

抗休克、迅速补充血容量治疗应放在一切医疗措施的首位。

2. 一般急救措施　患者应卧位休息，保持呼吸道通畅，避免呕血时血液吸入引起窒息，必要时吸氧。活动性出血期间应禁食。严密监测患者生命体征，如心率、血压、呼吸、尿量及神志变化；观察呕血与黑便情况；定期复查血红蛋白浓度、红细胞计数、血细胞比容与血尿素氮；必要时行中心静脉压测定；对老年患者根据情况进行心电监护。

3. 积极补充血容量

立即查血型和配血，尽快建立有效的静脉输液通道，尽快补充血容量。在配血过程中，可先输平衡盐液或葡萄糖盐水。改善急性失血性周围循环衰竭的关键是要输血，一般输浓缩红细胞，严重活动性大出血考虑输全血。下列情况为紧急输血指征。

（1）改变体位出现晕厥、血压下降和心率加快。

（2）失血性休克。

（3）血红蛋白低于 70 g/L 或血细胞比容低于 25%。输血量视患者周围循环情况及贫血程度而定，尿量是有价值的参考指标。应注意避免因输液、输血过快、过多而引起肺水肿，原有心脏病或老年患者必要时可根据中心静脉压调节输入量。

4. 止血措施

（1）食管胃底静脉曲张破裂大出血　本病往往出血量大、再出血率高、死亡率高，在止血措施上有其特殊性。

1）药物止血　①血管加压素：通过对内脏血管的收缩作用，减少门静脉血流量，降低门静脉压力。血管加压素的推荐疗法是 0.2U/min 静脉持续滴注，视治疗反应，可逐渐增加剂量至 0.4U/min（目前国内所用垂体后叶素含等量加压素与缩宫素）。研究证明，只有达到上述较大剂量，该药才能发挥止血效果，但此剂量不良反应大，常见的有腹痛、血压升高、心律失常、心绞痛，严重者可发生心肌梗死。因此，应同时使用硝酸甘油，以减少血管加压素引起的不良反应，同时硝酸甘油还有协同降低门静脉压的作用。用法为硝酸甘油静脉滴注，根据患者血压来调整剂量。也可舌下含服硝酸甘油 0.6 mg，每 30 分钟 1 次。有冠状动脉粥样硬化性心脏病、高血压者忌用血管加压素。②三甘氨酰赖氨酸加压素又名特列加压素：为加压素拟似物，与加压素比较，该药止血效果好、不良反应少、使用方便（2 mg/次、4～6 小时 1 次、静脉推注），但价格昂贵。③生长抑素及其拟似物：可明显减少门脉及其侧支循环血流量，止血效果肯定，因不伴全身血流动力学改变，故短期使用几乎没有严重不良反应。该类药物已成为近年治疗食管胃底静脉曲张出血的最常用药物。14 肽天然生长抑素，用法为首剂 250μg 静脉缓注，继以 250μg/h 持续静脉滴注。本品半衰期极短，应注意滴注过程中不能中断，若中断超过 5 分钟，应重新注射首剂。奥曲肽是 8 肽的生长抑素拟似物，该药半衰期较长，常用量为首剂 100μg 静脉缓注，继以 25～50μg/h 持续静脉滴注。

2）气囊压迫止血　经鼻腔或口腔插入三腔二囊管，注气入胃囊，囊内压为 50～70 mmHg），向外加压牵引，用以压迫胃底，若未能止血，再注气入食管囊，囊内压为 35～45 mmHg，压迫食管曲张静脉。用气囊压迫过久会导致黏膜糜烂，故持续压迫时间最长不应超过 24 小时，放气解除压迫一段时间后，必要时可重复充盈气囊恢复牵引。气囊压迫止血效果肯定，但缺点是患者痛苦大、并发症多（如吸入性肺炎、窒息、食管炎、食管黏膜坏死、心律失常等）。由于不能长期压迫，停用后早期再出血率高。鉴于近年药物治疗和内镜治疗的进步，目前已不推荐气囊压迫作为首选止血措施，其应用宜限于药物不能控制出血时作为暂时止血用，以赢得时间去准备其他更有效的治疗措施。

3）内镜治疗　内镜直视下注射硬化剂或组织黏合剂至曲张的静脉（前者用于食管曲张静脉、后者用于胃底曲张静脉），或用皮圈套扎曲张静脉，不但能达到止血目的，而且可有效防止早期再出血，是目前治疗食管胃底静脉曲张破裂出血的重要手段。一般经药物治疗（必要时加气囊压迫）大出血基本控制，患者基本情况稳定，在进行急诊内镜检查同时进行治疗。并发症主要有局部溃疡、出血、穿孔、瘢痕狭窄等，注意操作及术后处理可使这些并发症大为减少。

4）外科手术或经颈静脉肝内门体静脉分流术　急诊外科手术并发症多、死亡率高，因此应尽量避免。但在大量出血上述方法治疗无效时唯有进行外科手术。有条件的单位亦可用经颈静脉肝内门体静脉分流术治疗，该法尤适用于准备做肝移植的患者。

（2）非曲张静脉上消化道大出血　除食管胃底静脉曲张破裂出血之外的其他病因引起的上消化道大出血，习惯上又称为非曲张静脉上消化道大出血，其中以消化性溃疡所致出血最为常见。主要止血措施如下。

1）抑制胃酸分泌的药物血小板聚集及血浆凝血功能所诱导的止血作用需在 pH > 6.0 时才能有效发挥，而且新形成的凝血块在 pH < 5.0 的胃液中会迅速被消化。因此，抑制胃酸分泌，提高胃内 pH 值具有止血作用。临床上，对消化性溃疡和急性胃黏膜损害所引起的出血，常规予 H_2RA 或 PPI，后者在提高及维持胃内 pH 值的作用优于前者。急性出血期应静脉途径给药。

2）内镜治疗　消化性溃疡出血约80%不经特殊处理可自行止血，其余部分患者则会持续出血或再出血。内镜如见有活动性出血或暴露血管的溃疡应进行内镜止血。证明有效的方法包括热探头、高频电灼、激光、微波、注射疗法或上止血夹等，可视各单位的设备及病情选用。其他原因引起的出血，也可视情况选择上述方法进行内镜止血。

3）手术治疗　内科积极治疗仍大量出血不止危及患者生命，须不失时机行手术治疗。不同病因所致的上消化道大出血的具体手术指征和手术方式各有不同，详见有关章节。

4）介入治疗　患者严重消化道大出血在少数特殊情况下，既无法进行内镜治疗，又不能耐受手术，可考虑在选择性肠系膜动脉造影找到出血灶的同时进行血管栓塞治疗。

知识链接

经颈内静脉门腔分流术（TIPS）

　　是指经颈静脉插管至肝静脉后，穿刺肝实质至肝内门静脉分支，将可扩张的金属支架植入后建立肝内门静脉与下腔静脉之间的分流道，以使整个肝外门静脉系区域的压力显著降低，从而达到治疗胃食管静脉曲张破裂出血和腹水等门脉高压并发症。TIPS 是内科和内镜治疗无效的急诊静脉曲张出血唯一的"救命治疗"。

【健康教育】

（1）慢性肝病患者要了解和掌握目前自己的肝病状态，比如有无肝硬化，有无食道或胃底静脉曲张等。患者一定要听从医生的劝告与指导，避免诱发上消化道出血的因素，切忌侥幸心理。

（2）慢性肝病患者由于肝脏功能缺失，已不能满足全负荷工作的需要。因此，应注意休息，做到力所能及、劳逸结合。提倡散步、练气功、打太极拳等较为舒缓的运动，不适合做快跑、急走等剧烈的活动。

（3）进食粗糙的食物有可能划破食管或胃底曲张的静脉而引起出血。饮食要注意少食多餐，不过饱。进食最好细嚼慢咽。食物以稀软易消化、富含营养及少渣为宜。患者还应禁辛辣、油煎食物。

（4）不良情绪同样可诱发上消化道出血。

（5）避免接触和进食对肝有损害的毒性物质，如酒、某些药物及化学品等。阿司匹林应谨慎使用，以免诱发消化道黏膜出血。

第三节　肠道疾病

肠结核

扫码"学一学"

┏▶案例导入

患者，女性，29岁。腹胀不适半年，低热3个月。患者近半年感觉腹胀不适，未诊治。近3个月有低热，多于午后出现，自测体温37.5~38℃。发病以来，夜间盗汗，食欲缺乏，每日排黄软便3~5次，无脓血便，尿量正常，体重减轻5 kg。既往史：3年前曾患"肠结核"，因出现药物不良反应而中断治疗。

查体：T 37.8℃，P 100次/分，R 16次/分，BP 90/60 mmHg。神志清楚，无力体型，贫血貌，皮肤、巩膜无黄染，双肺闻及干湿性啰音，心界不大，心率100次/分，律齐，各瓣膜区未闻及杂音。腹部柔韧感，全腹压痛及反跳痛阳性，右下腹明显，肝脾肋下未触及，移动性浊音阳性，肠鸣音正常。双下肢无水肿。

实验室检查：血常规：WBC 8.9×10^9/L，N 0.46，L 0.54，Hb 95 g/L，PLT 280 $\times 10^9$/L，粪常规：镜检（-），隐血（-），血沉54 mm/h，肝、肾功能正常。

腹部B超提示：腹腔积液，肝、胆、脾、胰、双肾未见异常。钡灌肠检查示：回盲部及升结肠缩短、变形，激惹征阳性。

问题：

1. 该患者的诊断及诊断依据是什么？

2. 治疗原则是什么？

肠结核（tuberculosis of intestine）是结核分枝杆菌侵犯肠道引起的慢性特异性感染，大多数继发于肺结核，特别是开放性肺结核。

【临床表现】

肠结核起病缓慢，早期症状可不明显，缺乏特异性。本病一般见于中青年，女性稍多于男性。

1. 腹痛 疼痛部位多位于右下腹或脐周，常为痉挛性阵痛，伴肠鸣音活跃，间歇性发作，多在进食后诱发，排便或肛门排气后缓解。腹痛的发生可能与进餐引起胃肠反射或肠内容物通过炎症、狭窄肠段，引起局部肠痉挛有关。

2. 排便异常 由于病变肠曲的炎症和溃疡，肠蠕动加速，肠排空过快可引起腹泻。腹泻是溃疡型肠结核的主要临床表现之一。每日排便 2~4 次，重者每日达 10 余次。粪便呈糊样，一般不含明显脓血，不伴有里急后重，如病变加重，涉及范围较广者，腹泻与便秘交替常见，但并非本病的临床特征，这与病变引起的胃肠功能紊乱有关。增生型肠结核多以便秘为主。

3. 腹部肿块 约2/3 的增生型肠结核患者在右下腹可触及腹部肿块，不易推动，中等质地，伴有轻度或中度压痛。腹部肿块也可见于溃疡型肠结核，系病变肠段和邻近肠段与肠系膜淋巴结相粘连而致，或同时有肠系膜淋巴结结核所致。其表面不平，局部轻度压痛。

4. 全身症状 本病常有结核毒血症状，多见于溃疡型肠结核，表现为发热、盗汗、厌食、消瘦、贫血和全身乏力等。发热多呈不规则热或低热。可同时有肠外结核特别是活动性肺结核的临床表现。增生型肠结核病程较长，患者全身情况一般较好，无发热或仅有低热。消化道症状可有恶心、呕吐、腹胀、食欲缺乏等。

5. 腹部体征 无肠穿孔、肠梗阻的肠结核病例，除在右下腹部及脐周有压痛外，常无其他特殊体征。

6. 并发症 见于晚期患者，主要有肠梗阻、肠穿孔两种并发症，肠出血较少见。肠梗阻是本病最常见的并发症，主要发生在增生型肠结核，以不完全性肠梗阻多见。肠穿孔主要为亚急性慢性穿孔，可在腹腔内形成脓肿，破溃后形成肠瘘。少有急性肠穿孔。可因合并结核性腹膜炎而出现相关临床表现。

【辅助检查】

1. 实验室检查

（1）血液检查 溃疡型肠结核可有轻至中度贫血，无并发症时白细胞计数一般正常，淋巴细胞增高。血沉多明显增快，可作为评估结核病活动程度及抗结核疗效观察的指标之一。

考点提示

 肠梗阻是肠结核最常见的并发症。

（2）粪便检查 溃疡型肠结核粪便多为糊状，一般无黏液脓血。显微镜下可见少量脓细胞和红细胞，隐血试验可阳性。粪便找结核分枝杆菌，阳性者有助于肠结核的诊断，但仅在痰菌检查阴性者才有意义。

（3）结核菌素（PPD）试验和 γ–干扰素释放试验（T–SpoTTB 试验） 有助于肠结核的诊断，尤其是强阳性时。

2. X 线检查 X 线钡餐检查对肠结核的定性和定位诊断有重要价值，并可了解其功能障碍情况，目前 CT 或 MRI 小肠造影有替代钡剂造影趋势。溃疡型结肠炎可见肠壁溃疡和边缘不整；钡剂于病变肠段呈现激惹征象，排空迅速，充盈不佳，而在病变上下部分肠曲则充盈良好，称钡影跳跃征；溃疡穿破肠壁还可见局部脓肿或瘘管形成。增生型者则见肠壁增厚，黏膜呈结节状变形；若伴有溃疡亦可有激惹现象。不论何种类型，晚期可见肠腔狭窄、肠段缩短变形、回肠盲肠正常角度消失。

3. 内镜检查　结肠镜能对全结肠和回肠末端进行直接观察，如发现病变可行活组织活检，对本病的确诊最有价值。内镜下病变肠黏膜有充血、水肿、溃疡（常为环周形，边缘呈鼠咬状）、炎症性息肉、肠腔狭窄等改变。镜下活检组织送病理检查，具有确诊价值。病变位于小肠的可行小肠镜检查。胶囊内镜检查为小肠检查提供了非侵入性方法，检查可以窥视全部小肠，怀疑有肠梗阻者属禁忌证。

符合以下任何一条可确诊：①肠黏膜或肠系膜淋巴结找到干酪坏死性肉芽肿。②病理组织切片找到结核分枝菌。③病变组织培养结核菌阳性。④从病变处取材做动物接种出现结核病变。

【诊断】

典型病例诊断一般无困难，诊断可依据以下各点。

1. 病史　青壮年患者，原有肠外结核，特别是开放性肺结核。

2. 典型表现　有腹痛、腹泻、便秘等消化道症状，并伴有发热、盗汗等结核毒血症状；右下腹部有压痛，也可有肿块，或出现原因不明肠梗阻。

【鉴别诊断】

1. 克罗恩病（Crohn disease，CD）　本病的临床表现、影像学及内镜所见与肠结核酷似，两者的鉴别有时非常困难，下列几点有助于鉴别。

（1）病史　有肺结核或其他肠外结核病史者先考虑肠结核的诊断。

（2）临床表现　有肠瘘、腹腔脓肿、肛门直肠周围病变等并发症应考虑 CD。

（3）实验室检查　结核抗体阳性，结核菌素试验或 T－SPOT 阳性及活检组织中结核分枝杆菌 DNA 阳性有助于肠结核诊断。

（4）内镜　CD 病变呈节段性，溃疡呈纵行性、裂隙性；肠结核的溃疡多为环形，边缘不规则呈鼠咬状。

（5）病理　肠结核的肠壁和肠系膜淋巴结为干酪样肉芽肿，抗酸杆菌染色阳性；而 CD 为非干酪样肉芽肿，可见裂隙样溃疡。

鉴别困难者可先行诊断性抗结核治疗，克罗恩病经抗结核治疗 2～6 周后症状多无明显改善，治疗 2～3 个月后内镜所见无改善。有手术适应证者可行手术探查，行病变肠段和肠系膜淋巴结活检。

2. 右侧结肠癌　发病年龄在 40 岁以上，一般无发热、盗汗等结核毒血症表现。病程呈进行性发展，结肠镜检查可窥见肿瘤，活组织检查可明确诊断。

3. 阿米巴或血吸虫病性肉芽肿　既往有相应的感染史，脓血便常见，通过直肠或乙状结肠镜检查或从粪便中检出阿米巴或血吸虫虫卵多可证实诊断，相应特效治疗有效。

4. 溃疡性结肠炎合并逆行性回肠炎　两者鉴别一般无困难，本病以脓血便为主，而肠结核脓血便极少见，溃疡性结肠炎有时可累及末端回肠，但其病变以乙状结肠、直肠最为严重，结肠镜检查有助于鉴别。

5. 其他 应与慢性阑尾炎、肠型白塞病、回盲部恶性淋巴瘤、肠套叠、耶尔森杆菌肠炎及一些少见的感染性肠病等鉴别。

【病因】

90%以上肠结核由人型结核分枝杆菌引起，结核分枝杆菌侵犯肠道主要是经口感染。少数系由饮用未经消毒的带菌牛奶或乳制品而感染牛型结核分枝杆菌所致。开放性肺结核或喉结核患者，因经常吞下含结核分枝杆菌的痰液而感染，导致肠结核。结核分枝杆菌进入肠道后，多在回盲部引起结核病变，可能与下列因素有关：①含结核分枝杆菌的肠内容物在回盲部停留较久，增加了局部肠黏膜的感染机会。②结核分枝杆菌易侵犯淋巴组织，而回盲部淋巴组织丰富，因此成为肠结核的好发部位。但消化道其他部位包括食管和胃也可受累。肠结核也可由血行播散或由腹腔内或盆腔内结核病灶直接蔓延所引起。只有当入侵的结核菌数量较多，毒力较大，而人体免疫功能异常、肠功能紊乱导致局部抵抗力削弱时才会发病。

【病理】

肠结核主要位于回盲部，即回盲瓣及其相邻的回肠和结肠，其他部位依次为升结肠、空肠、横结肠、降结肠、阑尾、十二指肠和乙状结肠等处，少数见于直肠。偶见于胃、食管。结核菌数量和毒力与人体对结核菌的免疫力与变态反应的情况影响本病的病理性质。按大体病理，肠结核可分为以下3型。

1. 溃疡型肠结核 病变首先发生在肠壁的集合淋巴组织和孤立淋巴滤泡，呈充血、水肿，以致渗出性病变逐渐加重，进一步发展为干酪样坏死，随后形成溃疡。溃疡边缘不规则，深浅不一，基底可深达肌层或浆膜层，并累及周围腹膜或邻近肠系膜淋巴结。因溃疡基底多有闭塞性动脉内膜炎，故较少发生肠出血。因病变发展较慢，常与邻近的肠外组织发生粘连，所以溃疡一般不发生急性穿孔，慢性穿孔多形成腹腔脓肿或肠瘘。在病变修复过程中，大量纤维组织增生与瘢痕组织形成可导致肠管变形和狭窄。

2. 增生型肠结核 病变多局限于回盲部。病变初期仅见黏膜充血、水肿、糜烂、渗出或霜样白苔等一般炎症性改变，其实质为黏膜结核；随病情进展，可有大量结核肉芽肿和纤维组织增生，使局部肠壁增厚、僵硬，严重者可见瘤样肿块突入肠腔，导致肠腔变窄甚至梗阻。

3. 混合型肠结核 兼有这两种病变，其病理所见是两者的综合，称为混合型或溃疡-增生型肠结核。

【处理】

1. 治疗 肠结核的治疗目的是消除症状、改善全身情况、促使病灶愈合、防治并发症。强调早期治疗，因为肠结核早期病变是可逆的。如合并有肠外活动性结核更应彻底治疗。

（1）休息与营养 可加强患者的抵抗力，是治疗的基础。有结核毒血症状者，必须卧床休息。

（2）抗结核化学药物治疗 是本病治疗的关键。抗结核治疗坚持早期、联合、适量、规律、全程的原则，联合3~4种抗结核药物治疗，疗程9~12个月。抗结核药物的选用、剂量和不良反应参见《呼吸系统疾病》肺结核病章。

（3）对症治疗　腹痛可用抗胆碱能药物。如有水、电解质与酸碱平衡紊乱者，应予纠正。并发不完全肠梗阻者须进行胃肠减压和静脉补液。

（4）手术治疗　多不需要手术。若并发肠梗阻、瘘管、肠穿孔、肠道大出血内科治疗无效，可考虑手术。手术前、后均需抗结核治疗。出现并发症即使手术也可预后不良，甚至是致命的。

2. 转诊　肠结核诊断困难者或出现并发症，应转到有条件的医院进行治疗。

【预后】

本病的预后取决于早期诊断和及时治疗。当病变处在早期渗出性阶段，经治疗后可以痊愈，预后良好。选用合理的抗结核药物，保证剂量充分和疗程足够，也是决定预后的关键因素。

【健康教育】

（1）向患者和家属解释病情，介绍治疗方法、药物的剂量、用法和不良反应。

（2）预防应重视肠外结核特别是开放性肺结核的早期诊断与积极治疗。

（3）肺结核患者不可吞咽痰液，应保持排便通畅，牛奶需经灭菌后饮用。

炎症性肠病

案例导入

　　患者，男性，26岁。患者9个月前出现腹泻，每月3~4次，为少量脓血便，伴左下腹阵发性痉挛性绞痛。口服黄连素未见明显好转，间断有脓血便，伴左下腹不适。近一周，患者腹泻症状明显加重，每日达10余次，为黏液脓血便，伴里急后重。

　　查体：T 38℃，P 87次/分，R 20次/分，BP 110/70 mmHg，无皮疹和出血点，浅表淋巴结来触及，巩膜不黄，咽（－），心肺（－），腹平软，左下腹有压痛及反跳痛，未触及肿块，肝脾未触及，腹水征（－），下肢无水肿。

　　纤维结肠镜提示：乙状结肠、直肠黏膜弥漫性充血、水肿，可见溃疡3个，最大约2 cm×3 cm，附有黏液脓血，大便培养无特异病原体。

　　问题：

　　1. 该患者的诊断及诊断依据是什么？

　　2. 治疗原则是什么？

一、概述

炎症性肠病（inflammatory bowel disease，IBD）是一类与免疫相关的特发性肠道炎症性疾病，包括溃疡性结肠炎（ulcerative colitis，UC）、克罗恩病（Crohndisease，CD）。以慢性、反复复发、病因不明为其特征。此类疾病有终生复发倾向。IBD在我国发病率呈逐年上升趋势。发病高峰年龄为 15 ~ 25 岁，UC 与 CD 的发病平均年龄分别在 48 岁和 39 岁左右；亦可见于儿童或老年，男女发病率无明显差异。

【病因】

尚未明确，已知肠道黏膜免疫系统异常反应所导致的炎症过程在 IBD 发病中起重要作用，目前认为这是由多因素相互作用所致，主要包括环境、遗传、感染与肠道菌群和免疫等因素。

1. 环境因素 在经济较发达的地区 IBD 的发病率持续增高，首先在北美、北欧，继而是西欧、南欧，之后在日本和南美。提示环境因素的变化在 IBD 发病中起重要作用。食物结构与 IBD 的关系尚未取得统一意见。吸烟对 UC 者起保护作用，对 CD 患者则相反。

2. 遗传因素 IBD 者同卵双胞胎、兄弟姐妹和一级亲属发病率显著高于普通人群，而患者的配偶发病率不增加。IBD 一级亲属的发病率是普通人群 10 ~ 15 倍。白种人发病率较高，黑种人、黄种人则较低，犹太人较非犹太人高。目前认为，IBD 不仅是多基因病，也是一种遗传异质性疾病，患者可在一定的环境因素作用下由于遗传易感而发病。

3. 感染与菌群因素 微生物参与 IBD 发生发展，但至今尚未找到某一特异病原微生物与 IBD 有直接关系。当 IBD 动物模型处于无菌状态时，不能诱导肠道炎症，恢复正常菌群后，则出现肠道炎症，使用抗生素后，又可减少肠道炎症的发生。特别是菌群的改变可能通过抗原刺激引起肠组织持续性炎症。临床上粪便转流能防治 CD 复发。

4. 免疫因素 正常肠道黏膜存在低度的慢性炎症，可能是对肠腔内抗原物质（食物或微生物）的适应性反应。先天性免疫是监视微环境改变，限制感染入侵的生物手段。肠道黏膜免疫反应的激活是导致 IBD 肠道炎症发生、发展和转归过程的直接原因。

【发病机制】

目前认为 IBD 的发病机制可能为：环境因素作用于遗传易感者，在肠道菌群的参与下，启动了肠道免疫及非免疫系统，最终导致免疫反应和炎症过程。一般认为 UC 和 CD 是同一疾病的不同亚类，组织损伤的基本病理过程相似，但可能由于免疫反应类型不同，最终导致组织损害的表现不同。

二、溃疡性结肠炎

溃疡性结肠炎是一种原因不明的直肠和结肠慢性非特异性炎症性疾病。病变主要限于大肠黏膜与黏膜下层，疾病通常先累及直肠，逐渐向全结肠蔓延。病情轻重不等，多呈反复发作的慢性病程。

【临床表现】

一般起病缓慢，少数急骤。多表现为发作期与缓解期交替。发作的诱因有精神刺激、过度疲劳、饮食失调、继发感染等。

1. 症状

（1）消化系统症状　主要是腹泻、腹痛。

1）腹泻　为最主要的症状，主要与炎症导致肠分泌增加、肠内水钠吸收障碍以及结肠运动功能异常有关。黏液脓血便见于绝大多数患者，为炎症渗出、黏膜糜烂及溃疡所致。大便次数及便血的程度反映病情轻重，轻者每日排便 2~4 次，便血少或无；重者可每日 10 次以上，脓血显见，甚至大量便血。粪质多数为糊状，重可至稀水样。黏液脓血便是本病活动期的重要表现。病变累及直肠时可有"里急后重"表现。极少数患者可表现为便秘，常见于病变限于直肠或乙状结肠患者，是病变引起直肠排空功能障碍所致。

2）腹痛　疼痛性质常为阵发性痉挛性绞痛，一般诉有轻度至中度腹痛，多为左下腹或下腹的阵痛，亦可涉及全腹。有疼痛 - 便意 - 便后缓解的规律，常有里急后重。若并发中毒性巨结肠或炎症波及腹膜，有持续性剧烈腹痛。

3）其他症状　可有腹胀，严重病例有食欲缺乏、恶心、呕吐。

（2）全身表现　一般出现在中、重型患者。可因贫血而乏力，或低蛋白血症出现外周水肿，可有体重下降、发热、水与电解质平衡紊乱等表现。

（3）肠外表现　与自身免疫有关。骨病是最常见的肠外表现，10% ~ 20% 患者累及，包括外周关节痛、骨软化、关节炎、强直性脊柱炎、骶髂关节炎等，其他还包括结节性红斑、坏疽性脓皮病、虹膜炎、前葡萄膜炎、口腔复发性溃疡等，这些肠外表现在结肠炎控制或结肠切除术后可缓解或恢复。国内报道肠外表现的发生率低于国外。

（4）并发症　可有中毒性巨结肠，多发生在暴发型或重症溃疡性结肠炎患者；一般以横结肠为最严重；常因低钾、钡剂灌肠、使用抗胆碱能药物或阿片类制剂而诱发；本并发症预后差，易引起急性肠穿孔。其他并发症还可见大出血、结肠息肉及癌变等。

2. 体征　轻、中型患者仅有左下腹轻压痛，有时可触及痉挛的降结肠或乙状结肠。重型可有发热、脉速的表现，左下腹或全腹部压痛，若出现腹部膨隆、腹肌紧张，伴发热、脱水、呕吐等，应考虑中毒性巨结肠。

3. 临床分型

（1）临床类型　①初发型：指无既往史而首次发作。②慢性复发型：临床上最多见，发作期与缓解期交替。③慢性持续型：症状持续，间以症状加重的急性发作。④急性暴发型：少见，急性起病，病情严重，全身毒血症状明显，可伴中毒性巨结肠、肠穿孔、脓毒血症等并发症。除暴发型外，各型可相互转化。

（2）病变范围　根据蒙特利尔（Montreal）分型分为直肠型（E1）、左半结肠型（结肠脾曲以下）（E2）、广泛结肠型（病变扩展至结肠脾曲以上）（E3）。

（3）病情分期　分为活动期和缓解期。

（4）临床严重程度　采用改良 Truelove 和 Witts 疾病严重程度分型。①轻度：腹泻每日 4 次以下，便血轻或无，无发热、脉速，贫血无或轻，血沉正常。②重度：腹泻每日 6 次以上，伴有明显黏液脓血便，体温 > 37.5℃、脉搏 > 90 次/分，血红蛋白 < 100 g/L，血沉 > 30 mm/h。③中度：介于轻度与重度之间。

【辅助检查】

1. 实验室检查 目的是评估疾病的严重程度，排除感染性疾病，与克罗恩病鉴别。

（1）血液检查 贫血常见，主要由消化道出血引起缺铁或吸收不良所致叶酸和维生素 B_{12} 等缺乏，也可能与溶血有关。急性期中性粒细胞可增高。血沉增快和 C – 反应蛋白增高是活动期的标志。

（2）粪便常规检查 肉眼观常有黏液脓血，镜检可见红、白细胞，隐血阳性，急性发作期可见巨噬细胞。

（3）自身抗体检查 抗中性粒细胞核周胞浆抗体（pANCA）在 UC 患者中阳性率约 55%，CD 者仅 20%，但系统性血管炎、原发性硬化性胆管炎自身免疫性肝炎、胶原性结肠炎、嗜酸性粒细胞性结肠炎等疾病也可检出，因此应用价值有一定限制。

2. 结肠镜检查 内镜检查对本病诊断有重要价值，但在急性期重型患者应暂缓进行，以防穿孔。本病病变呈连续性、弥漫性分布，从肛端直肠开始逆行向上扩展，内镜下所见重要改变有：①弥漫性黏膜充血、水肿、易脆、自发或接触出血和脓性分泌物附着，常见黏膜粗糙、呈细颗粒状，黏膜血管纹理模糊、紊乱或消失；②病变明显处见多发性糜烂或溃疡；③慢性病变见假性息肉，结肠袋往往变浅、变钝或消失。结肠镜下黏膜活检组织学见上皮细胞坏死，固有层急性炎症细胞浸润，隐窝炎，隐窝脓肿，隐窝结构改变，杯状细胞减少，浅溃疡形成和肉芽组织增生；慢性期表现为隐窝结构紊乱、杯状细胞减少和潘氏细胞化生。

3. 结肠 X 线钡剂灌肠检查 结肠 X 线钡剂灌肠可显示 UC 者结肠黏膜粗乱和（或）颗粒样改变；多发性浅溃疡，表现为肠管边缘呈锯齿状阴影，肠壁有多发性小充盈缺损；肠管短缩，结肠袋消失，肠壁变硬，可呈铅管状。急性期及重型患者应暂缓检查，以免诱发中毒性巨结肠，甚至穿孔。用 CT 或 MR 肠道显像（CTE/MRE）检查也可显示肠道病变。结肠镜检查比钡剂灌肠检查准确，有条件宜做结肠镜全结肠检查。

【诊断】

1. 病史 起病多数缓慢，具有持续或反复发作的特点。

2. 典型表现 腹泻、腹痛、黏液脓血便、里急后重，伴有（或不伴）不同程度全身症状。

【鉴别诊断】

1. 感染性肠炎 包括细菌（空肠弯曲杆菌、艰难梭状芽胞杆菌、结核分枝杆菌、沙门菌、出血性大肠埃希菌、耶尔森鼠疫杆菌等）、病毒（巨细胞病毒、单纯疱疹病毒、人类免疫缺陷病毒），真菌（组织胞浆菌），寄生虫（阿米巴、血吸虫）。各种致病菌感染通常在 4 周后均能恢复正常。急性发作时可有发热、腹痛、腹泻、黏液血便等，但粪便检查分离致病菌阳性率较低。内镜检查炎症分布多不均匀，呈片状充血水肿、糜烂，大小不一、形态多变的溃疡。直肠炎应与性传播疾病鉴别，如淋病、梅毒、衣原体等感染。

2. 克罗恩病 UC 和 CD 两者临床表现、内镜和组织学特征均明显不同，特别是裂沟、瘘管、穿透性炎症、肛门病变、肠腔狭窄和非干酪样性肉芽肿等特征具有重要的鉴别诊断价值。当 CD 的病变单纯累及结肠，此时鉴别诊断十分重要（表6-1）。当肠道病变不典型时，较难鉴别，需经长期随访才能最终诊断。

3. 肠癌　多见于中年以后，直肠指检常可触到肿块，结肠镜与 X 线钡剂灌肠检查对鉴别诊断有价值，活检可确诊。须注意溃疡性结肠炎也可引起结肠癌变。

4. 肠易激综合征　粪便有黏液但无脓血，显微镜检查正常，隐血试验阴性。结肠镜检查无器质性病变。

表6-1　溃疡性结肠炎与克罗恩病的鉴别

	溃疡性结肠炎	克罗恩病
脓血便	多见	无或少见
病变分布	病变连续	呈节段性
病变范围	结、直肠受累	全消化道
常见受累部位	直肠	回盲部
肠腔狭窄	少见，中心性	多见、偏心性
内镜表现	溃疡浅，黏膜弥漫性充血、水肿、颗粒状，脆性增加	纵行溃疡、卵石样外观，病变间黏膜外观正常（非弥漫性）
活检特征	固有膜全层弥漫性炎症、隐窝脓肿、隐窝结构明显异常、杯状细胞减少	裂隙状溃疡、非干酪性肉芽肿、黏膜下层淋巴细胞聚集

【病理】

病变位于大肠，呈连续性、弥漫性分布。范围多自肛端直肠开始，逆行向近段发展，可扩展至降结肠、横结肠，甚至累及全结肠及末段回肠。

黏膜呈弥漫性炎症反应。固有层弥漫性淋巴细胞、浆细胞、单核细胞等炎症性细胞浸润是 UC 的基本病变，活动期有大量中性粒细胞和嗜酸性粒细胞浸润。大量中性粒细胞浸润发生在固有膜、隐窝上皮（隐窝炎）、隐窝内（隐窝脓肿）及表面上皮。当隐窝脓肿融合溃破，黏膜出现广泛的小溃疡，并可逐渐融合成大片溃疡。肉眼见黏膜弥漫性充血、水肿，表面呈细颗粒状，脆性增加、出血、糜烂及溃疡。由于结肠病变一般限于黏膜与黏膜下层，很少深入肌层，所以并发结肠穿孔、瘘管或周围脓肿少见。少数暴发型或重症患者病变涉及结肠全层，可发生中毒性巨结肠，肠壁重度充血、肠腔膨大、肠壁变薄，溃疡累及肌层至浆膜层，常并发急性穿孔。

结肠炎症在反复发作的慢性过程中，黏膜不断破坏和修复，致正常结构破坏。显微镜下见隐窝结构紊乱，表现为腺体变形、排列紊乱、数目减少等萎缩改变，伴杯状细胞减少和潘氏细胞化生，可形成炎性息肉。由于溃疡愈合、瘢痕形成、黏膜肌层及肌层肥厚，使结肠变形缩短、结肠袋消失，甚至肠腔缩窄。少数患者发生结肠癌变。

【处理】

1. 治疗

（1）一般治疗　强调休息、饮食和营养。慢性疾病常伴有营养不良，主张高糖、高蛋白、低脂饮食，少渣饮食能减少排便次数。适当补充叶酸、维生素和微量元素，全肠外营养适用于重症患者及中毒性巨结肠、肠瘘、短肠综合征等并发症者。对腹痛、腹泻的对症治疗，要权衡利弊，使用抗胆碱能药物或止泻药如地芬诺酯（苯乙哌啶）或洛哌丁胺宜慎重，在重症患者应禁用，因有诱发中毒性巨结肠的危险。因疾病反复发作，迁延终生，患者常见抑郁和焦虑情绪，需予心理治疗。抗生素治疗对一般病例并无指征，但对重症有继发感染者，应积极抗菌治疗。

（2）药物治疗

1）氨基水杨酸制剂 传统的柳氮磺吡啶（SASP），是治疗 UC 的主要药物，活动性病变予 4 g/d，维持期予 2 g/d，维持治疗疗程至少 3～5 年。SASP 在结肠内由细菌分解为 5-氨基水杨酸（5-ASA）和磺胺，前者是主要有效成分，其滞留在结肠内与肠上皮接触而发挥抗炎作用。该药适用于轻、中度患者或重度经糖皮质激素治疗已有缓解者。服用 SASP 者不良反应分为两类，一类是剂量相关的不良反应如恶心、呕吐、食欲缺乏、头痛、可逆性男性不育等，餐后服药可减轻消化道反应。另一类不良反应属于变态反应，有皮疹、粒细胞减少、自身免疫性溶血、再生障碍性贫血等，因此服药期间必须定期复查血象，一旦出现此类不良反应，应改用其他药物。5-ASA 具有肠腔局部抗炎作用，理想剂型应尽量减少肠道内吸收使局部疗效作用更大。5-ASA 新型制剂可避免在小肠近段被吸收，而在结肠内发挥药效，这类制剂有各种控释剂型的美沙拉嗪、奥沙拉嗪和巴柳氮。口服 5-ASA 新型制剂疗效与 SASP 相仿，优点是不良反应明显减少，5-ASA 肛栓剂和灌肠剂对溃疡性直肠和乙状结肠炎均有效。不良反应较少，包括恶心、消化不良、脱发、头痛、腹泻和变态反应。

2）糖皮质激素 对急性发作期有较好疗效。适用于对氨基水杨酸制剂疗效不佳的轻、中度患者，特别适用于重度患者及急性暴发型患者。激素无维持缓解作用，另一方面因其不良反应，限制长期应用。一般予口服泼尼松 40～60 mg/d，2 个月左右病情缓解。起始剂量需足量，否则疗效降低。布地奈德是一种局部作用强而系统生物利用度较低（10%）药物，可提高治疗疗效，减少治疗的不良反应。若使用激素常用剂量超过 4 周，疾病仍处于活动期提示激素无效；若激素治疗有效后停用激素 3 个月内复发或激素治疗 3 个月后，泼尼松减量至 10 mg/d 复发者提示激素依赖。

3）免疫调节剂 适用于激素依赖或无效以及激素诱导缓解后的维持治疗。硫唑嘌呤（AZA）是维持缓解最常用的药物，AZA 不能耐受者可换用 6-巯基嘌呤（6-MP）或甲氨蝶呤（MTX）。国内 IBD 协作组推荐 AZA 剂量为 1 mg/kg，由于 AZA 存在量效关系，剂量不足会影响疗效，因此可在治疗观察中逐渐增加剂量。服药期间应注意骨髓抑制、肝损害等不良反应。环孢素（CsA）因不良反应大，适于短期治疗严重 UC 且激素无效者，促进症状缓解，避免急诊手术。

（3）手术治疗 内科医生应对手术有充分认识，避免贻误手术时机。术前、术后使用激素者应尽可能减少激素剂量，以防止手术并发症。①紧急手术指征：并发大出血、肠穿孔、重型患者特别是合并中毒性巨结肠经积极内科治疗无效且伴严重毒血症状者。②择期手术指征：并发结肠癌变；慢性持续型病例内科治疗效果不理想而严重影响生活质量，或虽然用糖皮质激素可控制病情但糖皮质激素不良反应太大不能耐受者。一般采用全结肠切除加回肠肛门小袋吻合术。

2. 转诊 重度患者及急性暴发型溃疡性结肠炎患者病情凶险者，应转到有条件的医院进行治疗。

【预后】

本病大部分患者反复发作，轻度及长期缓解者预后较好。急性暴发型、有并发症及年龄超过 60 岁者预后不良，但近年由于治疗水平提高，病死率已明显下降。病程漫长者癌变危险性增加，应注意随访，推荐对病程 8~10 年以上的广泛性或全结肠炎和病程 30~40 年以上的左半结肠炎、直肠乙状结肠炎患者，至少两年 1 次行监测性结肠镜检查。

【健康教育】

（1）由于病因不明，病情反复发作，迁延不愈，给患者的精神和日常生或带来很多困扰，应鼓励患者树立信心，以平和的心态应对疾病。

（2）指导患者合理休息与活动，合理选择饮食。

（3）嘱患者坚持治疗，不要随意更换药物或停药，学会识别药物的不良反应，出现异常及时就医。

三、克罗恩病

克罗恩病是一种病因尚不十分清楚的胃肠道慢性炎性肉芽肿性疾病。克罗恩病可累及全消化道，为非连续性全层炎症，最常累及部位为末端回肠、结肠和肛周。临床上以腹痛、腹泻、腹块、瘘管形成和肠梗阻为特点。发病年龄多在 15~30 岁，有终生复发的倾向，男女患病率无差异。

【临床表现】

本病临床表现存在较大个体差异，从发病至确诊往往需数月至数年，大多起病隐匿、缓慢进展，病程呈慢性，长短不等的活动期与缓解期交替以及有终生复发倾向，少数急性起病，可表现为急腹症。

1. 症状

（1）消化系统症状

1）腹痛 为最常见症状。多位于右下腹或脐周，间歇性发作，可能与肠内容物通过炎症、狭窄肠段，引起局部肠道痉挛有关，常伴痉挛性阵痛及腹鸣。疼痛多于进餐后加重，排便或肛门排气后缓解。若出现持续性腹痛和明显压痛，提示炎症波及腹膜或腹腔内脓肿形成。全腹剧痛和腹肌紧张，提示病变肠段急性穿孔。

2）腹泻 也是本病常见症状，主要由病变肠段炎症渗出、蠕动增加及继发性吸收不良引起。病程早期间歇发作，病程后期可转为持续性。粪便多为糊状，一般无肉眼脓血及黏液。病变累及远端结肠或肛门直肠者，可有黏液脓血便及里急后重。

3）其他 肛周累及者，伴发肛门处疼痛和脓液分泌。消化道各处均可形成腹腔内脓肿、肠道膀胱瘘、肠道阴道瘘和皮瘘等内瘘和外瘘。

（2）全身表现　多且较明显，主要表现为发热和营养障碍。发热常呈间歇性低热或中度热，与肠道炎症活动及继发感染有关，有高热伴寒战者提示可能有脓肿形成。营养障碍表现为消瘦、贫血、低蛋白血症和维生素缺乏等，青春期前患者常有生长发育迟滞。主要由慢性腹泻、食欲减退及慢性消耗等因素所致。

（3）肠外表现　可发生在肠道病变之前，或与肠道病变伴发，或独立于肠道病变，可作为 CD 的诊断证据。CD 肠外表现包括：杵状指（趾）、关节炎、结节性红斑、坏疽性脓皮病、口腔黏膜溃疡、虹膜睫状体炎、葡萄膜炎、小胆管周围炎、硬化性胆管炎、慢性活动性肝炎等，淀粉样变性或血栓栓塞性疾病亦偶有所见。

2. 体征　体征与疾病的类型、部位和严重程度相关。CD 者可有慢性病容，精神状态差，重者消瘦贫血貌。腹部常扪及包块伴压痛，以右下腹和脐周多见，由肠粘连、肠壁增厚、肠系膜淋巴结肿大、内瘘或局部脓肿形成所致。此外还可有急性或慢性胃肠道梗阻、肠穿孔和消化道出血、肛门周围炎症的体征。

3. 并发症　肠梗阻最常见，其次为腹腔脓肿，肉眼出血少见，大出血发生率为 1% ～ 2%。游离穿孔发生率为 1% ～ 2%，常位于回肠。直肠或结肠黏膜受累者可发生癌变。

【辅助检查】

考点提示

腹痛、腹泻、体重下降是 CD 的主要临床表现。

1. 实验室检查　贫血常见。活动期外周血白细胞增高，血沉加快，C 反应蛋白增高；人血白蛋白常有降低。血清抗酿酒酵母抗体（ASCA）是 CD 较为特异的抗体，ASCA 阳性、pANCA 阴性者诊断 CD 敏感性 55%，特异性达 93%。大便常规检查可见白细胞，粪便隐血试验常呈阳性。有吸收不良综合征者粪脂排出量增加并可有相应吸收功能改变。

2. 影像学检查　钡剂造影能了解疾病的范围、性质和严重性。小肠病变行胃肠钡餐检查，结肠病变行钡剂灌肠检查。X 线可见病变肠道黏膜皱襞粗乱、纵行性或裂沟样龛影、鹅卵石样充盈缺损、假息肉、多发性狭窄、瘘管形成等表现，病变呈节段性分布。由于病变肠段激惹及痉挛，钡剂很快通过而不停留该处，称为跳跃征；钡剂通过迅速而遗留一细线条状影，称为线样征，该征亦可能由肠腔严重狭窄所致。由于肠壁深层水肿，可见填充钡剂的肠袢分离。CT 能显示透壁性增厚的肠壁，是诊断肠壁外并发症的重要手段。CT 在评价腹腔内 CD 方面较 MRI 优越，但 MRI 可能在显示盆腔病变如坐骨直肠窝脓肿、辨别直肠周围瘘管与肛提肌的关系中有优势。超声检查在评价诊断明确的 CD 患者时价值有限，但在发现由阑尾炎、输卵管疾病、卵巢疾病、异位妊娠和盆腔炎症性疾病引起的诊断不明确的右下腹痛中有价值。

3. 内镜检查　对本病诊断有重要价值。结肠镜行全结肠及回肠末段检查。病变呈节段性（非连续性）分布，见纵行溃疡，溃疡周围黏膜正常或增生呈鹅卵石样，病变之间黏膜外观正常（非弥漫性），可见肠腔狭窄、炎性息肉。胶囊内镜检查结果仍应遵循由小肠镜活检进一步证实。因其创伤性，应遵循胶囊内镜优先原则，若有狭窄等并发症不考虑胶囊内镜检查。若发现小肠多发性阿弗他溃疡，环形、线形或不规则溃疡 >3 个，或发现狭窄，则应当考虑 CD 的诊断。少部分 CD 病变可累及上消化道，胃镜检查应列为 CD 的常规检查，尤其伴有上消化道症状者。

4. 黏膜活检　对诊断和鉴别诊断有重要的价值。病变处多部位深凿活检可在黏膜固有层发现非干酪坏死性肉芽肿、裂隙状溃疡，固有膜底部和黏膜下层大量淋巴细胞聚集等。

【诊断】

包括病史采集、体格检查、内镜、影像学、实验室及组织细胞学检查，同时应鉴别诊断以排除其他疾病。

1. 病史　全面的病史应包括详细询问症状发生情况、最近的旅行史、食物不耐受史、与肠道疾病的接触史、用药史、吸烟、家族史等。

2. 典型表现　中青年患者有慢性反复发作性右下腹或脐周痛伴腹泻、腹块、发热等临床表现。

【鉴别诊断】

1. 肠结核　与 CD 相互误诊率较高，治疗和预后迥异。肠结核常伴有结核病史，内镜多见浅表性不规则环行溃疡、边缘不整如鼠咬状，盲肠病变多于回肠、回盲瓣受累，呈张口状。CD 者常为纵行溃疡或阿弗他溃疡、鹅卵石样表现、回肠病变多于盲肠、回盲瓣狭窄或有溃疡形成。鉴别困难者，建议先行诊断性抗结核治疗。有手术适应证者可行手术探查，病变肠段与肠系膜淋巴结病理组织学检查发现干酪坏死性肉芽肿可获确诊。

2. 小肠恶性淋巴瘤　原发性小肠恶性淋巴瘤可较长时间内局限在小肠，部分患者肿瘤可呈多灶性分布，此时与 CD 鉴别有一定困难。如 X 线检查见小肠同时受累、节段性分布、纵行溃疡、鹅卵石征、瘘管形成等有利于 CD 诊断；如 X 线检查见一肠段内广泛侵蚀、呈较大的指压痕或充盈缺损，B 型超声或 CT 检查肠壁明显增厚、腹腔淋巴结肿大，多支持小肠恶性淋巴瘤诊断。小肠恶性淋巴瘤一般进展较快，活检并做免疫组化可确诊，必要时手术探查可获病理确诊。

3. 急性阑尾炎　应与 CD 急性发作进行鉴别，急性阑尾炎发作前无慢性腹部症状病史。腹泻少见，有转移性右下腹痛，白细胞计数增高更为显著。

4. 溃疡性结肠炎　鉴别见本节"溃疡性结肠炎"。

5. 其他　如白塞病、阿米巴肠炎、慢性细菌性痢疾、血吸虫病、其他感染性肠炎（耶尔森杆菌、空肠弯曲菌、艰难梭菌等感染）、出血坏死性肠炎、缺血性肠炎、放射性肠炎、胶原性肠炎、各种肠道恶性肿瘤以及各种原因引起的肠梗阻，在鉴别诊断中均需考虑。

【病理】

40% ~50% 病变同时累及回肠末段与邻近右侧结肠者，最为多见；只累及小肠者，约占 1/3，主要在回肠，少数见于空肠；仅有结肠受累者占 20% ~30%，以右半结肠多见。病变还可累及口腔、食管、胃、十二指肠、阑尾、胰腺、紧邻肛门周围的皮肤，但较少见。

大体形态上，CD 的特点为：①病变呈节段性或跳跃性，而非连续性。②黏膜溃疡的特点：早期呈鹅口疮样溃疡；随后溃疡增大，形成纵行溃疡和深"裂隙"溃疡，将黏膜分割呈鹅卵石样外观。③病变累及肠壁全层，肠壁增厚变硬，肠腔狭窄。

组织学上，CD 的特点为：①非干酪坏死性肉芽肿：由类上皮细胞和中性粒细胞构成，可发生在肠壁各层和局部淋巴结。②裂隙溃疡：可深达黏膜下层甚至肌层。③肠壁各层炎症，伴充血、水肿、淋巴管扩张、淋巴组织增生和纤维组织增生。

肠壁全层病变致肠腔狭窄可发生肠梗阻。溃疡慢性穿孔引起局部脓肿，或穿透至其他肠段、器官、腹壁，形成内瘘或外瘘。肠壁浆膜纤维素渗出、慢性穿孔均可引起肠粘连。

【处理】

1. 治疗　目的是诱导活动期病情的缓解、维持缓解及防治并发症。不管疾病严重度如何，均应在诱导缓解阶段开始维持治疗。

（1）一般治疗　戒烟。强调饮食调理和营养补充，由于 CD 患者多有小肠的消化、吸收不良，故要注意营养补充的方法和有效性。一般给高营养、低渣饮食，适当给予叶酸、维生素 B_{12} 等多种维生素及微量元素。要素饮食（完全胃肠内营养）在补给营养同时，还能减轻病变活动性，尤其适用于无局部并发症的 CD 患者。完全胃肠外营养仅用于严重营养不良、肠瘘及短肠综合征者，应用时间不宜太长。

（2）药物治疗

1）氨基水杨酸制剂　柳氮磺吡啶适用于病变局限于结肠者并可用于结肠 CD 的维持缓解治疗。不同剂型的美沙拉嗪可在小肠、回肠及结肠定位释放，故适用于病变在小肠、回肠末段及结肠者。该类药物一般用于控制轻型患者的活动性；也可用作缓解期或手术后的维持治疗，但疗效并不肯定。治疗期间应定期监测患者的肝、肾功能和外周血象。

2）糖皮质激素　对小肠和和大肠 CD 都有效，是控制病情活动期最有效的药物，适用于中、重型患者或对氨基水杨酸制剂无效的轻型患者。糖皮质激素在 CD 的应用必须特别注意给药前必须排除结核与腹腔脓肿等感染的存在。初始剂量要足，一般泼尼松 0.75 mg/（kg·d）。减量要慢，病情缓解后剂量逐渐减少。对激素依赖者可加用免疫抑制剂。布地奈德口服主要在肠道局部起作用，全身生物利用度低，故全身不良反应小，但效果较泼尼松稍差。

3）免疫抑制剂　治疗 CD 有效。硫唑嘌呤（AZA）或巯嘌呤（6-MP）适用于对糖皮质激素治疗效果不佳或对激素依赖病例，AZA 剂量为 1.5~2.5 mg/（kg·d），6-MP 为 0.75~1.5 mg/（kg·d）。起效时间需 3~6 个月。该类药物常见严重不良反应为白细胞减少等骨髓抑制表现，亦会诱发关节痛、胰腺炎、肝损害。甲氨蝶呤（MTX）有效，对糖皮质激素反应较差的病例可以试用。沙利度胺（THD）亦可应用，但目前的临床应用经验较少。

4）抗菌药物　广谱抗生素如喹诺酮类药物加甲硝唑是有效的治疗手段，尤其是对有细菌过度生长、化脓性并发症的患者。

5）生物制剂　主要适用于经激素及免疫调节剂治疗无效或不能耐受者；合并瘘管经传统治疗无效者。英夫利昔单抗（IFX）是抗肿瘤坏死因子（TNF-α）抑制剂，目前治疗 IBD 应用时间最长的生物制剂，对大部分 IBD 患者有效。常用剂量为 5 mg/kg，在 0、2、6 周作为诱导缓解，随后每隔 8 周给予相同剂量维持缓解。规律用药的缓解率优于间断给药，联合免疫调节剂可减少生物机制抗体形成，增加疗效。变态反应为该药常见不良反应，感染为该药的禁忌证。

6）益生菌　在临床应用广泛，对 CD 的治疗有所帮助，可作为 CD 的辅助治疗。

（3）手术治疗　与 UC 不同，CD 手术切除病变肠段不能彻底解决复发问题且复发率极高，因此，CD 应以内科治疗为基础，手术主要是针对并发症的治疗，如完全性肠梗阻、急性穿孔或不能控制的大量出血、癌变等。

2. 转诊 重度患者及病情凶险出现严重并发症的患者，应转到有条件的医院进行治疗。

【预后】

本病可经治疗好转，也可自行缓解。但多数患者呈反复发作倾向，迁延不愈，反复出现并发症，预后不佳。

【健康教育】

参见本节"溃疡性结肠炎"健康教育。

缺血性肠病

☞ **案例导入**

患者，男性，49 岁。因间断腹痛、便血半月余入院。入院前半月患者无明显诱因出现全腹阵发性痉挛性疼痛，以左下腹为甚。疼痛较剧烈，伴恶心，无呕吐、发热，持续约 15 分钟，伴便意，便后疼痛缓解，大便稀，带有黏液及暗红色血液。10 天前再次出现腹痛、便血，症状同前。两次发作均未给予特殊处理，症状自行缓解。3 天前上述症状再次发作。先后 3 次发作，腹痛程度逐渐加重，便血量增多。既往史无特殊。

体格检查：生命体征平稳。心肺无明显异常。腹稍膨隆，腹软，上腹部及左下腹压痛，无反跳痛，肝脾肋下未触及，肠鸣音 7 次/分。肛门指检：肛门外无痔脱出，直肠壁光滑，未触及肿块，指套带有鲜血。

血常规：Hb 116 g/L，肿瘤标志物（CEA、CA125、CA153、CA199）均未见异常，PPD 试验（－），凝血功能正常。结肠镜检查：降结肠及乙状结肠充血、水肿、糜烂性改变。

问题：

1. 该患者的诊断、诊断依据是什么？

2. 该病需与哪些疾病鉴别？

3. 治疗原则是什么？

缺血性肠病（ischemic bowel disease）亦称缺血性肠炎，相对少见，它是一组因肠道血液灌注不足或回流障碍导致肠道结构破坏和功能障碍的临床综合征。按起病急缓分为急性肠系膜缺血症和慢性肠系膜缺血症；按血管是否闭塞分为闭塞性肠系膜血管缺血和非闭塞性肠系膜血管缺血；按部位分为小肠缺血和结肠缺血，后者即缺血性结肠炎，相对多见。

肠道的动脉血供主要来自腹腔动脉、肠系膜上动脉（SMA）及肠系膜下动脉（IMA），之间有较多的侧支连接，肠道血供约占心输出量的 10%，餐后可上升至 25%。一般情况下，肠系膜毛细血管 20% 开放就能维持正常氧供，故肠缺血症发生率不高。某一主支发生突然闭塞（如栓子）或病变较为广泛（如某些结缔组织病并发血管炎），将出现肠道缺血损害及相应的临床表现。

肠缺血临床表现缺乏特异性，取决于受累肠管范围、程度、持续时间、交通支丰富程度与可能形成的侧支循环状况等。轻者仅腹痛、便血，重者肠管坏死致休克、死亡。急性发病者可有腹痛、腹胀、呕吐、发热、便血、腹部压痛、肠鸣音减弱，慢性发病者慢性腹泻、餐后腹痛和营养不良。腹痛重于压痛是此病的突出特点。

一、急性肠系膜缺血

急性肠系膜缺血（acute mesenteric ischemia，AMI）不常见，随着人口老龄化及心血管疾病的增加，本病发病率也在增长。AMI 中肠系膜上动脉栓塞（SMAE）最常见（占40% ~50%），其他依次为非闭塞性肠系膜缺血（NOMI）（占25%）、肠系膜上动脉血栓形成（SMAT）（占10%）、肠系膜静脉血栓形成（MVT）（占10%）、局灶性节段性小肠缺血（FSI）（占5%左右）。

【临床表现】

临床表现多样，缺乏特异性。多见于60岁以上老年人，以男性为主，常伴有心血管基础疾病，也可见于长期口服避孕药或某些青年患者。腹痛为最突出表现，突发性绞痛或持续性钝痛，程度轻重不等，定位不确切，可局限或弥漫，局限者多位于脐周，提示小肠梗阻。动脉栓塞者常表现为突发剧痛，动、静脉血栓形成者起病较隐匿，可有数周至数月的餐后腹痛反复发作、吸收不良和体重下降。缺血后肠功能紊乱，可导致恶心、呕吐、嗳气、腹胀、腹泻等胃肠道症状。一般于腹痛后24小时出现便血，这是肠梗阻的可靠征象，根据出血量可表现为大便隐血阳性、黑便、暗红色或鲜血便。

体格检查，在疾病早期腹痛剧烈时查体可无明显异常，体温、脉搏和血压等生命体征可无显著改变；随着疾病进展出现发热、心率加快、血压降低、腹胀、腹部叩诊鼓音、肠鸣音减弱、腹部压痛、反跳痛及肌紧张等。

【辅助检查】

考点提示

腹痛是急性肠系膜缺血最突出的表现。

1. 实验室检查 多数患者外周血白细胞增多，血沉增快，可出现血清转氨酶、肌酸激酶、乳酸脱氢酶、碱性磷酸酶增高，腹水淀粉酶增高及代谢性酸中毒。粪便检查可见红细胞和脓细胞，隐血试验阳性，但培养无致病菌生长。血清 D‑二聚体是血栓形成的标志物，诊断此病的特异性约80%，敏感性约60%。

2. 血管造影 选择性肠系膜血管造影是 AMI 诊断的金标准，不仅可诊断 AMI 及其病因，还可经导管应用血管扩张剂以松弛收缩的内脏血管，如是闭塞性疾病，还有助于制订血管再通方案。闭塞性病变的血管造影可见充盈缺损。非闭塞性肠系膜缺血造影显示动脉本身无阻塞，但其主干或其分支有普遍或节段性痉挛，肠壁内血管充盈障碍为其特征性表现。

3. 腹部平片 对 AMI 的敏感性很低（30%），而且是非特异的，早期多无明显异常，主要用于排除其他急腹症，如溃疡穿孔、胆石症和绞窄性肠梗阻；后期表现为肠壁增厚、肠腔积气、肠袢固定及"指压征"。

4. CT 和 MRI 常规 CT 检查对 AMI 特别是 MVT 有一定诊断价值，但是早期表现无特异性，CT 血管成像（CTA）可能发现 3 支主要分支中的栓子或血栓，并有可能替代动脉造影作为诊断 AMI 首选方法。磁共振成像（MRI）主要显示动脉主干病变。MR 血管成像（MRA）是另一种诊断肠系膜缺血的新方法。MRA 与 CTA 或动脉造影相比较，其主要优点是没有肾毒性。然而对继发于低血容量 NOMI，或远端栓塞性疾病的诊断价值有限。

5. B 超 对肠系膜缺血的诊断特异性强，B 超检查早期可见肠壁增厚、5 层肠壁结构，后期出现肠腔狭窄。彩色多普勒超声可见缺血肠段的血流明显少于正常，有助于确定缺血的范围。但它只能显示主要内脏血管近端，无法诊断 NOMI。

6. 内镜检查 可观察肠黏膜缺血情况和程度，对诊断结肠缺血有一定价值。AMI 表现为黏膜充血、水肿、瘀斑，黏膜下出血，黏膜呈暗红色，血管网消失，可有部分黏膜坏死，继之黏膜脱落、溃疡形成，病变部与正常肠段之间界限清晰。

【诊断】

正确的诊断有时较难。早期诊断最重要的临床特点是严重的腹痛与体征不相称，服用镇痛药无效。如果上述表现发生在有近期心肌梗死或房颤史，或过去有肢体动脉栓塞史者，要高度怀疑为急性肠系膜血管缺血。

1. 病史 多有基础心血管疾病病史。

2. 临床特点 剧烈腹痛、强烈的胃肠道症状、腹痛与体征不相符。

> **知识链接**
>
> ### 血管造影（angiography）
>
> 血管造影通常指数字减影血管造影（DSA），是一种介入检测方法。将显影剂注入血管里，通过显影剂在 X 线下所显示的影像来诊断血管病变。随着介入放射学的发展，血管造影已经成为临床的一种重要的诊疗方法。血管造影在头颈部及中枢神经系统疾病、心脏大血管疾病及肿瘤和外周血管疾病的诊断和治疗中都发挥着重要作用。

【鉴别诊断】

此病应与肠梗阻、胃穿孔、胃痉挛、胰腺炎等鉴别。

【病因】

1. 肠系膜上动脉栓塞 最常见，栓子一般来自心脏的附壁血栓、心内膜炎患者的瓣膜赘生物或血栓、动脉粥样硬化斑块，偶见细菌栓子。因肠系膜上动脉与主动脉夹角较小，近乎平行状态，血栓进入肠系膜上动脉并嵌顿于此，引起肠管血供障碍。约 50% 发生在肠系膜上动脉的第一分支，30% 发生于肠系膜上动脉的起始部位。

2. 肠系膜动脉血栓形成 占 10% ~15%，多继发于肠系膜上动脉粥样硬化，主要的病变基础为动脉硬化，其他尚有主动脉瘤、血栓闭塞性脉管炎、结节性动脉周围炎和风湿性血管炎等。缺血的发生较动脉栓塞缓慢。低血容量或心排血量突然降低、心律不齐、血管收缩剂或过量利尿剂为常见的诱因。

3. 非闭塞性肠系膜缺血 占20%~30%，源于低血容量性休克、充血性心力衰竭、严重心律失常致收缩压降低或血管痉挛引起小肠动脉血流不足。病死率超过70%。

4. 肠系膜静脉血栓形成 约占10%，有原发性和继发性，后者常见于：门静脉系统血流淤滞，多为肝硬化；局部肠系膜血流受阻，如肿瘤压迫、肠扭转等；腹腔内感染等；腹部手术或外伤，如脾切除术时残留血管盲端及继发性血小板增多；血液高凝状态，如口服避孕药、真性红细胞增多症、肿瘤释放促凝血因子等。静脉血栓形成后，肠系膜血管床压力升高呈淤血状态，间接导致肠道血供障碍。

【病理】

病理改变包括：①肠壁水肿、充血、黏膜内出血及不同程度的坏死，可由黏膜层扩展至肌层及浆膜层；②肠道吸收和分泌功能改变，起病急时大量体液滞留肠腔，有效循环血量不足，发生低血容量性休克；③肠道液体潴留为细菌繁殖提供了有利条件，大量有害菌及其产物通过肠壁进入循环；④坏死穿孔后形成腹膜炎，致全身性感染中毒、多器官功能障碍综合征，严重者可致死亡。

【处理】

1. 治疗 应及早诊断，及早治疗，恢复血容量，纠正可能病因。

（1）一般治疗 包括补足血容量、抗感染、胃肠减压等。静脉应用广谱抗生素，覆盖革兰阴性菌及厌氧菌可预防细菌通过缺血肠黏膜转位引起脓毒症。

（2）溶栓及抗凝 常用的溶栓剂有尿激酶、链激酶和组织型纤溶酶原激活剂等，其中组织型纤溶酶原激活剂可与血栓特异性结合，将纤维蛋白溶解为单体，效果好，出血并发症少。常用抗凝剂有肝素和低分子肝素，二者疗效相同，后者半衰期长，出血并发症少。溶栓剂和抗凝剂有经全身静脉和经导管两种给药途径。经肠系膜上动脉导管给药疗效显著高于外周静脉给药，宜在发作12小时内进行，治疗中应密切观察病情变化。已出现明显小肠坏死症状者不宜采用溶栓、抗凝治疗。

（3）介入治疗 血管造影的同时对病变给予处理，如立即经导管罂粟碱灌注，以60mg作为初始剂量，随后30~60mg/h持续输注12~48小时，以扩张肠系膜血管，改善血流，可避免肠切除或减少切除范围。此外还可行球囊扩张、支架置入等。介入治疗是对未坏死肠管的首要治疗手段。

（4）手术治疗 当AMI患者出现腹膜刺激征时，应进行剖腹探查。外科干预包括切除坏死肠段、取出栓子和旁路移植术，切除范围是手术成功的关键。多数学者主张除了彻底切除坏死肠段外，两侧各15cm的正常肠管也应切除，但坏死过于广泛时应尽量保留肠段，以免造成短肠综合征。

2. 转诊 AMI有时诊断较困难，误诊率较高，对诊断难度大者有必要转至上级医院进行进一步诊治。基层医院手术选择要慎重，估计手术难度较大者，应转到有条件的医院进行治疗。

【预后】

AMI 发展到肠坏死，死亡率可高达 60% ~70%。如能早期诊断，行血管造影、扩血管和溶栓治疗，必要时手术治疗可明显降低病死率。总体而言，结肠缺血比小肠缺血预后好。肠系膜静脉血栓形成比急性原发的动脉性肠系膜缺血累及小肠预后好。

【健康教育】

（1）本病起病急，诊断困难，病死率较高，应向患者和家属解释病情。

（2）嘱患者平素注意基础心血管疾病的防治，合理饮食，戒烟戒酒，适度锻炼。

（3）一旦发生腹痛，及时就诊。

二、慢性肠系膜缺血

慢性肠系膜缺血（chronic mesenteric ischemia，CMI）又称腹（肠）绞痛。是一种长期、持续、反复发作的肠管缺血所致的临床综合征。内脏动脉粥样硬化狭窄是导致绝大多数 CMI 的病因。

【临床表现】

患者年龄多在 40 ~59 岁，女性多见。约半数的患者具有典型的临床三联症状：餐后腹痛、厌食和体重下降。

1. 症状 突出的临床表现是餐后腹痛。腹痛多于餐后 15 ~30 分钟出现，常位于上腹部或中腹部，亦可呈弥漫性痉挛性腹痛，严重度和持续时间取决于摄食量。偶尔仅有腹胀和持续性隐痛。如果疼痛严重者常有恶心和呕吐。这种进食 – 疼痛的联系很快导致患者的厌食，随后体重迅速显著减轻是本病的特点。随着肠缺血的进展，可产生肠吸收不良综合征而导致体重进一步下降，并出现大量带泡沫的粪便，粪便中含丰富脂肪和蛋白质。肠绞痛症状可持续数月或数年后因内脏循环严重削减而可发生肠系膜梗死。据估计，约 1/3 的肠系膜梗死患者有肠绞痛的前驱症状。

2. 体征 患者可有明显的体重减轻。上腹部可闻及收缩期杂音、腹部轻压痛、营养不良、周围血管疾病的体征（颈动脉杂音、肢体无脉、末端发绀等），疼痛症状与腹部体征不相符。

【辅助检查】

1. 实验室检查 贫血、白细胞减少、电解质异常及低蛋白血症等，粪便检查可见脂肪成分较多。

2. 血管造影 多数患者可见胃肠道 3 支主要动脉中至少有 2 支完全闭塞或严重狭窄，伴粗大迂曲的侧支循环（表明大的内脏血管受累，病变呈慢性），1 支大的内脏动脉闭塞不足以诊断此病。

3. X 线检查 腹部平片可用于鉴别其他腹部疾病。钡剂胃肠造影检查可见小肠狭窄，部分病例出现多发节段性狭窄，称"香肠串"征。

> **考点提示**
>
> 餐后腹痛、厌食和体重下降是慢性肠系膜缺血典型的表现。

4. CT 腹主动脉和肠系膜上动脉对比增强的螺旋 CT 扫描及三维重建可显示狭窄、钙化等，同时有助于排除腹部其他疾病。

5. 彩色多普勒超声 主干血管狭窄对此病有提示意义，也用于排除肝胆胰系统及泌尿系统疾病。

6. 内镜检查 可见胃窦和十二指肠糜烂，用于除外消化性溃疡及消化道肿瘤。

【诊断】

1. 病史 多有内脏动脉粥样硬化病史。

2. 临床特点 餐后腹痛、厌食和体重下降。

【鉴别诊断】

1. 胃溃疡 上腹痛较此病出现晚（餐后 0.5~1.0 小时）而缓解早（餐后 1~2 小时），发作有周期性和季节性；服用抑酸剂及黏膜保护剂有效；胃镜检查可明确诊断。

2. 慢性胰腺炎 有进食后腹痛、体重减轻、腹泻、消化不良等，CT、MRCP 等可见胰腺钙化、胰管狭窄扩张等。

此外，还应与克罗恩病、胃肠道及胰腺肿瘤、膈下弓状韧带压迫综合征、假膜性肠炎、胆道疾病等鉴别。

【病因】

腹腔动脉、肠系膜上动脉和肠系膜下动脉其中任一支逐渐发生闭塞时，它们之间的侧支循环可提供足以维持受累肠管活力和功能的血供。因此，大多数单独的肠系膜上动脉慢性闭塞是无症状的。然而，当有第 2 支血管也有供血不足时，则相对缺血的肠管不能满足摄食所需的血供增加要求，出现缺血性疼痛。

1. 动脉性疾病 多数在动脉粥样硬化的基础上，动脉附壁血栓和粥样斑块形成导致管腔狭窄。动脉斑块通常位于或靠近大血管的开口处。较少见的病变还有因腹腔神经节压迫腹腔动脉、主动脉假性动脉瘤或夹层动脉瘤、血栓闭塞性脉管炎或结节性动脉周围炎累及腹腔动脉。

2. 静脉性疾病 与肠系膜静脉血栓形成类似，如腹腔内感染、血液病、应用致血液高凝状态的药物（避孕药、糖皮质激素等）、胰腺炎、外伤、腹腔内大手术等。

3. 小血管炎性疾病 如系统性红斑狼疮、贝赫切特综合征、韦格纳肉芽肿、皮肌炎、糖尿病、结节性多动脉炎、高血压、过敏性紫癜、放射性损伤等。

【病理】

肠壁充血、水肿、黏膜内出血及坏死、增生修复、溃疡形成、穿孔等，肠壁因间质增生纤维化而增厚，致肠腔狭窄及变形。肠道病变的范围可局限在一段肠管或全部肠道，这取决于血管闭塞的部位、程度、形成速度及侧支循环的建立等，病变可呈单发或多发性节段性分布。

【处理】

治疗原则是改善或重建肠道血供，缓解或消除腹痛，预防急性肠系膜上动脉血栓的发生。

1. 内科治疗 怀疑本病的患者应予少食或禁食、胃肠减压、营养支持、改善循环治疗。对于确诊的患者，应予积极的扩张血管、降低血液黏滞度及抑制血小板黏附聚集为主。内科治疗的同时严密观察病情变化，准确把握手术时机，以免延误治疗。

2. 介入治疗 慢性肠系膜动脉缺血性疾病的血管腔内治疗是一种趋势，行血管成形术或支架植入，可改善狭窄缺血状况、缓解和解除腹痛症状、纠正营养不良、预防突发的肠梗死。

3. 手术治疗 适用于内科保守治疗无效，血管造影证实腹腔动脉、肠系膜动脉主干严重狭窄者，包括动脉内膜剥脱术和旁路移植术。小动脉分支广泛硬化狭窄或广泛小血管炎者不宜手术。

【健康教育】

（1）嘱患者平素注意基础疾病的合理治疗。

（2）出现不明原因餐后腹痛、体重下降应警惕此病，及时就诊。

三、结肠缺血

结肠缺血（colon ischemia，CI）是因结肠血流减少导致某段结肠壁血液供应不足或回流受阻，不足以维持细胞正常代谢，从而引起 CI 的疾病状态。是中老年患者下消化道出血的常见原因之一。90% 以上的 CI 患者年龄大于 60 岁，女性患者相对多见。

【临床表现】

临床表现取决于病变的严重性与范围。

1. 症状 CI 常表现为突发剧烈腹痛，呈痉挛性，腹痛部位多与 CI 病变部位一致，一般局限于左侧，腹痛伴有里急后重、腹泻；继而在 24 小时内从肛门排出黑色或鲜红色血，或呈血性痢，常有恶心、呕吐和腹胀。慢性 CI 常表现为腹胀和顽固便秘。

2. 体征 主要是腹部压痛，压痛部位常常提示病变部位，部分患者可触及包块，直肠指检常可见指套染血。肠鸣音开始亢进，随后逐渐减弱甚至消失。明显肌紧张、反跳痛提示病变严重，可伴有低热、心率加快。

此病常为自限性，多数患者随着侧支循环的建立，肠黏膜水肿逐渐消退，黏膜损伤修复，症状在数天内好转，但部分患者缺血严重且持续，表现为剧烈腹痛、严重便血和发热，直至腹膜炎、休克、死亡。

【辅助检查】

1. 实验室检查 血常规，白细胞和中性粒细胞计数增多。大便隐血阳性。

2. 影像学检查 CT 检查常用。在一些不典型腹痛

> **考点提示**
>
> 腹痛、腹泻和便血是结肠缺血主要表现。

病例进行早期筛查中，CT 往往提供有助于诊断的信息，如水肿的肠壁、狭窄的肠管及堵塞的血管。X 线腹部平片可见结肠和小肠扩张，结肠袋紊乱，有时可见结肠穿孔引起的腹腔内游离气体及肠壁内气体。钡灌肠造影可了解病变程度和病变范围，目前已基本被内镜检查代替。肠系膜血管造影可了解缺血部位，因多数阻塞部位在小动脉，该检查难以发现动脉阻塞征象，仅在考虑急性肠系膜缺血性病变才有用。

3. 内镜检查 最有效的诊断方法。若疑诊此病但无腹膜炎、肠梗阻和肠穿孔征象，可考虑行此检查。缺血早期可见黏膜苍白、水肿、凹凸不平，隆起的结节内可见蓝色出血和淤血，伴散在黏膜充血区和糜烂，并可见溃疡，溃疡呈纵形、环形或散在片状，多沿肠系膜侧分布，病变与正常黏膜界限清楚。反复发作者可见增生性改变，肠腔明显狭窄。

【诊断】

1. 病史 有高血压病、动脉粥样硬化、冠心病、糖尿病等病史。

2. 临床特点 突发腹痛、腹泻、便血。

【鉴别诊断】

需与克罗恩病、溃疡性结肠炎、感染性肠炎和结肠癌等引起腹痛、便血的疾病相鉴别。本病与溃疡性结肠炎的区别在于直肠很少受累，且病变黏膜与正常黏膜分界清楚。

【病因】

结直肠血供主要来源于肠系膜上、下动脉和髂内动脉。缺血可发生在任何结肠部位，但最常发生于结肠脾曲、降结肠和乙状结肠。这些部位常常位于供血交界处：结肠脾曲处于肠系膜上、下动脉结肠供血交界；直、乙结肠交界处是肠系膜下动脉和髂动脉两套血供交界。累及的长度随病因而异，例如动脉粥样硬化性血栓常产生短的肠段病变，而低流量状态多累及较长肠段。

CI 可有很多原因引起，分为血管阻塞型和非血管阻塞型。①血管阻塞型：常见病因包括肠系膜动脉的创伤、血栓形成或栓塞，以及腹主动脉重建手术或结肠手术时误扎肠系膜下动脉；血管造影检查时造影剂对血管内壁的刺激或导管对血管的损伤；动脉粥样硬化的脱落物或来自房颤患者的左心房栓子阻塞肠系膜动脉；自身免疫性疾病（系统性红斑狼疮、结节性多发性动脉炎、过敏性肉芽肿等）、糖尿病、贝赫切特综合征、血栓闭塞性脉管炎等可引起周围小动脉梗阻；门静脉高压、胰腺炎伴胰腺脓肿和胰腺假性囊肿；长期口服避孕药；肠腔内压力升高引起缺血，缺血又导致结肠扩张，形成恶性循环。②非血管阻塞型：多为自发性，通常无明显的血管阻塞，临床上难找到明确原因；大部分患者为老年人，结肠缺血性改变后，肠系膜血管造影显示的血管异常可与临床症状不相符；自发性 CI 最常见原因是低血压，如感染性休克、心源性休克、过敏性休克、神经源性休克等，伴心脏病、高血压、糖尿病及同服可影响内脏血流的药物（如升压药）等。

【病理】

CI 发生后，肠壁黏膜水肿、溃疡形成和出血。重症患者可见明显的黏膜坏死，深达肌层、浆膜层。组织修复后表现为黏膜下层慢性炎症细胞浸润和肉芽组织形成。有时黏膜下动脉中可见小动脉炎和纤维蛋白栓子。上皮再生部位可见毛细血管增生、成纤维细胞和巨噬细胞。肉芽组织周围可有嗜酸性粒细胞和含铁血红蛋白铁的巨噬细胞。血管内栓子和含铁血黄素沉积是缺血性结肠炎的特征性病理改变。肠壁全层发生缺血坏死修复后可引起肠腔狭窄。

【处理】

1. 保守治疗　尽早改善肠道微循环，包括禁食，吸氧，扩充血容量，应用右旋糖酐、罂粟碱、前列腺素等改善微循环药物；有血栓者采用溶栓治疗；积极治疗冠心病、动脉硬化、高血压及糖尿病等疾病；应用抗生素预防肠道细菌移位所致感染；如结肠出现胀气，鉴于肠腔内压力的升高，可能会使肠血供进一步遭受损害，行肠腔减压缓解肠腔压力。保守治疗过程应密切监测脉搏、血压、体温、血细胞比容和外周血白细胞。

2. 手术治疗　可逆性损害一般多在 7～10 天内改善，症状持续超过以上限期者多需考虑改为手术治疗。腹痛加重提示病情恶化，出现明显腹膜炎体征或如低血容量、酸中毒及低血压等休克早期表现，提示有发生结肠梗死、肠穿孔的可能，应在抗休克基础上尽早行手术治疗。缺血性结肠炎发生过程中黏膜层病变较浆膜层重，结肠切除范围有时难以确定，术中对结肠病变范围和肠壁活力不能确定或存在疑问者，应常规行术中结肠镜检查。

【预后】

CI 的预后通常是好的，约 85% 的 CI 病例是非坏疽性的。缺血性结肠炎多在缺血发作后血流有所恢复才被诊断，结肠坏死常不存在。其中 50% 为可逆性。

【健康教育】

（1）嘱患者平素注意去除诱因，如便秘、感染、心律失常、休克、不合理使用降压药等，冠心病、高血压、动脉粥样硬化及糖尿病患者应坚持合理治疗。

（2）出现不明原因突发腹痛及便血应警惕此病，及时就诊或转至有条件的医院就诊。

慢性腹泻

一般将病程超过 4 周的腹泻称为慢性腹泻（chronic diarrhea）。

【临床表现】

参见第三章第五节。

【辅助检查】

1. 实验室检查　①粪便检查：观察外观、量、稠度、有无食物残渣、黏液、血和脓性分泌物等，常规检查细胞、原虫、虫卵、隐血及细菌涂片染色和细菌培养，必要时做粪便定性、定量及粪便滤液 pH 测定。②血液检查：行血常规（白细胞及分类、血红蛋白、血细胞比容），血浆蛋白、血电解质、血浆叶酸和维生素 B_{12} 浓度、肝肾功能和血气分析等检查。

2. X 线检查 包括腹部 X 线平片、钡剂灌肠，有助于观察胃肠道黏膜的形态、胃肠道肿瘤、胃肠动力等，小肠造影对小肠病变的诊断很有帮助，目前仍是小肠疾病诊断的一种重要手段。钡剂、钡灌肠可与内镜检查相补充。怀疑胰腺疾病引起的腹泻时，胰腺 CT 对诊断有帮助。怀疑缺血性肠病时可行选择性血管造影。

3. 内镜检查 结肠镜检查和活检对于结肠的肿瘤、炎症等病变具有重要诊断价值。小肠镜可观察十二指肠和空肠近端病变，并可取活检及吸取空肠液做培养。ERCP 有助于胆、胰疾病的诊断。胶囊内镜提高了小肠病变的检出率。

4. 特殊的实验室检查 ①血浆激素和介质测定：包括血铬粒素 A（神经内分泌瘤共同标志物）、血管活性肠肽（VIP 瘤）、胃泌素（胃泌素瘤）、降钙素（甲状腺髓样癌）、5 - 羟色胺（类癌）和甲状腺素等以及尿五羟吲哚乙酸（类癌）等。②小肠吸收功能试验：包括 D - 木糖吸收试验，D - 木糖不需消化即可被肠黏膜吸收，其尿排泄减少反映空肠吸收不良或小肠细菌过度生长；胰外分泌功能试验；氢呼气试验；胆酸吸收试验。

【诊断】

1. 病史 重点注意发病、排便情况、伴随症状、诱发或减轻因素、医源性因素和其他系统疾病。

2. 体检 全面体检有可能提供腹泻原因的一些线索。

【鉴别诊断】

应鉴别功能性腹泻与器质性腹泻。一般而言，年轻病人（＜40 岁）、病史长（＞1 年）、症状为间歇性、一般状况良好、无体重下降、大便次数增加而总量增加不明显、粪便可带黏液而无脓血、多于早晨或餐后排便而无半夜或清早为便意扰醒者，可考虑多为功能性，如大便常规检查阴性，可做出初步临床诊断，必要时进行结肠镜检查则诊断基本确立。对于半夜或清早为便意扰醒、体重下降、腹部压痛明显或有包块、粪便带血或大便隐血试验阳性者，提示器质性腹泻，应进行彻底检查查明病因。对年龄超过 40 岁以上的慢性腹泻患者，应常规进行结肠镜检查以免漏诊结直肠癌。

【病因与发病机制】

参见第三章第五节。

【处理】

1. 治疗 腹泻是症状，针对腹泻的原因治疗才是根本。

（1）支持治疗和对症治疗 腹泻原因不明或疾病过程未得到控制时，需要支持治疗及必要的对症治疗。

1）补液营养支持 纠正水电解质和酸碱平衡，补充营养物质。轻、中度脱水者可口服补液，重度脱水需静脉补液。病情较轻者，可经口服支持；明显消瘦、营养不良者，除要素饮食外，应配合静脉补充营养物质，必要时可行全胃肠外营养。脂肪泻者应低脂饮食，必要时可口服中链甘油三酯。有贫血和/或维生素缺乏者，也应做相应处理。

2）止泻药 切勿盲目给予，有时反而会干扰腹泻对机体保护的一面（如感染性腹泻），甚至引起严重并发症（重度溃疡性结肠炎可诱发中毒性巨结肠）。但频繁排便会使患者不适难忍，严重水样泻可导致水、电解质失衡，在这些情况下可短期使用作为辅助治疗。此外，止泻药是治疗功能性腹泻的主要措施之一。轻型患者可选吸附药，如蒙脱石散剂、消旋卡多曲（脑啡肽酶抑制剂），症状明显者可用地芬诺酯或洛哌丁胺等。

3）肠道微生态制剂 一些疾病存在肠道菌群紊乱，抗生素的应用也会诱发菌群紊乱，菌群紊乱可致腹泻。益生菌和益生元调节肠道菌群，改善肠道微生态环境，可作为一些腹泻的主要治疗或辅助治疗。如存在肠道细菌过度生长，可服用不被肠道吸收的抗生素利福昔明。

知识链接

肠道微生态

人体微生态系统包括口腔、皮肤、泌尿、胃肠道4个微生态（intestinal microecology）系统。以肠道微生态系统最为主要、最为复杂。人肠道中的细菌数占人体总微生物量的78%，肠道菌400～500种。生理状态下，正常的肠道菌群对人体的维生素合成、促进生长发育和物质代谢以及免疫防御功能都有重要的作用，是维持人体健康的必要因素，也是反映机体内环境稳定的一面镜子。

4）生长抑素及其类似物 具有抑制神经内分泌肿瘤分泌激素、抗分泌和抑制肠蠕动作用，适用于类癌综合征、VIP瘤和其他神经内分泌肿瘤引起的腹泻，对不明原因的特发性分泌性腹泻也有一定疗效。

（2）病因治疗 针对病因治疗是关键，乳糖不耐受症和麦胶性肠病患者应给予无乳糖或无麦胶饮食；胆汁酸缺乏者可用中链脂肪代替日常食用的长链脂肪；小肠细菌过度生长或肠道感染者应选用敏感抗生素；急性水样便腹泻有自限性，一般不用抗生素；炎症性肠病者应用氨基水杨酸制剂、糖皮质激素或免疫抑制剂；促胃液素瘤患者应给予抑酸剂和手术切除肿瘤；疑似胆汁酸诱导腹泻者可试用考来烯胺等；高渗性腹泻应停用造成高渗的食物或药物；神经精神因素引起者应进行心理咨询与治疗；胰源性消化不良者需补充胰酶。

2. 疗效判断 慢性腹泻疗效判断标准：①显效：治疗5天粪便性状及次数恢复正常，全身症状消失。②有效：治疗5天粪便性状及次数明显好转，全身症状明显改善。③无效：治疗5天时粪便性状、次数及全身症状无好转甚至加重。

3. 转诊 慢性腹泻症状持续不缓解，应转到有条件的医院进行治疗。

【健康教育】

（1）慢性腹泻的患者应尽快完善相关检查明确病因。

（2）平素注意饮食，合理用药。

（3）症状持续不改善或病情变化者及时就医，以免延误病情。

肠息肉及肠息肉病

案例导入

　　患者，男性，32岁，农民。腹泻反复发作1年余。患者1年来无明显诱因出现大便稀，不成形，每日3～4次，未见黏液脓血，有时伴有左下腹隐痛不适，曾间断口服抗生素、中成药治疗，症状稍缓解，停药后反复发作。患病后饮食一般。既往无特殊病史。家族中其兄弟有结肠多发息肉病史。

　　查体：T 36.2℃，P 66次/分，R 18次/分，BP 120/80 mmHg。神志清，皮肤巩膜无黄染，浅表淋巴结不大。心肺（－）。腹式呼吸弱；满腹有压痛、反跳痛及肌紧张，尤以右下腹麦氏点较剧烈，未及包块，肝、脾未扪及；肝浊音界正常；肠鸣音正常。结肠镜检查：降结肠、乙状结肠多发有蒂息肉，大小不等，病理示管状腺瘤。实验室检查：大便隐血阳性。

　　问题：

　　1. 该患者的可能诊断是什么？

　　2. 治疗原则是什么？

　　肠息肉（intestinal polyp）是指隆起于肠道黏膜表面的肿物。包括小肠息肉、结肠息肉和直肠息肉，以结肠息肉多见，约占80%，多数位于乙状结肠和直肠。按组织学分类，肠息肉可分增生性、炎症性、错构瘤和肿瘤性；按息肉有蒂与否，分为无蒂、亚蒂和有蒂息肉；按息肉的数目分为单发性和多发性。男性多于女性，发病率随年龄而增加。

一、结、直肠息肉

【临床表现】

　　多数患者起病隐匿，无任何症状，少数可有腹部不适、腹胀、排便习惯改变，便次增多，黏液便或黏液血便，偶有腹痛。息肉大者可引起肠套叠、肠梗阻。有的患者可有贫血、皮肤黏膜色素斑等肠道外症状。查体常无阳性体征。

【辅助检查】

　　1. 实验室检查　大便隐血试验对本病的诊断虽无特异性，但由于方法简便、非侵入性、费用低，可用于大肠息肉和肿瘤检查的初筛手段，阳性应进一步做结肠镜检查。

　　2. 直肠指诊　能摸到突入肠腔的光滑、活动的圆形结节或肿块，质软，有弹性。良性的基底部多无硬变。

　　3. 内镜检查　包括直肠镜、乙状结肠镜和结肠镜检查，它们不仅能检视病变大小、形态、部位、活动度，还可以行息肉或早期微小癌灶切除，对可疑病灶取组织进行活检。内镜下黏膜染色技术和放大内镜等发展迅速，提高了早期大肠癌的检出率，有助于结直肠微小病变的检出。最重要的是息肉的活检和病理学诊断，活检应为整个息肉或多处钳取活组织，应标记好息肉的头部、基底和切缘。病理学诊断是确定进一步治疗的关键因素。

【诊断】

凡有排便习惯改变、黏液血便、腹胀及腹痛者应疑诊此病。

【鉴别诊断】

1. 早期大肠癌 大肠早期癌中的Ⅰ型（息肉型）及Ⅱ型（扁平隆起型）与息肉的外形相似，内镜下应特别注意加以鉴别。

2. 黏膜下肿物 黏膜下肿物多呈山田Ⅰ型隆起，即隆起的起始部界线不分明，表面黏膜光整，常可见桥形皱襞。活检时常可见黏膜在肿物表面滑动而肿物不与黏膜一同被提起。

3. 乳头型回盲瓣 初看乳头型回盲瓣很像一息肉，但注意观察其形态是可变的，有开口，内镜可由开口处进入回肠末端，其下方可见回肠的 Y 形皱襞和阑尾口。

【病因】

环境因素及遗传因素两者与结直肠息肉的发病有关，但其作用方式尚未完全明了。根据组织学可分为以下几种类型。

1. 腺瘤性息肉 是公认的癌前期病变。结、直肠腺瘤发生率与结、直肠癌发生率的正相关性已得到流行病学的证实。一般认为结、直肠癌都经过腺瘤的过程，摘除腺瘤性息肉可减少结、直肠癌发生率。

2. 炎性息肉 又称假性息肉或继发性息肉。包括溃疡性结肠炎、克罗恩病、阿米巴病、血吸虫病、嗜酸性肉芽肿等。

3. 错构瘤性息肉 指一种或数种组织异常混合性生长，有幼年性息肉结合征、波伊茨 – 耶格综合征（Peutz – Jeghers 症）、神经纤维瘤病等。

4. 增生性息肉 又称为化生性息肉。是在结肠或直肠黏膜上无蒂的小结节，有的单个孤立，有的多发。颜色与周围黏膜相同，直径数毫米，多在 40 岁前后发生，常无症状，同时合并腺瘤和肠气囊肿等。

以上分类比较全面，但可有交叉，且有的多见，有的极少见（表6–2）。

表 6 – 2 肠息肉组织学分类

肿瘤性	非肿瘤性
腺瘤	错构瘤性
腺管状	波伊茨 – 耶格综合征
绒毛状	幼年性息肉综合征
混合性	卡纳达 – 克朗凯特综合征
腺瘤病	炎症性
家族性结肠腺瘤病	炎症性息肉及假息肉病
加德纳综合征	血吸虫卵性息肉
特科特综合征	炎症纤维增生性息肉
	增生性
	增生性息肉
	黏膜肥大性赘生物

【病理】

腺瘤性息肉最常见，包括管状、绒毛状及管状绒毛状腺瘤 3 种。

1. 管状腺瘤 最常见，约占 80%。表面呈结节状，大多有蒂，色暗红，易出血。镜下为增生的腺体组织，腺上皮排列规则，分化好，主要为管状结构，绒毛成分 <20%。

2. 绒毛状腺瘤 又称乳头状腺瘤，较少见。常为单发，一般无蒂。镜下可见其表面上皮呈绒毛状增生、隆起，绒毛成分 >80%，绒毛表面有柱状上皮层被覆，中间有少量间质，内含较多血管，极易出血，癌变率甚高。

3. 管状绒毛状腺瘤 兼有上述两者的表现，绒毛成分在 20%～80% 之间。癌变率较高。

【处理】

发现息肉即予切除。根据结、直肠息肉的大小、多少、有无并发症和病理性质决定治疗方案。

（1）小息肉 一般在行结肠镜检查时予以摘除并送病检。

（2）直径大于 2 cm 的非腺瘤性息肉 可采用结肠镜下分块切除。直径大于 2 cm 的腺瘤，尤其是绒毛状腺瘤应手术切除：腹膜返折以下的经肛门局部切除，腹膜返折以上应开腹切除或在腹腔镜下手术切除。

（3）病理学诊断为浸润性癌应按结、直肠癌治疗原则处理。腺瘤恶变若未穿透黏膜肌层、未侵犯小血管和淋巴、分化程度较好、刀缘无残留，摘除后不必再做外科手术，密切观察。

（4）炎性息肉以治疗原发肠道疾病为主，增生性息肉症状不明无须特殊治疗。

【健康教育】

强调保持乐观的心态，术后应定期内镜检查随访：单发无癌变的良性腺瘤行内镜切除术后，前 2 年内每年行全结肠镜检查 1 次，以后每 3 年 1 次连续随访；多发无癌变的良性腺瘤在行内镜下切除后每年行全结肠镜检查 1 次。

知识链接

胃息肉

胃息肉（gastric polyp）多为增生性，单发多见，多发恶变率较高。癌变率与组织学分型、瘤体大小有关。早期无症状。约半数患者在钡餐造影、胃镜检查或其他原因手术时意外发现。症状以上腹部不适与隐痛最为常见。可因息肉表面糜烂或溃疡而出血。可无阳性体征。胃镜检查可见圆形或卵圆形隆起，形状规整，表面光滑，色泽暗红。多数有蒂。直视下活检及组织学检查可了解病理类型。治疗可胃镜下摘除，有蒂息肉可用高频电切，无蒂息肉可采取高频电凝、激光、氩气刀、内镜下黏膜切除术（EMR）治疗。一般预后良好。

二、肠息肉病

肠息肉病（intestinal polyposis）与肠息肉的区别在于息肉数目之分，临床常用标准为100枚以上。主要以累及结肠为主，大部分与遗传有关，伴有肠道外表现。可分为腺瘤性综合征与错构瘤性息肉综合征两大类。

1. 腺瘤性综合征 特点是多发性腺瘤伴有结肠癌的高发率。主要有以下3种。

（1）家族性腺瘤性息肉病（FAP） 30%~50%的病例有APC基因突变，常染色体显性遗传。发生率为万分之一。息肉分布于结肠、直肠、十二指肠和胃，多数有蒂，乳头状较少见，息肉数从一百至数千个，大小不等。其组织结构与一般腺瘤无异。此病具有家族遗传因素，但不属于先天性疾病。多数在20~40岁时明确诊断。癌变倾向高，平均癌变年龄为40岁。

早期可无症状，多因家族中有此病而进行检查时发现。最早的症状为腹泻，可有出血、腹痛、贫血、体重减轻和肠梗阻。经结肠镜及活组织检查，并通过基因检测来确诊。

鉴于本病迟早会发生癌变，确诊后应积极做外科治疗。按腺瘤在结肠内的分布、数目和有无癌变等，选用不同的手术方法。全结肠和直肠布满息肉适宜做全结肠、直肠切除和永久性回肠造口术或回肠储袋肛管吻合术（IPAA）。如盲肠内无腺瘤可保留回盲瓣做盲肠造口术。对直肠内腺瘤数目较少者可做直肠内腺瘤切除并做盲肠或回肠–直肠吻合术，切除有病变的结肠。对病变局限且较集中的病例可做部分结肠切除吻合。术后2~3个月起，用结肠镜复查，并经内镜用高频电或微波灼除残存于结肠、直肠的息肉，以防止癌变。十二指肠和壶腹癌是除大肠癌以外的最常见死因，对大肠外病变也应及时相应治疗。

（2）加德纳（Gardner）综合征 即家族性多发性结肠息肉–骨瘤–软组织瘤综合征。常染色体显性遗传，其息肉性质和分布与FAP相似，但数目较少（一般<100），体积较大。癌变倾向亦高，但年龄稍大。骨瘤主见于头颅、上下颌、蝶骨等扁骨和四肢长骨，并有牙畸形。软组织肿瘤可为皮脂囊肿、平滑肌瘤、颅咽管瘤等。有甲状腺、肾上腺、十二指肠壶腹部癌变的倾向。内镜及X线检查可确定消化道息肉及骨瘤。本病结肠息肉的治疗原则与FAP相同。骨与软组织肿瘤均应手术切除，不能完全切除者，可行放疗或非激素类消炎药物治疗。

（3）特科特（Turcot）综合征 以家族性多发性结肠腺瘤伴中枢神经系统恶性肿瘤为特征的遗传性疾病。又称胶质瘤息肉病综合征。属少见病。10~30岁多见。关于此征的遗传方式主要有两种观点：一种认为是家族性结肠腺瘤病中的一个亚型，属常染色体显性遗传，可能与APC基因突变有关。另一种认为与家族性结肠腺瘤病不同，属常染色体隐性遗传。本病的结肠腺瘤病变与FAP相似，但多为大乳头状腺瘤，分布较稀疏，随时间推移，恶变率几乎为100%。同时合并中枢神经系统肿瘤，如脑和脊髓的胶质母细胞瘤或髓母细胞瘤，可并发其他部位的肿瘤，如胃、十二指肠、小肠的肿瘤及脂肪瘤等。

在恶变前本病的临床表现与FAP类似。伴发中枢神经肿瘤的症状常较突出，如头痛、头晕、恶心、呕吐、视物障碍及肢体活动障碍。诊断依赖于有家族性腺瘤性息肉史，以及上述结肠及头颅病变的临床特点。结肠镜检查有助于判断结肠病变的大小、范围、有无恶变。CT、MRI有助于脑部肿瘤的诊断。

由于结肠腺瘤易恶性变，确诊后应尽早行单纯息肉切除或结肠切除术，并定期行内镜复查。中枢神经系统肿瘤可化疗、伽马刀或手术治疗，但易复发，预后差。此征预后不良，5 年存活率常低于 5％。多数病例在确诊后数年内死亡，主要因不能完全切除中枢神经系统肿瘤。

2. 错构瘤性综合征 包含一组疾病，其特点是某些肠段被一些组织的无规律混合体所累及，具有非肿瘤性，但有肿瘤样增生的特征。

（1）波伊茨－耶格综合征 以皮肤、黏膜特定部位色素斑和胃肠道多发性息肉为特征的遗传性疾病。又称黑斑息肉综合征。儿童和青少年多见。此征与 LKB1／STK11 基因突变有关，属常染色体显性遗传，存在遗传异质性。黏膜、皮肤色素斑源于真皮基底内黑色素细胞数量增加，黑色素沉着。胃肠道息肉多为错构瘤。

轻者无症状，严重者可有腹痛、腹泻、黏液便、便血、便秘、呕血等症状。本征有色素沉着、胃肠道息肉两大特征性表现。色素沉着多见于口唇及其四周、颊部、面部、手指皮肤，偶见于肠黏膜。色素可呈黑、棕褐、灰、蓝等。胃肠道息肉常为多发，可发生在整个胃肠道，以小肠多见。息肉大小不定，表面光滑，质硬，蒂长短、粗细不一，也可无蒂。较大息肉可呈菜花样。该病患者 80％～90％ 有家族史，15～64 岁阶段患癌的风险为 93％，其中胃肠道癌约 70％、乳腺癌近 50％、胰腺癌 11％～36％，肺、子宫、卵巢、睾丸癌亦常见。

治疗主要针对胃肠道息肉及其并发症，对皮肤、黏膜黑斑尚无特效治疗方法。息肉较小且无症状者应定期随访，有消化道症状者可行内镜下息肉切除或手术治疗，并发肠套叠、肠梗阻者需急诊手术。多数患者预后较好，个别可发生癌变，因此需定期随访。对有家族史但尚未发病者应密切观察口唇、口腔黏膜、手掌、足底、指（趾）、肛门周围等部位有无色素斑，并内镜检查随访有无消化道息肉。

（2）幼年性息肉综合征（JP） 以多发性青少年的结直肠息肉为特征，亦见于胃和小肠。JP 的发生率为 FAP 的十分之一，可与遗传性出血性血管扩张症共存，大部分患者的息肉呈典型的错构瘤特征，大息肉通常呈分叶状. 半数不典型的 JP 可出现异型增生的腺瘤，引起结直肠癌的危险性增加。

幼年息肉可发生多种症状，最常见的是排便带血或排便后滴血，色鲜红，且常有樱桃状物从肛门脱出，便后即自行缩回，也有约 10％ 的病例发生蒂扭转，引起较大出血和息肉蒂自行截断而随粪便排出。腹泻、腹痛、里急后重、肛门瘙痒或脱肛等也较常见。结肠部位息肉偶然发生肠套叠而有肠梗阻和便血症状。有典型病史者诊断并不困难，肛指检查多能触及带蒂的软瘤。

对局部脱出的长蒂息肉可经肛门结扎切除，也可用乙状结肠镜套扎摘除。对伴有结肠出血者的所有年轻患者，应采用纤维结肠镜进行诊断处理。JP 危险人群，从 15 岁起，每 1～2 年应做 1 次全结肠镜检查，25 岁起，每 1～2 年应做 1 次上消化道内镜检查，直至 35 岁。有相关基因改变的危险人群应监视至 70 岁。

（3）卡纳达－克朗凯特（Canada－CronkhiTe）综合征 又称胃肠道息肉病－皮肤色素沉着－脱发－指（趾）甲萎缩综合征。病因尚不清楚，一般认为是一种获得性非遗传性疾病，可能与感染、免疫异常有关，精神紧张、过度劳累是此征的高危因素。发病多为中老年人。临床表现为胃肠道多发性息肉、皮肤色素沉着、脱发、指（趾）甲萎缩、慢性腹泻、体重减轻和营养不良等。息肉可遍及整个胃肠道，呈弥漫性分布，以胃和结肠最常见，可多达数百个，多为无蒂或广基息肉，大小不等，直径数毫米至数厘米。有恶变可能，病情重，预后差。治疗主要是对症处理，止泻、镇痛、止血，补液，补充营养物质，保持水电解质平衡，少数患者应用皮质激素、同化激素、抗纤溶酶、抗生素和内镜下摘除局限或少量息肉可使病情得到缓解。若并发肠梗阻、消化道大出血、肠套叠、高度怀疑息肉癌变者需手术治疗。因息肉有癌变的可能，需定期随访。此征预后不佳，部分重症患者死于全身衰竭、继发感染、恶病质等。

肠梗阻

案例导入

患者，男性，32岁。腹胀、腹痛伴呕吐1周。一周前无明显原因出现腹胀、腹痛，疼痛位于脐周，伴呕吐胃内容物数次，偶有排气、排便，每日仅排少量黄色便。发病以来，精神食欲、欠佳，睡眠差。既往史：2年前曾患急性阑尾炎并行"阑尾切除术"。

体格检查：T 37.5℃，P 72次/分，R 18次/分，BP 130/80 mmHg；腹平软，未见肠型、蠕动波，脐周轻压病，无反痛跳，未触及包块，墨菲氏征（－），叩诊鼓音，移动性浊音（－），肠鸣音2次/分，肛门指诊未触及包块，指套染血。X线检查：中上腹部分肠管扩张，可见数个液平面，下腹部普遍密度增高。血常规：白细胞计数：$14.6 \times 10^9/L$，中性粒细胞0.77。

问题：

1. 该患者的诊断及诊断依据是什么？

2. 治疗原则是什么？

一、肠梗阻

肠梗阻（intestinal obstruction）是由于多种原因引起的肠内容物不能正常运行、通过受限的一组临床综合征，是常见的外科急腹症之一。肠梗阻的病因和类型很多。发病后，不但在肠管形态上和功能上发生改变，并可导致一系列全身性病理生理改变，严重时可危及患者的生命。

【临床表现】

不同类型的肠梗阻由于发生的部位、原因、发病缓急等的不同可有不同的临床表现，但其具有共同的病理生理学基础，即肠内容物不能向远侧正常运行。因此，腹痛、呕吐、腹胀和停止排气排便是其共同的临床表现。

1. 症状

（1）腹痛　单纯性机械性肠梗阻呈阵发性绞痛，有腹痛缓解间歇期，其缓解时间长短随梗阻部位及程度而异，高位梗阻间歇3~5分钟，低位梗阻间歇10~20分钟。腹痛部位可弥漫全腹，也可偏于梗阻部位，如高位小肠梗阻时一般痛在上腹部，低位小肠梗阻时常位于脐周，结肠梗阻位于下腹部，乙状结肠直肠梗阻位于会阴部。在腹痛的同时伴有高亢的肠鸣音，当肠腔有积气、积液时，肠鸣音呈气过水声或高调金属音。绞窄性肠梗阻时腹痛发作急骤，程度剧烈，呈持续性可伴阵发性加重。如果单纯性肠梗阻腹痛间歇期不断缩短，程度不断加剧，转为持续性剧烈腹痛，应警惕提示有肠绞窄可能。当出现麻痹性肠梗阻，则无绞痛发作，而呈持续性胀痛。

（2）呕吐　肠梗阻的早期为反射性呕吐，而后期则为反流性呕吐。梗阻部位越高，呕吐出现愈早、愈频繁，呕吐物为胃液、十二指肠液和胆汁；低位肠梗阻时，呕吐出现较晚，呕吐物为粪样液体，或有粪臭味。绞窄性肠梗阻时，呕吐物为血性或棕褐色。而麻痹性肠梗阻的呕吐往往为溢出性。结肠梗阻呕吐少见，但后期回盲瓣因肠腔过度充盈而关闭不全时亦有较剧烈的呕吐，吐出物可含粪汁。

（3）腹胀　高位小肠梗阻呕吐频繁多无明显腹胀。低位小肠梗阻或结肠梗阻晚期常有显著的全腹膨胀。肠扭转引起的闭袢性梗阻的肠段膨胀很突出，常呈不对称的局部膨胀。麻痹性肠梗阻时，全部肠管均膨胀扩大，故腹胀显著。

（4）排气、排便停止　完全性肠梗阻时，患者排便和排气现象消失。但在高位小肠梗阻的最初 2~3 天，如梗阻以下肠腔内积存了粪便和气体，则仍有排便和排气现象，不能因此否定完全性梗阻的存在；不完全性梗阻也可排出少量气体和粪便。同样，在绞窄性肠梗阻如肠扭转、肠套叠以及结肠癌所致的肠梗阻等都仍可有血便或脓血便排出。

（5）全身症状　单纯性肠梗阻患者一般无明显全身症状，但呕吐频繁和腹胀严重者常有脱水。血钾过低者有疲软、嗜睡、乏力和心律失常等症状。绞窄性肠梗阻患者全身症状最显著，早期即有虚脱，很快进入休克状态。伴有腹腔感染者，有畏寒、发热、白细胞计数增高等感染和脓毒症表现。

2. 体征

（1）全身情况　一般表现为急性痛苦面容，神志清楚，呼吸受限、急促；有酸中毒时，呼吸深而快。当有脱水情况时，患者可表现为唇干舌燥，眼窝及两颊内陷，皮肤弹性差。休克者可出现神志萎靡、淡漠、恍惚，甚至昏迷。

（2）腹部体征　①视诊：可见到腹胀、肠型或肠蠕动波。小肠梗阻所致的蠕动波多位于脐部，严重梗阻时，胀大的肠袢呈管状隆起，横行排列于腹中部，组成多层梯形肠型。当发生肠麻痹时，肠蠕动波消失。结肠梗阻的肠型多宽大，位于腹壁周边，不对称。②触诊：单纯性肠梗阻腹壁柔软，按压扩张肠曲时有轻度压痛。绞窄性肠梗阻有较明显的腹膜刺激征，局限性压痛，可伴有反跳痛及肌肉紧张。麻痹性肠梗阻腹部可无明显压痛。③叩诊：呈鼓音，绞窄性肠梗阻腹腔渗液多于 1000 ml 时，出现移动性浊音。④听诊：肠鸣音亢进，有气过水声或金属声，为机械性肠梗阻表现。麻痹性肠梗阻时，则肠鸣音减弱或消失。

【诊断】

1. 实验室检查　单纯性肠梗阻早期各种化验检查变化不明显，梗阻晚期或有绞窄时，血红蛋白与血细胞比容因脱水和血液浓缩而升高。单纯性肠梗阻时白细胞计数正常或轻度增高，绞窄性肠梗阻时明显升高，中性粒

> **考点提示**
>
> 　　腹痛、呕吐、腹胀和停止排气排便是肠梗阻典型的临床表现。

细胞数也增加。血气分析及血清钾、钠、氯的变化可反映酸碱平衡和电解质紊乱的情况。呕吐物和粪便检查有大量红细胞或隐血阳性，应考虑肠管有血运障碍。

2. X线检查 影像学检查有助于明确肠梗阻的诊断及确定梗阻的部位。一般在肠梗阻发生4~6小时后，立位或侧卧位透视或摄片，可见气胀肠袢和液平面。由于肠梗阻的部位不同，X线表现也各有其特点：①腹部卧位片上可显示肠管扩张的部位及程度。扩张的小肠影一般位于腹部中央，呈横向排列，空肠黏膜的皱襞呈鱼骨刺状，回肠影则无此特征；扩张的结肠影多位于腹部四周或盆腔，可具有袋影，据此可与小肠影相区别。②立位时扩张的肠腔内可见到多个阶梯状气液平。③小肠梗阻时，腹部X线片上无或仅有少量结肠内气体，结肠梗阻时经常伴有大量气体使结肠明显扩张。如回盲瓣功能良好，小肠内气体极少；但如回盲瓣功能不全，小肠亦有扩张、气液平等小肠梗阻的X线表现。④小肠梗阻时多个液平呈阶梯状排列，在立位或侧卧位上可表现为倒U形扩张肠曲影。有时小肠与结肠梗阻难以鉴别，可以做稀钡低压灌肠以迅速安全地区别小肠和结肠梗阻。

【鉴别诊断】

典型的肠梗阻不难诊断。但从临床治疗的角度来说，判别梗阻的类型与治疗方案的选择更密切相关。应考虑的鉴别如下。

1. 机械性肠梗阻和动力性肠梗阻的鉴别 机械性肠梗阻的特征是阵发性肠绞痛、肠鸣音亢进和非对称性腹胀；而麻痹性肠梗阻无阵发性绞痛等肠蠕动亢进的表现，相反是肠蠕动减弱或停止，腹胀显著，肠鸣音微弱或消失。X线腹部平片有助于鉴别：机械性梗阻的肠胀气局限于梗阻部位以上的肠段，即使晚期并发肠绞窄和麻痹，结肠也不会全部胀气；麻痹性梗阻时，全部胃、小肠和结肠均有胀气，程度大致相同。

2. 单纯性肠梗阻和绞窄性肠梗阻的鉴别 关系到治疗方法的选择和患者的预后。出现下列征象应疑有绞窄性肠梗阻：①腹痛急骤发生且持续不减，或由阵发性绞痛转变为持续性腹痛，疼痛部位较为固定，若伴背部牵涉痛更提示为绞窄性肠梗阻。②病情发展迅速，早期出现休克，抗休克治疗后改善不明显。③有腹膜炎的体征，体温上升、脉率增快、白细胞计数增高。④腹胀不均匀，腹部有局部隆起或触及有压痛的肿块（孤立胀大的肠袢）。⑤呕吐出现早而频繁，呕吐物、胃肠减压抽出液、肛门排出物为血性。腹腔穿刺抽出血性液体。⑥腹部X线检查可见孤立扩大的肠袢。⑦经积极的非手术治疗症状、体征无明显改善。

3. 高位肠梗阻和低位肠梗阻的鉴别 高位小肠梗阻的呕吐发生早而频繁，腹胀不明显；低位小肠梗阻的腹胀明显，呕吐出现晚而次数少，并可吐出粪样物；结肠梗阻与低位小肠梗阻的临床表现很相似，因回盲瓣具有单向阀的作用致形成闭袢型梗阻，以腹胀为主要症状，腹痛、呕吐、肠鸣音亢进均不及小肠梗阻明显，体检时可发现腹部有不对称的膨隆。X线检查有助于鉴别，低位小肠梗阻，扩张的肠袢在腹中部，呈"阶梯状"排列，结肠梗阻时扩大的肠袢分布在腹部周围，可见结肠袋，胀气的结肠阴影在梗阻部位突然中断，盲肠胀气最显著。

4. 完全性肠梗阻和不完全性肠梗阻的鉴别 完全性肠梗阻多为急性发作而且症状明显，不完全性肠梗阻则多为慢性梗阻，症状不明显，往往为间歇性发作。X线平片检查完全性肠梗阻者肠袢充气扩张明显，不完全性肠梗阻则否。

【分类】

1. 按梗阻的原因 可分为 4 类。

（1）机械性肠梗阻 最为常见，是指肠壁本身、肠腔内或肠管外的各种器质性病造成肠腔狭窄或闭塞，致使肠内容物通过受阻。

（2）动力性肠梗阻 是指各种原因导致肠壁肌肉舒缩紊乱，失去蠕动能力，肠内容物不能有效排出而产生的梗阻，但无器质性肠腔狭小。动力性肠梗阻又可分为：①麻痹性肠梗阻：亦称无动力性肠麻痹。较为常见，因感染、中毒、低钾血症、脊髓炎、甲状腺功能减退症、腹部手术等原因影响到肠道自主神经系统，致使肠道平滑肌收缩障碍，使肠管扩张，蠕动消失，肠内容物无法推进。②痉挛性肠梗阻：较为少见，任何原因引起的肠道副交感神经兴奋，而使肠道处于异常的高动力状态致痉挛，肠内容物不能运行，多为短暂性。可在急性肠炎、肠道功能紊乱或慢性铝中毒时发生。

（3）血运性肠梗阻 是指由于肠系膜血管栓塞或血栓形成引起肠壁缺血，继而引起蠕动障碍造成肠梗阻。但是它可迅速继发肠坏死，在处理上与肠麻痹截然不同。

（4）原因不明的假性肠梗阻 与麻痹性肠梗阻不同，无明显的病因，属慢性疾病，也可能是一种遗传性疾病，但不明了是肠平滑肌还是肠壁内神经丛有异常。表现有反复发作的肠梗阻症状，但十二指肠与结肠蠕动可能正常。假性肠梗阻的治疗主要是非手术方法，仅在并发穿孔、坏死等情况才进行手术处理。肠外营养是治疗这类疾病的一种方法。

2. 按肠壁血供情况 分为两类。

（1）单纯性肠梗阻 仅有肠腔阻塞而无肠壁血供障碍，多见于肠腔内堵塞或肠外肿块压迫所致的肠梗阻。

（2）绞窄性肠梗阻 在肠腔阻塞时，肠壁因血管被压迫而引起缺血坏死，多因肠扭转、肠套叠、嵌顿疝、肠粘连等引起。

3. 按梗阻发生的部位 分为两类。

（1）小肠梗阻 ①高位小肠梗阻：主要指发生于十二指肠或空肠的梗阻。②低位小肠梗阻，主要是指远端回肠的梗阻。

（2）结肠梗阻 多发生于左侧结肠，以乙状结肠或乙状结肠与直肠交界处为多见。因有回盲瓣的作用，肠内容物只能从小肠进入结肠，而不能反流，故又称闭袢性梗阻。任何一段肠袢两端完全阻塞，如肠扭转，均属闭袢性梗阻。

4. 按梗阻的程度 可分为完全性梗阻与不完全性（部分性）梗阻。

5. 按起病的缓急 可分为急性肠梗阻与慢性肠梗阻。慢性不完全性是单纯性肠梗阻，急性完全性肠梗阻多为绞窄性。

上述分类在不断变化的病理过程中是可以互相转化的。例如由单纯性变为绞窄性、由不完全性变为完全性等；机械性肠梗阻长时间存在，梗阻以上部位肠袢由于过度膨胀以及毒素的吸收，血运障碍等，也可转化为麻痹性肠梗阻。

【病因】

1. 机械性肠梗阻常见的病因

（1）肠管外病因 ①粘连与粘连带压迫：先天性粘连带较多见于小儿，而腹盆腔手术、结核性腹膜炎及非特异性腹腔内感染产生的粘连是成人最常见的原因，但少数病例可无腹部手术及炎症史。②疝：腹股沟斜疝、股疝、内疝的嵌顿。③肠扭转：可为原发性及继发性肠扭转，常由于粘连所致。④肠外肿瘤或腹块压迫。

（2）肠腔内阻塞　由胆石、粪石、异物、蛔虫等引起。

（3）肠壁病变　①先天性狭窄和闭孔畸形；②炎症、肿瘤、吻合手术及其他因素所致的狭窄，例如炎症性肠病、肠结核、放射性损伤、肿瘤（尤其是结肠癌）、肠吻合术等；③肠套叠：多见于儿童，因息肉或其他肠管病变引起。

2. 动力性肠梗阻常见的病因

（1）麻痹性肠梗阻　①腹部大手术后；②腹腔内炎症；③电解质紊乱；④腹膜后炎症或出血破裂等；⑤肠缺血，如肠系膜栓塞等；⑥肾和胸部疾病，如肾周围脓肿、心肌梗死等；⑦脓毒血症；⑧应用某些药物，如吗啡类药物、抗胆碱药物等。

（2）痉挛性肠梗阻　肠道炎症及神经系统功能紊乱均可引起肠管暂时性痉挛。

3. 血管性肠梗阻病因　肠系膜动脉栓塞或血栓形成和肠系膜静脉血栓形成为主要病因。

【病理生理】

肠梗阻发生后，肠管局部和全身将出现一系列复杂的病理生理变化。不同类型的肠梗阻的病理生理变化各不相同。慢性肠梗阻多为不全性，导致梗阻以上的肠腔扩张以及肠壁代偿性增厚，全身的变化主要是营养不良。痉挛性肠梗阻多为暂时性，肠管局部多无明显变化。一般来说，急性肠梗阻可引起以下局部和全身的病理生理变化。

1. 局部变化

（1）肠蠕动增加　梗阻近侧肠管为克服肠内容物的通过受阻，肠蠕动的频率和强度均有增加。高位肠梗阻频率可达到每 3~5 分钟一次，低位肠梗阻间隔时间较长，可达到每 10~15 分钟一次，肠鸣音亢进；而远端肠管可正常蠕动，伴随肠内容物排出，肠管塌陷空虚，两者交界处即为梗阻所在部位。病情进展时，近端肠管进一步膨胀，终使肠壁平滑肌收缩力减弱直至麻痹。

（2）肠腔扩张、积气积液　正常情况下，肠腔内液体和循环血液处于不断的交换过程中，肠梗阻发生后梗阻近侧肠管不再自肠腔内回吸收液体，大量液体积聚在近侧肠管；当肠腔压力升高，肠壁静脉血管、淋巴管回流受阻时，肠腔内渗液进一步增加，积液更加明显，加重肠膨胀，此时肠管扩张、肠壁变薄。发生肠梗阻时，肠内气体中 68% 由吞咽而来，32% 从血液中弥散入肠以及从肠内容物分解所产生。此时予以持续胃肠减压，可减缓肠胀气。

（3）肠壁充血水肿，通透性增加　肠腔内压力增高导致肠壁静脉回流障碍，肠壁充血水肿、液体外渗导致淤血肠壁呈暗红色，肠壁失去正常光泽，同时由于缺氧，细胞能量代谢障碍，肠壁通透性增加，液体可外渗至肠腔、腹腔。如肠腔内压力进一步增高，影响肠壁动脉血流，肠壁动脉搏动消失，呈暗紫色或黑色，可引起坏死和穿孔。

2. 全身变化

（1）水、电解质和酸碱失衡　肠梗阻时，吸收功能障碍，肠壁水肿，同时肠壁继续有液体向肠腔内渗出，导致大量体液丢失在第三间隙。高位肠梗阻出现的大量呕吐更易出现脱水，同时丢失大量的胃酸和氯离子，故有代谢性碱中毒；低位小肠梗阻丢失大量的碱性消化液加之组织灌注不良，酸性代谢产物剧增，可引起严重的代谢性酸中毒。

（2）感染和脓毒症　当单纯性梗阻转变为绞窄性时，梗阻近端的肠内容物淤积，细菌繁殖产生大量毒素，可透过肠壁引起肠源性的腹腔内感染，并经腹膜吸收导致全身性中毒。

（3）体克　严重的缺水、血液浓缩、血容量减少、电解质紊乱、酸碱平衡失调、细菌感染、中毒等，可引起休克。当肠坏死、穿孔，发生腹膜炎时，全身中毒尤为严重，最后可引起严重的低血容量性休克和感染性休克。

（4）心肺功能障碍　肠膨胀时腹压增高，横隔上升，影响肺内气体交换；腹痛和腹胀可使腹式呼吸减弱；腹压增高和血容量不足可使下腔静脉回流量减少，加之血容量减少，进一步影响到心输出量。

总之，高位肠梗阻容易引起水、电解质紊乱，低位肠梗阻易产生肠腔膨胀和感染。绞窄性肠梗阻容易导致休克，闭袢性肠梗阻容易引起肠穿孔和腹膜炎。而在不同类型肠梗阻后期，各种病理生理变化均可出现。

【处理】

1. 治疗　肠梗阻治疗方法的选择取决于肠梗阻的类型、部位、原因以及有无水、电解质紊乱、低血容量和重要脏器功能障碍等全身情况，主要有基础治疗和手术治疗两大类。动力性肠梗阻以基础治疗及处理原发病为主，绞窄性肠梗阻则需紧急手术，完全性肠梗阻应及时手术；部分性肠梗阻可先试行非手术治疗，2~3天内无效或恶化改为手术治疗。

（1）基础治疗

1）禁食、胃肠减压　目的是改善梗阻近侧肠管的扩张及防止其向绞窄进一步进展，是肠梗阻治疗的重要方法。采用鼻胃管持续低压吸引，可以抽吸胃肠腔内积聚的气体、液体，减轻肠膨胀及肠管扩张，阻断肠梗阻的病理生理进程，同时也有利于减轻肠壁水肿、改善肠壁血液循环；肠腔压力的降低有利于肿胀或扭曲的肠管恢复通畅；抽出的胃肠液观察其颜色及性状，有助于鉴别有无绞窄的发生；胃肠减压可减轻腹内压，有利于患者呼吸循环功能的改善。

2）纠正水、电解质紊乱和酸碱失衡　水、电解质紊乱和酸碱失衡是肠梗阻一种严重的病理生理学状态，应及时纠正。先快速补充血容量，维持有效的全身血液循环，再根据血清钠、钾、氯等的测定结果调整电解质的补充量及纠正酸碱失衡，必要时在监测中心静脉压的条件下进行快速补液，宜保持中心静脉压在 5~10 cmH_2O 之间，同时监测尿量，要求每小时尿量达到 30~40 ml。绞窄性肠梗阻和单纯性肠梗阻晚期血浆成分丧失较多，还需补给全血或血浆、白蛋白。

3）抗感染　肠梗阻后，肠壁血液循环有障碍，肠黏膜屏障功能受损而有肠道细菌移位，或是肠腔内细菌直接穿透肠壁至腹腔内产生感染。肠腔内细菌亦可迅速繁殖。同时，膈肌升高影响肺部气体交换与分泌物排出，易发生肺部感染。因此，肠梗阻时应给予抗生素预防或治疗腹部或肺部感染。

4）其他治疗　对不全性肠梗阻，临床上采用76%泛影葡胺 100~120 ml 经胃管内注入后夹管，造影剂可以显示梗阻的部位，同时高张高渗的造影剂有利于减轻肠壁水肿，有利于恢复肠道的通畅。经胃管注入液状石蜡或麻油 100 ml 或通便泻下的中药煎剂如复方大承气汤，对粘连性和麻痹性肠梗阻有较好疗效。手法复位、灌肠、经内镜复位等可用于肠套叠或肠扭转。对蛔虫性肠堵塞可采用氧气或药物驱虫。

非手术治疗的患者应严密观察病情改变，包括全身情况、腹部体征和各项辅助检查结果等，可重复腹部 X 线检查或 CT 检查。如有肠绞窄征象，必须转为手术治疗。如正规非手术疗法无效者应果断采取手术治疗的措施，以保证患者生命安全。

（2）外科治疗　手术时机的把握很重要，取决于肠梗阻的严重程度、发生肠绞窄坏死的可能性及患者全身情况。手术的目的是解除梗阻、恢复肠道的通畅。手术的方式可根据患者的情况与梗阻的部位、病因加以选择。手术指征：①积极非手术治疗无效，临床症状不缓解或有加重者；②绞窄性肠梗阻及不能除外绞窄性肠梗阻者也应及时手术处理；③有腹膜刺激体征者。常见手术方式如下。

1）单纯解除梗阻的手术　包括粘连松解术，肠切开取除粪石、蛔虫等，肠套叠或肠扭转复位术等。

2）肠切除术　对肠管肿瘤、炎症性狭窄、或局部肠袢已经失活坏死，则应做肠切除。对于绞窄性肠梗阻，应争取在肠坏死以前解除梗阻，恢复肠管血液循环。如在解除梗阻原因后有下列表现，则表明肠管已无生机：①肠壁呈紫黑色并已塌陷。②肠壁失去张力和蠕动能力，肠管扩大、对刺激无收缩反应。③相应的肠系膜终末小动脉无搏动。手术中肠袢生机的判断常有困难，小段肠袢当不能肯定有无血运障碍时，以切除为安全。但当有较长段肠袢尤其全小肠扭转，贸然切除将影响患者将来的生存质量。可在纠正血容量不足与供氧的同时，在肠系膜血管根部注射 1% 普鲁卡因或苄胺唑啉以缓解血管痉挛，将肠管放回腹腔，观察 15～30 分钟后，如仍不能判断有无生机，可重复一次；最后确认无生机后始可考虑切除。

3）肠短路吻合术　当梗阻的部位切除有困难，如肿瘤广泛侵犯周围组织，或是粘连广泛难以分离，但肠管无坏死现象，为解除梗阻，可分离梗阻部远近端肠管做短路吻合，旷置梗阻。但应注意旷置的肠管尤其是梗阻部的近端肠管不宜过长，以免引起盲袢综合征。

4）肠造口或肠外置术　肠梗阻部位的病变复杂或患者的情况差，不允许行复杂的手术，可用这类术式解除梗阻，亦即在梗阻部近端膨胀肠管做肠造口术以减压，解除因肠管高度膨胀而带来的生理紊乱。主要适用于低位肠梗阻，如急性结肠梗阻，由于回盲瓣的作用，结肠完全性梗阻时多形成闭袢性梗阻，肠腔压力很高，结肠的血液供应也不如小肠丰富，容易发生肠壁血运障碍，且结肠内细菌多，所以一期肠切除吻合，常不易顺利愈合。因此，可采用梗阻近侧造口，以解除梗阻。如已有肠坏死或肠肿瘤，可切除坏死或肿瘤肠段，将两断端外置做造口术，以后再行二期手术重建肠道的连续性。

📖 知识链接

盲袢综合征

盲袢综合征是指小肠袢的内容物淤滞、细菌繁殖过多而造成的吸收不良综合征，临床上有腹泻、营养吸收障碍和维生素 B_{12} 缺乏所致的巨幼细胞贫血等表现。狭义的盲袢综合征是指肠管（特别是小肠）的端侧或侧侧吻合术后造成的盲袢，以及旷置肠管的残留肠袢所引起的吸收不良状态。广义的盲袢综合征还包括由于小肠结构构成或功能上的各种异常，使局部小肠段发生淤滞，以至于细菌繁殖过多而发生吸收不良。

2. 转诊　典型肠梗阻的诊断多无困难，对出现全身并发症及估计手术难度较大者，应转到有条件的医院进行治疗。

【预防】

依据肠梗阻发生的原因，有针对性采取某些预防措施，可有效地防止、减少肠梗阻的发生。对患有腹壁疝的患者，应予以及时治疗，避免因嵌顿、绞窄造成肠梗阻。加强卫生宣传、教育，养成良好的卫生习惯。预防和治疗肠蛔虫病。腹部大手术后及腹膜炎患者应很好地胃肠减压，手术操作要轻柔，尽力减轻或避免腹腔感染。早期发现和治疗肠道肿瘤。腹部手术后早期活动。

【健康教育】

（1）调整饮食，少吃辛辣、刺激性食物，宜进高蛋白、高维生素、易消化吸收的食物。避免暴饮暴食，饭后忌剧烈运动。

（2）保持排便通畅，便秘者应注意通过调节饮食、腹部按摩等方法保持大便通畅，无效者可适当给予缓泻剂，避免用力排便。

（3）指导患者自我监测病情，若出现腹痛、腹胀、呕吐、停止排便等不适，及时就诊。

二、肠套叠

一段肠管套入相连接的另一段肠管内称为肠套叠（intussusception）。以小儿居多，其中以2岁以下者最多见。成人多为继发性肠套叠。

【临床表现】

肠套叠的3大典型症状是腹痛、血便和腹部肿块。表现为突然发作剧烈的阵发性腹痛，患儿阵发哭闹不安，有安静如常的间歇期。伴有呕吐和果酱样血便。腹部触诊常可在腹部触及腊肠形、表面光滑、稍可活动、具有压痛的肿块。常见的回盲或回结型可在右上腹扪及肿块并伴有右下腹空虚感，此征象为Dance征，被认为有诊断意义。随着病程的进展逐步出现腹胀等肠梗阻症状。

慢性复发性肠套叠，多见于成人，只有25%左右的成人肠套叠患者同时具有以上的三大症状，绝大多数患者呈不完全梗阻，症状较轻，可表现为阵发性腹痛发作。60%~80%的患者伴有腹块，便血见于约三分之一患者。成人肠套叠大多有慢性反复发作史。由于套叠常可自行复位，所以发作过后检查可为阴性。

【辅助检查】

钡剂胃肠道造影对诊断肠套叠有较高的准确率，灌肠检查可见钡剂在结肠受阻，阻端钡影呈"杯口"状或"弹簧状"阴影；小肠套叠钡餐可示肠腔呈线状狭窄而至远端肠腔又扩张。B超可发现套叠肠段，对钡剂无法到达的上段小肠套叠和危重患者有意义，但易受肠腔胀气影响。

【诊断】

1. 病史 慢性复发性肠套叠有反复发作史。

2. 临床特点 肠套叠的3大典型症状是腹痛、血便和腹部肿块。

【病因与分类】

肠套叠分原发性和继发性。①原发性肠套叠：多见于小儿肠套叠，一般无明确原因，考虑与饮食、气候变化等导致肠痉挛和肠蠕动异常有关。②继发性肠套叠：多见于成年人，一般均有明确原因，多数肠管内壁长有息肉、乳头状腺瘤或有梅克尔憩室等，肠腔内或肠壁部器质性病变使肠蠕动节律失调，近段肠管的强力蠕动将病变连同肠管同时送入远段肠管中。

根据套入肠与被套肠部位，肠套叠分为小肠－小肠型，小肠－结肠型，结肠－结肠型，最多见的为回盲型，即回肠套入盲肠内。套叠的结构可分为三层，一般为近侧肠管套远侧肠管内，外层为鞘部，中层为回返层，内层为进入层，后两者合称套入部。套入部的肠系膜也随肠管进入，结果不仅发生肠腔梗阻，由于肠系膜血管受压，肠管可以发生绞窄而坏死。

【处理】

（1）对早期的小儿肠套叠宜先应用空气或钡剂灌肠复位，疗效可达90%以上。空气灌肠复位压力平稳，复位迅速，初起用 60 mmHg，可逐步加压到 80 mmHg，至完全复位为止。患者有腹膜炎或外周循环衰竭现象时不可做灌肠复位，灌肠复位失败者也应及时手术复位。

（2）对于成人肠套叠一般有诱发病变要处理，所以原则上均应手术。术前应纠正脱水或休克。术中若无肠坏死，可轻柔地挤压复位；如果肠壁损伤严重或已有肠坏死者，可行肠切除吻合术；如果患儿全身情况严重，可将坏死肠管切除后两断端外置造口，以后再行二期肠吻合术。成人肠套叠手术复位后应仔细检查顶部肠壁有无息肉等病变，如有应予以处理。

阑尾炎

▶ 案例导入

患者，女性，34 岁，农民。转移性右下腹痛两天，加重半天。两天前受凉后觉上腹、脐周痛，呈持续性。伴恶心、呕吐，呕吐为胃内容物。发病 2 小时后感右下腹痛加剧，来门诊按"急性单纯性阑尾炎？"给予"解痉止痛"，青霉素、庆大霉素肌内注射等处理，症状有所缓解。今晨右下腹痛又始加重，后逐渐波及全腹，剧痛，持续性。患病后纳差，大小便正常。既往无特殊病史。

查体：T 39.2℃，P 96 次/分，R 24 次/分，BP 110/80 mmHg。急性痛苦病容，弯腰捧腹状。神志清，皮肤、巩膜无黄染，浅表淋巴结不大。心肺（－）。腹式呼吸弱；满腹有压痛、反跳痛及肌紧张，尤以右下腹麦氏点较剧烈，未及包块，肝、脾未扪及；肝浊音界正常；肠鸣音弱。余（－）。X 线检查：胸腹部未见明显异常。实验室检查：血 WBC 17.2×10^9/L，N 0.90，尿：（－）

问题：

1. 该患者的诊断及诊断依据是什么？

2. 治疗原则是什么？

一、急性阑尾炎

急性阑尾炎（acme appendicitis）是急腹症中最为常见的病种之一，也是外科常见病、多发病，临床表现典型者诊断相对容易。但急性阑尾炎的临床和病理表现多变，也易被误诊，处理上偶也会遇到意外或复杂情况，因此强调认真对待每一个具体的病例，不可疏忽。

【临床表现】

1. 症状

（1）腹痛　70%～80%的患者表现典型的转移性腹痛的特点。即腹痛始发于上腹部，逐渐移向脐部，经数小时（6～8小时）转移并固定于右下腹。腹痛的转移速度、程度、性质及部位取决于阑尾病变的进展快慢及阑尾位置。炎症进展快，腹痛转移的速度就快，腹痛程度及性质演变亦快，如单纯性阑尾炎多呈轻度隐痛；化脓性阑尾炎则可表现为阵发性胀痛或剧痛；坏疽性阑尾炎一般为持续性剧痛；穿孔性阑尾炎因阑尾穿孔后腔内压减轻，腹痛可暂时减轻，但随着腹膜炎的出现，腹痛又复加重。异位阑尾炎腹痛可向异位位置转移。少数病人腹痛自发病开始就固定在右下腹。

（2）胃肠道症状　发病早期可有轻度的恶心、呕吐。少数病例由于阑尾炎刺激导致胃肠蠕动功能紊乱可出现便秘、腹泻。盆腔位阑尾炎可出现大便次数增多、里急后重、尿频、尿痛等直肠及膀胱刺激症状。弥漫性腹膜炎时由于腹胀、麻痹性肠梗阻等可表现溢出性呕吐、肛门停止排气排便等症状。

（3）全身症状　早期有乏力、头痛等。炎症加重时可出现发热，体温达38℃左右，伴心率增快。如体温达39℃以上伴有寒战，常提示阑尾发生化脓、坏疽（穿孔）及腹膜炎。如寒战、高热同时伴发黄疸，提示发生门静脉炎。

2. 体征

（1）右下腹固定压痛　是急性阑尾炎常见的重要体征，压痛点多位于麦氏点，但可因阑尾位置不同而变化。

在早期腹痛尚未转移至右下腹时，右下腹即可出现固定压痛，但此时不会伴有反跳痛；当腹痛转移至右下腹时，局部除压痛外还伴有反跳痛。当阑尾炎因坏疽、穿孔扩散至阑尾以外，压痛范围也随之扩大，甚至波及全腹，但仍以阑尾位置最为明显。

（2）腹膜刺激征　出现与否取决于壁腹膜是否受到炎症刺激。单纯性阑尾炎可无腹膜刺激征；当阑尾炎发展到化脓、坏疽或穿孔时，由于炎症刺激壁层腹膜而出现压痛、反跳痛及腹肌紧张等腹膜刺激征象，但小儿、老人、孕妇、肥胖、盲肠后位阑尾炎时，腹膜刺激征可不明显。

考点提示

右下腹固定压痛是急性阑尾炎最重要体征。

（3）右下腹包块　部分病例可触及右下腹边界不清、有压痛的固定性包块。结合阑尾炎病史，多提示阑尾周围形成脓肿。但应注意与回盲部肿瘤相鉴别。

（4）其他体征

1）结肠充气试验（Rovsing 征）　患者取仰卧位，检查者先用右手压住左下腹，再用左手挤压近侧结肠，结肠内气体可传至盲肠和阑尾，冲击发生炎症的阑尾，引起右下腹疼痛或疼痛加重为阳性。

2）腰大肌试验（Psoas 征）　患者取左侧卧位，将右下肢向后过伸，引起右下腹痛或疼痛加重为阳性。提示阑尾位置较深，在盲肠后位或腹膜后靠近腰大肌处。

3）闭孔内肌试验（Obturator 征）　患者取仰卧位，右髋关节及右膝关节均屈曲 90 度后被动内旋，引起右下腹痛或疼痛加重为阳性，提示阑尾位置较低，靠近闭孔内肌。

4）直肠指检　当发生炎症的阑尾位于盆腔或炎症已波及盆腔时，直肠指诊直肠右前壁可有触痛。如形成阑尾周围脓肿时，有时可触及痛性肿块。

【辅助检查】

1. 诊断性腹腔穿刺　在 B 超引导下行腹腔穿刺，可用于临床怀疑腹膜炎的患者，或与其他急腹症鉴别。

2. 实验室检查　①血常规检查：多数急性阑尾炎患者的白细胞计数及中性粒细胞比例增高，如阑尾有化脓坏疽或已侵及腹腔时，白细胞计数常升至（10 ~ 20）×10⁹/L 以上，可发生核左移。中性粒细胞在 0.90 以上。但升高不明显不能否定诊断，应反复检查，如逐渐升高则有诊断价值。②尿常规检查：多无阳性结果，如盲肠后位阑尾炎，炎症刺激邻近的右侧输尿管，尿中有可能出现少量红细胞和白细胞。③大便常规检查：盆腔位阑尾炎和穿孔性阑尾炎合并盆腔脓肿时，大便常规检查可发现血细胞。

3. B 超检查　腹部 B 超检查可帮助诊断阑尾炎，如阑尾腔内积脓或形成阑尾周围脓肿，B 超可显示阑尾肿大或阑尾周围液性暗区；在临床诊断阑尾炎后，也可通过 B 超进一步确定化脓阑尾的位置，阑尾周围脓肿的部位、大小及深浅，便于选择麻醉及切口位置。

4. X 线检查　胸部透视可排除右侧胸腔疾病，减少对阑尾炎的误诊。立位腹部平片观察膈下有无游离气体，可与溃疡穿孔、急性绞窄性肠梗阻等其他外科急腹症相鉴别。

5. CT 检查　可以取得与 B 超相似的效果，在诊断困难时可选择应用。

【诊断】

1. 病史　少数患者有类似发作史。

2. 典型表现　多有转移性右下腹痛、恶心呕吐、发热、右下腹固定压痛等典型表现。

【鉴别诊断】

少数急性阑尾炎临床表现不典型，导致临床误诊率仍较高，因此急性阑尾炎临床鉴别诊断意义重大。需要与急性阑尾炎鉴别的疾病很多，其中最主要的有下列几种。

1. 胃十二指肠溃疡穿孔　溃疡穿孔后溢出的胃十二指肠内容物沿右结肠旁沟流入右下腹部，引起右下腹疼痛，易认为是转移性右下腹痛而误诊为急性阑尾炎。但患者多有溃疡病史，发病突然且腹痛剧烈；且其腹痛为扩展性，扩展时间短暂，在右下腹出现疼痛及压痛时，上腹仍有疼痛及压痛；查体腹壁多呈板状，腹膜刺激征比较明显；胸腹部立位 X 线检查可发现膈下游离气体，诊断性腹腔穿刺可抽出消化液等都有助于鉴别诊断。

2. 右侧输尿管结石 虽引起右下腹疼痛，但其疼痛呈阵发性绞痛，难以忍受，疼痛沿输尿管向外阴部、大腿内侧放射。右下腹压痛和肌紧张均不明显。尿中可见多量红细胞，B超易发现泌尿系结石影。

3. 急性肠系膜淋巴结炎 多发生于儿童上呼吸道感染之后。可表现为右下腹痛及压痛，类似急性阑尾炎。但本病伴有高热、腹痛和压痛多偏内侧，范围大且不太固定，可随体位变化，无肌紧张及反跳痛。

4. 右侧输卵管妊娠破裂 腹腔内出血刺激右下腹壁层腹膜，类似急性阑尾炎的临床特点。但近期有停经史及不规则阴道出血史，同时有急性失血及腹腔内积血体征。妇科检查时可有宫颈举痛、右侧附件肿块、阴道后穹隆穿刺有血等阳性体征。

5. 卵巢囊肿蒂扭转 右侧卵巢囊肿蒂扭转后，引起右下腹部疼痛，类似阑尾炎表现。但患者可有盆腔包块史，且为突发右下腹绞痛。妇科检查能扪及有压痛的肿块，B超可探及右下腹囊性肿物。

6. 其他 急性胆囊炎、急性输卵管炎和急性盆腔炎、卵巢滤泡或黄体破裂、右下肺炎或胸膜炎、急性胃肠炎、回盲部肿瘤、Crohn 病、Meckel 憩室炎或穿孔、小儿肠套叠等疾病的临床表现也可与急性阑尾炎相似，亦需注意临床鉴别。

【病因】

1. 阑尾管腔阻塞 是急性阑尾炎最常见的病因。阑尾腔管腔细窄、远端为一盲端、近端开口狭小、阑尾卷曲成弧形等特点是导致管腔易于阻塞的重要解剖学基础。阑尾壁内淋巴滤泡增生及阑尾腔内粪石形成是造成阑尾管腔阻塞的最常见原因。其他如食物残渣、异物、蛔虫、肿瘤等是较少见的阻塞原因。胃肠道疾病如急性肠炎、炎性肠病、肠血吸虫病等可直接蔓延至阑尾，或引起阑尾管壁肌痉挛，进一步加重阑尾管腔阻塞。又因阑尾动脉属终末血管，无交通支，阑尾壁易发生血运障碍而促发炎症发生或加速炎症进展。

2. 细菌入侵 致病菌多为肠道内各种革兰染色阴性杆菌和厌氧菌。当阑尾腔阻塞后，阻塞远端的阑尾黏膜分泌黏液积聚，阑尾腔内压力升高，导致阑尾壁血运障碍，同时细菌繁殖加速。血运障碍及细菌毒素损伤等因素致使黏膜上皮发生溃疡，黏膜屏障作用遭到破坏，细菌经溃疡面侵入阑尾壁内，而致炎症发生。

【病理】

1. 病理分型 根据急性阑尾炎的病理演变过程，可将其分为4种病理类型。

（1）急性单纯性阑尾炎 感染早期，炎症病变局限于黏膜及黏膜下层。阑尾壁各层均有水肿和中性粒细胞浸润，以黏膜和黏膜下层最显著；阑尾轻度肿胀、充血，浆膜失去光泽，阑尾表面附有少量纤维素性渗出物，腔内有少量渗液。

（2）急性化脓性（蜂窝织炎性）阑尾炎 炎症病变扩展到肌层及浆膜。阑尾壁各层有小脓肿形成；阑尾明显肿胀、增粗、浆膜高度充血，表面覆盖脓性分泌物，腔内有积脓；阑尾周围腹腔内可有稀薄脓性渗出液，形成局限性腹膜炎。

（3）急性坏疽性（穿孔性）阑尾炎 炎症病变继续进展，可导致阑尾壁一部分或全部全层坏死，阑尾外观呈紫色或紫黑色，阑尾腔内积脓。腔内高压脓液可自坏疽的阑尾壁部位冲出，导致阑尾穿孔。若流出的脓液未被阑尾周围的大网膜和周围肠管包裹局限，可导致弥漫性腹膜炎。

（4）阑尾周围脓肿　阑尾坏疽、穿孔后，流出的脓液如被阑尾周围的大网膜和肠管包裹粘连，则可形成阑尾周围脓肿。

2. 病理转归　与机体的抵抗力、就诊的早晚、治疗的及时及正确与否有关。急性阑尾炎的病理转归如下。

（1）炎症消退　当炎症比较轻、机体抵抗力强且治疗比较及时，炎症可吸收消退。但多数可转为慢性阑尾炎，易复发。

（2）炎症局限化　当阑尾炎症区被周围大网膜或肠管包裹粘连，炎症局限，形成脓肿。

（3）炎症扩散　当炎症较重、机体抵抗力弱且治疗不及时、不得当时，炎症可由局部扩散至全腹甚至全身。

【处理】

1. 治疗　治疗措施的选择要依据具体情况决定，一般而言，急性阑尾炎一旦确诊，应尽快争取实施阑尾切除术。

（1）非手术治疗　急性阑尾炎强调早期手术，但有些情况下手术应慎重，可采用非手术处理。

1）适应证　①急性单纯性阑尾炎伴有严重器质性疾病，属手术禁忌证者；②急性阑尾炎早期患者不接受手术或不具备手术条件；③阑尾周围脓肿且有局限趋势，病情比较稳定者。

2）治疗措施　①根据患者胃肠道症状酌情采取禁食或进流质饮食；②静脉补液维持水、电解质及酸碱平衡；③选择有效抗生素；④清热解毒、行气活血等中药治疗。

（2）手术治疗　急性阑尾炎之所以强调早期行阑尾切除术，是因为此时阑尾炎症较轻，仅有管腔阻塞或充血水肿，手术操作较容易，术后并发症少。有条件的医院，也可采用经腹腔镜阑尾切除术。如阑尾出现化脓坏疽或穿孔，手术操作难度明显加大，且术后并发症明显增多。

1）阑尾切除术　对急性单纯性阑尾炎、急性化脓性及坏疽性阑尾炎早期、急性阑尾炎非手术治疗后 3 个月应行阑尾切除术。

📖 **知识链接**

腹腔镜阑尾切除术

腹腔镜阑尾切除术（laparoscopic appendectomy，LA）是随着腹腔镜技术发展而兴起的一种新的手术方法。大量前瞻性、随机对照的研究证实，腹腔镜阑尾切除术与传统开腹阑尾炎切除术比较，其优越性是住院时间短、术后并发症少、恢复快。对手术前不能确诊的病例，术中探查较开腹手术视野宽阔，对腹膜后、肝下异位阑尾寻找和切除更显其优越性，肥胖患者更适合。是一种安全、可靠的微创手术方法。

2）脓肿引流术　对阑尾周围脓肿非手术治疗脓肿扩大、无局限趋势或形成弥漫性腹膜炎，腹腔积脓应行脓肿引流术。根据情况不同可采用 B 超引导或定位下行脓肿穿刺抽脓、置管引流、切开引流等不同引流方式。切开引流同时如阑尾显露方便，也可同时切除阑尾；如阑尾切除难度大，不要勉强切除，以避免术后并发症发生。

（3）并发症的治疗

1）腹腔脓肿　以阑尾周围脓肿最常见。也可在腹腔其他部位形成脓肿，如盆腔、膈下或肠间隙等处。是阑尾炎未经及时治疗的后果。临床表现有麻痹性肠梗阻所致腹胀、压痛性肿块和全身感染中毒症状等。B超和CT扫描有助诊断。治疗应尽早在超声引导下穿刺抽脓、冲洗或S管引流，必要时手术切开引流。中药治疗阑尾周围脓肿有较好效果。阑尾脓肿非手术疗法治愈后其复发率很高，因此应在治愈后3个月左右择期手术切除阑尾，比急诊手术效果好。

2）门静脉炎　少见，急性阑尾炎时阑尾静脉中的感染性血栓，可沿肠系膜上静脉至门静脉，导致门静脉炎症。临床表现为寒战、高热、轻度黄疸、肝大、剑突下压痛等。如病情加重会导致全身性感染，治疗延误可发展为细菌性肝脓肿。大剂量抗生素治疗有效。

（4）阑尾切除术后并发症

1）腹腔内出血　术后出现腹痛、腹胀和失血性休克等症状。是由于阑尾系膜的结扎线松脱，引起系膜血管出血。治疗关键在于预防，应注意阑尾系膜结扎要确切，系膜肥厚者应分束结扎，结扎线距切断的系膜缘要有一定距离（＞lcm），系膜结扎线及时剪除，不要再次牵拉以免松脱。一旦发生出血，应立即输血补液、手术或介入止血。

2）切口感染　术后最常见的并发症。尤其在化脓或穿孔性急性阑尾炎中。术中加强切口保护、切口冲洗、彻底止血、消灭无效腔等措施可预防切口感染。以下表现提示切口感染：术后2~3日体温升高，切口胀痛或跳痛，局部红肿、压痛等。治疗可先行试穿抽出脓液，或于波动处拆除缝线，排出脓液，放置引流，定期换药。短期可治愈。近年来，由于外科技术的提高和有效抗生素的应用，此并发症已较少见。

3）粘连性肠梗阻　术后较常见远期并发症，与局部炎症重、手术损伤、术后卧床等多种原因有关。早期手术，术后左侧卧位，早期离床活动有助于预防此并发症。病情重者需手术。

4）阑尾残株炎　阑尾残端保留过长（超过1cm）时，术后可发生残株炎症，临床表现与阑尾炎相同。行X线钡剂灌肠检查有助明确诊断。症状较重时应再次手术切除过长的阑尾残端。

5）粪瘘　很少见。术后产生粪瘘的原因有：阑尾残端结扎线脱落；盲肠原有结核、癌症等；盲肠组织水肿脆弱，术中缝合时裂伤。粪瘘发生时多已局限化，不致发生弥漫性腹膜炎，一般经非手术治疗粪瘘可闭合自愈。

2. 转诊　急性阑尾炎症状、体征典型的，诊断多无困难，但不典型者及特殊类型阑尾炎诊断难度较大，误诊率较高，对诊断难度大者有必要转至上级医院进一步诊治。急性阑尾炎手术治疗不确定因素较多，基层医院手术选择要慎重，对急性化脓性及坏疽穿孔性阑尾炎，估计手术难度较大者，应转到有条件的医院进行治疗。

【预防】

主要强调保持乐观的心态，避免过度劳累、寒冷、饥饿、暴饮暴食、消化不良、便秘、腹泻等情况出现，避免或减少急性胃肠炎、炎性肠病、肠血吸虫病等疾病发生，以免由此导致阑尾壁平滑肌痉挛，加重阑尾腔梗阻，减少阑尾壁血供，从而诱发或加重急性阑尾炎。

【健康指导】

（1）指导改变不良的生活习惯，如高脂、高糖、低膳食纤维的饮食，注意饮食卫生。

（2）介绍阑尾炎治疗知识，告知手术准备及术后康复方面的相关知识及配合要点。

（3）出院后如出现腹痛、腹胀等不适及时就诊。

（4）阑尾周围脓肿未切除阑尾者，应在3个月后再行阑尾切除术。

二、特殊类型阑尾炎

成年人急性阑尾炎诊断一般多无困难，早期治疗的效果非常好。如遇到婴幼儿、老年人、妊娠妇女以及 AIDS 患者患急性阑尾炎时，诊断和治疗均较困难，应当格外重视。

1. 新生儿急性阑尾炎　由于出生后新生儿阑尾多呈漏斗状，基底部较宽大，不易产生腔内梗阻。因此，新生儿急性阑尾炎很少见。早期临床表现仅有厌食、恶心、呕吐、腹泻和脱水等，发热和白细胞升高均不明显，又由于新生儿不能提供病史，因此术前早期确诊较困难，穿孔率为 50%～85%。诊断时仔细检查右下腹部压痛和腹胀等体征，并早期手术治疗。

2. 小儿急性阑尾炎　小儿急腹症最常见的疾病，虽较成人的发病率为低，但也不少见。加之较小儿童不能准确提供病史，必须引起足够的重视。

发病前常有扁桃体炎、咽喉炎、上呼吸道感染、肠炎等诱发因素。急性腹痛，由于炎性渗出较早，腹痛的程度和范围也随之迅速加剧和扩大，甚至波及全腹。恶心、呕吐是最常见的症状，较成人多见。呕吐次数不多，量不大。腹泻症状较成人多见，容易引起脱水和电解质及酸碱平衡失调。全身反应较成人严重，因腹腔内渗透毒素易迅速经腹腔吸收，发热发生较早且显著，有时出现全身中毒症状。压痛和肌紧张，是小儿急性阑尾炎的重要体征。穿孔发生早，穿孔率较高（15%～50%）。小儿大网膜发育不全，穿孔后多形成弥漫性腹膜炎，且难于粘连形成局限性脓肿。

诊断小儿急性阑尾炎须仔细耐心，取得患儿的信赖和配合，再经轻柔的检查，左、右下腹对比检查，仔细观察患儿对检查的反应，做出判断。注意与肠系膜炎、淋巴结炎的鉴别。治疗原则是早期手术，并配合输液、纠正脱水、应用广谱抗生素等。

3. 妊娠期急性阑尾炎　较常见，且诊断比较困难。恶心、呕吐常被误认为早期妊娠症状。妊娠后期，阑尾位置向右上腹移位，压痛部位也随之升高。腹壁被抬高，炎症阑尾刺激不到壁层腹膜，所以压痛、肌紧张和反跳痛均不典型而被忽略以致延误治疗。一旦发生穿孔和腹膜炎，胎儿和妊娠妇女的死亡率将明显增高，应慎重对待。

治疗时，以阑尾切除术为主。开腹手术是最快捷和安全的措施。妊娠后期的腹腔感染难以控制，更应早期手术。围手术期应加用黄体酮。手术切口须偏高，操作要轻柔，以减少对子宫的刺激。尽量不用腹腔引流。术后使用广谱抗生素。加强术后护理。临产期的急性阑尾炎如并发阑尾穿孔或全身感染症状严重时，可考虑经腹剖宫产术，同时切除病变阑尾。

4. 老年人急性阑尾炎　占急性阑尾炎总数的 1% ~4%，其合并症多，术后并发症和死亡率高，尤在 70 岁以后。病理特点：老年人动脉大多硬化，一旦阑尾发炎而致动脉栓塞，易使阑尾迅速坏疽穿孔；抵抗力差，免疫反应能力低下，使炎症较易扩散而不能局限。临床特点：老年人对疼痛感觉迟钝，腹肌薄弱，防御功能减退，所以主诉不强烈，体征不典型，临床表现轻而病理改变却很重，体温和白细胞升高均不明显，容易延误诊断和治疗。

治疗原则仍以早期急症手术为主，为降低手术风险和减少术后并发症，宜加强围手术期处理。同时注意处理伴发的内科疾病。

5. 艾滋病（AIDS）／艾滋病毒（HIV）感染患者的阑尾炎　临床症状及体征与免疫功能正常者相似，但不典型。此类患者白细胞计数不高，常被延误诊断和治疗。B 超或 CT 检查有助于诊断。

治疗仍强调早期诊断并手术治疗，不能因 AIDS 和 HIV 感染而视其为手术禁忌证。阑尾切除术是其主要的治疗方法，可获较好的疗效，否则穿孔率较高。

三、慢性阑尾炎

【临床表现与诊断】

既往常有急性阑尾炎发作病史，主要表现为反复右下腹痛，呈间歇性轻度疼痛或持续性隐痛，常伴胃肠道功能障碍症状。右下腹局限性压痛是最重要的体征。左侧卧位体检时，部分患者在右下腹可扪及阑尾条索。X 线钡剂灌肠检查，可见阑尾不充盈或充盈不全，阑尾腔不规则，72 小时后阑尾腔内仍有钡剂残留，即可诊断慢性阑尾炎。

【病因】

大多数慢性阑尾炎是阑尾急性炎症消退后遗留的阑尾慢性炎性病变，少数也可开始即呈慢性过程。

【病理】

主要病变为阑尾壁不同程度的纤维化及慢性炎症细胞浸润。黏膜层和浆肌层以淋巴细胞和嗜酸性细胞浸润为主，还可见到阑尾管壁中有异物巨细胞。此外，阑尾因纤维组织增生、脂肪增多，管壁增厚，管腔狭窄、不规则，甚而闭塞。这些病变妨碍了阑尾的排空，压迫阑尾壁内神经而产生疼痛症状。此外，阑尾腔内粪石、异物、寄生虫卵等都可引起管腔阻塞，长期机械性刺激也可引起慢性炎症而引起慢性阑尾炎的症状。

【处理】

诊断明确后需手术切除阑尾，并行病理检查以证实诊断，排除阑尾肿瘤。慢性阑尾炎常粘连较重，手术操作应更细致。

扫码"学一学"

第四节　结肠、直肠及肛管疾病

案例导入

女性，32 岁，便秘、肛门疼痛伴出血 2 个月。

2 个月前，患者每于大便干燥期间，排便时及排便后肛门剧痛，同时在便纸上有线状血迹，患者排便每 2 日 1 次，发病后不敢排便，近 1 周来便秘、疼痛症状加重。

查体：发育、营养良好，心肺腹未见异常。HB 150 g/L。肛门视诊：截石位 12 点处可见纵行小裂口，长约 0.8 cm，轻扩后呈椭圆形的小溃疡，基底肉芽淡红色；其上方可见袋状皮垂，内侧为肥大的肛乳头，因患者疼痛未做直肠指诊。

问题：

1. 该患者的初步诊断、诊断依据、鉴别诊断是什么？
2. 进一步检查及治疗原则是什么？

先天性巨结肠

先天性巨结肠（congenital megacolon）又称肠管无神经节细胞症，是结肠远端及直肠壁神经节细胞缺如的肠道先天性发育畸形，发病率 1/5000 ~ 1/2000，男性多见，男女比例 4 : 1。

【临床表现】

本病临床特点是不排胎便或胎便排出延迟和逐渐加重的腹胀，表现为慢性不完全性结肠梗阻。

（一）症状

1. 不排胎便或胎便排出延迟　正常新生儿出生 24 小时内排出胎便，2 ~ 3 天后排黄色大便。所有新生儿排便延迟或不排胎便的患儿均应怀疑此病，由于胎粪不能排出，患儿发生不同程度的梗阻症状。

2. 腹胀、呕吐　粪便淤积使结肠肥厚扩张，腹部有时可见巨大的肠型和蠕动波。

3. 营养不良及发育迟缓　患儿可出现消瘦、贫血、低蛋白血症引起的全身水肿、皮下脂肪菲薄等营养不良表现。

（二）体征

腹部膨隆明显，腹壁变薄，缺乏皮下脂肪，并显示静脉曲张。稍有刺激即可出现粗大的肠型及蠕动波。听诊肠鸣音亢进。直肠指诊常有大量粪便、气体排出而症状缓解。

【辅助检查】

1. X 线检查　包括平片和钡剂灌肠。

（1）直立前后位平片　可见充气扩张结肠影显示肠梗阻。

（2）钡剂灌肠造影　可见狭窄段、移行段及扩张段，排出钡的功能差，若 24 小时后仍有钡剂残留是先天性巨结肠的有力证据。

2. 直肠肛门测压检查　可了解肛管是否有正常松弛反射（正常直肠内压为 12 cmH_2O 左右），可诊断先天性巨结肠和鉴别其他原因引起的便秘。

3. 直肠黏膜下层组织化学检查　采用此法对其进行染色，可见乙酰胆碱酯酶阳性的神经纤维。

4. 病理组织学检查　病变肠段黏膜下及肌层组织活检见不到神经节细胞。

【诊断】

根据病史、临床表现，结合腹部平片、钡剂灌肠、直肠测压及病理活检可做出诊断。

【鉴别诊断】

该病注意与先天性肛门直肠畸形、低位肠狭窄或闭锁及肠旋转不良等疾病鉴别。

【病因】

1. 神经嵴细胞移行障碍　由于神经嵴细胞迁移失败造成肠管无神经节细胞，迁移障碍发生得越早，无神经节肠段越长。

2. 基因突变　有基因突变的患儿多为家族性，病理类型为全结肠型或长段型。

3. 肠神经系统发育的内在环境因素　糖蛋白等细胞外基质大量积累在细胞外空间，可阻止神经节细胞的移行；神经黏附分子减少；缺血、缺氧因素；毒素、炎症因素的影响。

4. 遗传　在全部巨结肠病例中有家族史者占 1.5%~7%。

【病理】

病理表现为远端的狭窄段和近端的扩张段，远端狭窄肠管细小，与扩大结肠连接部形成漏斗的移行区（图 6－3）。扩张段多位于乙状结肠，严重者可波及降结肠、横结肠，甚至小肠。按病变范围分为长段型和短端型。

【处理】

1. 非手术治疗　适用于全身情况不良患儿、超短段型病例及出生不足半年的新生儿。包括扩肛、甘油栓、盐水灌肠、缓泻药。

2. 手术治疗　先天性巨结肠多以手术为主，原则是切除神经节细胞缺如的肠段及继发扩张、肥厚、神经节细胞变性的肠段，解除功能性肠梗阻，行正常结肠与直肠肛管吻合。其手术方式有 3 种。

（1）拖出型直肠结肠切除术（Swenson 手术）　此手术的特点是经腹腔游离直肠，在腹腔内切除病变结肠。封闭两端断端，然后将直肠内翻结肠由直肠腔内拖出肛门外进行环状吻合。

（2）结肠切除、直肠后结肠拖出术（Duhamel 手术）　切除病变结肠，保留直肠，远端封闭。正常结肠自直肠后拖出，将直肠后壁与结肠前臂行侧侧吻合。

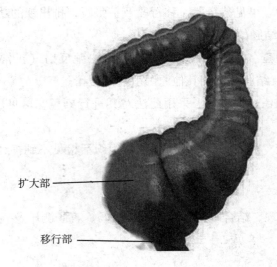

扩大部 ————

移行部 ————

图 6 - 3   先天性巨结肠

（3）直肠黏膜剥除、鞘内结肠拖出术（Soave 手术）　切除病变结肠，剥除直肠黏膜。结肠经直肠肌鞘内拖出，断端黏膜与肛管黏膜吻合。

肛裂

肛裂（anal fissure）是齿状线以下肛管皮肤全层裂伤后形成的缺血性溃疡，方向与肛管纵轴平行，长 0.5～1 cm，呈梭形或卵圆形，常引起肛周剧痛，好发于青壮年男性，多在截石位 6 时和 12 时处，肛管的后正中线上。

【临床表现】

（一）症状

疼痛、便秘、出血是肛裂典型的症状。

1. 疼痛　疼痛剧烈，呈周期性。排便时粪块冲击溃疡面的神经末梢，感到肛门烧灼样或刀割样疼痛，大便排除后缓解，随后肛门括约肌收缩痉挛，再次出现痉挛性疼痛，可持续半小时至数小时，此现象称为肛裂疼痛周期。

2. 便秘　疼痛导致肛裂患者惧怕排便，粪便更加干结，便秘又加重肛裂，形成恶性循环。

3. 出血　常在粪便表面或便纸上见到少量血迹，或滴鲜血。

（二）体征

急性肛裂可见裂口边缘整齐，底浅，呈红色；慢性肛裂底深，不整齐，肛裂基质灰白，裂口上端齿线上有乳头肥大，下端为一突出肛门外的袋状皮垂，又称"前哨痔"（图 6 - 4）。肛裂、前哨痔、乳头肥大常同时存在，称为肛裂"三联征"。

【诊断】

根据典型的临床表现，肛门检查时发现肛裂"三联征"，不难做出诊断。

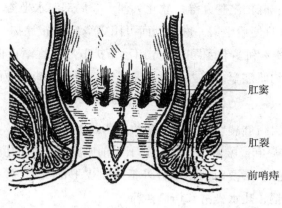

图 6-4 肛裂

- 肛窦
- 肛裂
- 前哨痔

【鉴别诊断】

应注意与其他疾病引起的肛周溃疡相鉴别，如克罗恩病、溃疡性结肠炎、结核、肛周肿瘤、艾滋病、梅毒、软下疳等引起的肛周溃疡，必要时可以取活组织做病理检查以明确诊断。

【病因】

肛裂的病因主要有以下几种。

1. 外伤 为最重要的因素，常见的致病因素为硬结的粪便，其余如异物、手术、指检或内镜检查均可引起肛管皮肤损伤，妇女分娩后也有可能发生肛裂，这与解剖特点有关，肛管后面的皮肤在肛门扩张时最易遭受创伤或者发生撕裂，故形成的肛裂多在肛门的后方。

2. 血栓性外痔 继发感染形成溃疡。

3. 隐窝感染 自隐窝向下蔓延形成肛管皮下脓肿，表面皮肤破溃如自行破溃或者受伤破裂也可以形成溃疡面。

4. 特异性感染 如结核、梅毒、克罗恩病等病变。

【病理】

急性肛裂可见裂口边缘整齐、底浅、呈红色并有弹性，无瘢痕。肛裂因反复发作，括约肌痉挛或者粪便的长期摩擦致使溃疡转为慢性，底部有较多的灰白色纤维坏死组织，底深不整齐，常可见到肛内括约肌，边缘增厚纤维化、肉芽灰白。在溃疡的最下端，因炎症、水肿及静脉、淋巴回流受阻而形成袋状皮垂向下突出于肛门外，称为"前哨痔"，肛裂的上端因肛门瓣和肛门乳头水肿形成肥大的乳头，与肛裂相接。肛裂、前哨痔、乳头肥大常同时存在，称为肛裂"三联征"。

【处理】

治疗目的在于减轻疼痛和促进创面愈合。

（一）急性肛裂

主要采用非手术治疗：①多进食蔬菜、水果和富含膳食纤维的食物，纠正便秘。②口服缓泻剂：如液状石蜡、麻仁滋脾丸等，软化大便。③局部温水坐浴：1∶5000高锰酸钾温水坐浴10~15分钟，每日便后坐浴一次，创面可用20%硝酸银涂抹，以利肉芽生长。④扩肛：患者侧卧位，用0.5%利多卡因局麻，先用示指扩肛后，逐渐再伸入中指，维持扩张5分钟，扩张后可解除括约肌痉挛，扩大创面，促进裂口愈合。缺点为创面较大，愈合较慢。

（二）慢性肛裂

主要采用手术治疗，行肛裂切除术、内括约肌切断术。

1. 肛裂切除术 在局麻或腰麻下，将肛裂下缘前哨痔、肥大的肛乳头、肛裂溃疡及周围不健康的组织全部切除，必要时切断部分外括约肌皮下部及浅部，创面不予缝合，敞开引流，术后保持排便通畅，热水坐浴和伤口换药。

2. 肛管内括约肌切断术 肛裂疼痛是内括约肌痉挛性收缩导致的。用0.5%的利多卡因局部浸润麻醉，在距肛缘1~1.5 cm做一切口，剪刀分离皮肤与内括约肌到齿状线，切断内括约肌，将肥大的肛乳头及前哨痔一并切除。该方法治愈率高，愈合快，但手术不当可导致肛门失禁。

【健康教育】

（1）保持肛门皮肤清洁、干燥，注意个人卫生，便后清洗肛门，勤换内裤。

（2）保持正常大便，养成定时排便习惯，避免便秘，避免久坐或者久卧。

（3）清淡饮食，多食易消化、富含纤维素的食物，不宜过多饮用浓茶、咖啡，禁食辛辣、刺激食物。

肛瘘

肛瘘（anal fistula）是肛管或直肠与肛周皮肤相通的肉芽肿性管道，由内口、瘘管、外口3部分组成。内口常位于直肠下部或肛管，多为一个；外口在肛周皮肤上，可为一个或多个。经久不愈或间歇性反复发作为其特点，是常见的直肠肛管疾病之一，任何年龄都可发病，多见于青壮年。

【临床表现】

（一）症状

1. 溢脓 肛瘘形成后，肛门周围经常有脓液溢出，新形成的肛瘘或炎症急性发作期的瘘管脓液较多，臭味较重，颜色黄且黏稠。

2. 硬结 多数可在肛门周围摸到条索状硬结，如果炎症急性发作时肛瘘外口封闭，还可扪及较大的肿块。

3. 疼痛 肛瘘一般无疼痛，只有在引流不通畅，脓液积存在管腔内时局部出现肿胀、疼痛。

4. 瘙痒 因肛门内分泌物增多或肛门周围脓液的刺激，常导致肛门周围皮肤瘙痒或者肛周湿疹。

5. 其他 伴有发热、寒战、乏力等全身感染症状，脓肿穿破或切开引流后，症状缓解。

（二）体征

1. 查体 可发现肛周皮肤上有单个或多个外口，其呈红色乳头状隆起，挤压时有脓性或者血性分泌物排出。

2. 直肠指诊 在内口处有轻度压痛，有时可扪及硬结样内口及索样瘘管。

【辅助检查】

1. 肛门镜检 手术前应行肛门镜检，镜检有时可发现内口，也可排除潜在的直肠肛管疾病，如直肠炎或肿瘤。

2. 瘘管造影 自瘘外口注入 1~2 ml 亚甲蓝溶液，同时在肛管直肠内放置一白色纱布条。若纱布条上染有蓝色，即可肯定存在内口，从黏膜染色处也可以确定内口位置。

3. MRI 检查 能够提供括约肌的多维影像，可较易鉴别肛提肌上下病变，也能精确地显示原发瘘管和继发扩展的病变部位。特别注意，对于复杂、多次手术、病因不明的肛瘘患者，MRI 检查是必要的，可以了解瘘管的位置、数量、走行。

【诊断】

根据典型的临床表现，结合病史、影像学检查，通常可以确诊。

【鉴别诊断】

应与肛门周围化脓性汗腺炎鉴别，这是最易被误诊为肛瘘的肛门周围皮肤病，鉴别要点是肛周化脓性汗腺炎的病变在皮肤及皮下组织，病变范围广泛，有多个外口，但窦道均浅，不与直肠相通，亦无内口。

【病因】

肛瘘的病因较多，其中最主要是肛周脓肿。

1. 肛周脓肿 脓肿形成后，脓肿向皮肤或黏膜侵犯、破溃或手术切开排脓后，随脓液流出，脓腔逐萎缩，脓腔壁结缔组织增生，出现直或弯的管道，形成肛瘘。

2. 直肠肛管损伤 当直肠肛管因肛裂、外伤、会阴部手术导致局部皮肤黏膜破损时，细菌侵入伤口局部反复感染可以形成皮下肛瘘。

3. 其他 结核、溃疡性结肠炎、克罗恩病、恶性肿瘤、肛管外伤感染也可引起肛瘘，但较为少见。

【病理】

大部分肛瘘由直肠肛管周围脓肿引起，因此内口多在齿状线上肛窦处，脓肿自行破溃或切开引流处形成外口，位于肛周皮肤上。

肛瘘的分类方法很多，临床上较为重要的有以下 3 种。

1. 按瘘管数目分类 ①单纯肛瘘：一个外口和一个内口，一个管道。②复杂肛瘘：一个内口，一个以上外口，管道有多个分支。

2. 按瘘管位置高低分类 ①低位肛瘘：瘘管位于外括约肌深部以下。②高位肛瘘：瘘管位于外括约肌深部以上。

3. 按瘘管与括约肌的关系分类 ①肛管括约肌间型：约占肛瘘的70%，多因肛管周围脓肿引起。瘘管位于内外括约肌之间，内口在齿状线附近，外口大多在肛缘附近，为低位瘘。②经肛管括约肌型：约占25%，多因坐骨肛管间隙脓肿引起，可为低位或高位肛瘘。瘘管穿过外括约肌、坐骨直肠间隙，外口开口于肛周皮肤上。③肛管括约肌上型：为高位肛瘘，较为少见，约占4%，瘘管在括约肌间向上延伸，越过耻骨直肠肌，向下经坐骨直肠间隙穿透肛周皮肤。④肛管括约肌外型：最少见，仅占1%。瘘管穿过肛提肌与直肠相通，外口在肛周远处皮肤上。

【处理】

治疗原则 肛瘘不能自愈，必须采取手术方法切除病灶或敞开瘘管，暴露创面使其愈合，这是肛瘘处理的原则。手术成功的关键是术前确定内口位置和瘘管与肛门括约肌的关系。完全切除，防止复发，避免因括约肌损伤而引起肛门失禁，是肛瘘手术的要点。

1. 瘘管切开术 适用于低位瘘，手术可在骶管麻醉或局部麻醉下进行。先找到内口，用探针从外口插入，经瘘管在内口穿出；然后在探针上切开瘘管，将瘘管完全切开，使之成为一个"V"型敞开的创面，从基底部逐渐长平、愈合。因瘘管在外括约肌深部以下，切开后只损伤外括约肌皮下部和浅部，不会出现术后肛门失禁。

2. 挂线疗法 适用于距肛缘3~5 cm内，有内、外口的低位单纯性肛瘘或高位单纯性肛瘘，或作为复杂性肛瘘切开、切除的辅助治疗。用橡皮筋或丝线穿过瘘管、扎紧，使其发生压迫、缺血、坏死，如同切割，每3~5天要拉紧结扎线一次。挂线疗法的优点是既有切割作用，又有引流作用、在切割的同时基底部创面逐渐愈合，不易发生肛门失禁。此法操作简单、出血少、引流充分、换药方便。

3. 肛瘘切除术 适用于低位单纯性肛瘘。切开瘘管，并将瘘管壁全部切除至健康组织，创面不予缝合；敞开创面，坐浴换药至愈合。

痔

痔（hemorrhoids）为肛门最常见的良性疾病，又称痔疮。是直肠下段黏膜下和肛管皮肤下静脉丛发生扩张和屈曲所形成的柔软静脉团。任何年龄都可以发生，随年龄增长而发病率增高。

【临床表现】

（一）症状

1. 便血 常在便时或便后出现间歇性无痛性出血是其特点，量可多可少，有滴血、射血、便纸上带血或附有血块，便血的原因主要是曲张静脉受干燥粪便的擦伤而破裂出血。

2. 痔脱出 内痔或混合痔发展到一定严重程度，由于痔体积增大，逐渐与肌层分离，排便时被推出肛门外。内痔分为4度。①Ⅰ度：无明显症状，仅排便带血，无痔块脱出。②Ⅱ度：便血，排便时痔块能脱出肛外，排便后自行还纳。③Ⅲ度：痔块脱出后，不能自行还纳，须用手还纳。内痔到了Ⅲ度往往已成为混合痔。④Ⅳ度：痔块长期脱出，不能还纳或还纳后又脱出。

3. 疼痛 单纯性内痔无疼痛，仅有肛门坠胀不适感，当内痔或混合痔脱出嵌顿，出现水肿、感染、坏死时，则有不同程度的疼痛。

4. 瘙痒 Ⅱ度以上内痔，由于痔块脱出，肛管括约肌松弛，常有分泌物流出刺激肛门皮肤，引起瘙痒，甚至出现皮肤湿疹。

（二）体征

1. 肛门视诊 除Ⅰ度内痔外，其余类型的痔都可以在肛门视诊下见到，血栓性外痔可清楚地见于肛门周围，为一肿胀、淤血、长圆形肿块，有时可见其内紫色血栓，质硬，压之疼痛。Ⅱ度以上的痔，最好在患者排便后立即观察，可清楚看到痔的大小、数目及部位。

2. 直肠指检 虽然不能扪出痔块，但在进行肛镜检查前一定要做指检。指检不但可以排除其他病变，并且可以来判断肛镜检查是否可以进行。

【辅助检查】

肛门镜检查，特别是Ⅰ度内痔，通常需要肛门镜检查进行确诊，可见内痔向肛门镜内突出，呈暗红色结节，此时应注意其部位、大小、数目和形态。肛门镜检不仅可见到痔的情况，还可观察到直肠黏膜有无充血、水肿、溃疡、肿块等。

> **考点提示**
>
> 直肠指检对于内痔不能准确诊断，需要其他辅助检查。

【诊断】

根据病史、临床表现和辅助检查，诊断一般不困难。

【鉴别诊断】

临床上应与以下疾病鉴别诊断，特别是结直肠癌的临床表现与痔较为相似。

1. 直肠癌 不少直肠癌误诊为痔，误诊的主要原因是仅凭症状及大便常规检查，未进行直肠指检和肛镜检查。癌肿不规则，呈菜花状，表面不整齐，质较硬，常有恶臭脓性分泌物。经活体组织检查，可以进行鉴别诊断。

2. 直肠息肉 肛门指检可触及球状肿物，较硬，有蒂。低位有蒂直肠息肉，活动度大，便时易脱出肛门外，有时误诊为痔脱出。

3. 直肠脱垂 直肠黏膜、肛管或直肠全层脱出。脱出成环状，表面光滑，常有由肛门向外而具有多层次的黏膜皱襞。无静脉曲张，出血较少。直肠指诊可发现括约肌不松弛。

【病因】

痔的病因尚未能全面了解，目前主要的两大学说为肛垫下移学说和静脉曲张学说。

1. 肛垫下移学说 肛垫是肛管黏膜下组织及齿状线上区局部增生所致，是人体解剖的正常结构，主要结构成分是黏膜上皮、血管和纤维肌性组织。位于肛管的右前、右后及左侧，及截石位的3、7、11时处，三个区域凸向肛管内，有闭合肛管、固定直肠下静脉丛、节制排便的作用。由于局部组织慢性损伤或感染变性、腹内压增高等，肌纤维和结缔组织弹性下降使肛垫滑脱、向下移位形成痔。

2. 静脉曲张学说 门脉系统属支的直肠上静脉系统内无静脉瓣膜，以及人体持久直立可使静脉内血液回流不畅，血液淤积，是造成静脉内压力增高的解剖因素；静脉壁先天性的壁薄、位浅，致使不能耐受脉管内的较高压力而逐渐扩张，是形成痔的内因；门脉高压，腹内压增高、营养不良以致静脉平滑肌无力，直肠肛管及肛周的感染引起的炎症反应导致静脉弹性组织逐渐纤维化等都是引起痔出现的因素。

【病理】

痔根据其所在部位不同分为 3 类。

1. 内痔 表面由直肠黏膜覆盖，位于齿状线上方，由直肠上静脉丛曲张形成的静脉团块。常见于截石位 3、7、11 点。

2. 外痔 表面由肛管皮肤覆盖，位于齿状线下方，由直肠下静脉丛曲张形成的静脉团块。单纯性外痔见于肛门周围。常见的有血栓性外痔、结缔组织外痔（皮垂）、静脉曲张性外痔及炎性外痔。

3. 混合痔 表面由肛管皮肤和直肠黏膜所覆盖，位于齿状线上下，是由直肠上、下静脉丛之间彼此吻合相通形成的静脉团块。

【处理】

治疗应遵循以下原则进行：①无症状的痔无须治疗；②有症状的痔无须根治，重在减轻或消除症状；③以非手术治疗为主。

1. 非手术治疗 在痔的初期和无症状静止期的痔，进行饮食调节和生活习惯改变，多吃蔬菜、水果；改变不良大便习惯，保持大便通畅；温水坐浴，改变局部血液循环，保持会阴部清洁、干燥，预防并发症的发生。

2. 注射疗法 治疗Ⅱ度、Ⅲ度出血性内痔的效果较好。注射硬化剂的作用是痔周围产生无菌炎性反应，达到小血管闭塞、黏膜下组织纤维化，使肛垫固定的目的。常用的硬化剂有 5% 石炭酸植物油、5% 鱼肝油酸钠、5% 盐酸奎宁尿素水溶液、4% 明矾水溶液等。注射的方法为肛周局麻下使肛管括约肌松弛，插入肛镜，在齿状线上痔的上方刺入黏膜下层约 0.5 cm，回抽无血液后注射 2~3 ml 硬化剂。

3. 物理性疗法

（1）冷冻疗法 适用于较小的出血性痔。方法是应用液态氮（-196℃）通过特殊探头与痔块接触，达到痔组织冻结、坏死、脱落，以后创面逐渐愈合。

（2）激光凝固治疗 适用于Ⅰ、Ⅱ度的内痔。痔块经激光点射后，整个痔块立即变苍白、萎缩、上覆盖痂皮，7~10 天脱落，黏膜愈合。

4. 胶圈套扎疗法 适用于Ⅱ、Ⅲ度内痔。其原理是通过器械将特制胶圈（0.2 cm 宽），套入内痔的根部，利用胶圈较强的弹性阻断内痔的血运，使痔缺血、坏死、脱落而治愈。

5. 手术疗法 当保守治疗无效，痔脱出严重，扎套治疗失败时，手术切除是最好的方法。手术的目的是摘除痔块和曲张静脉，切除感染的肛瘘。其方式有痔单纯切除术、痔环形切除术、血栓外痔剥离术。

📖 **知识链接**

吻合器痔环切术

吻合器痔环切术即 pph 手术，适用于各类痔疮。其原理是：保留肛垫，将部分内痔及痔上黏膜、黏膜下组织环行切除同时进行吻合。既阻断了痔的血液供应，又将滑脱组织悬吊固定，将病理状态的肛管直肠恢复到正常的解剖状态。手术时间大概在 10～15 分钟，比传统的手术时间短。

【健康教育】

（1）增强体质　加强锻炼，避免久坐久立，常做提肛运动。
（2）预防便秘　多食蔬菜、水果等富含纤维素食物，养成定时排便的习惯。
（3）注意个人卫生　保持肛门周围清洁。
（4）注意孕产期保健。

肛周脓肿

直肠肛管周围脓肿（perianorectal abscess）是一种常见的感染性疾病，是指直肠肛管周围软组织内或其周围间隙内的感染发展形成的脓肿，多数脓肿在破溃或切开引流后常形成肛瘘。常见的致病菌有大肠埃希菌、金黄色葡萄球菌、链球菌和铜绿假单胞菌。脓肿是肛管直肠周围炎症的急性期表现，而肛瘘则为其慢性期表现。

【临床表现】

（一）症状

直肠肛周脓肿因位置不一，故临床表现也各有不同。

1. 肛门周围脓肿　最常见类型。局部具有浅部软组织化脓性感染的典型表现：疼痛、肿胀、局部压痛。疼痛为跳动性，坐下、咳嗽或排便时加重。由于脓肿表浅，全身症状不明显。

2. 坐骨肛管间隙脓肿　又称坐骨直肠陷窝脓肿，也比较常见。多为隐窝炎引起的一种继发感染，可由直肠肛管周围脓肿扩散而成。该处间隙较大是肛提肌下方较大的空隙，故形成的脓肿较大，症状明显。早期局部体征不明显，最初表现为肛门处不适，或轻微痛，继之发冷、发热。疼痛加重，为持续性跳痛，坐立不安，排便或行走时加剧，可有排尿困难和里急后重。

3. 骨盆直肠间隙脓肿　又称骨盆直肠窝脓肿，较为少见。因位置较深，范围大，全身感染中毒症状较重而局部症状不明显。有肛门坠痛、里急后重、排尿不畅。

（二）体征

肛门周围脓肿一般感染区有明显红肿，有硬结和压痛，脓肿形成时可有波动感，可穿刺确诊。间隙脓肿一般位置较深，局部体征不明显。直肠指诊可在直肠壁上触及肿块隆起，有压痛和波动感，穿刺可抽出脓液。

【辅助检查】

1. 实验室检查　一般感染越深或感染范围越大，白细胞总数或分类计数越升高；白细胞总数超过 $20 \times 10^9/L$，应考虑是否存在全身血行感染，或者是否存在脓毒症的可能。

2. 脓液细菌培养加药敏试验　穿刺抽出脓液做细菌培养，应做普通培养及厌氧培养。了解脓液的病原菌种类、性质、药敏，为临床治疗提供依据。

3. 病理检查　取脓腔壁组织送检，可判断病变性质，尤其是在怀疑感染性质为特异性感染或恶性肿瘤时，该检查具有较高的价值。

【诊断】

根据患者疼痛、肿胀、发热等典型症状和直肠指诊的检查情况，一般不难诊断。局部穿刺抽出脓液可以确诊。

【鉴别诊断】

1. 结核性脓肿　发病缓慢，局部无急性炎症，疼痛不如非特异性脓肿明显，常与全身其他部位结核并存。破溃后流出脓汁，质稀薄呈淘米水样和白絮样，混有干酪样坏死组织。

2. 平滑肌瘤　肿物圆形或椭圆形，表面光滑，质地坚硬，与肛窦无关系，无全身感染症状，确诊前应先做病理检查。

【病因】

直肠肛管周围组织有丰富的蜂窝状脂肪组织，故易在肛腺感染的基础上导致直肠肛管脓肿，肛腺开口于齿状线和肛窦内，腹泻、便秘时易发生肛窦炎。由于肛窦开口向上，感染延及肛腺后易发生括约肌感染，感染进一步扩散从而形成脓肿。

【病理】

根据直肠肛管潜在腔隙，对脓肿进行分类，通常分为肛门周围脓肿、坐骨肛管间隙脓肿、骨盆直肠间隙脓肿等（图6-5）。其中，肛门周围脓肿为最常见类型。感染在一个区域形成脓肿之后，如不及时处理，可进一步累及其他区域，以至于直肠肛管周围可有两个及两个以上的脓肿同时存在，彼此之间仅有一个狭小的连通，形成所谓的"哑铃样"。

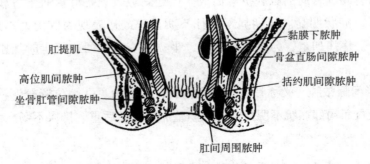

图6-5　直肠肛管周围脓肿的位置

【处理】

1. 非手术治疗 适用于初期脓肿尚未形成。①抗生素治疗：选用对革兰阴性杆菌有效的抗生素。②温水或 1：5000 的高锰酸钾溶液坐浴。③局部理疗。④饮食调节或口服缓泻剂或液状石蜡以减轻排便时的疼痛等非手术治疗方法可缓解症状。

2. 手术治疗 脓肿形成后需及时切开和引流，手术的关键是保证引流通畅，因脓肿部位的不同而采取不同的手术方式。

（1）肛周脓肿 可以在局麻下进行。于波动最明显处做放射状切口，边缘修剪以保证引流通畅，无须术中进行脓肿探查，在腰麻或骶管内麻醉下进行。在压痛或波动感最明显处做一平行于肛缘的弧形切口，切口应足够长，且距肛缘至少 3 cm，避免损伤括约肌。脓液排出后应探查脓腔，明确脓腔是否完整，或是否穿破与其他腔隙相通，分离脓腔中可能存在的纤维间隔，术后留置引流条或引流管。

（3）骨盆直肠间隙脓肿 在腰麻或全麻下进行，先行脓肿穿刺定位，在距肛缘 2 ~ 5 cm 处做切口，在穿刺针引导下做切开，通过坐骨肛管间隙，穿破肛提肌，用止血钳穿入脓腔或用手指分开脓肿间隙，置管引流；或经直肠壁切开，置入软胶管引流。

【健康教育】

（1）积极锻炼身体，增强体质，增进血液循环，加强局部的抗病能力。

（2）注意保持肛门清洁，勤换内裤，便后清洁肛门。

（3）养成良好的定时排便的习惯，有利于肠道通畅，排泄正常，能够有效地预防便秘的发生，对肛周脓肿的形成具有一定的遏制作用。

本章小结

GERD 常见症状是烧心和反流，抑酸能有效地控制症状，防治并发症。慢性胃炎最主要的原因是 Hp 感染，确诊有赖于胃镜检查和胃黏膜活组织病理学检查。

溃疡病的诊断主要依靠急诊内镜检查和 X 线钡餐检查。根除 Hp 和抑酸治疗可彻底治愈消化性溃疡。诊断上消化道出血时必须注意出血的部位、是否继续出血、出血的严重程度估计和周围循环状态的判断。急诊胃镜检查是上消化道出血后的重要检查手段。

肠结核以回盲部最常见。腹痛、腹泻或腹泻与便秘交替、腹部肿块及结核毒血症状为主要临床表现，干酪样肉芽肿是其特征性病理改变。

炎症性肠病主要包括溃疡性结肠炎和克罗恩病。内镜及黏膜组织学活检有助于诊断与鉴别诊断。

缺血性肠病分为 AMI、CMI 及 CI。AMI 临床特点为剧烈腹痛、强烈的胃肠道症状、腹痛往往与体征不相符，选择性肠系膜血管造影是 AMI 诊断的金标准。

腹泻病程超过 4 周称为慢性腹泻。肠息肉大部分与遗传有关，伴有肠道外表现。内镜及活检是诊断的主要手段。内镜下息肉摘除及手术治疗是主要的治疗方法。定期随访十分必要。

肠梗阻临床表现复杂多变。影像学检查有助于明确肠梗阻的诊断及确定梗阻的部位。

除基础治疗外，应把握手术时机及时手术治疗。肠套叠多见于小儿，腹痛、血便和腹部肿块是临床三大典型症状。

转移性右下腹痛和右下腹固定压痛是急性阑尾炎的临床特征。及时手术切除阑尾，治疗效果好。

肛管疾病发病率高，症状突出，容易掩盖其他部位病变，在临床中需要注意。

目标检测

一、单项选择题

扫码"练一练"

1. 对于 GERD 患者反流、胃灼热症状为特征性表现，该症状通常发生在
   A. 空腹
   B. 进餐时
   C. 餐后 30 分钟
   D. 餐后 1 小时
   E. 与进餐无关

2. 下列关于食管下括约肌（LES）的说法错误的是
   A. LES 是指食管末端 3 ~ 4 cm 长的环形肌束
   B. 腹压增加时 LES 压下降
   C. 妊娠可使 LES 压下降
   D. 正常休息时 LES 压为 10 ~ 30 mmHg
   E. 多食巧克力对预防 GERD 有利

3. 肠结核最好发于
   A. 回盲部
   B. 空肠
   C. 升结肠
   D. 横结肠
   E. 降结肠

4. 治疗结核性腹膜炎最重要的方法是
   A. 卧床休息，加强营养
   B. 正规的全身抗结核加局部抗结核治疗
   C. 大量抽腹水
   D. 腹腔内注射糖皮质激素
   E. 手术清除病灶

5. 下列实验室检查结果不符合克罗恩病的是
   A. 粪便隐血试验常呈阴性
   B. 红细胞沉降率加速
   C. 血清清蛋白降低
   D. 凝血酶原时间延长
   E. 血清溶菌酶增高

6. 以下症状是缺血性肠病的必有症状的是
   A. 腹胀
   B. 便血
   C. 反酸
   D. 腹痛
   E. 呕吐

7. 缺血性肠病多发生的部位是
   A. 回盲部
   B. 左半结肠
   C. 右半结肠
   D. 全结肠

E. 小肠

8. 引起肠道缺血的原因一般不包括

A. 动脉梗死　　　　　　　　B. 低血流状态

C. 肠道炎症病变　　　　　　D. 静脉阻塞

E. 肠腔内压力增高

9. 对肠系膜血管缺血性疾病最具诊断价值的检查方法

A. 腹部 B 超　　　　　　　　B. 腹部平片

C. 腹部 CT　　　　　　　　　D. 选择性肠系膜上动脉造影

E. 腹腔穿刺

10. 慢性腹泻是指病程超过

A. 2 周　　　　　　　　　　B. 3 周

C. 4 周　　　　　　　　　　D. 2 个月

E. 3 个月

11. 黏液脓血便里急后重可见于

A. 肠结核　　　　　　　　　B. 直肠息肉

C. 急性细菌性痢疾　　　　　D. 阿米巴痢疾

E. 伤寒

12. 对于家族性息肉病，全结肠密集分布型息肉，如息肉无恶变最恰当的治疗是

A. 全结肠切除术，加 HarTmann 造口术

B. 全直肠结肠切除术，加回肠肛门吻合术

C. 结肠部分切除术，加回肠直肠吻合术

D. 有腺瘤的结肠进行切除术

E. 左半结肠切除术

13. 高位小肠梗阻的特点是

A. 呕吐早而频繁　　　　　　B. 呕吐晚而少

C. 腹胀明显　　　　　　　　D. X 线可见肠袢呈"阶梯状"排列

E. 呕吐物常有粪臭

14. 肠梗阻诊断明确后，极为重要的是了解

A. 梗阻的原因　　　　　　　B. 梗阻的部位

C. 梗阻的程度　　　　　　　D. 梗阻的发生速度

E. 梗阻是否绞窄

15. 急性阑尾炎发病已 5 天，腹痛稍减轻但仍有发热，体格检查时右下腹触及有压痛的包块。应做何处理

A. 立即手术切除阑尾　　　　B. 立即手术切除肿块

C. 立即手术腹腔引流　　　　D. 暂不手术，用广谱抗生素治疗

E. 不需手术，用广谱抗生素治疗

16. 坏疽性阑尾炎出现寒战、高热、黄疸时要注意

A. 膈下脓肿　　　　　　　　B. 溶血反应

C. 肝下脓肿　　　　　　　　D. 门静脉炎

E. 急性化脓性胆管炎

17. 混合痔是指

    A. 痔与瘘同时存在

    B. 两个以上内痔

    C. 直肠上下静脉丛彼此相通所形成的痔

    D. 内痔与外痔分别在不同位置存在

    E. 内痔多发，遍置一周

18. 内痔的常见早期症状是

    A. 肛门疼痛   B. 大便时滴血

    C. 痔核脱出   D. 黏液血便

    E. 肛门周围红肿

19. 关于痔的治疗，哪项是错误的

    A. 单纯内痔可用注射疗法   B. 二期内痔可用单纯结扎法治疗

    C. 嵌顿内痔可先做湿敷再复位   D. 环状内痔可行环形切除术

    E. 外痔可用枯痔钉疗法

20. 患者于中午进餐后，晚 6 时出现上腹痛，伴呕吐。护理查体：T37.7℃，上腹部压痛明显，但无放射痛，肠鸣音亢进。血、便常规无异常。你考虑该患者可能患哪种疾病

    A. 急性胃炎   B. 急性胰腺炎

    C. 急性胆囊炎   D. 急性肠炎

    E. 胃溃疡

21. 孙某，50 岁，因慢性胃窦炎来院复诊，对其行健康教育。饮食原则是

    A. 高蛋白、高糖、高维生素、少量多餐

    B. 低脂、高蛋白、高维生素、少量多餐

    C. 低盐、高糖、高蛋白、高维生素、少量多餐

    D. 富营养、易消化、少量多餐

    E. 高蛋白、高脂肪、高糖、少量多餐

22. 男性，18 岁，腹痛、腹泻 2 年，伴低热。结肠镜检查：回肠末端黏膜呈铺路石样表现，取活检病理报告为非干酪性肉芽肿。本例可诊断为

    A. 肠结核   B. Crohn 病

    C. 溃疡性结肠炎   D. 肠伤寒

    E. 肠息肉

23. 患儿 6 岁，便血，新鲜，量不多，位于大便外面，考虑哪种疾病可能性最大

    A. 痢疾   B. 痔

    C. 直肠癌   D. 直肠息肉

    E. 肛周脓肿

24. 男性，肠镜发现距肛门 18 cm 左右有一单个基底较宽肠息肉，选用下列哪种治疗最好

    A. 圈厌器切除   B. 电灼

    C. 剖腹行息肉单纯切除   D. 部分结肠切除

E. 随诊观察

二、简答题

1. 结核性腹膜炎的鉴别诊断？
2. 溃疡性结肠炎与克罗恩病的鉴别诊断？
3. 结肠缺血的临床表现？
4. 慢性腹泻的病理生理机制？
5. 肠息肉的治疗原则？
6. 肠梗阻的临床表现？
7. 急性阑尾炎的临床表现？

（胡炳德　徐云生　胡　娜　凌　斌）

第七章　肝胆胰疾病

学习目标

1. **掌握**　肝胆胰的临床表现、诊断与治疗原则。

2. **熟悉**　肝胆胰疾病的病因、病理。

3. **了解**　肝脓肿穿刺、肝硬化的流行病学及病因学；了解门－体断流术、门－体分流术及经颈内静脉肝内门－体静脉分流术的概况和选用；了解肝性脑病的分类及分期、防治肝性脑病的病理生理基础。

4. 学会肝脏触诊，自身免疫性肝病的生化检查、免疫指标的解读；腹腔穿刺术；利用 Child－Pugh 分级来评估肝储备功能；肝性脑病临床分期。

5. 能按照临床思维方法对肝胆胰疾病的患者进行诊断及鉴别诊断，并做出正确的处理。

第一节　肝疾病

酒精性肝病

扫码"学一学"

案例导入

患者，男性，54 岁，农民。因"腹胀伴乏力、纳差 10 天"就诊。患者于 10 天前大量饮酒后出现腹胀，伴有乏力、纳差，伴有厌油，无畏寒、发热，无恶心、呕吐，无呕血、黑便，症状持续不能好转。患病后精神欠佳，睡眠一般，小便稍黄，大便正常。既往无特殊病史，饮酒：半斤/天×20 年。

查体：T 36.2℃，P 88 次/分，R 19 次/分，BP 110/80 mmHg。慢性面容。神志清，皮肤、巩膜稍黄染，浅表淋巴结不大。心肺未见异常。腹部平坦，全腹软，无压痛、反跳痛，未及包块，肝区叩痛（＋/－），肝、脾未扪及；肠鸣音正常。余（－）。腹部彩超：肝脏饱满，未见胆道系统结石及肝脏占位。实验室检查：肝功能：TBIL 54.8 μmol/L，DBIL 34.6 μmol/L，IBIL 22.2 μmol/L，ALT 208 U/L，AST 482 U/L，ALP 245 U/L，GGT 193 U/L，ALB 32.4 U/L，余正常。

问题：

1. 该患者的诊断及诊断依据是什么？

2. 治疗原则是什么？

酒精性肝病（alcoholic liver disease，ALD）是由于长期大量饮酒所致的慢性肝病。初期通常表现为脂肪肝，进而可发展成酒精性肝炎、酒精性肝纤维化和酒精性肝硬化。本病在欧美国家多见，近年我国的发病率也有上升。据一些地区流行病学调查发现，我国成人的酒精性肝病患病率为 4%~6%。

【临床表现】

1. 症状 酒精性肝病临床症状因饮酒的方式、个体对乙醇的敏感性以及肝组织损伤的严重程度不同而有明显的差异。症状一般与饮酒的量和嗜酒的时间长短有关。

考点提示
> 长期大量饮酒为酒精性肝病的根本病因。

酒精性肝病常无症状或症状轻微，可有乏力、食欲缺乏、右上腹部隐痛或不适，肝有不同程度的增大。

酒精性肝病临床表现差异较大，与组织学损害程度相关，临床上根据组织学损害程度可分为酒精性肝炎及酒精性肝硬化。酒精性肝炎常发生在近期（数周至数月）大量饮酒后，出现全身不适、食欲缺乏、恶心、呕吐、乏力、肝区疼痛等症状。酒精性肝硬化临床表现与其他原因引起的肝硬化相似，可伴有慢性酒精中毒的表现如精神症状、慢性胰腺炎。

2. 体征 以黄疸、肝大和压痛为特点，少数有脾大、面色灰暗、腹水、水肿、蜘蛛痣等。有肝功能不全时腹水明显，有的出现神经、精神症状。

【辅助检查】

1. 实验室检查 酒精性脂肪肝可有血清 AST、ALT 轻度升高。酒精性肝炎 AST 升高比 ALT 升高明显，AST/ALT 常 >2，但 AST 和 ALT 值很少 >500U/L，否则，应考虑是否合并有其他原因引起的肝损害。

2. 超声检查 超声检查是诊断脂肪性肝病重要而实用的检查项目，其诊断脂肪性肝病的准确率高达 80% 左右。

3. CT 检查 CT 平扫肝脏密度普遍降低，肝/脾 CT 平扫密度比值 ≤1 可明确脂肪性肝病的诊断。根据肝/脾 CT 密度比值可判断脂肪性肝病的程度。

4. 病理 肝穿刺活检是确诊酒精性肝病的主要方法，也是判断预后的最敏感和特异的手段。

【诊断】

1. 病史 饮酒史是诊断酒精性肝病的必备依据，应详细询问患者饮酒的种类、每日饮酒量、持续饮酒时间和方式等。我国现有的酒精性肝病诊断标准为有长期饮酒史，一般超过 5 年，折合酒精量男性 ≥40 g/d、女性 ≥20 g/d，或 2 周内有大量饮酒史，折合酒精量大于 80 g/d。酒精量换算公式为：酒精量（g）=饮酒量（ml）×酒精含量（%）×0.8。

2. 典型表现 多有乏力、食欲缺乏、右上腹隐痛或胀痛等典型表现。

【鉴别诊断】

本病应与非酒精性脂肪性肝病、病毒性肝炎、药物性肝损害、自身免疫性肝病等其他肝病及其他原因引起的肝硬化进行鉴别。酒精性肝病和慢性病毒性肝炎关系密切，慢性乙型、丙型肝炎患者对酒精敏感度增高，容易发生酒精性肝病；反之，酒精性肝病患者对病毒性肝炎易感性也增加。

【病因】

酒精性肝病唯一病因为饮用酒精过量，增加酒精性肝病发生的危险因素有：①饮酒量和时间：一般而言，短期反复大量饮酒可发生酒精性肝炎，平均每日饮含乙醇 80 g 的酒达 10 年以上可发展为酒精性肝硬化。②遗传易感因素：目前具体的遗传标记尚未确定；③性别：同样的饮酒量女性比男性易患酒精性肝病，与女性体内乙醇脱氢酶含量较少相关。④其他肝病：合并慢性乙型病毒性肝炎或丙型病毒性肝炎可增加酒精性肝病发生的危险性，并可使酒精性肝损害加重。⑤继发性营养不良。

【病理】

酒精性肝病病理学改变主要为大泡性或大泡性为主伴小泡性的混合性肝细胞脂肪变性。依据病变肝组织是否伴有炎症反应和纤维化，可分为酒精性脂肪肝、酒精性肝炎、酒精性肝纤维化及酒精性肝硬化。①酒精性脂肪肝：乙醇所致肝损害首先表现为肝细胞脂肪变性，轻者散在单个肝细胞或小片状肝细胞受累，主要分布在小叶中央区，进一步发展呈弥漫分布。根据脂肪变范围可分为轻、中和重度。肝细胞无炎症、坏死，小叶结构完整。②酒精性肝炎、肝纤维化：肝细胞坏死、中性粒细胞浸润、小叶中央区肝细胞内出现酒精性透明小体为酒精性肝炎的特征，严重的出现融合性坏死和（或）桥接坏死。窦周/细胞周纤维化和中央静脉周围纤维化，可扩展到门管区，中央静脉周围硬化性玻璃样坏死，局灶性或广泛的门管区星芒状纤维化，严重的出现局灶性或广泛性桥接纤维化。③酒精性肝硬化：肝小叶结构完全受损，代之以假小叶形成和广泛纤维化，大体形态为小节结性肝硬化。

【处理】

1. 患者教育　戒酒是治疗性酒精性肝病的关键。酒精性脂肪肝，戒酒 4~6 周后脂肪肝可停止进展，最终恢复正常。彻底戒酒可使轻、中度的酒精性肝炎临床症状、血清转氨酶升高乃至病理学改变逐渐减轻，而且，酒精性肝炎、酒精性纤维化及酒精性肝硬化患者的存活率明显提高。

2. 营养支持　长期嗜酒者，酒精取代了食物所提供的热量，故蛋白质和维生素摄入不足引起营养不良。所以酒精性肝病患者需要良好的营养支持，在戒酒的基础上应给予高热量、高蛋白、低脂饮食，并补充多种维生素。

3. 药物治疗　多烯磷脂酰胆碱可稳定肝窦内皮细胞膜和肝细胞膜，降低脂质过氧化，减轻肝细胞脂肪变性及其伴随的炎症和纤维化。美他多辛有助于改善酒精中毒。糖皮质激素用于治疗酒精性肝病尚有争论，但对重症酒精性肝炎可缓解症状，改善生化指标。其他药物，如 S－腺苷甲硫氨酸也有一定效果。

4. 肝移植　严重酒精性肝硬化患者可考虑肝移植，但要求患者肝移植前戒酒 3~6 个月，并且无严重的其他脏器的酒精性损害。

5. 转诊　酒精性肝病症状、体征无特异性，但典型的大量饮酒病史，以及肝功能损害，诊断多无困难。但严重的酒精性肝硬化以及肝功能损害严重，对治疗难度大者有必要转至上级医院进行进一步诊治。

【预防】

主要强调戒酒，同时注意休息、加强营养（摄入高蛋白、富含维生素的食物）。

【健康教育】

（1）酒精性肝病患者在戒酒过程中，可能出现情绪不安、易躁、易怒、出汗、恶心等反应，要适时对患者进行心理疏导，鼓励患者在戒酒中保持积极、乐观的心态，鼓励家属对患者多加关心和照顾，帮助患者克服忧郁、疑虑、悲伤等不良情绪，让患者体会到社会的温暖、人生的价值和健康的重要。

（2）酒精性肝病患者多营养不良，维生素缺乏。应以低脂肪、清淡、富有营养、易消化为饮食原则，少食多餐，禁忌生冷、辛辣刺激性食物。注意营养均衡，多吃瘦肉、鱼肉、牛奶及富含维生素的蔬菜和水果等。

脂肪性肝病

▷**案例导入**

患者男性，48岁，文员。因"右上腹部隐痛伴尿黄、乏力2周"入院。患者于2周前无明显诱因下出现右上腹部隐痛不适，伴有尿黄、厌油，伴有乏力、食欲缺乏，无畏寒、发热，无恶心、呕吐，无呕血、黑便。由于症状持续不能好转，故就诊于我院门诊。患病后精神欠佳，睡眠一般，小便稍黄，大便正常。既往有2型糖尿病、高脂血症病史，喜食高脂食物。

查体：T 36.6℃，P 92次/分，R 20次/分，BP 122/78 mmHg。体型肥胖。神志清，皮肤、巩膜稍黄染，浅表淋巴结不大。心肺未见异常。腹部平坦，全腹软，无压痛、反跳痛，未及包块，肝区叩痛（−），肝、脾未扪及；肠鸣音正常。余（−）。腹部彩超：脂肪肝，未见胆道系统结石及肝脏占位。实验室检查：肝功能：TBIL 48.5 μmol/L、DBIL 32.6 μmol/L、IBIL 15.9 μmol/L、ALT 108 U/L、AST 96 U/L、ALP 165 U/L、GGT 182 U/L，余正常。血脂：CHO 10.5 mmol/L、TG 4.86 mmol/L。

问题：

1. 该患者的诊断及诊断依据是什么？

2. 治疗原则是什么？

脂肪性肝病（fatty liver disease，FLD）是指除外酒精和其他明确的肝损害因素所致的，以弥漫性肝细胞大泡性脂肪变为主要特征的临床病理综合征，包括单纯性脂肪性肝病以及由其演变的脂肪性肝炎、脂肪性肝纤维化和肝硬化。脂肪性肝炎现已成为我国最常见的慢性肝病之一。

【临床表现】

1. 症状 脂肪性肝病起病隐匿，发病缓慢，常无症状。少数患者可有乏力、右上腹部轻度不适、肝区隐痛或上腹胀痛等非特异症状。严重脂肪性肝炎可出现黄疸、食欲缺乏、恶心、呕吐等症状，部分患者可发现肝大。发展至肝硬化失代偿期则其临床表现与其他原因所致肝硬化相似。

> **考点提示**
>
> 脂肪性肝病是以弥漫性肝细胞大泡性脂肪变为主要特征的临床病理综合征。

2. 体征 大部分患者体型肥胖，以黄疸、肝大和压痛为特点，少数有脾肿大、面色灰暗、腹水、水肿、蜘蛛痣等。有肝功能不全时腹水明显。

【辅助检查】

1. 实验室检查 血清转氨酶和GGT水平正常或轻度升高，通常以ALT升高为主。部分患者血脂、尿酸、转铁蛋白和空腹血糖升高或糖耐量异常。肝硬化时可出现白蛋白和凝血酶原时间异常。

2. 超声检查 是诊断FLD重要而实用的检查项目，其诊断FLD的准确率高达80%左右。

3. CT检查 CT平扫肝脏密度普遍降低，肝/脾CT平扫密度比值≤1可明确FLD的诊断。根据肝/脾CT密度比值可判断FLD的程度

4. 病理 肝穿刺活检是确诊FLD的主要方法，也是判断预后的最敏感和特异的手段。

【诊断】

临床诊断标准为：凡具备下列第1~5项和第6或第7项中任何一项即可诊断为FLD。①有易感因素：肥胖、2型糖尿病、高脂血症等。②无饮酒史或饮酒折合乙醇量男性每周＜140 g，女性每周＜70 g。③除外病毒性肝炎、药物性肝炎、全胃肠外营养、肝豆状核变性和自身免疫性肝病等可导致脂肪肝的特定疾病。④除外原发疾病外的临床表现外，可有乏力、肝区隐痛、肝脾肿大等症状及体征。⑤血清转氨酶或GGT、转铁蛋白升高。⑥符合FLD的影像学诊断标准；⑦肝组织学改变符合FLD的病理学诊断标准。

1. 病史 常有2型糖尿病、高脂血症等代谢异常慢性疾病。

2. 典型表现 多有乏力、食欲缺乏、右上腹隐痛或胀痛等典型表现。

【鉴别诊断】

本病应与酒精性脂肪性肝病、病毒性肝炎、药物性肝损害、自身免疫性肝病等其他肝病及其他原因引起的肝硬化进行鉴别。

【病因】

FLD的病因较多，发病机制尚未完全明显。肥胖、2型糖尿病、高脂血症等单独或共同成为FLD的易感因素。

【病理】

FLD 的病理改变以大泡性或以大泡性为主的肝细胞脂肪变性为特征。根据肝内脂肪变、炎症和纤维化的程度，将 FLD 分为单纯脂肪肝性肝病、脂肪性肝炎、脂肪性肝硬化。

1. 单纯性 FLD　肝小叶内 >3% 的肝细胞发生脂肪变，以大泡性脂肪变性为主，根据脂肪变性在肝脏累及的范围可将 FLD 分为轻、中、重三型。不伴有肝细胞变性坏死、炎症及纤维化。

2. 脂肪性肝炎　腺泡 3 区出现气球样肝细胞、腺泡点灶状坏死、门管区炎症伴（或）门管区周围炎症。腺泡 3 区出现窦周/细胞周纤维化，可扩展到门管区及其周围，出现局灶性或广泛的桥接纤维化。

3. 脂肪性肝硬化　肝小叶结构完全毁损，代之以假小叶形成和广泛纤维化，为小结节性肝硬化。根据纤维间隔有否界面性肝炎，分为活动性和静止性。脂肪性肝硬化发生后肝细胞内脂肪变性可减轻甚至完全消退。

【处理】

1. 病因治疗　针对原发病和危险因素予以治疗，对多数单纯性 FLD 和脂肪性肝炎有效。

2. 药物治疗　单纯性 FLD 一般无须药物治疗。对于脂肪性肝炎可选用多烯磷脂酰胆碱、维生素 E、还原性谷胱甘肽等，以减轻脂质过氧化。胰岛素受体增敏剂如二甲双胍、噻唑烷二酮类药物可用于合并 2 型糖尿病的 FLD 患者。伴有血脂高的 FLD 可在综合治疗的基础上应用降血脂药物，但需要检测肝功能，必要时联合用护肝药。进展到肝硬化时，治疗详见肝硬化相关章节。

3. 转诊　FLD 症状、体征无特异性，存在 2 型糖尿病、高脂血症等病史，以及肝功能损害，诊断多无困难，但严重的脂肪性肝硬化以及肝功能损害严重，对治疗难度大者有必要转至上级医院进行进一步诊治。

4. 预防　主要强调控制饮食，调解糖代谢及脂代谢，同时需加强运动。

【预后】

单纯性 FLD 如积极治疗后可完全恢复。脂肪性肝炎如能及早发现、积极治疗多数能逆转。部分脂肪性肝炎可发展为肝硬化，其预后与病毒性肝炎后肝硬化、酒精性肝硬化相似。

【健康教育】

（1）控制饮食、增强运动，是治疗肥胖相关 FLD 的最佳措施。因体重下降过快，可能会加重肝损伤，故减肥过程中应使体重平稳下降，注意监测体重及肝功能。

（2）注意纠正营养失衡，禁酒，不宜乱服药，在服降血脂药物期间，应遵医嘱定期复查肝功能。

自身免疫性肝病

案例导入

患者女性，49岁，农民。因"反复乏力、尿黄、纳差1年"入院。1年前患者无明显诱因出现乏力、不适，伴纳差、厌油，食欲缺乏，饭量约减至原来的2/3，且尿黄、呈茶水样色，无肝区不适及疼痛，无畏寒、发热，无恶心、呕吐。既往体健，家族史无特殊。无嗜酒史，近期无用药史。

查体：T 36.2℃，P 70次/分，R 19次/分，BP 120/70 mmHg。神清，皮肤、巩膜黄染，可见肝掌、蜘蛛痣，双肺呼吸音清，未闻及干湿啰音。HR 76次/分，律齐，各瓣膜听诊区未闻及杂音。腹平坦，无压痛及反跳痛，肝未触及，脾脏肋下3 cm，肝肾区无叩痛，移动性浊音阴性。双下肢无水肿。腹部彩超：肝内回声较密集，分布欠均匀。实验室检查：肝功能：ALT 688 IU/L，AST 439 IU/L，γ – GT 88 IU/L，TBIL 83.3 μmol/L，ALB 32.7 g/L，GLO 48.7 g/L；甲型、丙型、戊型肝炎病毒标志物检测均为阴性，HBV – DNA低于检测下限。

问题：

1. 该患者的诊断及诊断依据是什么？

2. 治疗原则是什么？

一、自身免疫性肝炎

自身免疫性肝炎（autoimmune hepatitis，AIH）是一种原因不明的慢性肝细胞炎。临床特点包括血清中存在高球蛋白及与肝组织相关的自身免疫性抗体，组织学检查提示门静脉周围炎症。此病多见于女性，如不治疗易发展成肝硬化，免疫抑制剂对其有一定疗效。

【临床表现】

AIH女性多发，男女比例为1:3.6，好发于30~40岁。起病缓慢，轻者无症状，病变活动时表现有乏力、腹胀、纳差、瘙痒、黄疸等。早期肝大伴压痛，常有脾大、蜘蛛痣等。晚期发展为肝硬化。

肝外表现可有持续发热伴急性游走性大关节炎。女性常有闭经。可出现皮疹，如多形性红斑、丘疹等，提示疾病处于活动期。该病可重叠其他自身免疫性疾病，如原发性胆汁性肝硬化、原发性硬化性胆管炎、自身免疫性甲状腺炎、溃疡性结肠炎、肾小球肾炎等。

【实验室检查】

1. 肝功能 发病初ALT、AST轻到中度升高，异常升高（>1000 IU/L），常提示急性肝炎或其他疾病；ALP急剧升高提示可能重叠原发性胆汁性肝硬化或并发肝癌。

2. 免疫学 以高γ – 球蛋白血症和循环中存在自身抗体为特征。血清免疫学改变缺乏特异性。亦见于其他急、慢性肝炎等。

3. 组织学　典型组织学改变是肝汇管区大量淋巴细胞和浆细胞浸润，并向周围肝实质侵入形成界面性肝炎，严重时可出现桥接坏死、多小叶坏死或融合性坏死。汇管区炎症一般不侵犯胆管系统，无脂肪变性及肉芽肿。中晚期见肝纤维化与肝硬化。

考点提示

以高丙种球蛋白血症、血清自身抗体阳性及组织学见界面性肝炎为特征性表现。

【诊断】

要点：①排除病毒性、遗传性、代谢性、胆汁淤积性及药物损伤性肝病。②转氨酶显著异常，AST：ALP > 3。③γ - 球蛋白或 IgG > 1.5 倍正常上限。④血清自身抗体阳性，ANA，SMA 或抗 LMK1 抗体滴度成人≥1∶80 及儿童≥1∶20。⑤肝组织学见界面性肝炎及汇管区大量浆细胞浸润，而无胆管损害、肉芽肿等，提示其他肝病的病变。⑥女性患者、伴有其他免疫性疾病及糖皮质激素治疗有效可助诊断。

【鉴别诊断】

本病需要与其他自身免疫性肝病及其重叠综合征相鉴别，还要与病毒性、药物性、酒精性及遗传代谢肝病相鉴别。

【病因与发病机制】

致病因素主要包括：①AIH 遗传易感性与人类淋巴细胞抗原 Ⅱ 类相关等位基因有关。②分子模拟假说，即多种外源性物质如病毒、药物等，有与自身抗原相同或相似的表位，由此突破自身抗原耐受。自身反应性 T 细胞及其抗原提呈细胞是 AIH 发病的另一必要条件。补体系统和趋化因子也参与了 AIH 的体液免疫损伤机制。目前公认，在 AIH 发病机制中主要的自身抗原为去唾液酸糖蛋白受体（ASGP - R）和微粒体细胞色素 P450 Ⅱ D6。

【处理】

1. 免疫抑制治疗　多数对免疫抑制治疗有应答。AIH 免疫抑制治疗指征包括：①转氨酶水平≥10 倍正常值上限（ULN）；②转氨酶水平≥5 倍 ULN 伴 γ - 球蛋白≥2 倍 ULN；③组织学见桥接坏死或多小叶坏死。不符合上述条件者治疗视临床情况而定。

2. 成人治疗方案

（1）泼尼松联合硫唑嘌呤治疗　泼尼松起始 30 mg/d，4 周内逐渐减至 10 mg/d；硫唑嘌呤 50 mg/d 或 1~2 mg/（kg·d）。联合疗法特别适用于下述 AIH 患者：绝经后妇女、骨质疏松、糖尿病、肥胖、痤疮、情绪不稳及高血压患者。

（2）大剂量泼尼松单独疗法　起始 40~60 mg/d，4 周内逐渐减至 20 mg/d。单独疗法适用于合并血细胞减少、巯基嘌呤甲基转移酶缺乏、妊娠、恶性肿瘤以及疗程小于 24 周的 AIH 患者。

治疗应强调个体化处理。病情缓解是指临床症状消失、血清转氨酶、总胆红素和 γ - 球蛋白降至正常、肝组织学无明显炎症活动。一般治疗 2 周后血生化开始改善，组织学改善要晚 3~6 个月，达到完全缓解常需 2~3 年，但停药后不少患者复发，不宜过早停药。建议免疫抑制治疗至少持续 96 周，停药前生化指标应达到缓解。应注意长期使用糖皮质激素引起骨质疏松和硫唑嘌呤引起骨髓抑制等不良反应。大多数 AIH 患者对治疗反应较好，有 20%~40% 患者无效。对免疫抑制剂失耐受、无效者，可试用熊去氧胆酸（UDCA）、环孢素 A、FK506、西罗莫司、环磷酰胺、6-巯基嘌呤等治疗。UDCA 具有免疫调节、保护肝细胞和去除脂溶性胆盐等作用，可用于治疗 AIH/PBC 重叠综合征。有研究认为，新型糖皮质激素布地奈德疗效和安全性比泼尼松更好，不良反应发生率低。少数治疗无效或发展为失代偿期肝硬化者行肝移植是最佳治疗方法，可提高存活率。

3. 转诊 对诊断难度大者有必要转至上级医院进一步诊治。对于常规治疗失败而出现肝功能失代偿的患者，可考虑转到有条件的医院进行肝移植手术。

【预后】

AIH 预后差异较大，10 年总体生存率为 80%~93%。初发时炎症严重、或治疗无法获得缓解、或治疗后复发者预后较差。多数患者最终仍发展为肝硬化。

【健康教育】

（1）保证充足的休息，保持每天 7~8 小时睡眠。

（2）循序渐进地活动，有规律的锻炼，不必进行大量的运动，最主要的是持续进行适量的运动。

二、原发性胆汁性肝硬化

原发性胆汁性肝硬化（primary biliary cirrhosis，PBC）是一种可能与自身免疫有关的慢性进行性胆汁淤积性肝脏疾病，主要发生于中年女性（男女比例为 1:9）。病理表现为肝内胆管非化脓性炎症破坏，从而导致胆汁淤积，发生肝纤维化及肝硬化。

【临床表现】

该病起病隐匿，发病缓慢。约 20% 的患者无任何临床症状，仅在常规体检时发现。常见症状有乏力、瘙痒，其他症状还包括黄疸、肝大、皮下脂肪沉积等。晚期出现肝硬化失代偿期的表现，如腹水、肝性脑病、消化道出血等。本病常合并其他自身免疫性疾病，如干燥综合征、甲状腺炎、类风湿关节炎等。

【辅助检查】

1. 肝功能检查 实验室检查提示血清胆红素升高，并以结合胆红素升高为主，血脂升高，球蛋白增加。肝源性 ALP 升高是 PBC 最常见的生化异常。尽管诊断时少数患者有以结合胆红素为主的血清胆红素升高，但高胆红素血症升高为 PBC 晚期的表现，并且是判断 PBC 预后

考点提示

PBC 以血清抗线粒体抗体（AMA）阳性，特别是 AMA-M2 亚型阳性对诊断具有很高的敏感性和特异性。

的良好指标。

2. 免疫学检查　95% 以上患者 AMA 阳性，滴度 >1∶40 有诊断意义，AMA 的特异性可达 98%，其中以 M2 型最具特异性；很多患者临床症状出现前 6 ~ 10 年血清 AMA 已呈阳性。血清免疫球蛋白增加，特别是 IgM。约 50% 患者 ANA 和 SMA 阳性，有一定特异性。

3. 影像学检查　超声常用于排除肝胆系统的肿瘤和结石；CT 和 MRI 可排除肝外胆道阻塞、肝内淋巴瘤和转移性肿瘤；MRCP 或 ERCP 在 PBC 患者常提示肝内外胆管正常，可以排除其他胆道疾病。PBC 进展到肝硬化时，可有门静脉高压表现，应每 6 个月复查超声，有助于早期发现肝癌。

【诊断】

（1）无症状患者，AMA，ALP 和 IgM 检测有助发现早期病例。

（2）中年以上女性，慢性病程，有显著皮肤瘙痒、乏力、黄疸、肝大，伴有胆汁淤积性黄疸的生化改变而无肝外胆管阻塞证据时要考虑本病。具备以下三项诊断标准中两项即可诊断 PBC：①存在胆汁淤积的生化证据，以 ALP 升高为主。②AMA 阳性。③肝组织学检查为非化脓性破坏性胆管炎及小叶间胆管破坏。

【鉴别诊断】

应注意排除肝内、外胆管阻塞引起的继发性胆汁性肝硬化。还应与 AIH、药物性肝内胆汁淤积等鉴别。

【病因与发病机制】

自身免疫性胆管上皮细胞损伤机制涉及：①体液免疫：线粒体抗体（AMA）在体液免疫中起关键作用，其阳性率达到 90% ~ 95%。AMA 识别的抗原主要分布于线粒体内膜上，主要的自身抗原分子是多酶复合物中的丙酮酸脱氢酶复合物。②细胞免疫：胆管上皮细胞异常表达 HLA – DR 及 DQ 抗原分子，引起自身抗原特异性 T 淋巴细胞介导的细胞毒性作用，持续损伤胆小管。本病似有家庭聚集性，一级亲属患病率比对照人群高 570 倍。

【病理】

典型的 PBC 组织病理表现为慢性进行性非化脓性、以小胆管破坏为主的胆管炎或肉芽肿性胆管炎，周围有淋巴细胞、浆细胞和嗜酸性细胞浸润；肝实质碎屑状坏死、慢性胆汁淤积、肝纤维化。当疾病进展至肝硬化时，肝小叶结构破坏，汇管区纤维间隔延伸、相互连接，纤维组织向小叶内伸展分割形成假小叶和大小不等的再生结节，肝细胞呈局灶性坏死。

【处理】

1. 熊去氧胆酸（UDCA）　是目前唯一推荐用于 PBC 的药物，剂量为 13 ~ 15 mg/（kg·d）。该药可减少内源性胆汁酸的肝毒性，保护肝细胞膜，增加内源性胆汁酸的分泌，且可减少 HLA I 类和 II 类抗原分子在肝细胞膜上的异常表达，兼有免疫调节作用。UDCA 的疗效已获肯定，能缓解临床症状，改善生化功能、延迟组织学和疾病进展，提高生存率、减少肝移植需求。对有效病例宜长期服用。一些研究证明，UDCA 治疗后数周之内肝功能开始恢复，90% 的患者在 6～9 个月内得到改善，20% 的患者 2 年内肝功能恢复正常，而 35% 的患者 5 年内肝功能恢复正常。

2. 其他药物 UDCA 无效病例可视病情试用布地奈德、硫唑嘌呤、环孢素、秋水仙碱等。脂肪泻可补充中链甘油三酯辅以低脂饮食。脂溶性维生素缺乏时补充维生素 A、维生素 D_3、维生素 K，并注意补钙。瘙痒严重者可试用离子交换树脂考来烯胺（消胆胺）。

3. 转诊 对诊断难度大者有必要转至上级医院进一步诊治。对于常规治疗失败而出现肝功能失代偿和肝功能衰竭的患者，可考虑转到有条件的医院进行肝移植手术。

【预后】

PBC 预后差异很大，有症状者平均生存期为 10～15 年。预后不佳的因素包括：老年、血清总胆红素进行性升高、肝脏合成功能下降、组织学改变持续进展。

【健康教育】

（1）绝对禁酒（包括啤酒及米酒），少喝各种饮料，可喝热茶。

（2）每天饮食保持恒定，以低盐、低脂肪、少糖、高热量、高蛋白为好，不吃辛辣、油腻、油炸、黏硬的食物，勿暴饮暴食，并且要注意饮食卫生，防止腹泻。

（3）尽量不吃有损害肝脏的食物。

（4）保持运动的习惯及良好的心态。

三、原发性硬化性胆管炎

原发性硬化性胆管炎（primary sclerosing cholangitiss，PSC）是一种以胆管的进行性炎症、纤维化和多发性狭窄为主要病理特征的慢性胆汁淤积性肝病。临床上较少见，发病年龄多数为 30～50 岁，男性多于女性。目前认为，自身免疫异常、细菌和病毒感染以及某些先天性遗传因素是本病可能的发病因素。部分患者常常合并炎症性肠病。

【临床表现】

25% 的患者无临床表现，常常在行胆道检查时被发现。临床表现主要是胆汁淤积性黄疸，呈进行性缓慢发展，伴有明显的皮肤瘙痒，可有食欲缺乏、乏力等，少数患者可出现畏寒和发热。

【辅助检查】

1. 实验室检查 血常规提示淋巴细胞和嗜酸性粒细胞增多，血清胆红素、碱性磷脂酶和 γ-谷氨酰转肽酶值均有升高，丙氨酸氨基转移酶轻度增高，血清球蛋白及 IgM 升高；其中 ALP 往往升高到正常值上限的 2 倍以上。部分患者血清抗核抗体和抗平滑肌抗体为阳性，但抗线粒体抗体为阴性。ANCA 阳性支持本病的诊断，但不具有特异性。

2. 影像学检查　首选 MRCP 检查，近年来认为比较有诊断价值的是胆道 X 线造影，主要是 ERCP。典型的表现是肝内胆管细、僵直、分支减少、管壁不规则，呈串珠样带状狭窄及其近端的扇形扩张。

【诊断】

PSC 的主要诊断依据是病史和临床表现（乏力、瘙痒、黄疸、肝脾大及炎症性肠病的表现），血清生物化学改变（ALP 升高），胆管造影有硬化性胆管炎的典型改变（肝内外胆管狭窄与扩张相间且呈串珠状改变），除外其他引起硬化性胆管炎的病因。

肝组织病理学检查有助于除外其他病因和进行分期，但是由于病变的局灶性分布及肝活体组织检查取材过小等因素，仅 30% 的患者发现典型的 PSC 改变，5% ~ 10% 的患者肝活体组织检查正常。

> **考点提示**
>
> 胆管"串珠样"改变，是 PSC 典型的影像学表现。

【鉴别诊断】

需排除其他原因引起的硬化性胆管炎或胆管狭窄/阻塞，如胆管癌；也需与其他胆汁淤积性疾病鉴别，如 PBC、特发性成人胆管减少症、药物性淤胆、慢性活动性肝炎、AIH 等。有些不典型的 PSC 患者，血清 ALP 仅轻度升高，而 ALT/AST 却明显升高，极易误诊为 AIH。

【病因与发病机制】

尚未明确，可能与遗传及免疫机制有关。

【病理】

以肝内外胆管慢性纤维化狭窄和闭塞为特征。胆管和胆管周围组织的慢性炎症浸润及进行性纤维组织增生，管腔狭窄变细。后期可发生胆汁性肝硬化和门脉高压症。

【处理】

目前尚缺乏有效的治疗方法，多数患者最终死于继发性肝衰竭。

1. 内科治疗　主要是长期应用类固醇激素药物，早期效果较好，后期效果不理想。广谱抗生素能控制胆管急性炎症的发作，可与激素联合应用。也有用免疫抑制剂，如硫唑嘌呤等治疗，但疗效不肯定。

2. 内镜介入治疗　主要目的是缓解 PSC 患者的胆管梗阻症状。常用方法包括 Oddi 括约肌切开、探条或球囊扩张、支架置入等。

3. 外科治疗　目的是解除胆道梗阻，引流胆汁。方法包括胆管扩张支撑引流术、胆肠吻合术、胆管狭窄切除术等。一般认为如患者经内科药物治疗后好转或已发展为胆汁性肝硬化，则不宜手术治疗。有人认为如患者伴有活动性溃疡性结肠炎时，结肠切除术可能对稳定原发性硬化性胆管炎的病情有一定的帮助。

4. 肝移植　是目前治疗 PSC 最有效的方法，也是 PSC 终末阶段唯一可行的治疗方法。

肝移植手术

肝移植手术，是指通过手术植入一个健康的肝脏到患者体内，使终末期肝病患者肝功能得到良好恢复的一种外科治疗手段。近年来原位肝移植所治疗的疾病病种不断扩大，迄今为止，据不完全统计肝移植已被成功用于 60 多种肝脏疾病的治疗，依据疾病的性质，可概括分为：终末期肝硬化疾病、肝脏恶性疾病、先天性代谢疾病和急性或亚急性肝功能衰竭。肝移植在国内的成功开展为许多终末期肝病患者带来了生的希望。

5. 转诊 对诊断难度大者及常规药物治疗失败者，建议转至上级医院进一步诊治，必要时行内镜介入或外科手术治疗以缓解或解除胆道梗阻。对于出现肝功能衰竭、顽固性皮肤瘙痒、复发性细菌性胆管炎和胆管癌的患者，可考虑转到有条件的医院进行肝移植手术。

【预后】

大多数患者最终发展为肝硬化、门静脉高压和肝功能失代偿等终末期肝病。部分患者在疾病的发展过程中可合并胆囊癌、结肠癌，需进行监测。

【健康教育】

（1）对于确诊原发性硬化性胆管炎而无 IBD 的患者，应行全结肠镜及活检；有结肠炎的原发性硬化性胆管炎患者从诊断原发性硬化性胆管炎起，每年或者根据个人情况每 1~2 年行全结肠镜及活检。

（2）腹部超声每年一次，以及时发现胆囊异常。

（3）目前尚无可推荐用于胆管癌早期检测的生化标志物或影像学方法。如果有临床指征，可行 ERCP 下细胞刷和/或活检。

药物性肝病

👉 案例导入

患者男性，54 岁，农民。因"乏力、纳差 2 周，加重 3 天"入院。2 周出现疲乏无力、食欲缺乏，未行诊治。3 天前乏力、食欲缺乏症状加重，遂就诊。患病后食纳差，大小便正常。既往史：4 年前因"皮肤瘙痒、皮疹"就诊外院，诊断"湿疹"，予"西替利嗪片"对症治疗后好转。此后皮肤瘙痒、皮疹症状反复出现。1 个月前因湿疹复发，就诊外院查"肝功能正常"，给予"西替利嗪片、雷公藤多苷片"对症治疗至今。无嗜酒史，否认既往肝病史。

查体：T 36.2℃，P 80 次/分，R 18 次/分，BP 120/80 mmHg。神清，正常面容。全身皮肤、黏膜可见散在新旧不一的红斑丘疹，部分破溃，表面潮湿，以四肢为甚，未见黄染、出血点；未见肝掌、蜘蛛痣及毛细血管扩张。双眼巩膜无黄染。心肺未及异常。腹部平坦，腹肌软，全腹无压痛、反跳痛，未及包块，肝脾未触及，墨菲征阴性，肝区无叩击痛，移动性浊音阴性。腹部彩超：肝胆胰脾及双肾未见明显异常。实验室检查：肝功能：ALT 1814 U/L，AST 1308 U/L，TBIL 16.8 μmol/L，DBIL 2.4 μmol/L，ALB 43.2 g/L，GLO 25.1 g/L，ALP 160 U/L，GGT 70 U/L；铜蓝蛋白 286 mg/L；乙肝病毒标志物定性：HBsAg、HBeAg 阴性，HBsAb 阳性；抗 – HCV 阴性，HAV – IgM 阴性、HEV – IgM、HEV – IgG 阴性，EBV – IgA 阴性。

问题：

1. 该患者的诊断及诊断依据是什么？

2. 治疗原则是什么？

药物性肝病（drug induced liver injury，DILI）指使用一种或多种药物后，由药物或其代谢产物引起的肝脏损伤。随着新的药物种类增多，DILI 的发病率呈逐年上升趋势，年发病率（1~10）/10 万人。临床可表现为急性或慢性肝损伤，可进展为肝硬化。本病占黄疸住院人数的 2% ~5%，老年肝病患者 DILI 的比例高达 20%。

【临床表现及分型】

DILI 可分为急性和慢性两类，临床上以急性 DILI 最为常见，而慢性 DILI 容易被忽略，病情更严重。

（一）急性 DILI

病程 <3 个月，据其临床特征及病理损伤可分为以下 3 种类型。

1. 肝细胞损伤型 临床表现类似病毒性肝炎，血清 ALT 水平显著升高，其诊断标准为 ALT 上升至正常上限 2 倍以上，或 ALT/碱性磷酸酶（ALP）大于 5；常于停药后 1~2 个月恢复正常；组织学特征为肝细胞坏死伴汇管区嗜酸性粒细胞、淋巴细胞浸润。

2. 胆汁淤积型 主要表现为黄疸和瘙痒，ALP 水平的升高比 ALT 升高更早更明显，其诊断标准为 ALP >2 倍正常值上限，或 ALT/ALP 比值≤2；组织学特征为毛细胆管型胆汁淤积。

3. 混合型 临床和病理兼有肝细胞损伤和淤胆的表现，ALT 和 ALP 均 >2 倍正常值上限，且 ALT/ALP 比值介于 2~5。

（二）慢性 DILI

病程 >3 个月，主要包括慢性肝炎、脂肪肝、磷脂沉积症、肝纤维化及肝硬化、胆汁淤积、硬化性胆管炎、肉芽肿性病变和肿瘤等。

考点提示

在我国，抗结核药导致的药物性肝损害占病因首位，其他较常见的药物有抗生素、非甾体抗炎药、抗肿瘤药、中草药等。

【辅助检查】

1. 实验室检查 ①ALT 和 AST：血清 ALT 水平是评价肝细胞损伤的敏感指标；80% 的 AST 存在于线粒体，其升高反映肝细胞受损更为严重。②胆红素：药物致肝细胞或胆管受损可引起胆红素升高。③ALP：对于肝细胞损伤并不敏感，但对干扰胆汁流动的肝内、外因素十分敏感。④4.γ-谷氨酰转肽酶（γ-GT）：当肝内合成亢进或胆汁排出受阻时，血清γ-GT升高。

2. 影像学检查 超声检查可见肝增大、弥漫性肝实质改变或脂肪肝等征象。CT检查，肝表面欠光整，局灶性肝损害多见，肝脏密度不均匀，呈多发小斑片状低密度改变。

3. 肝组织活检 在DILI的诊断中，肝组织活检主要用于排除其他肝胆疾病所造成的肝损伤。

【诊断】

急性DILI常常有明确的服药史、较典型的临床症状和血清学改变，结合停用可疑药物后的效应，往往可以做出诊断。在诊断时应该注意用药剂量、用药途径、用药时间、合并用药、用药和肝脏损害的时间关系等因素。

慢性DILI症状隐匿，由于患者常常患有其他疾病，并且大多接受多种药物治疗，要确定用药和肝脏损害之间的关系很困难。需要详细了解患者的全部用药史（包括发病前3个月内使用过的药物）、饮酒史、有无肝病、有无药物过敏史、有无过敏性疾病、原患疾病是否可累及肝脏等情况，根据药物接触史、临床表现、实验室检查做出诊断。

诊断DILI可参考以下条件。①肝脏损害出现在用药后1~4周，也可于用药后数月才出现。②有发热、皮疹、瘙痒、关节痛、淋巴结肿大等肝外症状，如有系统性脉管炎，更有助于诊断。③停药后血清ALT在1周后开始逐步下降，其他肝功能指标也有好转。④可排除酒精、病毒性肝炎或其他疾病所致肝脏损害。⑤血常规检查嗜酸性细胞>0.06，单核细胞增多。⑥淋巴细胞转化试验和（或）巨噬细胞（或白细胞）移动抑制试验阳性。⑦提示DILI的组织学改变。⑧偶尔再次用药可再次发生肝损害。凡符合上述第1条，加2~8条中任意两条，可考虑诊断DILI。

【鉴别诊断】

本病需与各型病毒性肝炎、非酒精性FLD、酒精性肝病、自身免疫性肝病、代谢性/遗传性疾病（Wilson病、血色病及α_1-抗胰蛋白酶缺乏症等）等相鉴别。

【病因与发病机制】

引起DILI的药物包括抗菌药物、解热镇痛药、抗结核药等。由药物直接毒性作用所致的药物性肝损伤与药物剂量呈正相关，具有可预测性。大多数药物性肝损伤不可预测，其发生机制与代谢特异体质和免疫特异体质有关。DILI的发病机制尚不完全清楚，主要与药物代谢异常、线粒体损伤、免疫损伤及遗传因素等有关。

【处理】

1. 治疗原则 首先是停用和防止再使用导致肝损伤的相关药物，早期清除和排泄体内药物，并尽可能避免使用药理作用或化学结构相同或相似的药物，其次是对已存在肝损伤或肝衰竭患者进行对症支持治疗。

2. 治疗药物 还原型谷胱甘肽（GSH）为体内主要的抗氧化剂，具有清除自由基、抑制胞膜脂质过氧化作用，可减轻肝损伤。甘草类药物除具有抗脂质过氧化作用外，还能降低血清转氨酶水平。多烯磷脂酰胆碱可与膜结合，起到修复、稳定、保护生物膜的作用。S－腺苷蛋氨酸通过转硫基作用，促进谷胱甘肽和半胱氨酸的生成，从而对抗自由基所造成的肝损伤；其在体内合成的牛磺酸与胆酸结合后可增加胆酸的可溶性，对肝内胆汁淤积有一定的防治作用。熊去氧胆酸（UDCA）为内源性亲水性胆汁酸，可改善肝细胞和胆管细胞的分泌，并有免疫调节作用。

3. 重症治疗 对肝衰竭的重症患者治疗包括：对症支持治疗、清除毒性药物（人工肝治疗）、防治并发症及必要时进行肝移植。

> **知识链接**
>
> ### 人工肝治疗
>
> 所谓人工肝，就是指借助一个体外的机械、理化或者生物反应器装置，清除因肝衰竭产生或增加的各种有害物质，补充需肝脏合成或代谢的蛋白质等必须物质，改善患者水、电解质及酸碱平衡等内环境，暂时辅助或替代肝相应的主要功能，直至自体肝细胞再生、肝功能恢复，或改善晚期肝病患者的症状，成为肝移植的"桥梁"，提高患者生存率。简称"人工肝"。

4. 转诊 急性 DILI 症状、体征不典型者及慢性 DILI 有时诊断难度较大，误诊率较高，对诊断难度大者有必要转至上级医院进一步诊治。对出现肝衰竭的重症 DILI 患者，基层医院估计治疗难度较大者，应转到有条件的医院进行人工肝支持治疗及必要时进行肝移植。

【预后】

多数患者及时停药后预后良好，肝损伤严重者预后较差。据报道，不同类型 DILI 的病死率有差异，肝细胞型约 12.7%、胆汁淤积型约 7.8%、混合型约 2.4%。

【健康教育】

（1）对肝肾病患者，新生儿和营养障碍者，药物的使用和剂量应慎重考虑。

（2）对以往有药物过敏史或过敏体质的患者，用药时应特别注意。

（3）一旦出现肝功能异常或黄疸，立即终止药物治疗。

（4）对有药物性肝损害病史的患者，应避免再度给予相同或化学结构相类似的药物。

肝脓肿

☞案例导入

患者男性，63岁，农民。"右上腹痛伴恶心2天，寒战、发热4小时"入院，体温最高达38.6℃。

查体：T 38.9℃，P 140次/分。右上腹部轻压痛，无反跳痛，无肌紧张。肝区叩击痛（+），Murphy征阴性，移动性浊音阴性，肠鸣音正常。腹部CT检查：肝左叶内可见斑状稍低密度影，直径3.2 cm，密度欠均匀。实验室检查：血常规：白细胞 14.45×10^9/L、N 0.87。肝功能：谷丙转氨酶110 U/L、谷草转氨酶200 U/L。

问题：

1. 该患者的诊断及诊断依据是什么？

2. 治疗原则是什么？

肝脓肿（liver abscess）是细菌、真菌或阿米巴原虫等多种微生物引起的肝脏化脓性病变，若不积极治疗，死亡率可高达10%~30%。肝脏内管道系统丰富，包括胆道系统、门脉系统、肝动静脉系统及淋巴系统，大大增加了微生物寄生、感染的概率。肝脓肿分为3种类型，其中细菌性肝脓肿常为多种细菌所致的混合感染，约为80%；阿米巴性肝脓肿约为10%；而真菌性肝脓肿低于10%。

一、细菌性肝脓肿

【临床表现】

1. 症状

（1）发热 起病较急，可出现畏寒、发热。体温常可高达39~40℃，弛张热。多伴寒战、出汗和全身乏力，但亦有15%左右无发热。多发性脓肿症状常明显。

（2）胃肠道症状 可伴有恶心、呕吐、食欲缺乏。

（3）腹痛 肝区持续性疼痛，随深呼吸及体位移动而剧增。如脓肿刺激右膈可出现右肩、背痛。

2. 体征 肝多有增大，多数在肋间隙相当于脓肿处有局限性水肿及明显压痛。巨大的肝脓肿可使右季肋呈现饱满状态，有时甚至可见局限性隆起，局部皮肤可出现凹陷性水肿。可有右下胸及肝区叩击痛，增大的肝有压痛；如脓肿在肝前下缘比较表浅部位时，可伴有右上腹肌紧张和局部明显触痛。严重时或并发于胆道梗阻者，可出现黄疸。

【辅助检查】

1. 常规化验 细菌性肝脓肿一般白细胞计数显著增高，中性粒细胞比例达90%左右，甚者出现核左移。

2. 超声 肝扫描能显示肝内占位性损害的位置、大小和数目。如示边界不清的液性占位，诊断已可成立。尚未液化的脓肿与小于 2 cm 者超声难以一次确诊，而有待多次复测。诊断性肝穿刺抽脓，是确诊的重要手段，如超声导引下经皮肝穿刺获得脓液则可确诊，脓液细菌培养可指导治疗。

3. CT　平扫时可见单个或多个圆形或卵圆形低密度病灶、病灶边缘多数模糊或部分清晰、密度不均，其中心区域 CT 值略高于水，低于正常肝实质，部分病灶内可见气泡。脓肿周围常出现环状带，称靶征，可为单环、双环和三环。增强后脓腔密度无变化，腔壁有密度不规则增高的强化，称为"环月征"或"日晕征"。多房脓肿示单个或多个分隔，分隔多有强化，呈蜂窝样改变。

4. 其他检查　包括心电图、胸部正侧位片，必要时行放射性核素肝扫描、选择性肝动脉造影。

【诊断】

1. 病史　患者有较典型的全身感染病史。

2. 典型表现　一般都有肝大、肝区疼痛等症状。

【鉴别诊断】

主要与阿米巴性肝囊肿、真菌性肝囊肿鉴别（表 7 - 1）。

表 7 - 1　肝脓肿鉴别诊断

	细菌性肝脓肿	阿米巴肝脓肿	真菌性肝脓肿
病史	常继发于胆道感染或其他化脓性感染	有阿米巴痢疾病史	常有免疫缺陷病史
症状	起病急、进展快、全身中毒反应明显	起病慢、病程较长	起病慢，病程长
体征	肝常增大	肝大、局限性隆起	肝常不大
脓肿	较小，常为多发	较大，常为单发	较小，多发
脓液	黄白色，涂片和培养可见细菌	巧克力色，涂片可见阿米巴滋养体	豆渣样，涂片可见菌丝或孢子
血象	白细胞计数明显增加	白细胞中嗜酸性粒细胞明显增加	白细胞计数可升高
血培养	细菌培养阳性	若无混合感染，常为阴性	长出芽胞
大便检查	无特殊	阿米巴滋养体	无特殊
诊断性治疗	抗细菌治疗有效	抗阿米巴治疗有效	抗真菌治疗有效

此外，与右膈下脓肿、胆道感染及肝癌特别是肝内胆管细胞癌鉴别。

【病因】

全身细菌性感染，特别是腹腔内感染时，细菌侵入肝，如患者抵抗力弱，可发生肝脓肿。细菌可经下列途径侵入肝：①胆道：胆道蛔虫症、胆管结石等并发化脓性胆管炎时，细菌沿着胆管上行，是引起细菌性肝脓肿的主要原因。②肝动脉：体内任何部位的化脓性病变，如化脓性骨髓炎、中耳炎、痈等疾病发生菌血症时，细菌可经肝动脉侵入肝。③门静脉：如坏疽性阑尾炎、痔核感染、菌痢等，细菌可经门静脉入肝内。此外，肝毗邻感染病灶的细菌可循淋巴系统侵入。开放性肝损伤时，则细菌可直接经伤口侵入肝，引起感染而形成脓肿。

【病理】

细菌性肝脓肿的致病菌多为大肠埃希菌、金黄色葡萄球菌、厌氧链球菌、类杆菌属等。单个性肝脓肿容积有时可以很大；多个性肝脓肿的直径则可在数毫米至数厘米之间，数个脓肿也可融合成一个大脓肿。

【处理】

细菌性肝脓肿是一种严重的疾病，必须早期诊断，积极治疗。

1. 非手术治疗

（1）全身支持治疗　纠正水、电解质紊乱和酸碱平衡失调，肠内或肠外营养支持，给予维生素、血浆或人体免疫球蛋白，增加营养和免疫能力。

（2）抗生素治疗　大剂量使用抗生素。由于肝脓肿的致病菌多为大肠埃希菌及金黄色葡萄球菌，在明确病原菌前，可先用广谱抗生素，如青霉素、头孢菌素、甲硝唑等联合应用；待细菌培养及抗生素药物敏感试验结果，再决定是否调整抗生素。

（3）中医中药治疗　以清热解毒为主。根据病情的早晚及严重程度辨证施治。常用方剂五味消毒饮和柴胡解毒汤加减。

2. 手术治疗

（1）引流治疗　①超声引导下经皮穿刺引流：对于单个较大的肝脓肿可在超声引导下穿刺吸脓，尽可能吸尽脓液后注入抗生素至脓腔内，可以隔数日反复穿刺吸脓；也可置管引流脓液，同时冲洗脓腔并注入抗生素，待脓肿缩小，无脓液引出后再拔出引流管。②经腹腔镜行脓肿切开引流。③经腹腔手术切开引流。

（2）外科手术切除　对于肝脓肿切开引流后脓肿壁不塌陷、留有无效腔或窦道长期流脓不愈合，以及肝内胆管结石，且肝叶已严重破坏、失去正常功能者，可行肝叶切除术。

3. 转诊　肝脓肿症状、体征典型的，诊断多无困难，但不典型的诊断难道较大，误诊率较高。对诊断难度较大者，或全身感染较重者，有必要转至上级医院进一步诊治。

【预防】

主要是保持乐观的心态，避免过度劳累、寒冷、饥饿、暴饮暴食，避免出现全身性感染。出现发热，肝区不适应及时就诊。

【健康教育】

（1）安静卧床，高热者可按高热患者常规护理。

（2）给予高蛋白、高热量、高维生素低脂肪易消化的饮食。

（3）严密观察病情变化，如患者突然出现腹部剧烈疼痛、脉快、面色苍白、血压下降等现象，应注意是否有脓肿破溃或出现其他并发症，应立即来院就诊。

二、阿米巴肝脓肿

阿米巴肝脓肿是由于溶组织阿米巴滋养体从肠道病变处经血流进入肝脏，使肝发生坏死而形成，实为阿米巴结肠炎的并发症。据统计，阿米巴肝脓肿占阿米巴结肠炎患者的40%左右。由阿米巴患结肠炎到出现肝脓肿的时间，短者10天，长者数年。

【临床表现】

本病的发展过程一般比较缓慢，急性阿米巴肝炎期较短暂，如不及时治疗，继之为较长时期的慢性期。其发病可在肠阿米巴发病数周至数年后，甚至有长达30年后才出现阿米巴性肝脓肿的报道。

1. 急性肝炎期 在肠阿米巴过程中，可出现肝区疼痛、肝大、压痛明显、体温升高（体温持续在 $38 \sim 39\,^{\circ}\mathrm{C}$）、脉速和大量出汗等症状，此时若能及时正确治疗，炎症可得到控制，避免脓肿形成。

2. 肝脓肿期 临床表现取决于脓肿的大小、部位、病程长短及有无并发症等，但大多数患者起病较缓慢，病程较长，此期间主要表现为发热、肝区疼痛、肝大等。

【诊断】

凡成年男子患有持续或间歇的发热、食欲缺乏、体质虚弱，并有肝大、触痛者，应即疑有肝脓肿的可能，如上述现象发生在阿米巴痢疾的急性期，或患者过去有痢疾史者，阿米巴性肝脓肿的诊断即可初步成立。未能回忆过去有痢疾史者并不能否定诊断。阿米巴肝脓肿临床表现复杂，误诊率较高，为了明确诊断，需结合症状、体征以及各项检查指标综合分析。

【处理】

主要治疗措施是应用抗阿米巴药物，辅以穿刺抽脓，必要时采用外科治疗。阿米巴性肝脓肿病程较长，患者全身情况较差，常有贫血和营养不良，应加强营养和全身支持治疗，给予高碳水化合物、高蛋白质、高维生素和低脂肪饮食，必要时可补给血浆及清蛋白，同时给予抗生素治疗。

1. 药物治疗

（1）甲硝唑 为首选药物，疗效高，毒性小，疗程短。

（2）氯喹 毒性小，吸收后在肝、肺、肾的浓度高于血液 $200 \sim 700$ 倍，疗效佳。

（3）依米丁（吐根碱）或去氢依米丁（去氢吐根碱）毒性大，目前已少用。

为根治肠内阿米巴慢性感染，在上述疗程结束后，应常规服抗肠内阿米巴药物，如二氯散糖酸脂、双碘喹啉等。

2. 手术治疗

（1）经皮肝穿刺置管闭式引流术 适用于病情较重、脓肿较大、有穿破危险者，或经抗阿米巴治疗同时行多次穿刺吸脓而脓腔未见缩小者。在局麻下，超声引导取距脓腔最近部位进针，严格无菌操作。患者体温正常，脓腔缩小至仅能抽出 5～10 ml 脓液时，可停止穿刺抽脓治疗。

（2）切开引流　适用于：①经抗阿米巴治疗及穿刺吸脓，而脓肿未见缩小，高热不退者；②脓肿伴继发细菌感染，经综合治疗不能控制者；③脓肿已穿破入胸腹腔或邻近器官。切开排脓后采用持续负压闭式引流。

3. 转诊　对于需要手术治疗的患者，建议转上级医院进一步治疗。

【预防】

注意个人卫生及饮食卫生。饭前便后洗手，饮用开水，生食蔬菜、瓜果必须洗干净，并做适当消毒处理，如用食醋或高锰酸钾浸泡。已发现患有阿米巴痢疾的患者应尽早诊治，服用有抗虫作用的药物，如甲硝唑和盐酸吐根碱等，预防阿米巴肝脓肿的发生。

【健康教育】

（1）充分休息。
（2）调节饮食，加强营养。
（3）遵医嘱继续用药。
（4）定期随诊复查，了解肝功能变化及病情复发情况。

肝包虫病

案例导入

患者男性，40 岁，农民。因"发现肝脏占位 3 个月"入院，有新疆牧区生活史。

查体：T 36.5℃，P 80 次/分。右上腹部轻压痛，无反跳痛，无肌紧张。肝区叩击痛（－），Murphy 征阴性，移动性浊音阴性，肠鸣音正常。

肝胆彩超提示：肝左叶见一大小约 2.0cm×3.2 cm 液性暗区，边缘规则光滑，囊壁呈光团或光点的子囊，囊内有光点漂浮。腹部 CT 检查提示：肝左叶内可见直径 2.0cm×3.0 cm 低密度影。

实验室检查：血常规、肝功能、AFP 均未见异常。

问题：

1. 该患者的诊断及诊断依据是什么？

2. 治疗原则是什么？

肝包虫病（hydatid disease of the liver）又称肝棘球蚴病，是我国西北及西南畜牧地区常见的一种人畜共患的寄生虫病。导致人体致病的是犬绦虫的囊状幼虫（棘球蚴）寄生在肝所致。肝包虫病有两种类型：一种是细粒棘球蚴引起的单房性包虫病（肝包虫囊肿），另一种是多房性或泡状棘状蚴所致的泡状棘球蚴病（泡型包虫病）。临床上以单房性包虫病多见。

【临床表现】

1. 症状 本病可发生于任何年龄与性别，病史较长，感染至出现症状一般在 10 年以上。因囊肿增大缓慢，初期无明显症状，常在致病多年后体格检查时偶然被发现，亦有因偶尔发现腹部肿块或因囊肿导致压迫症状或引起并发症而就医者。

（1）包虫囊破裂 ①包虫囊内容溢入腹腔，引发全腹腔的多发囊肿，出现腹胀或导致肠梗阻，甚至即刻发生致命性的变态反应。②破溃入胆道，可引起梗阻性黄疸或反复发作的胆管炎。③破溃入结肠，包虫囊内容可自直肠排出，包虫囊继发性感染。④经横膈，破裂入肺，导致反复肺部感染，可能咳出子囊。⑤包虫囊压迫，甚至破裂入肝静脉，会引起布–加（budd–chiari）综合征。

（2）继发细菌感染 较为常见，多由胆瘘引起。表现类似细菌性肝脓肿，但全身和局部症状较轻。

（3）变态反应 包虫囊液含有异种蛋白和抗原，当其释放入血液循环，会反复出现荨麻疹、变态反应，严重时会出现过敏性休克。

（4）其他 肾小球有囊虫抗原沉积，会发生膜性肾小球肾炎。其他器官亦可能发生棘球蚴病。

2. 体征 临床表现多不明显，中青年多见，初期可无症状，随着囊肿增大可扪及上腹包块、腹胀、腹痛。如位于右上肝者膈肌抬高，可有呼吸系症状。不少患者曾有变态反应症状。少数可因囊肿压迫胆道产生黄疸，亦有合并感染或穿入胆管出现胆管炎甚或脓毒症。穿入胸腔者可出现呼吸系症状或支气管胆道瘘。体征主要为上腹囊性肿块，位于肝上方者仅见肝大，有并发症者可出现相应体征。

【诊断】

流行病史具有特殊的诊断意义。凡怀疑患有肝包虫病的患者严禁肝穿刺检查，以防造成破裂和囊液外溢致严重的并发症。

1. 包虫囊液皮内试验（卡松尼试验） 为特异性免疫反应。本试验阳性率为 75% ~ 95%，但有一定假阳性率。

2. 补体结合试验 阳性率可达 70% ~ 80%。

3. 实验室检查 嗜酸性粒细胞增高。

4. 超声 可作为肝包虫囊肿的首选定位诊断方法。囊肿表现为液性暗区，边缘规则光滑，囊壁有呈光团或光点的子囊，囊内有光点漂浮。多房包虫囊肿显示为大块实质性占位性病变，边缘不清，内部回声不均匀，其中可见液性暗区。

5. X 线检查 肝影增大，横膈右侧升高或隆起，肝区可显示阴影或有钙化影，肝前下方囊肿可显示胃肠道受压征象。

6. CT 平扫显示为圆形或椭圆形的占位性病变，密度为水样，囊内具有子囊是特征性改变。囊壁可见弧形或蛋壳状的钙化。多房性包虫病则表现边缘模糊、不规则、呈低密度或混合密度的病灶，病灶中心可有液化坏死。增强扫描病灶不强化。

【鉴别诊断】

1. 先天性肝囊肿　无牧区居住史，超声示囊壁极薄而清晰，包虫皮试阴性。

2. 肝脓肿　无牧区居住史而常有痢疾史或化脓性疾病史，超声示液性占位边界不清晰，临床有炎症史或表现，包虫皮试阴性，但合并感染的肝包虫囊肿易与之混淆，包虫皮试是主要鉴别依据。

【病因】

目前公认的致病绦虫有 4 种：细粒棘球绦虫、包状棘球蚴绦虫、付氏棘球蚴绦虫和少节棘球绦虫。主要流行于畜牧地区。在我国以新疆、青海、甘肃、宁夏、西藏、内蒙古、陕西和四川西部多见。以细粒棘球病最多见，局部地区泡状棘球病的患病率也较高。细粒棘球绦虫的终宿主有犬、狐、狼等，以犬最常见，中间宿主是羊、猪、马、牛和人等，以羊最多见。当人吞食虫卵后，虫卵在十二指肠内孵化发育成六钩蚴，穿透肠黏膜进入门静脉系统，约 70% 停留于肝发育成囊。肝发病率最高达 75%。

【病理】

六钩蚴在肝内先发育成小的囊体，囊体长大并挤压肝实质，在肝脏内形成一个具有多层壁结构和多种内容物的囊性肿块（肝包虫囊肿）。肝包虫囊肿的囊壁分为内囊和外囊两层。内囊属于虫体结构呈白色粉皮状，内囊的壁又分为角质层和生发层。角质层位于生发层外面，是生发层细胞的分泌物所形成的一层白色粉皮样具有弹性的半透明膜，对生发层细胞有保护、支持、吸收营养物质等作用。生发层是棘球蚴本体，由一排具有繁殖能力的细胞组成，可产生生育囊（生发囊）、头节和子囊。外囊是宿主对寄生虫免疫排斥反应而形成的以巨噬细胞性肉芽肿病变和纤维化为特征的致密纤维层结构。随着囊肿的膨胀性生长，周围肝实质受压，肝细胞变性、萎缩、消失，囊肿周围的管道系统纤维化，在外囊与肝实质之间形成一层纤维膜状结构。纤维膜与外囊之间有潜在的可分离间隙，沿此间隙可将外囊与肝实质分离。

【处理】

1. 非手术治疗　对不能外科手术治疗或经多次手术后复发不能根治者，可选用药物治疗，阿苯达唑和甲苯咪唑均列为抗包虫的首选药物。

2. 手术治疗　一旦确诊均应早期治疗，以外科治疗为主。手术原则是彻底清除内囊，防止囊液外溢，消灭外囊残腔和预防感染。

手术方式需依据有无合并感染而定。①内囊摘除术；②内囊摘除并外囊闭式引流术；③内囊摘除并外囊－空肠"Y"型内引流术；④袋形缝合术；⑤肝叶切除术。

3. 转诊　肝包虫病一旦确诊，应转上级医院手术治疗。

【预防】

开展卫生宣传教育，特别在流行区，让人们了解包虫病的感染途径，严防误吞虫卵。

加强犬的处理与管理，定期投喂驱虫药，阻断传染源。

【健康教育】

（1）在畜牧区广泛开展有关包虫病的知识宣传，养成与家畜接触后及饭前洗手的习惯，不食未经洗净煮熟的食物和生水。

（2）加强对家畜的管理和检疫工作，防止狗粪污染饮水及食物。

（3）病死的家畜应深埋或焚烧，不要随地弃置以免狗食后感染。

肝硬化

案例导入

患者，男性，60 岁，农民。因乏力、腹胀 9 年，加重 1 个月入院。患者乏力、腹胀 9 年，1 月前无明显诱因出现纳差，上述症状进行性加重，伴尿少、食欲缺乏，大便 2 天 1 次，未见明显黑便。为进一步诊治入院。既往"乙肝"病史，未规范治疗。平素少量饮酒。

查体：T 37.2℃，HR 92 次/分，BP 130/90 mmHg。精神差，神清，皮肤、巩膜轻度黄染，可见肝掌及蜘蛛痣，腹膨隆，触软，压痛（−），未及明显包块；脾肋下 2 横指；移动性浊音（＋）。肠鸣音 3 次/分。双下肢轻度可凹性水肿。辅助检查：血常规：WBC 3.46×10^9/L，Hb 81 g/L，PLT 67×10^9/L；粪 OB（−）。肝功能：ALT 44 U/L，AST 32 U/L，TBIL 55.9 mg/dl，DBIL 40.4 mg/dl，ALB 2.6 g/dl。肾功能（−）。腹部 BUS：肝缩小，脾大，腹水。

问题：

1. 该患者的诊断及诊断依据是什么？

2. 治疗原则是什么？

【临床表现】

肝硬化（cirrhosis of liver）起病隐匿，发展缓慢。早期可无症状或症状轻微，当出现腹水或其他并发症时，称为失代偿期肝硬化。

代偿期肝硬化症状轻且无特异性，可有乏力、食欲缺乏、腹胀不适等。可触及增大的肝，质偏硬，脾可大。肝功能检查正常或仅有轻度酶学异常。

失代偿期肝硬化主要为肝功能减退和门静脉高压症两大类临床表现。

（一）肝功能减退的症状

1. 全身症状 乏力为早期症状。体重下降往往随病情进展而逐渐明显。少数患者有不规则低热，与肝细胞坏死有关。

2. 消化道症状 食欲缺乏为常见症状，可有恶心，偶伴呕吐。腹胀亦常见，与胃肠积气、腹水和肝脾大等有关。稍进油腻肉食即易发生腹泻。部分患者有肝区隐痛。

3. 出血倾向 可有牙龈、鼻腔出血，皮肤紫癜，女性月经过多等，主要与肝合成凝血因子减少及脾功能亢进所致血小板减少有关。

4. 与内分泌紊乱有关的症状 男性可有性功能减退、男性乳房发育，女性可发生闭经、不孕。肝硬化患者糖尿病发病率增加。严重肝功能减退易出现低血糖。

（二）门静脉高压的症状

详见"门静脉高压"。

（三）体征

呈肝病病容，面色黝黑而无光泽。皮肤可见蜘蛛痣、肝掌，男性乳房发育。黄疸提示肝功能储备已明显减退，黄疸呈持续性或进行性加深提示预后不良。腹水伴或不伴下肢水肿是失代偿期肝硬化最常见表现，部分患者可伴肝性胸水，以右侧多见。

肝早期增大可触及，质硬而边缘钝；后期缩小，肋下常触不到。半数患者可触及增大的脾，常为中度，少数重度。

（四）并发症

1. 食管胃底静脉曲张破裂出血 为最常见并发症。多突然发生呕血和（或）黑便，常为大量出血，引起出血性休克，可诱发肝性脑病。

2. 感染 肝硬化患者免疫功能低下，常并发呼吸道、胃肠道、泌尿道等感染。有腹水的患者常并发自发性细菌性腹膜炎（SBP），SBP 是指在无任何邻近组织炎症的情况下发生的腹膜和（或）腹水的细菌性感染。病原菌多为来自肠道的革兰阴性菌。临床表现为发热、腹痛、短期内腹水迅速增加，体检发现轻重不等的全腹压痛和腹膜刺激征。血常规检查白细胞计数增高，腹水检查如白细胞 $>500 \times 10^6/L$ 或中性粒细胞（PMN）$>250 \times 10^6/L$，可诊断 SBP，腹水细菌培养有助于诊断。

3. 肝性脑病 详见"肝性脑病"。

4. 电解质和酸碱平衡紊乱 长期摄入不足、呕吐、腹泻、长期利尿或大量放腹水、继发性醛固酮增多引起低钠低钾低氯血症。低钾低氯血症可导致代谢性碱中毒，并诱发肝性脑病。肝硬化时呼吸性碱中毒或代谢性碱中毒最常见。

5. 原发性肝癌 详见"原发性肝癌"。

6. 肝肾综合征（HRS） 肾脏本身并无器质性损害，主要见于伴有腹水的晚期肝硬化或急性肝功能衰竭患者。HRS 临床表现为自发性少尿或无尿、氮质血症和血肌酐升高、稀释性低钠血症，低尿钠。

7. 肝肺综合征（HPS） 指发生在严重肝病基础上的低氧血症，主要与肺内血管扩张相关而过去无心肺疾病基础。临床特征为严重肝病、肺内血管扩张、低氧血症/肺泡－动脉氧梯度增加的三联征。

8. 门静脉血栓形成 近年发现该并发症并不少见。如果血栓缓慢形成，可无明显的临床症状。如发生门静脉急性完全阻塞，可出现剧烈腹痛、腹胀、血便、休克，脾迅速增大和腹水迅速增加。

【诊断】

失代偿期肝硬化诊断并不困难，依据下列各点可做出临床诊断：①有病毒性肝炎、长期大量饮酒等可导致肝硬化的有关病史。②有肝功能减退和门静脉高压的临床表现。③肝功能检查有血清清蛋白下降、血清胆红素升高及凝血酶原时间延长等指标提示肝功能失代偿。④超声或 CT 提示肝硬化以及内镜发现食管胃底静脉曲张。肝活组织检查见假小叶形成是诊断本病的金标准。代偿期肝硬化的临床诊断常有困难，对慢性病毒性肝炎、长期大量饮酒者应长期密切随访，注意肝脾情况及肝功能检查的变化，如发现肝硬度增加，或有脾大，或肝功能异常变化，超声检查显示肝实质回声不均等变化，应注意早期肝硬化，必要时肝穿刺活检可获确诊。对肝脏储备功能的评估不但有助预后估计，且对治疗方案的选择具有重要意义，临床常用 Child – Pugh 分级来评估（表 7 – 2）。

表 7 – 2 Child – Pugh 分级

生化指标	分数		
	1	2	3
血清胆红素（mmol/L）	<34	34～51	>51
血浆白蛋白（g/L）	>35	28～35	<28
凝血酶原延长时间（s）	1～3	4～6	>6
腹水	无	轻度	中度或以上
肝性脑病	无	1～2 级	3～4 级

注 A 级：5～6 分；B 级：7～9 分；C 级：10～15 分

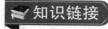 知识链接

肝活组织检查

肝活组织检查是直接采取患者的肝组织进行病理学和病原学检查，通过特殊染色，在显微镜或电子显微镜的直接观察下，可对肝的病理改变性质和程度做出直接和准确的判断。经皮肝穿刺活组织检查是最常用的肝活组织检查方法。

【鉴别诊断】

1. 肝脾增大的鉴别诊断 如血液病、代谢性疾病引起的肝脾增大，必要时可做肝穿刺活检。

2. 腹水的鉴别诊断 腹水有多种病因，如结核性腹膜炎、缩窄性心包炎、腹腔内肿瘤、肾病综合征等。根据病史及临床表现、有关检查及腹水检查，与肝硬化腹水鉴别并不困难，必要时做腹腔镜检查常可确诊。

3. 肝硬化并发症的鉴别诊断 如上消化道出血、肝性脑病、肝肾综合征等的鉴别诊断，详见相关章节。

【病因】

引起肝硬化病因很多，在我国目前以病毒性肝炎为主，在欧美国家酒精性肝硬化占全部肝硬化的 50%～90%。

1. 病毒性肝炎 主要为乙型、丙型肝炎病毒感染。

2. 长期大量饮酒 一般为每日摄入酒精 80 g 达 10 年以上。

3. 营养障碍 长期食物中营养不足或不均衡，如消化吸收不良、脂肪肝等。

4. 胆汁淤积 持续肝内淤胆或肝外胆管阻塞。

5. 肝静脉回流受阻 慢性充血性心力衰竭、缩窄性心包炎、肝静脉阻塞综合征、肝小静脉闭塞病等引起肝长期淤血缺氧。

6. 遗传代谢性疾病 先天性酶缺陷疾病，如肝豆状核变性（铜沉积）、血色病（铁沉积）、α_1 – 抗胰蛋白酶缺乏症等。

7. 工业毒物或药物长期接触 四氯化碳、磷、砷等工业毒物，或使用双醋酚汀、甲基多巴、异烟肼、甲氨蝶呤（MTX）等药物。

8. 自身免疫性肝炎

9. 血吸虫病

10. 隐源性肝硬化

【病理】

在大体形态上，肝早期增大、晚期明显缩小，质地变硬，外观呈棕黄色或灰褐色，表面有弥漫性大小不等的结节和塌陷区。切面见肝正常结构被圆形或近圆形的岛屿状结节代替，结节周围有灰白色的结缔组织间隔包绕。在组织学上，正常肝小叶结构被假小叶所代替。假小叶由再生肝细胞结节（或）及残存肝小叶构成，内含二三个中央静脉或一个偏在边缘部的中央静脉。假小叶内肝细胞有不同程度变性甚至坏死。汇管区因结缔组织增生而增宽，其中可见程度不等的炎症细胞浸润，并有小胆管样结构（假胆管）。

肝硬化时其他器官亦可有相应病理改变。如门体侧支循环开放、脾大、门脉高压性胃病等，详见"门静脉高压"。

【处理】

本病目前无特效治疗，关键在于早期诊断，针对病因给予相应处理，阻止肝硬化进一步发展，后期积极防治并发症，及至终末期则只能有赖于肝移植。

1. 一般治疗

（1）休息 代偿期患者宜适当减少活动、避免劳累、保证休息，失代偿期尤当出现并发症时患者需卧床休息。

（2）饮食 以高热量、高蛋白（肝性脑病时饮食限制蛋白质）和维生素丰富而易消化的食物为原则。盐和水的摄入视病情调整。禁酒，忌用对肝有损害药物。有食管静脉曲张者避免进食粗糙、坚硬食物。

（3）支持疗法 病情重、进食少、营养状况差的患者，可通过静脉纠正水电解质紊乱，适当补充营养，视情况输注清蛋白或血浆。

2. 抗纤维化治疗 目前尚无有肯定作用的药物。事实上，治疗原发病，以防止起始病因所致的肝脏炎症坏死，即可一定程度上防止肝纤维化发展。

3. 病因治疗

（1）抗 HBV 治疗 HBV – DNA 阳性，均应给予抗 HBV 治疗，推荐药物有替诺福韦、恩替卡韦等。通过抑制病毒复制，改善肝功能，以延缓或减少肝移植的需求。肝功能失代偿患者禁忌使用干扰素。

（2）抗 HCV 治疗 代偿期肝硬化患者，尽管对治疗的耐受性和效果有所降低，但为使病情稳定、延缓或阻止肝衰竭和 HCC 等并发症的发生，建议在严密观察下给予抗病毒治疗，可采用干扰素联合利巴韦林治疗方案。失代偿肝硬化患者不宜使用干扰素，目前可采用 DAA 治疗。

（3）其他病因治疗　详见相关章节。

4. 腹水的治疗　治疗腹水不但可减轻症状，且可防止在腹水基础上发展的一系列并发症如 SBP、肝肾综合征等。

（1）限制钠和水的摄入。

（2）利尿剂　对上述基础治疗无效或腹水较大量者应使用利尿剂。临床常用的利尿剂为螺内酯和呋塞米。目前主张两药合用，既可加强疗效，又可减少不良反应。先用螺内酯 40 ~ 80 mg/d，3 ~ 5 天后视利尿效果加用呋塞米 20 ~ 40 mg/d，以后再视利尿效果分别逐步加大两药剂量（最大剂量螺内酯 400 mg/d，呋塞米 160 mg/d）。使用利尿剂时应监测体重变化及血生化。

（3）提高血浆胶体渗透压　对低蛋白血症患者，每周定期输注白蛋白或血浆，可通过提高胶体渗透压促进腹水消退。

（4）难治性腹水定义为使用最大剂量利尿剂（螺内酯 400 mg/d 加上呋塞米 160 mg/d）而腹水仍无减退。治疗可选择下列方法：大量排放腹水加输注清蛋白、自身腹水浓缩回输、经颈静脉肝内门体分流术（TIPS）、肝移植等。

5. 并发症治疗

（1）食管胃底静脉曲张破裂出血　详见"门静脉高压"。

（2）自发性细菌性腹膜炎合并 SBP　常迅速加重肝损害、诱发 HRS、肝性脑病等严重并发症，故应立足于早诊、早治。①抗生素治疗：第三代头孢菌素为首选。②静脉输注清蛋白，研究证明可降低 HRS 发生率及提高生存率。③SBP 的预防，急性曲张静脉出血或腹水蛋白低于 1 g/L 为发生 SBP 高危因素，宜予喹诺酮类药物口服或静脉用药。

（3）门静脉血栓形成　①抗凝治疗。②溶栓治疗。③TIPS。

（4）肝硬化低钠血症　轻度者限水，中至重度者选用血管加压素 V_2 受体拮抗剂。不推荐静脉补充氯化钠。

（5）肝肾综合征　积极防治 HRS 的诱发因素如感染、上消化道出血、水电解质紊乱、大剂量利尿剂等、避免使用肾毒性药物，是预防 HRS 发生的重要措施。

（6）肝肺综合征　本症目前无有效内科治疗，给氧只能暂时改善症状但不能改变自然病程。肝移植为唯一治疗选择。

（7）肝性脑病、原发性肝癌　详见相关章节。

6. 转诊　肝硬化病情严重者，尤其是出现并发症者，治疗难度大，需要转至上级医院进行进一步诊治。

【预防】

①肝硬化最常见的病因为病毒性肝炎，预防病毒性肝炎十分重要。及时注射病毒性肝炎疫苗。②注意个人卫生，避免与肝炎患者有血液、体液接触。医院内要严格器械消毒。③节制饮酒，合理的营养。④避免应用损害肝脏的药物。⑤已发现的肝硬化患者，应予以适当保护措施，定期查体、检查及治疗。如发现相关并发症应及早就医。

门静脉高压

☞**案例导入**

患者，男性，47岁。因呕血2小时入院。患者2小时前无明显诱因开始出现呕血，为暗红色，约500 ml，立即就诊于我院。既往体健，无溃疡病史，酗酒20余年。

查体：T 39℃，P 110次/分、R 30次/分、BP 80/55 mmHg。神清，贫血貌，心、肺（−），前胸有3枚蜘蛛痣。腹平软，未触及包块，肝未触及，腹水征（±）。

辅助检查：血常规 RBC 3.1×10^{12}/L，Hb85 g/L。肝功能 ALT 68 U/L，AST 66 U/L。腹部B超示肝缩小，脾大。食道吞钡检查：钡剂充盈时食道呈虫蛀样改变，排空时呈串珠样改变。

问题：

1. 该患者的诊断及诊断依据是什么？

2. 治疗原则是什么？

门静脉高压症（portal hypertension）绝大多数是肝硬化的后果，在我国以肝炎后肝硬化及血吸虫性肝硬化为主，门静脉高压症的临床表现因病因不同会有所差异，但主要表现为脾大和脾功能亢进、腹水及食管胃底静脉曲张破裂出血。

【临床表现】

1. 脾大和脾功能亢进　脾肿大是门静脉高压症重要的临床表现之一。早期脾质软、活动；晚期脾的质地变硬，活动度减少。脾大往往伴有不同程度的脾功能亢进，最常见的是白细胞和血小板减少。

2. 呕血和/或黑便　食管胃静脉曲张破裂引起的大出血是患者最重要的致死原因之一，主要表现为呕血和/或黑便。由于凝血酶原合成发生障碍以及脾功能亢进致血小板减少等，出血不易自止。上消化道大出血可导致严重休克及肝组织严重缺氧、肝功能恶化甚至发生肝昏迷。

约20%的门静脉高压症患者并发门静脉高压性胃病，占门静脉高压症上消化道出血的5%～20%。

知识链接

门静脉高压性胃病

在门静脉高压时，胃壁充血、水肿，胃黏膜下层的动-静脉交通支广泛开放，胃黏膜微循环发生障碍，导致胃黏膜防御屏障的破坏，形成门静脉高压性胃病。

3. 腹水　腹水是肝功能损害严重和门静脉压力异常升高的表现。门静脉压力异常升高，肝功能损害引起的低蛋白血症，血浆胶体压下降及淋巴液生成过多等，促使液体从肝表面和肠腔浆膜面漏入腹腔形成腹水。呕血后常引起或加剧腹水的形成。顽固性腹水可导致腹胀并影响呼吸功能，也易并发自发性腹膜炎。

4. 肝性脑病　详见"肝性脑病"。

【诊断】

主要根据肝炎和血吸虫病等肝病病史和脾大、脾功能亢进、呕血或黑便、腹水等临床表现，一般诊断并不困难。当急性大出血时，应与其他原因的出血鉴别。同时进行 Child - Pugh 分级。

【解剖概要】

成人门静脉主干长 6 ~ 8 cm，直径 1 ~ 1.2 cm，通常在第 1 腰椎高度、胰头后方、下腔静脉前方由肠系膜上静脉和脾静脉汇合而成。门静脉的左、右两干分别进入左、右半肝后逐渐分支，其小分支和肝动脉小分支的血流汇合于肝小叶内的肝窦（肝的毛细血管网），然后汇入肝小叶的中央静脉，再汇入小叶下静脉、肝静脉，最后汇入下腔静脉。

正常人全肝血流量门静脉血占有 60% ~ 80%，平均为 75%；肝动脉血占 20% ~ 40%，平均为 25%；由于肝动脉压力大，血含氧量高，故门静脉和肝动脉对肝的供氧比例几乎相等。

门静脉与腔静脉系统之间存在 4 个交通支，这些交通支沟通门静脉与上下腔静脉，形成门静脉系统的侧支循环：①胃底、食管下段交通支（最重要的交通支。门静脉高压时，此交通支可曲张破裂导致上消化道大出血）；②直肠下端、肛管交通支；③前腹壁交通支；④腹膜后交通支。

【病因】

门静脉血流阻力增加，常是门静脉高压症的始动因素。按阻力增加的部位，可将门静脉高压症分为肝前、肝内和肝后 3 型。①肝内型门静脉高压症：又可分为窦前、窦后和窦型。在我国，肝炎后肝硬化是引起肝窦和窦后阻塞性门静脉高压症的常见病因。常见的肝内窦前阻塞病因是血吸虫病。②肝前型门静脉高压症：常见病因是肝外门静脉血栓形成（脐炎、腹腔内感染如急性阑尾炎和胰腺炎、创伤等）、先天性畸形（闭锁、狭窄或海绵样变等）和外在压迫（转移癌、胰腺炎等）。③肝后型门静脉高压症：常见病因包括布 - 加综合征、缩窄性心包炎、严重右心衰竭等。

【处理】

（一）食管胃底曲张静脉破裂出血

为了提高治疗效果，应根据患者的具体情况，采用药物、内镜、介入放射学和外科手术的综合性治疗措施。

1. 对于有黄疸、大量腹水、肝功能严重受损的患者（Child - Pugh C 级）　发生大出血，如果进行外科手术，死亡率可高达 60% ~ 70%。对这类患者应尽量采用非手术疗法。

（1）扩容　建立有效的静脉通道，补液输血，但应避免过量。采取措施监测患者生命体征。

（2）药物止血　常用药物有生长抑素类药物、垂体后叶素和三甘氨酰赖氨酸加压素

（特利加压素）等。生长抑素类药物为目前首选药物。

1）血管加压素 通过对内脏血管的收缩作用，减少门静脉血流量，降低门静脉压力。血管加压素的推荐疗法是 0.2 U/min 静脉持续滴注，视治疗反应，可逐渐增加剂量至 0.4 U/min（目前国内所用垂体后叶素含等量加压素与缩宫素）。研究证明，只有达到上述较大剂量，该药才能发挥止血效果，但此剂量不良反应大，常见的有腹痛、血压升高、心律失常、心绞痛，严重者可发生心肌梗死。因此，应同时使用硝酸甘油，以减少血管加压素引起的不良反应，同时硝酸甘油还有协同降低门静脉压的作用。用法为硝酸甘油静脉滴注，根据患者血压来调整剂量。也可舌下含服硝酸甘油 0.6 mg，每 30 分钟 1 次。有冠状动脉粥样硬化性心脏病、高血压者忌用血管加压素。

2）三甘氨酰赖氨酸加压素 又名特利加压素。为加压素拟似物，与加压素比较，该药止血效果好、不良反应少、使用方便（每次 2 mg，4~6 小时 1 次，静脉推注），但价格昂贵。

3）生长抑素及其拟似物 可明显减少门脉及其侧支循环血流量，止血效果肯定，因不伴全身血流动力学改变，故短期使用几乎没有严重不良反应。该类药物已成为近年治疗食管胃底静脉曲张出血的最常用药物。①14 肽天然生长抑素：用法为首剂 250 μg 静脉缓注，继以 250 μg/h 持续静脉滴注。本品半衰期极短，应注意滴注过程中不能中断，若中断超过 5 分钟，应重新注射首剂。②奥曲肽：是 8 肽的生长抑素拟似物，该药半衰期较长，常用量为首剂 100 μg 静脉缓注，继以 25~50 μg/h 持续静脉滴注。

（3）内镜治疗 内镜直视下注射硬化剂或组织黏合剂至曲张的静脉（前者用于食管曲张静脉，后者用于胃底曲张静脉），或用皮圈套扎曲张静脉，不但能达到止血目的，而且可有效防止早期再出血，是目前治疗食管胃底静脉曲张破裂出血的重要手段。一般经药物治疗（必要时加气囊压迫）大出血基本控制，患者基本情况稳定，在进行急诊内镜检查同时进行治疗。并发症主要有局部溃疡、出血、穿孔、瘢痕狭窄等，注意操作及术后处理可使这些并发症大为减少。

（4）三腔管压迫止血 经鼻腔或口插入三腔二囊管，注气入胃囊（囊内压 50~70 mm-Hg），向外加压牵引，用以压迫胃底，若未能止血，再注气入食管囊（囊内压为 35~45 mmHg），压迫食管曲张静脉。用气囊压迫过久会导致黏膜糜烂，故持续压迫时间最长不应超过 24 小时，放气解除压迫一段时间后，必要时可重复充盈气囊恢复牵引。气囊压迫止血效果肯定，但缺点是患者痛苦大、并发症多（如吸入性肺炎、窒息、食管炎、食管黏膜坏死、心律失常等），由于不能长期压迫，停用后早期再出血率高。鉴于近年药物治疗和内镜治疗的进步，目前已不推荐气囊压迫作为首选止血措施，其应用宜限于药物不能控制出血时作为暂时止血用，以赢得时间去准备其他更有效的治疗措施。

（5）经颈静脉肝内门 - 体分流术（TIPS） 是采用介入放射方法，经颈静脉途径在肝内肝静脉与门静脉主要分支间建立通道，置入支架以实现门 - 体分流，能治疗急性出血和预防复发出血。其主要问题是支撑管可进行性狭窄和并发肝功能衰竭、肝性脑病。目前 TIPS 的主要适应证是药物和内镜治疗无效、肝功能差的曲张静脉破裂出血患者和用于等待行肝移植的患者。

2. 对于没有黄疸、没有明显腹水的患者（Child A，B 级） 发生大出血，应争取即时或经短时间准备后即行手术。手术治疗主要分为两类：一类是通过各种不同的分流手术，来降低门静脉压力；另一类是阻断门奇静脉间的反常血流，达到止血的目的。

急诊手术术式应以贲门周围血管离断术为首选。适应证：①患者以往有大出血的病史，或本次出血来势凶猛，出血量大，或经短期积极止血治疗，仍有反复出血者，应考虑急诊手术止血。②经过严格的内科治疗48小时内仍不能控制出血，或短暂止血又复发出血，应积极行急诊手术止血。手术不但可防止再出血，而且是预防发生肝昏迷的有效措施。但因病情严重、多合并休克，所以急诊手术病死率高，应尽量避免。Child C 级患者不宜行急诊手术。

（1）门体分流术　可分为非选择性分流、选择性分流（包括限制性分流）两类。

（2）断流手术　即脾切除，同时手术阻断门奇静脉间的反常血流，以达到止血的目的。

（二）严重脾大，合并明显的脾功能亢进

最多见于晚期血吸虫病，也见于脾静脉栓塞引起的左侧门静脉高压症。对于这类患者单纯行脾切除术效果良好。

（三）肝硬化引起的顽固性腹水

有效的治疗方法是肝移植。肝移植是治疗终末期肝病并发门静脉高压食管胃底曲张静脉出血患者的理想方法，但有供肝短缺、终身服用免疫抑制剂的危险，手术风险大，费用昂贵，限制了肝移植的临床推广。

【预防】

（1）生活规律，不做剧烈运动。多卧床休息。

（2）调节饮食，宜吃营养丰富、易消化的软食，切不可吃粗糙、过硬的食品。限制食盐的摄入。未发生肝昏迷时，可适当进食优质蛋白质。

（3）定期到医院复诊，必要时做胃镜检查，以了解静脉曲张情况。可适当服一些降低门静脉压的药物。

肝性脑病

▷案例导入

　　患者，男性，62岁。5年前出现上腹部隐痛不适及食欲缺乏症状，有时伴恶心、呕吐，症状反复持续至今。1天前在饭店进食大量肉类后出现恶心、呕吐，进而出现神志恍惚、烦躁不安。遂急诊入院。既往有"乙肝"病史。

　　查体：神志恍惚，步履失衡，烦躁不安，皮肤、巩膜黄染，颈静脉怒张，面部及前胸有蜘蛛痣。腹膨隆，肝可触及，质硬，边缘较钝。脾大，在肋下3横指，质硬。叩诊移动性浊音（＋）。心肺无异常。

　　辅助检查：胆红素64.2 μmol/L，血氨120 μg/dl。食道钡餐显示食道下段静脉曲张。

　　问题：

　　1. 该患者的诊断及诊断依据是什么？

　　2. 治疗原则是什么？

【临床表现】

肝性脑病（hepatic encephalopathy，HE）发生在严重肝病和（或）广泛门体分流的基础上，临床上主要表现为高级神经中枢的功能紊乱（如性格改变、智力下降、行为失常、意识障碍等）以及运动和反射异常（如扑翼样震颤、肌阵挛、反射亢进和病理反射等）。根据意识障碍程度、神经系统体征和脑电图改变，可将肝性脑病的临床过程分为 4 期。

一期（前驱期）　焦虑、欣快激动、淡漠、睡眠倒错、健忘等轻度精神异常，可有扑翼样震颤。此期临床表现不明显，易被忽略。

二期（昏迷前期）　嗜睡、行为异常、言语不清、书写障碍及定向力障碍。有腱反射亢进、肌张力增高、踝阵挛及 Babinski 征阳性等神经体征，有扑翼样震颤。

三期（昏睡期）　昏睡，但可唤醒，各种神经体征持续或加重，有扑翼样震颤，肌张力高，腱反射亢进，锥体束征常阳性。

四期（昏迷期）　昏迷，不能唤醒。由于患者不能合作，扑翼样震颤无法引出。浅昏迷时，腱反射和肌张力仍亢进；深昏迷时，各种反射消失，肌张力降低。

📖 知识链接

轻微肝性脑病

轻微肝性脑病（minimal hepatic encepalopathy），是指临床上患者虽无上述症状和体征，可从事日常生活和工作，但用精细的智力测验和（或）电生理检测可发现异常，这些患者的反应力常降低，不宜驾车及高空作业。

分期有助于早期诊断、预后估计及疗效判断。肝性脑病临床表现和临床过程因原有肝病、肝功能损害严重程度及诱因的不同而异。急性肝功能衰竭所致的肝性脑病往往诱因不明显；失代偿期肝硬化病程中由明显诱因诱发的肝性脑病，临床表现的各个阶段比较分明；肝硬化终末期肝性脑病，起病缓慢，反复发作，逐渐转入昏迷至死亡。

【辅助检查】

1. 血氨　慢性肝性脑病尤其是门体分流性脑病患者多有血氨升高，急性肝性脑病患者血氨可以正常。

2. 脑电图　肝性脑病患者的脑电图表现为节律变慢。Ⅱ～Ⅲ期患者表现为 δ 波或三相波，每秒 4～7 次；昏迷时表现为高波幅的 δ 波，每秒少于 4 次。脑电图的改变特异性不强，尿毒症、呼吸衰竭、低血糖亦可有类似改变。脑电图对亚临床肝性脑病诊断价值较小。

3. 诱发电位　可用于轻微肝性脑病的诊断和研究。

4. 心理智能测验　一般将木块图试验、数字连接试验及数字符号试验联合应用，适合于肝性脑病的诊断和轻微肝性脑病的筛选。这些方法简便，无须特殊器材，但受年龄、教育程度的影响。

5. 影像学检查　急性肝性脑病患者进行头部 CT 或 MRI 检查时可发现脑水肿。慢性肝性脑病患者则可发现有不同程度的脑萎缩。

【诊断】

1~4 期 HE 的诊断依据：①有严重肝病和（或）广泛门体侧支循环形成的基础；②出现精神紊乱、昏睡或昏迷，可引出扑翼样震颤；③有肝性脑病的诱因；④反映肝功能的血生化指标明显异常和（或）血氨增高；⑤脑电图异常。轻微 HE 的诊断依据：①有严重肝病和（或）广泛门体侧支循环形成的基础；②心理智能测验、诱发电位、头部 CT 或 MRI 检查及临界视觉闪烁频率异常。

【鉴别诊断】

有少部分 HE 患者肝病病史不明确，以精神症状为突出表现，易被误诊。对有精神错乱患者，需了解其肝病史及检测肝功能等。HE 还应与可引起昏迷的其他疾病，如糖尿病、低血糖、尿毒症、脑血管意外、脑部感染和镇静药过量等相鉴别。

【病因】

临床上常需在肝病基础上寻找诱发 HE 的因素，下列因素可诱发 HE。

1. 上消化道出血 出血后血液淤积在胃肠道内，经细菌分解作用后，产生大量的氨，由肠壁扩散至血液循环，引起血氨升高，从而诱发肝性脑病。

2. 感染 机体感染时增加了肝脏吞噬、免疫及解毒功能负荷，发热引起代谢率增高与耗氧量增高，增加氨的毒性。感染增加组织分解代谢，增加了氨的产生。

3. 大量排钾 利尿、放腹水可引起低钾性碱中毒，促使 NH_3 透过血 - 脑屏障，进入脑细胞产生氨中毒。大量排钾利尿、放腹水，血容量减少及肾功能减退，还可造成大量蛋白质丢失和电解质的紊乱，从而诱发肝性脑病。

4. 高蛋白饮食 患者摄入高蛋白饮食，血氨增高，诱发肝性脑病。

5. 便秘 使含氨、胺类及其有毒衍生物与肠黏膜的接触时间延长，使毒素吸收增加。

6. 使用镇静剂及麻醉药 安眠药、镇静药、麻醉药可直接抑制大脑中枢，造成缺氧进而加重肝损害。含氮药物可引起血氨增高。加重肝损害的药物也是诱发肝性脑病的常见病因，如乙醇、抗结核药等。

【发病机制】

关于 HE 的发病机制目前主要有"氨中毒假说"。

氨是促发 HE 最主要的神经毒素。消化道是氨产生的主要部位，当其被吸收后进入血液循环。氨在肠道的吸收主要以 NH_3 弥散入肠黏膜，当结肠内 pH > 6 时，NH_3 大量弥散入血；pH < 6 时，则 NH_3 从血液转至肠腔，随粪排泄。肝功能衰竭时，肝对氨的代谢能力明显减退；当有门体分流存在时，肠道的氨不经肝代谢而直接进入体循环，血氨增高。前述的许多诱因均可致氨的生成和吸收增加，使血氨更进一步增高。

此外还可能与神经递质如 γ - 氨基丁酸/苯二氮䓬（GABA/BZ）、假性神经递质、色氨酸的变化有关。

【病理】

急性肝功能衰竭所致的 HE 患者的脑部常无明显的解剖异常，主要是继发性脑水肿。

慢性肝性脑病患者可能出现 alzheimer Ⅱ型星形细胞，病程较长者则大脑皮质变薄，神经元及神经纤维消失，皮质深部有片状坏死，甚至累及小脑和基底部，但这些变化与临床神经 – 精神表现的关系尚不清楚。

【处理】

去除 HE 发作的诱因、保护肝脏功能免受进一步损伤、治疗氨中毒及调节神经递质是治疗 HE 的主要措施。

1. 及早识别及去除 HE 发作的诱因

（1）慎用镇静药及损伤肝功能的药物　当患者发生肝性脑病出现烦躁、抽搐时禁用阿片类、巴比妥类、苯二氮䓬类镇静剂，可试用异丙嗪、氯苯那敏（扑尔敏）等抗组胺药。

（2）纠正电解质和酸碱平衡紊乱　利尿药的剂量不宜过大，大量排放腹水时应静脉输入足量的白蛋白以维持有效血容量和防止电解质紊乱。HE 患者应经常检测血清电解质、血气分析等，及时纠正低血钾或碱中毒等。缺钾者补充氯化钾；碱中毒者可用精氨酸溶液静脉滴注。肝硬化腹水患者的入液量应加控制，以免血液稀释、血钠过低而加重昏迷。

（3）止血和清除肠道积血　上消化道出血是肝性脑病的重要诱因之一。止血措施参见上消化道出血章节。清除肠道积血可采取以下措施：乳果糖、乳梨醇或 25% 硫酸镁口服或鼻饲导泻，生理盐水或弱酸液（如稀醋酸溶液）清洁灌肠。

（4）预防和控制感染　失代偿期肝硬化患者容易合并感染，特别是对肝硬化大量腹水或合并曲张静脉出血者应高度警惕，必要时予抗生素预防性治疗。一旦发现感染应积极控制感染，选用对肝损害小的广谱抗生素静脉给药。

（5）其他　注意防治便秘。门体分流对蛋白不耐受者应避免大量蛋白质饮食。警惕低血糖并及时纠正。

2. 减少肠内氨源性毒物的生成与吸收

（1）限制蛋白质饮食　起病数日内禁食蛋白质（Ⅰ~Ⅱ期肝性脑病可限制在 20 g/d 以内），神志清楚后蛋白质从 20 g/d 开始逐渐增加至 1 g/（kg·d）。植物蛋白较好，因其含支链氨基酸较多，且所含非吸收性纤维被肠菌酵解产酸有利氨的排出。限制蛋白质饮食的同时应尽量保证热能供应和各种维生素补充。

（2）清洁肠道　特别适用于上消化道出血或便秘患者。

（3）乳果糖或乳梨醇　乳果糖降低肠道的 pH 值，不利于产尿酸酶的细菌生长，使肠道细菌所产的氨减少；另外可减少氨的吸收，并促进血液中的氨渗入肠道排出。乳果糖的疗效确切，可用于各期肝性脑病的治疗。不良反应主要有腹胀、腹痛、恶心、呕吐等，此外，其口感甜腻，少数患者不能接受。亦可用乳果糖稀释至 33.3% 保留灌肠。乳梨醇的疗效与乳果糖相似，但其甜度低，口感好，不良反应亦较少。

（4）口服抗生素　可抑制肠道产尿素酶的细菌，减少氨的生成。常用的抗生素有新霉素、甲硝唑、利福昔明等。

（5）益生菌制剂　口服某些不产尿素酶的有益菌可抑制有害菌的生长，对减少氨的生成可能有一定作用。

3. 促进体内氨的代谢

（1）L – 鸟氨酸 – L – 门冬氨酸（OA）　促进体内尿素循环（鸟氨酸循环）而降低血

氨。不良反应为恶心、呕吐。

（2）其他　谷氨酸钠或钾、精氨酸等药物理论上具降血氨作用，以往曾在临床上广泛应用，但至今尚无证据肯定其疗效，近年临床已很少使用。

4. 调节神经递质

（1）GABA/BZ复合受体拮抗剂　氟马西尼可以拮抗内源性苯二氮䓬所致的神经抑制。对部分Ⅲ~Ⅳ期患者具有促醒作用。

（2）减少或拮抗假神经递质　支链氨基酸（BCAA）制剂是一种以亮氨酸、异亮氨酸、缬氨酸等BCAA为主的复合氨基酸。其机制为竞争性抑制芳香族氨基酸进入大脑，减少假神经递质的形成，其疗效尚有争议。

5. 人工肝　可清除肝性脑病患者血液中部分有毒物质、降低血胆红素浓度及改善凝血酶原时间，对肝性脑病有暂时的、一定程度的疗效，有可能赢取时间为肝移植做准备，尤适用于急性肝功能衰竭患者。

6. 肝移植　肝移植是治疗各种终末期肝病的一种有效手段，严重和顽固性的肝性脑病有肝移植的指征。

7. 重症监护　重度肝性脑病特别是暴发性肝功能衰竭患者，常并发脑水肿和多器官功能衰竭，此时应置患者于重症监护病房，予严密监护并积极防治各种并发症。维护有效循环血容量、保证能量供应及避免缺氧。注意纠正严重的低血钠。保持呼吸道通畅，对深昏迷者，应做气管切开排痰给氧。用冰帽降低颅内温度，以减少能量消耗，保护脑细胞功能。也可静脉滴注高渗葡萄糖、甘露醇等脱水药以防治脑水肿。

8. 转诊　患者有肝硬化病史，出现大量呕血或黑便，凝血功能明显异常，怀疑并发肝肺综合征、肝肾综合征、肝性脑病者经初步处理，生命体征平稳后应立即转上级医院诊治。

【预防】

防治各种肝病是预防HE的基础。对肝病患者应给予该病的常识教育，在生活中避免诱发肝性脑病的因素。医生在拟订治疗方案时应避免医源性的诱因，如不恰当的利尿、放腹水及药物等。对肝病患者，尽可能早期发现轻微的HE，并进行适当治疗。

【健康教育】

（1）注意休息，避免剧烈运动。

（2）帮助患者克服消极、悲观情绪，树立战胜疾病的信心，提高生存质量。

（3）食物应易消化、富营养，适量优质蛋白、高维生素、高糖、低脂。

（4）低盐饮食，有较多腹水时应限制液体入量。

（5）伴有食道静脉曲张者，应避免刺激性及干硬食物。

（6）有肝昏迷可能时，应限制蛋白质的摄入。

（7）进行抗乙肝病毒治疗时不能停药。

（8）禁酒戒烟，不滥用药物。

（9）3~6个月定期到医院行肝功能、甲胎蛋白、腹部彩超/CT、胃镜等相关检查。

扫码"学一学"

第二节 胆道疾病

👉 案例导入

　　患者女性，46 岁，工人。因"右上腹隐痛不适一天"急诊入院。一天前进食油腻食物后出现右上腹隐痛不适，伴后背部酸胀不适，恶心、呕吐，呕吐为胃内容物，无畏寒、发热。B 超检查提示"胆囊结石，急性胆囊炎"，门诊遂收住入院。既往有类似发作史多次。

　　查体：T 37.1℃，P 98 次/分，R 22 次/分，BP 120/80 mmHg。急性痛苦面容，弯腰捧腹状。神志清，皮肤、巩膜无黄染，浅表淋巴结不大。心肺未见异常。腹式呼吸弱；右上腹压痛不适，Murphy 征（-），肝肾区叩击痛（-），移动性浊音（-），肠鸣音无亢进。余（-）。

　　B 超：胆囊结石，急性胆囊炎。

　　实验室检查：白细胞 13.5×10^9/L，N 0.88。

　　问题：

　　1. 该患者的诊断及诊断依据是什么？

　　2. 治疗原则是什么？

胆石症

　　胆石症（cholelithiasis）是世界范围的常见病，我国也不例外，其发病率随年龄增长而增高。自然人群中，胆石症的发病率达 10% 左右，并有逐年增高的趋势。胆石症按发生的部位可分为胆囊结石、肝外胆管结石和肝内胆管结石，其中胆囊结石占全部结石的 50% 左右。

一、胆囊结石

　　随着老龄人口的增加和生活水平的提高，胆囊结石（gallbladder stone）的发病率有增加趋势。胆囊结石发病率男女比例为 1:2，城市人群高于农村，肥胖症患者高于正常体重人群，多次妊娠的妇女和拥有印第安族基因的人群有较高的胆囊结石发病率。另外，肝硬化、糖尿病、高脂血症等疾病患者胆囊结石发病率较高。

【临床表现】

　　1. 胆绞痛　胆绞痛是一临床综合征，常提示为胆囊或胆管内的结石移动，引起胆囊管或胆总管的暂时性梗阻。静止的或嵌顿的胆结石并不引起典型的胆绞痛。胆绞痛常发生于油脂餐之后，故而一些患者不敢吃肉食，养成偏食的习惯。体位的经常改变，如长途旅行汽车上颠簸，有时亦可诱发。

　　2. 上腹隐痛　多数患者仅在进食过多、油腻食物、工作紧张或休息不好时感到上腹部或右上腹隐痛，或者有饱胀不适、嗳气、呃逆等，常被误诊为"胃病"。

3. 胆囊积液 胆囊结石长期嵌顿或阻塞胆囊管但未合并感染时，胆囊黏膜吸收胆汁中胆色素，并分泌黏液性物质，导致胆囊积液。积液呈透明无色，称为白胆汁。

4. 米利兹（Mirizzi）综合征 是胆囊管结石或胆囊颈部结石压迫胆总管或肝总管所引起的反复腹痛、发热、寒战、黄疸等一系列胆管炎和梗阻性黄疸的综合征。

【辅助检查】

1. 超声检查 超声是非侵袭性的检查方法，可重复施行，是胆囊结石诊断的首选检查方法，对胆石诊断的准确率可为90%～100%。胆囊结石的超声表现为胆囊内的强回声光团后伴声影，并随体位改变而移动。同时，超声检查可以了解胆囊壁的厚度、胆汁的透声度、胆泥等。

2. CT检查 CT不受骨骼、厚层脂肪组织及胃肠道内积气的影像，分辨率高，与超声检查有较好的互补性。尤其利于观察是否存在胆囊结石的并发症，如继发性胆管结石、急性胰腺炎等。但对于与胆汁密度相近的胆囊结石，CT易漏诊。

3. MRI检查 MRI可以结合超声检查应用于胆囊结石的诊断，主要优势在于可以判断胆管内是否存在结石，从而避免遗漏胆管结石。

【诊断】

1. 病史 临床典型的胆绞痛病史是诊断的重要依据。

2. 典型表现 阵发性上腹部疼痛，疼痛可向肩背部放射，在阵发性疼痛的间隔，患者可感到右上腹部的经常性的疼痛仍然持续。胆绞痛发作时，患者常同时伴恶心、呕吐。

【鉴别诊断】

1. 急性胆囊炎 判断胆囊结石是否并发急性胆囊炎关系到治疗方法的不同，应予以鉴别。急性胆囊炎除腹痛外可出现发热，体格检查可出现墨菲（Murphy）征阳性、右上腹明显压痛，甚至出现肌紧张和反跳痛。辅助检查可出现白细胞计数增高。超声检查显示胆囊增大、胆囊壁增厚，甚至出现"双边征"。CT及MRI也可显示胆囊呈炎症性改变。

2. 胆囊息肉 胆囊息肉也可以出现上腹部不适，并表现为胆囊内占位性病变，但很少有发作典型的胆绞痛。超声检查无典型的结石声影，且不随体位变化移动。CT及MRI也有助于二者的鉴别。

3. 胃炎等消化系统疾病 症状不典型的胆囊结石常被误诊为"胃病"，行超声、电子胃镜等检查易于二者的鉴别。

【解剖生理概要】

胆囊呈梨形，位于肝的胆囊窝内。长5～8 cm，宽3～5 cm，容积40～60 ml；分为底、体、颈3部。底部为盲端，向左上方延伸为体部，体部向前上弯曲变窄形成胆囊颈，三者间无明显界限。颈上部呈囊状扩大，称哈德（Hartmann）袋，胆囊结石常滞留与此处。

胆囊管由胆囊颈延伸而成，长2～3 cm，直径0.2～0.4 cm。胆囊起始部内壁黏膜形成螺旋状皱襞，称海斯特（Heister）瓣。

胆囊管、肝总管、肝下缘所构成的三角区为胆囊三角，亦称卡洛（CaloT）三角。胆囊动脉、肝右动脉、副右肝管在此区穿过，是胆道手术极易发生误伤的区域。胆囊淋巴结位于胆囊管与肝总管相汇处夹角的上方，可作为手术寻找胆囊动脉和胆管的重要标志。

【处理】

对于有症状和（或）并发症的胆囊结石，首选腹腔镜胆囊切除术（LC）治疗，与开腹胆囊切除术相比同样有效，且具有恢复快、损伤小、疼痛轻、瘢痕不易发现等优点。

目前，腹腔镜胆囊切除术已经成为胆囊结石的标准治疗方法。80%~90%的胆囊切除术可以通过该方法完成。随着该项技术的成熟，其适应证也发生了一定的变化，以往认为不能通过腹腔镜胆囊切除术完成的情况，如并发急性胆囊炎的胆囊结石，目前也完全可以由熟练的微创外科医师完成。所以，目前腹腔镜胆囊切除术适用于任何拟行开腹胆囊切除术的患者。仍保留的少数禁忌证包括：①不能耐受手术治疗；②不能耐受气腹；③妊娠；④缺乏有相应经验的外科医师。其中部分不能耐受气腹的患者，可采用腹壁悬吊的免气腹装置完成腹腔镜胆囊切除术。

病情复杂或没有腹腔镜条件也可做开腹胆囊切除术。无症状的胆囊结石一般不需预防性手术治疗，可观察和随诊。但是，长期观察表明，约30%以上的患者会出现症状及合并症而需要手术。

【健康教育】

（1）合理化饮食，忌油腻食物及饱餐。

（2）肥胖者应适当减肥，糖尿病者应遵医嘱坚持药物和饮食治疗。养成良好的工作、休息和饮食规律，避免劳累及精神高度紧张。

（3）注意休息，劳逸结合：可进行散步等轻体力活动，以逐渐恢复体力。

二、肝外胆管结石

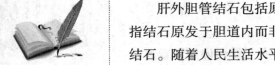

患者，男性，68岁。近一月来发热，右上腹痛，全身黄染，血清总胆红素441μmol/L，直接胆红素308μmol/L。B超示：肝内外胆管扩张，胆总管下段有光团，后有生影，胆囊大、壁厚。

问题：

1. 该患者的诊断及诊断依据什么？

2. 治疗原则是什么？

肝外胆管结石包括原发性肝外胆管结石和继发性肝外胆管结石。原发性肝外胆管结石指结石原发于胆道内而非自胆囊排出。结石成分以胆红素钙为主，常呈棕色形状不规则的结石。随着人民生活水平的提高，原发性肝外胆管结石的发病率有明显下降趋势。继发性肝外胆管结石是胆囊内的结石下降并停留在胆总管内，其性质与胆囊结石完全相同，多为胆固醇性结石。约14%的胆囊结石造成继发性肝外胆管结石。

【临床表现】

原发性肝外胆管结石多见于青壮年患者，但临床症状常可追溯至童年，男性与女性发病率的差别不显著。肝外胆管结石患者常表现为反复发作的胆道梗阻和不同程度的急性化脓性胆管炎，以及由此而产生的多种局部和全身性的并发症。在慢性期，症状不典型，常误诊为慢性消化不良、胃病等。发病初期，常为间歇性的上腹痛，偶有发热，经过多次反复之后，可出现典型的腹痛、寒战高热、黄疸的急性胆管炎的 Charcot 三联征；若阻塞未能很快解除，病情将迅速发展，可出现低血压、脓毒症、严重肝损害等并发症；晚期患者可发生多发性胆源性肝脓肿、胆汁性肝硬化。

体格检查方面，急性期患者常有轻度至中度黄疸、肝大并有明显的触痛，约15%的患者有脾大；50%的原发性肝外胆管结石患者由于胆囊壁增厚、胆囊萎缩，常不能触及胆囊。反复发作的患者可出现贫血、营养不良、水肿、低蛋白血症等全身消耗表现。

【辅助检查】

1. 实验室检查 在急性发作期，可以有显著的白细胞计数和中性粒细胞百分比升高，当合并急性梗阻性化脓性胆管炎时，白细胞计数常升高至 20×10^9/L 以上；许多患者血培养有细菌生长；肝功能常呈明显的损害，表现为转氨酶的急剧升高，血清胆红素、碱性磷酸酶、谷氨酰转肽酶明显升高，当胆道梗阻和感染改善后，血清酶的改变亦迅速降低至正常。

2. 超声 常是首选的影像学诊断方法，其主要发现为胆道系统扩张，肝外胆管内强回声光团并伴有声影。但超声检查的准确性易受超声医师水平和肠气的影响，对肝外胆管结石的检出率只有66.7%；腹腔镜下超声探查胆总管可以显著提高结石的检出率。

3. MRCP 能得到较为完整的胆道系统成像，作为一项无创的检查，MRCP 在有条件的医疗机构已成为肝外胆管结石最重要的诊断方法之一。

4. IOC 在术前由于各种原因未行 MRCP 而高度怀疑存在肝外胆管结石的患者，术中胆道造影（IOC）是可靠的诊断方法。

5. CT 常可发现胆管内低密度的充盈缺损，但对于胆汁密度相等的结石容易漏诊。

6. X 线检查 肝外胆管结石多属于阴性结石，故在 X 线片上不能显示；慢性期时，口服法胆囊造影胆囊常不显影或胆囊呈胀大、显影浅淡、收缩减弱；静脉法胆道造影可见肝内、外胆管扩张，肝内常有造影剂滞留，排空延缓，胆总管内结石的阴影一般显示得不够清晰。

7. ERCP 是一种高敏感性、高特异性、高成功率的检查方法，但由于可以导致急性胰腺炎、胆道感染等并发症，已基本被 MRCP 取代。

8. PTC 在胆总管下段被结石堵塞，逆行胆道造影失败时，是可行的诊断方法。但由于存在出血、胆漏等并发症，且在有感染时不宜使用，目前也已较少用于肝外胆管结石的诊断。

9. EUS 是一种具有高精准度的诊断方法，但目前不作为诊断肝外胆管结石的常规手段。

【诊断与鉴别诊断】

胆绞痛的患者除了胆囊结石以外，需要考虑肝外胆管结石的可能，主要依靠影像学诊断。合并胆管炎者有典型的 Charcot 三联征则诊断不难。腹痛应与下列疾病鉴别。

1. 右肾绞痛 始发于右腰或胁腹部，可向右股内侧或外生殖器放射，伴肉眼或镜下血尿，无发热，腹软，无腹膜刺激征，右肾区叩击痛或脐旁输尿管行程压痛。腹部平片多显示肾、输尿管区结石。

2. 肠绞痛 以脐周为主。如为机械性肠梗阻，则伴有恶心、呕吐、腹胀，无肛门排气、排便。腹部可见肠型，肠鸣音亢进、可有高调肠鸣音，或可闻气过水声；可有不同程度和范围的压痛和腹膜刺激征。腹部平片显示有肠胀气和气液平面。

3. 壶腹癌或胰头癌 黄疸者需做鉴别，该病发病缓慢，黄疸呈进行性、较深；可无腹痛或腹痛较轻，或仅有上腹不适，一般不伴寒战、高热。体检时腹软，无腹膜刺激征，肝大，常触及增大胆囊；晚期有腹水或恶病质表现。ERCP 或 MRCP 和 CT 检查有助于诊断。EUS 检查对鉴别诊断有较大帮助。

【病因】

原发性肝外胆管结石与胆道的慢性炎症、细菌感染、胆汁淤滞、营养因素等有关。常见的致病因素有复发性化脓性胆管炎、胆道阻塞、胆道寄生虫病。黑结石常发生于合并有肝硬化、慢性溶血性贫血、人工心脏瓣膜安置术后的患者。

【处理】

肝外胆管结石仍以手术治疗为主。术中应尽量取尽结石、解除胆道梗阻、术后保持胆汁引流通畅。近年对单发或少发（2~3 枚）且直径小于 20 mm 的肝外胆管结石可采取经十二指肠内镜取石，获得良好的治疗效果，但需要严格掌握治疗的适应证，对取石过程中行 Oddi 括约肌切开（EST）的利弊仍有争议。

1. 非手术治疗 也可作为手术前的准备。治疗措施包括：①应用抗生素，应根据敏感细菌选择用药，经验治疗可选用胆汁浓度高、主要针对革兰阴性细菌的抗生素；②解痉；③利胆，包括一些中药和中成药；④纠正水、电解质及酸碱平衡紊乱；⑤加强营养支持和补充维生素，禁食患者应使用肠外营养；⑥护肝及纠正凝血功能异常。争取在胆道感染控制后才行择期手术治疗。

2. 手术治疗 方法主要如下。

（1）胆总管切开取石、T 管引流术 可采用开腹或腹腔镜手术。适用于单纯胆总管结石，胆管上、下端通畅，无狭窄或其他病变者。若伴有胆囊结石和胆囊炎，可同时进行胆囊切除术。为防止和减少结石遗留，术中可采用胆道造影、超声或纤维胆道镜检查。术中应尽量取尽结石，如条件不允许，也可以在胆总管内留置橡胶 T 管（不提倡应用硅胶管），术后行造影或胆道镜检查、取石。术中应细致缝合胆总管壁和妥善固定 T 管，防止 T 管扭曲、松脱、受压。

放置 T 管后应注意：①观察胆汁引流的量和性状，术后 T 管引流胆汁 200～300 ml/d，较澄清。如 T 管无胆汁引流，应检查 T 管有无脱出或扭曲；如胆汁过多，应检查胆管下端有无梗阻；如胆汁浑浊，应注意结石遗留或胆管炎症未控制。②术后 10～14 天可行 T 管造影，造影后应继续引流 24 小时以上。③如造影发现有结石遗留，应在手术 6 周后待纤维窦道形成后行纤维胆道镜检查和取石。④如胆道通畅无结石和其他病变，应夹闭 T 管 24～48 小时，无腹痛、黄疸、发热等症状可予拔管。

（2）胆肠吻合术 亦称胆汁引流术。近年已认识到内引流术废弃了 Oddi 括约肌功能，因此使用逐渐减少。仅适用于：①胆总管远端炎症狭窄造成的梗阻无法解除，胆总管扩张。②胆胰汇合部异常，胰液直接流入胆道。③胆管因病变而部分切除无法再吻合。胆肠吻合方式为胆道空肠 Roux – en – Y 吻合，为防止胆道逆行感染，Y 形吻合的引流袢应超过40 cm，并可以采用人工乳头、人工瓣膜等各种抗反流措施，但效果仍不确定。

胆肠吻合手术后，胆囊的功能已消失，故应同时切除胆囊。对于嵌顿在胆总管开口的结石不能取出时可以应用内镜下或手术行 Oddi 括约肌切开，但应严格掌握手术的适应证，禁忌用于有出血倾向或凝血功能障碍、乳头开口于十二指肠憩室、合并肝内胆管结石者。

【健康教育】

（1）注意休息，手术后 1 个月内避免剧烈运动。

（2）饮食定时定量，少量多餐，不宜过饱，避免暴饮暴食，应给予高蛋白、高维生素、低脂，易消化饮食。

（3）勿吃动物脑、肾、蛋黄、鱼籽、油炸食物等。

（4）戒烟、戒酒，宜多吃萝卜、青菜、豆浆等食品。

三、肝内胆管结石

▷案例导入

患者女性，44 岁。反复右上腹痛、寒战、发热及黄疸 1 年。1 周前，患者又出现腹痛，黄疸，无明显发热，但黄疸加重。Murphy 征（-），肝区叩击痛。B 超示肝内外胆管扩张，内有强光团伴声影。

问题：

1. 该患者的诊断及诊断依据什么？

2. 治疗原则是什么？

肝内胆管结石又称肝胆管结石。是指位于肝管分叉以上的结石，是我国常见而难治的疾病。肝内胆管结石的分布，可以是散在的，局限于某一叶、一段或一侧，亦可以是弥漫性的，遍布于肝内各主要胆管。

【临床表现】

肝内胆管结石根据病程及病理的不同，其临床表现可以是多方面的，从早期的无明显临床症状的局限于肝内胆管某段肝管内的结石，至后期遍及肝内外胆管系统甚至并发胆汁性肝硬化、肝萎缩、肝脓肿等的晚期病例，故临床表现十分复杂。

肝内胆管结石的症状很不典型，以间断右上腹痛伴发热为主要特点。在病程间歇期，可无症状，或仅表现为上腹轻度不适；但在急性期则可出现急性胆管炎甚至急性梗阻性化脓性胆管炎的症状。这种周期性的间歇发作是肝内胆管结石的特征性临床表现。无感染症状时，患者往往无明显黄疸，但部分患者胆道感染使整个胆道系统梗阻时会出现黄疸表现。后期，结石遍及肝内外胆道系统时可出现胆汁性肝硬化、肝萎缩、肝脓肿等严重并发症。体检可扪及肝不对称性增大和压痛，常易误诊为肝脓肿或肝炎。

【辅助检查】

1. 实验室检查 可以出现血清碱性磷酸酶、谷氨酰转肽酶、直接胆红素和总胆红素的升高，部分患者可以发现血清转氨酶的升高。

2. 影像学检查 B超检查、MRCP、CT对肝内胆管结石的诊断和定位均有帮助，有助于术前确定手术方案；PTC已较少用于肝内胆管结石的诊断。

【诊断】

对反复腹痛、寒战高热者应进行影像学检查。超声检查可显示肝内胆管结石及部位，根据肝胆管扩张部位可判断狭窄的位置，但需要与肝内钙化灶鉴别，后者常无相应的胆管扩张。PTC、ERCP、MRCP均能直接观察胆管树，可观察到胆管内结石负影、胆管狭窄及近端胆管扩张，或胆管树显示不全、某部分胆管不显影、左右胆管影呈不对称等。CT或MRI对肝硬化和癌变者有重要诊断价值。

【病因】

肝内胆管结石病因复杂，主要与胆道感染、胆道寄生虫（蛔虫、华支睾吸虫）、胆汁淤滞、胆管解剖变异、营养不良等有关。结石绝大多数为含有细菌的棕色胆色素结石，常呈肝段、肝叶分布，但也有多肝段、肝叶结石，多见于肝左外叶及右后叶。肝内胆管结石可并发肝外胆管结石。

【病理】

其病理改变有：①肝胆管梗阻：由结石的阻塞或反复胆管感染引起的炎性狭窄造成，阻塞近段的胆管扩张、充满结石，长时间的梗阻导致梗阻以上的肝段或肝叶纤维化和萎缩。如大面积的胆管梗阻最终引起胆汁性肝硬化及门静脉高压症。②肝内胆管炎：结石导致引流不畅，容易引起胆管内感染，反复感染加重胆管的炎症狭窄，急性感染可发生化脓性胆管炎、肝脓肿、全身脓毒症、胆道出血。③肝胆管癌：肝胆管长期受结石、炎症及胆汁中致癌物质的刺激，可发生癌变。

【处理】

无症状的肝胆管结石可不治疗，仅定期观察、随访即可。临床症状反复发作者应手术治疗，原则为尽可能取尽结石、解除胆管狭窄、去除结石部位和感染病灶、恢复和建立通畅的胆汁引流、防止结石的复发。手术方法如下。

1. 胆管切开取石　是最基本的方法，应争取切开狭窄的部位，沿胆总管向上切开甚至可达2级胆管，直视下或通过术中胆道镜取出结石，直至取尽。难以取尽的局限结石需行肝切除，高位胆管切开后，常需同时行胆肠吻合手术。

2. 胆肠吻合术　不能作为替代对胆管狭窄、结石病灶的处理方法。当Oddi括约肌仍有功能时，应尽量避免胆肠吻合手术。治疗肝内胆管结石一般不宜应用胆管十二指肠吻合，而多采用肝管空肠Rous-en-Y吻合。适应证为：①胆管狭窄充分切开后，肝内胆管扩张并肝内胆管结石不能取净者；②Oddi括约肌功能丧失，肝内胆管结石伴扩张、无狭窄者；③囊性扩张并结石的胆总管或肝总管切除后；④为建立皮下空肠盲袢，术后再反复治疗胆管结石及其他胆道病变者；⑤胆总管十二指肠吻合后，因肠液或食物反流反复发作胆管炎者。

3. 肝切除术　肝内胆管结石反复并发感染，可引起局部肝萎缩、纤维化和功能丧失。切除病变部分的肝，包括结石和感染的病灶、不能切开的狭窄胆管，去除了结石的再发源地，并可防止病变肝段、肝叶的癌变，是治疗肝内胆管结石的积极方法。适应证：①肝区域性的结石合并纤维化、萎缩、脓肿、胆瘘；②难以取净的肝叶、肝段结石并胆管扩张；③不易手术的高位胆管狭窄伴有近端胆管结石；④局限于一侧的肝内胆管囊性扩张；⑤局限性的结石合并胆管出血；⑥结石合并癌变的胆管。

4. 术中的辅助措施　为取净结石，术中可应用胆道造影、超声等检查以确定结石的数量和部位，胆道镜还可行术中取石，也可用碎石器械行术中碎石治疗。

5. 残留结石的处理　肝内胆管结石手术后结石残留较常见，占20%~40%。因此，后续治疗对减少结石残留有重要的作用。治疗措施包括术后经引流管窦道胆道镜取石；激光、超声、微爆破碎石；经引流管溶石，体外震波碎石，以及中西医结合治疗等。

【健康教育】

（1）注意休息，手术后1个月内避免剧烈运动。

（2）饮食定时定量，少量多餐，不宜过饱，避免暴饮暴食，应给予高蛋白、高维生素、低脂，易消化饮食。

（3）勿吃动物脑、肾、蛋黄、鱼籽、油炸食物等。

（4）戒烟、戒酒，宜多吃萝卜、青菜、豆浆等食品。

胆道感染

▶▷案例导入

患者，女性，52岁。右上腹阵发性绞痛伴恶心、呕吐3小时，胆囊泥沙样结石病史1年。查体：体温37℃，右上腹深在轻度压痛，无腹肌紧张，Murphy征阴性。经保守治疗1天，出现皮肤、巩膜黄染。查体：体温38.5℃，右上腹深压痛、反跳痛，肌紧张阳性可疑。

问题：

1. 该患者的诊断及诊断依据是什么？

2. 治疗原则是什么？

胆道感染主要是胆囊炎和不同部位的胆管炎,分为急性、亚急性和慢性炎症。胆道感染主要因胆道梗阻、胆汁淤滞造成,胆道结石是导致梗阻的最主要原因,而反复感染可促进结石形成并进一步加重胆道梗阻。

一、急性胆囊炎

急性胆囊炎(acute cholecystitis)是胆囊管梗阻和细菌感染引起的炎症。约95%以上的患者有胆囊结石,称结石性胆囊炎;5%的患者胆囊无结石,称非结石性胆囊炎。

【临床表现】

1. 症状 腹痛是急性胆囊炎的主要症状,常在进油腻食物之后。起病时可为剧烈的绞痛,在绞痛发作之后,可转为右侧上腹部持续性疼痛,可放射至右肩背部。急性非结石性胆囊炎的患者,起病时可没有明显的胆绞痛,而是上腹部及右上腹部持续性疼痛。随着腹痛的持续加重,常有畏寒、发热,甚至严重全身感染的症状。60%~70%的患者可能伴有恶心、呕吐。

2. 体征 右上腹胆囊区域可有压痛,程度个体有差异,炎症波及浆膜时可有腹肌紧张及反跳痛,Murphy征阳性。有些患者可触及增大胆囊并有触痛。如胆囊被大网膜包裹,则形成边界不清、固定压痛的肿块;如发生坏疽、穿孔则出现弥漫性腹膜炎表现。少数患者可出现黄疸,其中部分由于同时合并胆总管内结石,另一些患者则是由于嵌顿于胆囊壶腹或胆囊颈部的结石压迫了肝外胆管导致了米利兹(Mirizzi)综合征。

【辅助检查】

1. 实验室检查 85%的患者白细胞计数升高,老年人可不升高。血清丙氨酸转移酶、碱性磷酸酶常升高,约1/2的患者血清胆红素升高,1/3的患者血清淀粉酶升高。

2. 超声检查 可见胆囊增大、囊壁增厚(>4 mm),明显水肿时见"双边征",囊内结石显示强回声,其后有声影;对急性胆囊炎的诊断准确率为85%~95%。

3. CT、MR检查 均能协助诊断。对症状不典型的患者,^{99m}Tc-EHIDA检查诊断急性胆囊炎的敏感性达97%、特异性达87%,由于胆囊管的梗阻,胆囊不显影;如胆囊显影,95%的患者可排除急性胆囊炎。

【诊断】

典型的临床表现、结合实验室和影像学检查,诊断一般无困难。

【鉴别诊断】

需要做出鉴别的疾病包括:消化性溃疡穿孔、急性胰腺炎、高位阑尾炎、肝脓肿、胆囊癌、结肠肝曲癌或小肠憩室穿孔,以及右侧肺炎、胸膜炎和肝炎等疾病。

【病因】

1. 急性结石性胆囊炎 初期的炎症可能是结石直接损伤受压部位的胆囊黏膜引起,细菌感染是在胆汁淤滞的情况下出现。主要致病原因有:①胆囊管梗阻:胆囊结石移动至胆囊管附近时，可堵塞胆囊管或嵌顿于胆囊颈，嵌顿的结石直接损伤黏膜，以至胆汁排出受阻，胆汁滞留、浓缩。高浓度的胆汁酸盐具有细胞毒性，引起细胞损害，加重黏膜的炎症、水肿甚至坏死。②细菌感染：致病菌多从胆道逆行进入胆囊或经血液循环或淋巴途径进入胆囊，在胆汁流出不畅时造成感染。致病菌主要是革兰阴性杆菌，以大肠埃希菌最常见，其他有克雷伯杆菌、粪肠球菌、铜绿假单胞菌等。常合并厌氧菌感染。已有报告在胆囊结石患者胆汁中检测出幽门螺杆菌（Hp）DNA，说明有细菌经十二指肠逆行进入胆道的可能。

2. 急性非结石性胆囊炎　病因仍不清楚，可能与下列因素有关：①胆囊血运障碍，如严重创伤、大手术后，交感神经兴奋，胆囊动脉收缩，使胆囊血供不足；②胆汁淤积；③胆色素负荷过重；④细菌感染。急性非结石性胆囊炎初起为化学性炎症，后期因胆囊黏膜受损易继发细菌感染。

【病理】

病变开始时胆囊管梗阻，黏膜水肿、充血、胆囊内渗出增加，胆囊增大。如果此阶段采取治疗措施后梗阻解除，炎症消退，大部分组织可恢复原来结构，不遗留瘢痕，此为急性单纯性胆囊炎。如病情进一步加重，病变波及胆囊壁全层，囊壁增厚，血管扩张，甚至浆膜炎症，有纤维素或脓性渗出，发展至化脓性胆囊炎。此时治愈后也产生纤维组织增生、瘢痕化，容易再发生胆囊炎症。胆囊炎反复发作则呈现慢性炎症过程，胆囊可完全瘢痕化而萎缩。如胆囊管梗阻未解除，胆囊内压继续升高，胆囊壁血管受压导致血供障碍，继而缺血坏疽，则为坏疽性胆囊炎。坏疽胆囊炎常并发胆囊穿孔，多发生在底部和颈部。全胆囊坏疽后因为黏膜坏死，胆囊功能消失。急性胆囊炎因周围炎症浸润至邻近器官，也可穿破至十二指肠、结肠等形成胆囊胃肠道内瘘，急性炎症可因内瘘减压而迅速消退。

【处理】

急性胆囊炎治疗方法和手术时机的选择，应根据每个患者的具体情况区别对待。60%～80%的结石性急性胆囊炎患者，在一般非手术治疗下，病情缓解，从而得以择期施行手术，后者比急性期时手术的并发症率和病死率均要低得多。非结石性急性胆囊炎的严重并发症发生率高，故多倾向于早期手术处理。继发于胆道系统感染的急性胆囊炎应着重处理其原发病变。

1. 非手术治疗　包括对患者的全身支持，纠正水、电解质和酸碱平衡紊乱、禁食、解痉镇痛、使用抗生素和严密的临床观察。

2. 手术治疗

（1）手术时机　临床症状较轻的患者，在非手术治疗下，病情稳定并显著缓解者，可待急性期过后，行择期手术；发病3天以上，局部有肿块疑为大网膜包裹，非手术治疗下情况尚稳定者，也宜继续非手术治疗，待后期择期手术。由于急性胆囊炎非手术治疗后仍有13%的患者不能缓解甚至出现严重并发症，故对于病情重、局部体征明显的老年患者，应在纠正急性生理紊乱后，早期施行手术处理。所谓早期手术是指经过短时间（6～12小时）的积极支持治疗纠正急性生理紊乱后施行手术。急症手术有别于早期手术。急症手术适应证包括：①发生严重并发症（如化脓性胆囊炎、化脓性胆管炎、胆囊穿孔、脓毒症、多发性肝脓肿等）；②寒战、高热，白细胞计数在 $20 \times 10^9/L$ 以上；③胆囊进行性增大、张力高且触痛明显；④出现腹膜刺激征；⑤60 岁以上的老年患者容易发生严重并发症，宜早期手术处理。

（2）手术方式　急性胆囊炎的彻底手术方式是胆囊切除术。目前，急性胆囊炎已不再是腹腔镜胆囊切除术的禁忌证，胆囊切除术既可以通过开腹手术完成，在条件允许的病例和单位，也同样可以通过腹腔镜胆囊切除术完成。对病程超过 72 小时、胆囊周围粘连严重、Calot 三角解剖不清和一些不能耐受复杂手术的患者，手术方法应该尽可能的简单有效，可考虑包括胆囊造口术、胆囊部分切除或大部分切除术在内的手术，以达到减压和引流的目的。

二、慢性胆囊炎

慢性胆囊炎（chronic cholecystitis）是胆囊的慢性炎性病变，常与胆囊结石并存并可继发于急性胆囊炎。慢性胆囊炎发病率远高于急性胆囊炎，女性多于男性，发病年龄以 40 岁左右多见。

【临床表现】

临床表现常不典型，可多年无症状或仅有剑突下隐痛和轻度的胃肠道症状。慢性胆囊炎也可表现为反复发作的右上腹钝痛或不适，常在进食油腻后加重。体格检查有时可出现右上腹轻压痛。

【辅助检查】

B 超检查是慢性胆囊炎首选检查手段，表现为胆囊正常或缩小、胆囊壁增厚，囊内透声差，常可见结石回声光团。口服胆囊造影同样具有准确、简单、安全、有效的特点，主要应用于高度怀疑为本病但 B 超检查未能诊断者，表现为胆囊显影很淡甚至不显影，服用脂肪餐后胆囊收缩较差。此外，胆道核素造影、CT、MRI 等也可应用于疑难病例。

【诊断】

有腹痛发作并胆囊结石证据提示慢性胆囊炎的诊断。超声检查可显示胆囊壁增厚，胆囊排空障碍或胆囊内结石。胃肠道钡餐、胃镜、腹部 CT、泌尿系静脉造影等检查对鉴别胃食管反流性疾病、消化性溃疡、胃炎、急性胰腺炎、消化道肿瘤、右肾及输尿管疾病等有帮助。

【病理】

病理改变可以从轻度的胆囊壁的慢性炎症细胞浸润直至胆囊的组织结构破坏、纤维瘢痕增生、完全丧失其生理功能，甚至合并有胆囊外的并发症。慢性胆囊炎可表现为一些特殊的形态，如胆固醇沉积症、瓷器样胆囊等。

【处理】

1. 手术治疗　胆囊切除术是根治慢性胆囊炎的唯一方法，能够有效地缓解症状、去除病灶，并防止并发症的发生。首选腹腔镜胆囊切除术，无法行此术式者则行开腹胆囊切除术。

2. 非手术治疗　非手术治疗不能彻底治疗慢性胆囊炎，但考虑到12%的患者行胆囊切除术后症状不能缓解，下列情况可考虑行非手术治疗：①患者不能耐受手术。②胆囊内未发现结石，胆囊浓缩和收缩功能仅轻度减弱。③慢性胆囊炎的诊断不能完全确定。非手术治疗包括低脂饮食、口服解痉止痛药物及消炎利胆等中药治疗。

三、急性梗阻性化脓性胆管炎

急性梗阻性化脓性胆管炎（acute obstructive suppurative cholangitis，AOSC）是由于胆管梗阻、胆汁滞留及细菌感染相互作用下发生的急性化脓性感染，也被称作急性重症胆管炎（ACST）。青壮年多见，约2/3患者的发病年龄在20~40岁，男女发病率相近。

【临床表现】

AOSC患者常表现有上腹痛、寒战、高热、黄疸，甚至出现低血压和意识障碍，形成所谓的雷诺（Reynold）五联征。高热亦常是此症的特点，体温一般在39℃以上。低血压是此征的一个重要表现，多发生于病程的晚期，在腹痛、寒热以后出现，但病情严重者亦可在发病早期数小时候出现。需要注意的是，根据梗阻部位不同，临床表现可有较大差异。肝外胆道梗阻的患者，可以出现典型的Charcot三联征甚至Reynold五联征的表现；但当梗阻发生在肝内胆管时，腹痛常不明显，亦可不出现黄疸或仅表现为轻度黄疸。

腹部体格检查主要表现为右上腹及剑突下明显压痛、肌紧张、肝大、肝区叩痛等。位于肝总管及胆总管的梗阻，肝多呈一致性的增大并有压痛；若梗阻位于一侧肝管，则肝脏常呈不均匀的增大，以病侧增大显著，并有明显的触痛，常难与肝脓肿区分。

【辅助检查】

1. 实验室检查　白细胞计数升高，可超过20×10^9/L，中性粒细胞比例升高，胞浆内可出现中毒颗粒。肝功能有不同程度的损害，凝血酶原时间延长。动脉血气分析可有PaO_2下降、氧饱和度降低。常见有代谢性酸中毒及缺水、低钠血症等电解质紊乱。

2. 影像学检查　应根据病情选择简单、实用、方便的检查方法。超声可在床边进行，能及时了解胆道梗阻部位、肝内外胆管扩张情况及病变性质，对诊断很有帮助。如病情稳定，可行CT或MRCP检查。对需要同时行经PTCD或经内镜鼻胆管引流术（ENBD）减压者，可行PTC或ERCP检查。

【诊断】

根据化脓性感染中毒症状、局部症状和体征，结合B超检查等辅助检查，多数患者可获诊断。下列指标是国内常用于诊断 AOSC 的客观标准：①体温 > 39℃；②心率 > 120/分；③白细胞计数 > 20×10^9/L；④感染中毒性休克，动脉收缩压 < 70 mmHg；⑤意识障碍；⑥血培养阳性；⑦胆管内压力明显增高，胆汁呈脓性。

【病因】

在我国，最常见的原因是肝内外胆管结石，其次为胆道寄生虫和胆管狭窄。在国外，恶性肿瘤、胆道良性病变引起狭窄、先天性胆道解剖异常、原发性硬化性胆管炎等较常见。近年随着手术及介入治疗的增加，由胆肠吻合口狭窄、PTC、ERCP、置放内支架等引起者逐渐增多。

【病理】

AOSC 的基本病理改变是胆道的梗阻及感染。胆总管常扩大、壁厚、黏膜充血、水肿、黏膜面上常有多数性溃疡；胆管内压升高，其中有臭味的脓性胆汁。肝充血、增大，镜下见肝细胞肿胀、胞质疏松不均，肝细胞索紊乱，肝窦扩张，胆管壁及周围有中性粒细胞及淋巴细胞浸润，胆汁淤滞；较晚期者有大片的肝细胞坏死以及多发性肝脓肿。严重的 AOSC 的死亡病因，多与大量的细菌毒素进入血液循环有关。当胆管内的压力超过肝胆汁的分泌压力时，胆道的内容物便可通过毛细胆管与肝血窦间的沟通反流至血液循环内，细菌便可在血液循环中出现。

【处理】

原则是立即解除胆道梗阻并引流。当胆管内压降低后，患者情况常常能暂时改善，有利于争取时间继续进一步治疗。

1. 非手术治疗 主要包括维持水电解质酸碱平衡、使用抗生素、抗休克治疗、支持治疗和防治多器官衰竭等方面。

2. 紧急胆管减压引流 只有使胆道压力降低，才有可能中止胆汁或细菌向血液的反流，阻断病情的恶化。胆道减压主要为抢救患者生命，方法力求简单有效。包括：①胆总管切开减压、T 管引流。紧急减压后，病情有可能立即趋于稳定，但对较高位置的肝内胆管梗阻，胆总管切开往往不能有效减压。如手术中发现有较大的脓肿，可一并处理；如为多发小脓肿，则只能行胆管引流。胆囊造口术常难以达到有效的引流，一般不宜采用。②EN-BD：此手术创伤小，能有效地减低胆道内压，并能根据需要持续放置 2 周或更长时间。但对高位胆管梗阻引起的胆管炎引流效果不肯定。③PTCD：操作简单，能及时减压，对较高位胆管或非结石性阻塞效果较好，但引流管容易脱落和被结石堵塞，且需注意凝血功能。

3. 后续治疗 急诊胆管减压引流一般不可能完全去除病因，如不做后续治疗，可能会反复发作。如患者一般情况恢复，宜在 1~3 个月后根据病因选择彻底的手术治疗。

【健康教育】

（1）指导患者选择低脂、高糖、高蛋白、高维生素易消化的饮食，忌油腻的食物及饱餐。肥胖者应适当减肥，糖尿病者应遵医嘱坚持药物和饮食治疗。养成良好的工作、休息和饮食规律，避免劳累及精神高度紧张。

（2）非手术治疗的患者，应遵医嘱坚持治疗，按时服药，定期复查。若出现腹痛、黄疸、发热、厌油腻等症状时，应立即到医院就诊。

（3）向带 T 管出院的患者解释 T 管的重要性，告知出院后的注意事项。尽量穿宽松柔软的衣服，以防引流管受压；洗浴时采用淋浴，用塑料薄膜覆盖引流管处，以防止增加感染的机会。日常生活中避免提举重物或过度活动，以免牵拉 T 管而致脱出。在 T 管上标明记号，以便观察其是否脱出。引流管口每日换药 1 次，周围皮肤涂氧化锌软膏加以保护。若敷料渗湿，应立即更换。每日在同一时间更换引流袋，并记录引流液的颜色、量和性状。若发现引流液异常或身体不适等，应及时就医。

胆道蛔虫病

案例导入

患者，女性，16 岁。因上腹部突发剧烈钻顶样疼痛 2 小时，疼痛向肩背部放射，伴恶心、呕吐，无发热或黄疸。既往无消化性溃疡病史。患者腹痛持续不缓解，并逐渐出现高热、上腹部压痛和肌紧张，白细胞数升至 $14.8 \times 10^9/L$。

问题：

1. 该患者的诊断及诊断依据是什么？

2. 治疗原则是什么？

蛔虫是人体内最常见的肠道寄生虫，由于饥饿、胃酸降低或驱虫不当等因素，蛔虫可以钻入胆道引起一系列临床症状，称为胆道蛔虫病（biliary ascariasis）。随着饮食习惯和卫生设施的改善，肠道蛔虫病的减少，使本病的发病率明显下降。

【临床表现】

特点是剧烈的腹痛与较轻的腹部体征不相称，所谓"病症不符"。

常突发剑突下钻顶样剧烈绞痛，阵发性加剧。患者辗转不安、呻吟不止、大汗淋漓，可伴有恶心、呕吐或

> **考点提示**
>
> 胆道蛔虫症最重要的体征是剧烈的腹痛与较轻的腹部体征不相称。

吐出蛔虫。常放射至右肩胛或背部。腹痛可骤然缓解，间歇期可全无症状。疼痛可反复发作，持续时间不一。如合并胆道感染，症状同急性胆管炎，如有黄疸出现一般均较轻。严重者表现同梗阻性化脓性胆管炎。

【辅助检查】

1. 实验室检查 可发现嗜酸性粒细胞计数增高，大便集卵测定阳性。

2. 影像学检查 B 超检查可发现胆总管内蛔虫典型的平行双边形条状影和胆管扩张的表现，对临床诊断帮助较大。十二指肠镜检查有时可发现蛔虫仍有部分在十二指肠内，可

将其用异物钳取除；另外，可以通过十二指肠镜引流液行蛔虫卵检查。静脉法胆道造影可能发现在胆总管内蛔虫的阴影和胆管扩张。ERCP 可在造影同时引流胆汁行蛔虫卵检查。

【鉴别诊断】

1. 急性胰腺炎 也表现为持续性腹痛，但其性质为刀割样而非钻顶样疼痛，腹部体征较明显，血清淀粉酶升高，CT 等检查可见急性胰腺炎相关表现。值得注意的是胆道蛔虫病可合并急性胰腺炎存在。

2. 急性胆囊炎、胆绞痛 腹痛多为间断性，腹部体征较明显，结合 B 超等检查易于诊断。

3. 溃疡病穿孔 也表现为起病急骤的持续性腹痛，但有板状腹等明显的腹部体征，立位腹部 X 线片可见膈下游离气体。

4. 急性胃肠炎 疼痛不如胆道蛔虫病剧烈，常伴腹泻，听诊肠鸣音活跃，大便常规可有阳性发现。

【病因】

肠道蛔虫有钻孔习性，喜碱性环境。当胃肠功能紊乱、饥饿、发热、妊娠、驱虫不当等导致肠道内环境发生改变时，蛔虫可窜至十二指肠。如遇 Oddi 括约肌功能失调，蛔虫可钻入胆道，机械刺激可引起括约肌痉挛，导致胆绞痛和诱发急性胰腺炎。蛔虫将肠道的细菌带入胆道，造成胆道感染，严重者可引起急性化脓性胆管炎、肝脓肿；如经胆囊管钻至胆囊，可引起胆囊穿孔。进入胆道的蛔虫可为一条至数十条不等，括约肌长时间痉挛致蛔虫死亡，其尸骸日后可成为结石的核心。

【病理】

蛔虫钻入胆道后，由于其机械性刺激，引起 Oddi 括约肌的强烈痉挛，所以发生剧烈的绞痛。当蛔虫全部进入胆道后，持续性绞痛可以突然停止，并转为阵发性绞痛。进入胆道内的蛔虫，可以停留在胆总管内，或持续向上至肝内胆管，以左侧肝内胆管较为常见，蛔虫经过胆囊管进入胆囊腔内者较少见。蛔虫在胆管内生存时间通常为一周至一个月。即使死亡并逐渐解体，其角皮层仍可保存较长的时间，并作为异物成为形成胆结石的核心。雌性蛔虫进入胆道内后，仍可继续排卵，因而可在引流的胆汁中找到蛔虫卵，蛔虫卵亦可存在肝组织内，刺激周围组织反应，引起肝的蛔虫性肉芽肿。进入胆道的蛔虫数量多为一条，常不超过 10 条。为合并胆道感染的胆道蛔虫病，临床上一般不出现黄疸或黄疸很轻；当合并胆道的化脓性感染时黄疸加重。

【处理】

以非手术治疗为主，仅在出现并发症才考虑手术治疗。

1. 非手术治疗

（1）解痉镇痛 口服 33% 硫酸镁等解痉药可缓解 Oddi 括约肌痉挛。剧痛时可注射抗胆碱类药如阿托品、山莨菪碱等，必要时可加用哌替啶。

（2）利胆驱虫 酸性环境不利于蛔虫活动，发作时可用食醋、乌梅汤使虫静止，通过减轻刺激达到镇痛；经胃管注入氧气也有驱虫和镇痛作用。当症状缓解后再行驱虫治疗，常用驱虫净、派嗪（驱虫灵）或左旋咪唑。驱虫后继续服用利胆药物可能有利于虫体残骸排出。

（3）抗感染 可选用对肠道细菌及厌氧菌敏感的抗生素，预防和控制感染。

（4）十二指肠镜取虫 ERCP 检查时如发现虫体在十二指肠乳头外，可钳夹取出，但对于儿童尤其需要保护 Oddi 括约肌功能，如需做括约肌切开宜慎重。

2. 手术治疗 经积极非手术治疗未能缓解或者合并胆管结石、或有急性重症胆管炎、肝脓肿、重症胰腺炎等合并症者，可行胆总管切开探查、T 形管引流术。术中应用胆道镜检查，以去除蛔虫残骸。术后仍需要服药驱除肠道蛔虫，防止胆道蛔虫复发。

【健康教育】

（1）养成良好的饮食及卫生习惯。不喝生水，蔬菜要洗净煮熟，水果应洗净或削皮后吃，饭前、便后要洗手。

（2）正确服用驱虫药。应于清晨空腹或晚上睡前服用，服药后注意观察大便中是否有蛔虫卵排出。

第三节 胰腺疾病

扫码"学一学"

案例导入

患者，男性，52 岁。突发剧烈上腹痛，伴腹胀、恶心、呕吐 1 天。当天无明显诱因突然发作剧烈腹痛，起初剑突下偏右呈发作性胀痛，腹痛迅速波及全腹部呈持续性，刀割样疼痛，向后背放射，伴恶心、呕吐，吐出胃内容物。发病以来未曾排气排便，不敢深呼吸也不敢翻身。12 小时前腹痛加重并出现烦躁不安、憋气，体温升高来诊。有胆囊结石病史。既往无腹痛，无溃疡病史。

查体：T 38.8℃，BP 115/85 mmHg，P 105 次/分，R 31 次/分。急病容，右侧卧位，全身皮肤及巩膜可疑黄染，头颈心肺（−），全腹膨隆，广泛压痛伴明显肌紧张、反跳痛。肝脾触诊不满意，肝浊音界在右第 6 肋间，移动性浊音（±），肠鸣音弱。

辅助检查：血钙 1.8 mmol/L。卧位腹平片示肠管充气扩张，肠间隙增宽。B 超：胆囊 7 cm×3 cm×2 cm 大小，壁厚 0.5 cm，内有多发强光团，回声后伴声影，胆总管直径 0.8 cm，胰腺形态失常，明显肿大，尤其以胰头、胰体明显，胰周多量液性暗区，胰管增粗。

问题：

1. 该患者的临床初步诊断是什么？

2. 治疗原则是什么？

急性胰腺炎

急性胰腺炎（acute pancreatitis，AP）是指多种病因引起的胰酶激活，继发胰腺局部炎症反应为主要特征，伴或不伴其他器官功能改变的疾病。按严重程度分为轻、中和重度急性胰腺炎。按病因分为胆源性急性胰腺炎、酒精性急性胰腺炎、药物性急性胰腺炎、损伤性急性胰腺炎和妊娠性急性胰腺炎等。

【临床表现】

1. 症状

（1）腹痛　常于饱餐或饮酒后突然发生，疼痛剧烈，多位于上腹部正中偏左，并向左肩、左腰背部放射。胆源性胰腺炎开始于右上腹，后来亦转至正中偏左。病情严重时疼痛呈束带状并向两侧腰背部放射。

（2）腹胀　常与腹痛同时存在。早期因腹腔神经丛受刺激导致肠麻痹引起腹胀，继发感染后则多由腹膜后炎性刺激引起。腹胀以中上腹为主，腹膜后炎症越重，腹胀越明显，腹腔积液可加重腹胀，患者会出现停止排气、排便，肠鸣音减弱或消失。腹压增高还可导致腹腔间隔室综合征（ACS）。

（3）恶心、呕吐　早期即可出现，呕吐常频繁、剧烈。呕吐物为胃、十二指肠内容物，有时伴咖啡样物，呕吐后腹痛不缓解。

（4）发热　轻度水肿型急性胰腺炎可不发热或轻中度发热。胆源性胰腺炎伴胆道梗阻者，常因胆道感染出现高热、寒战。当胰腺坏死伴感染时出现高热。

2. 体征

（1）腹膜炎　轻度急性胰腺炎压痛多局限于上腹，无明显腹肌紧张。中、重度胰腺炎腹部压痛明显，伴肌紧张和反跳痛，范围波及全腹；肠鸣音减弱或消失，腹胀明显；出现腹腔积液，移动性浊音多阳性。

（2）低血压、休克　重度急性胰腺炎可迅速出现血压降低和休克，主要因腹腔、腹膜后大量体液渗出和出血。早期休克主要是低血容量所致，后期主要是继发感染导致且较难纠正。

（3）其他　胆源性胰腺炎可出现黄疸，重度急性胰腺炎出血可以经腹膜后渗入皮下，在腰、季肋和下腹皮肤出现大片青紫色瘀斑，称格雷－特纳（Grey－Turner）征；出现在脐周，称卡伦（Cullen）征。低血钙时可出现手足抽搐。

【辅助检查】

> **考点提示**
>
> 　　注意区分 Grey－Turner 征与 Cullen 征的不同临床表现

1. 实验室检查

（1）淀粉酶测定　是诊断急性胰腺炎重要方法。血清淀粉酶在发病 2 小时后开始升高，24 小时达高峰，持续 4～5 天，正常值是 40～180 U/dl（Somogyi 法）。尿淀粉酶在急性胰腺炎发作 24 小时后开始上升，48 小时达到高峰，持续 1～2 周，正常值是 80～300 U/dl（Somogyi 法）。由于其他一些疾病如胃穿孔、十二指肠穿孔、小肠穿孔、高位小肠梗阻等引起淀粉酶清除功能受损可引起血淀粉酶升高，故当急腹症患者出现淀粉酶升高时要结合临床综合分析。血、尿淀粉酶的测定值愈高，诊断急性胰腺炎的正确率愈高。但急性胰腺炎时血清淀粉酶的升高与胰腺病变严重程度不一定成正比关系。在严重坏死型胰腺炎时，由于胰腺组织的严重破坏，血清淀粉酶可不升高。

（2）淀粉酶对肌酐清除率比值测定　有助于急性胰腺炎诊断。正常情况下，淀粉酶清除率和肌酐清除率平行。急性胰腺炎时，肾脏对淀粉酶的清除率增加，而肌酐清除率无改变。淀粉酶对肌酐清除率比值的计算公式：淀粉酶清除率/肌酐清除率比值（%）＝（尿淀粉酶/血淀粉酶）（尿肌酐/血肌酐）×100。正常人的淀粉酶对肌酐清除率比值是1%～5%，大于6%有诊断意义。

（3）血清脂肪酶　急性胰腺炎血清脂肪酶和血清淀粉酶平行上升，两者的联合测定有助诊断，因脂肪酶来源于胰腺，具有特异性。

（4）其他　C反应蛋白（CRP）发病72小时后大于150 mg/L，提示胰腺组织坏死；动态测定血清IL-6水平增高提示预后不良。血钙降低、血清淀粉样蛋白升高、血气分析指标异常等对急性胰腺炎诊断有参考意义

2. 影像学检查

（1）超声　超声检查能显示胰腺肿大和周围液体积聚。水肿病变时，胰腺内为均匀低回声分布，有出血坏死时，可出现粗大强回声。超声易受气体干扰，无法对胰腺炎严重程度进行确诊。

（2）CT　增强CT是急性胰腺炎最有价值的诊断方法。急性水肿型胰腺炎时，胰腺弥漫增大，边界模糊，密度不均；出血坏死性胰腺炎在肿大的胰腺内可见密度降低区，此密度降低区与周围胰腺实质的对比在增强后尤为明显。因CT可明确反映坏死及胰腺外侵犯范围，常作为病情严重程度分级及预后判定标准。

（3）MRI　和CT一样可显示胰腺形态改变，在评估胰腺坏死、炎症范围等方面有价值。磁共振胰胆管造影（MRCP）可显示胆管和胰管，对原因不明胰腺炎诊断有意义。

（4）X线检查　胸部X线片有时可见左肺下叶炎症、左侧胸水、左侧膈肌抬高等，反映出膈肌周围及腹膜后的炎症，有助于急性胰腺炎诊断。腹部平片可见胃、十二指肠积气，近段空肠以及横结肠麻痹扩张，可辅助诊断。

【诊断】

1. 确诊标准　符合以下3项中2项，即可确诊。①与急性胰腺炎符合的腹痛，急性、突发、持续、剧烈上腹部疼痛，常向背部放射。②血清淀粉酶和（或）脂肪酶至少>3倍正常上限值。③增强CT/MRI或腹部超声呈现急性胰腺炎影像学表现。

2. 分级

（1）轻度急性胰腺炎（MAP）　不伴器官功能衰竭及局部或全身并发症，通常1～2周内恢复，病死率极低。

（2）中度急性胰腺炎（MSAP）　伴有一过性（<48小时）的器官功能障碍。早期病死率低，后期如组织坏死合并感染，病死率增高。

（3）重度急性胰腺炎（SAP）　亦称重症胰腺炎，伴持续器官功能衰竭（48小时以上）。SAP早期病死率高，如后期合并感染则病死率更高。

3. 分期

（1）早期　发病至2周，此期以全身炎症反应综合征（SIRS）和器官功能衰竭为主要表现，此期是第一个死亡高峰。

（2）中期　发病2～4周，以胰周液体积聚或坏死后液体积聚为主要表现。此期坏死灶多为无菌性，也可能合并感染。

（3）后期　发病4周后，可发生胰腺及胰周坏死组织合并感染、全身细菌感染、深部

真菌感染等，继而可引起感染性出血、消化道瘘等并发症。此期是第二个死亡高峰。

【鉴别诊断】

1. 消化性溃疡急性穿孔 有溃疡病史。腹痛突然加重，腹肌紧张，肝浊音界消失。X线透视发现膈下游离气体等。

2. 急性胆囊炎和胆石症 常有胆绞痛病史。疼痛位于右上腹，常放射至右肩部，Murphy征阳性。血、尿淀粉酶轻度升高，腹部B超可明确诊断。

3. 心肌梗死 有冠心病史。突然发病，疼痛有时限于上腹部。心电图显示心肌梗死图像，血清心肌酶升高，血、尿淀粉酶正常。

4. 急性肠梗阻 腹痛为阵发性，伴呕吐、腹胀，肠鸣音亢进，无排气，可见肠型。腹部X线可有气液平面。

【病因】

1. 胆道疾病 胆道结石、炎症和狭窄等造成胆道梗阻是造成急性胰腺炎的主要病因，称胆源性胰腺炎。由于主胰管和胆总管共同开口于壶腹，当壶腹梗阻时，胆汁反流入胰管，引起胰管内压力升高，胰液外溢，胰蛋白酶原被激活转变为胰蛋白酶，继而引起胰腺组织破坏，产生无菌性急性胰腺炎。胆盐可同时激活脂肪酶，导致脂肪分解。

2. 过量饮酒 酗酒可引起胃肠道充血、水肿，刺激胰液、胆汁分泌增加，导致十二指肠乳头括约肌痉挛，引起胰管内压力升高，产生胰腺急性炎症。另外，乙醇可引起胰腺直接损伤从而导致胰液外溢。

3. 高脂 甘油三酯在胰脂肪酶的作用下生成游离脂肪酸，游离脂肪酸对胰腺腺泡有伤害作用。

4. 高钙 高钙可刺激胰液分泌增加，继而诱导胰蛋白酶原激活，导致胰腺自身破坏，还可引起胰管结石导致胰管阻塞。常见于甲状旁腺功能亢进患者。

5. 创伤 各种胰腺外伤和医源性损伤诱发胰腺炎。

6. 十二指肠液反流 当十二指肠球部穿透性溃疡、乳头周围十二指肠憩室等疾病发生时，十二指肠压力增高时，十二指肠液可向胰管内反流，引起胰腺炎。

7. 其他 如胆道蛔虫、药物、妊娠、胰腺血液循环障碍、自身免疫性疾病等。

【病理】

病理改变为胰腺炎性水肿、充血、出血、坏死，以及胰腺周围渗出和继发性胰腺周围脂肪坏死。光镜下，胰腺组织有大片凝固性坏死，细胞结构模糊不清，间质小血管也有坏死。

【处理】

1. 病因治疗

（1）胆源性急性胰腺炎 胆石症有胆道梗阻者需及时解除梗阻。治疗方式包括内镜逆行胰胆管造影（ERCP）基础上行内镜下乳头括约肌切开术（EST）、取石、内引流或内镜下鼻胆管引流术（ENBD）。其余胆道疾病待早期病情稳定后或后期坏死性胰腺炎治疗时一并处理。

（2）高血脂性急性胰腺炎　急性胰腺炎合并静脉乳糜状血或血甘油三酯＞11.3 mmol/L可明确诊断，需短时降低甘油三酯水平至 5.65 mmol/L 以下。此类疾病限用脂肪乳剂，避免升血脂药物，可采用小剂量低分子肝素和胰岛素、血脂吸附或血浆置换快速降脂。

（3）其他病因　高血钙性胰腺炎多与甲状旁腺功能亢进有关，需降钙治疗。

2. 非手术治疗

（1）禁食、胃肠减压　可减少食物和胃液对胰腺刺激，减轻腹胀，防止呕吐。

（2）液体复苏及重症监护　液体复苏、维持水电解质平衡和加强监护治疗是早期治疗重点，因 SIRS 引起毛细血管渗漏综合征（CLS），导致血液成分大量渗出，造成血容量丢失及血液浓缩。扩容治疗需避免液体复苏过度或不足。

（3）维护治疗　①针对呼吸衰竭：给予鼻导管或面罩吸氧，维持血氧饱和度在 95% 以上，动态监测血气分析结果，必要时机械通气。②针对急性肾衰：早期预防急性肾衰竭主要是容量复苏、稳定血流动力学等；治疗急性肾衰竭主要是连续肾脏替代疗法（CRRT）。③其他器官功能支持：如肝功能异常可给予保肝药物，弥散性血管内凝血（DIC）时可用肝素，消化道出血需 PPI 或 H_2RA。

（4）抑制胰腺分泌　PPI 或 H_2RA 可间接抑制胰腺分泌，生长抑素和胰蛋白酶抑制剂也有抑制胰腺分泌作用。

（5）抗生素应用　急性胰腺炎患者不推荐静脉使用抗生素预防感染。针对部分易感人群（如胆源性急性胰腺炎、高龄、免疫力低下者等）可能发生的肠源性革兰阴性杆菌易位，采用能通过血胰屏障的抗生素，如喹诺酮类、头孢菌素类等预防感染治疗。

（6）营养支持　禁食期间早期采用完全肠外营养（TPN）。待病情稳定、肠功能恢复后给予肠内营养，逐步恢复饮食。

3. 手术治疗　在急性胰腺炎早期一般不建议外科手术治疗。手术主要针对胰腺局部并发症继发感染或产生压迫症状，如消化道梗阻、胆道梗阻、胰瘘、消化道瘘、假性动脉瘤破裂出血等。胰腺感染性坏死的手术方式可分为经皮穿刺引流（PCD）、内镜、微创手术和开放手术，各种手术方式可以单独或联合应用。无菌性坏死积液无症状者无须手术治疗。

▶**知识链接**

PCD

　　PCD，超声引导下经皮穿刺置管引流术，在治疗 SAP 的应用中具有安全、简便、准确等优点，能够实时监测整个穿刺过程，并能利用最小的创伤和最短的途径准确进入穿刺目标，效果较好。

【健康教育】

（1）提倡清淡饮食，不暴饮暴食，少吃油腻食物，少饮酒。

（2）对于胆道系统疾病，建议患者及早进行治疗，同时注意血糖、血脂，正确调控和治疗。

慢性胰腺炎

慢性胰腺炎（chronic pancreatitis，CP）是由多种原因引起胰腺实质和胰管不可逆慢性炎性病变。因炎症持续不断地发展，导致腺体发生了不可逆损害，并在临床上表现出反复发作的上腹部疼痛，进行性内、外分泌功能衰退等多种临床症状。

【临床表现】

1. 症状　常见的临床表现有：腹痛、黄疸、恶心、呕吐、消瘦、腹泻、腹部肿块等。通常将腹痛、体重下降、糖尿病、脂肪泻称为慢性胰腺炎四联症。

（1）腹痛　腹痛是慢性胰腺炎主要症状，反复发作。腹痛部位以上腹部最为常见，其次为左季肋部，可向背部、肋缘、肩胛区放射。胆源性者可伴右季肋部疼痛。初期，每年仅发作数次，随着疾病进展，次数逐渐增加，程度加重。腹痛可持续数日，日渐频繁。腹痛缓解时常伴不同程度钝痛，最终呈持续性痛。饱餐、劳累、饮酒均可诱发或加重腹痛。

（2）恶心、呕吐　多为伴随症状，同时可伴腹胀、嗳气、食欲缺乏等。

（3）体重减轻、消瘦　进食后可诱发或加重腹痛，患者常因此少食。加之胰腺外分泌功能损害，内分泌功能低下，患者体重下降明显。

（4）腹泻　典型腹泻为脂肪泻，因胰腺外分泌腺破坏引起脂肪及蛋白质消化吸收障碍所致，大便不成形，恶臭或酸臭。

2. 体征

（1）黄疸　仅为轻、中度黄疸，因慢性胰腺炎引起胆道梗阻多为不完全性。

（2）腹部肿块　部分患者腹部可触及肿块，多为合并假性囊肿。

【辅助检查】

1. 实验室检查

（1）血、尿淀粉酶测定　慢性胰腺炎急性发作时，可出现血、尿淀粉酶升高。

（2）粪便显微镜检查　主要观察粪便中的人脂肪滴和未消化的肌肉纤维。如脂肪滴大于 100 个/高倍镜视野，可视为异常。

（3）粪便弹性蛋白酶－1 测定　低于 200 μ/g 时提示胰腺外分泌功能减退。

2. 影像学检查

（1）超声及超声内镜　可见胰腺弥漫性或局限性肿大，胰腺内部回声不均，可见不均的光点、光斑，胰管扩张，囊肿形成。

（2）CT　可见清晰显示胰腺形态及慢性胰腺炎的继发病理改变，可见主胰管扩张、胰腺结石、胰腺钙化、胰腺弥漫性或局限性肿大和胰腺囊肿。

【诊断】

临床诊断标准如下：①持续性上腹部疼痛、压痛或急性胰腺炎发作后上腹疼痛复发，病程 6 个月以上。②有明确的胰腺钙化灶或胰管结石。③有明确的胰腺外分泌功能障碍。④有可确诊的慢性胰腺炎影像学表现。⑤有可确诊的慢性胰腺炎组织学表现。

【鉴别诊断】

1. 胰腺癌　慢性胰腺炎肿块常需与胰腺癌鉴别，影像学检查慢性胰腺炎患者在肿块内可见到点状强回声，常可见到管腔样结构，为贯穿于肿块中的扩张胰管；而胰腺癌引起的胰管扩张常在肿块处突然中断。

2. 其他　需与慢性胰腺炎鉴别的主要疾病有消化性溃疡、胆道疾病、肠源性慢性腹泻、肝脏疾病等。

【病因】

我国慢性胰腺炎以胆道疾病常见，西方国家以酒精性常见。其他病因有胰管结石、十二指肠乳头狭窄、胰管狭窄、外伤、高钙血症、高脂血症等。

【病理】

基本病理改变是不同程度的腺泡破坏、间质纤维化、导管扩张，最终胰腺萎缩。

【处理】

1. 非手术治疗

（1）病因治疗　针对引起慢性胰腺炎的病因进行治疗，禁酒。

（2）镇痛　口服非甾体类消炎药，慎用吗啡，可通过腹腔神经丛阻滞控制疼痛。

（3）饮食疗法　少食多餐，高蛋白、高维生素和低脂饮食。

（4）补充胰酶　出现消化不良，特别是脂肪泻患者，应予足量外源性胰酶制剂，并加用碳酸氢钠和抑制胃酸分泌制剂。

（5）控制血糖　并发糖尿病时，控制饮食并采用胰岛素替代疗法。

（6）营养支持　长期慢性胰腺炎多伴有营养不良，可有计划给予肠内和（或）肠外营养。

2. 内镜治疗

（1）内镜下胆、胰管括约肌切开术　可解除胆、胰管开口狭窄，降低胰管内压，减轻疼痛。

（2）胰管扩张术　因狭窄段胰管难以通过单纯扩张达到满意效果，故胰管扩张术常与支架置入、取石等联合应用。

（3）胰管支架术　该方法是内镜治疗慢性胰腺炎的最主要措施。十二指肠乳头周围及胰头部胰管狭窄，伴远端胰管扩张者是其主要适应证。

（4）胰腺结石取出术　该法适用于主胰管内结石患者的治疗。

（5）胰腺假性囊肿内镜治疗　根据囊肿与胰管是否相通，可选用经十二指肠乳头的间接引流和经胃或十二指肠壁的直接引流。

（6）胰瘘内镜治疗　慢性胰腺炎时并发胰瘘多为胰液从假性囊肿、破裂胰管漏出而形成的内瘘，可经内镜向胰管内置入支架或鼻胰管引流。

3. 手术治疗

（1）胰管引流手术　此类手术仅限于大导管型慢性胰腺炎。胰管梗阻致内压增高是此类胰腺炎腹痛的主因。常用方法有胰管开口成形术、胰尾切除、胰腺空肠吻合术、胰管空肠侧侧吻合术。胰管空肠侧侧吻合术引流减压效果较好。

（2）胰腺切除术　根据病变部位、程度与范围不同，术式不同，包括胰十二指肠切除术、保留幽门的胰十二指肠切除术、保留十二指肠的胰头切除术、胰头中心部分切除合并胰管空肠侧侧吻合术、远侧胰腺切除术、全胰切除术。

（3）内脏神经切断术　对于顽固性疼痛，其他方法无效时可施行该手术。

【健康教育】

（1）积极治疗急性胰腺炎及相关胆系疾病。

（2）注意饮食清淡，防止暴饮暴食，不酗酒。

（3）保持心情舒畅。

胰腺假性囊肿

胰腺假性囊肿（pancreatic pseudocyst，PPC）多继发于急慢性胰腺炎和胰腺损伤，有完整非上皮性包膜，内含胰液、胰酶，囊壁由肉芽组织、纤维组织等构成。

【临床表现】

1. 症状　上腹部逐渐膨隆，压迫胃、十二指肠引起腹胀、恶心、呕吐。慢性胰腺炎引起假性囊肿时腹痛常见，但多半是慢性胰腺炎本身引起，囊肿引起的持续疼痛不常见。

2. 体征　查体在上腹部可触及半球形、光滑、囊性肿物，合并感染时有发热和触痛。

【辅助检查】

1. 实验室检查　多数患者血清和尿淀粉酶水平升高，白细胞计数增高，囊液淀粉酶显著升高。假性囊肿压迫胆管可致肝功能异常。

2. 影像学检查　（1）超声　首选检查。可显示胰腺假性囊肿变化，包括大小和范围。

（2）CT 或 MRI　对胰腺假性囊肿的诊断比超声具有更高的敏感性和特异性。MRI一般在需要与其他囊性肿瘤鉴别时应用。MRCP 可了解有无胰管病变及囊肿是否与胰管相通。

（3）X 线检查　可显示胃、十二指肠及横结肠受压或移位，十二指肠空肠曲增宽等征象。

（4）EUS　可显示直径 <1cm 的小囊肿，包括囊壁厚度及囊肿与消化道管腔的关系，还可显示囊壁及其周围血管结构，显示囊肿与胰管的关系及胃、十二指肠腔与囊腔之间距离。

【诊断】

结合病史、临床表现、实验室检查和影像学检查，诊断一般不难。但尚需进一步了解囊肿部位、是否有分隔、是否为多发以及囊肿与胰管的关系。

【鉴别诊断】

胰腺假性囊肿应与胰腺囊性肿瘤鉴别，还应注意与周围脏器囊肿鉴别。

【病因与病理】

急性胰腺炎因炎性反应或胰腺损伤后导致胰管破裂，胰液外溢，在胰周积聚形成局部包块；慢性胰腺炎因蛋白栓子、结石阻塞胰管使胰液排出受阻，远端胰管扩张形成囊肿并继续增大，破溃后形成胰瘘，胰液渗到周围组织形成假性囊肿。

【处理】

1. 保守治疗　形成早期（<6 周），囊壁较薄，且有自行吸收的可能，可先予保守治疗，包括禁食、补液、抗感染、营养支持和抑制胰液分泌等。

2. 外科治疗　手术方法为内引流术、外引流术和假性囊肿切除术 3 种。其外科治疗的适应证：①出现出血、感染、破裂、压迫等并发症；②囊肿直径 >6 cm；③保守治疗时囊肿无缩小，反而增大；④多发性囊肿；⑤囊肿壁厚；⑥合并慢性胰腺炎及胰管狭窄。

3. 微创治疗

（1）经皮穿刺置管引流　B 超或 CT 引导下穿刺胰腺假性囊肿外引流术具有创伤小、操作简单、能同时放置多根引流管并迅速改善患者状况等优点，适于一般情况较差、手术风险大的患者。经皮穿刺置管引流适于急性胰腺假性囊肿囊壁尚未成熟，出现囊肿快速增大有破裂可能、并发感染、压迫周围脏器造成功能障碍的患者，尤其是 B 超或 CT 证实为单房囊肿者。囊内出血和胰性腹水是经皮穿刺的禁忌证。

（2）内镜治疗　通过内镜在假性囊肿与胃肠道间造瘘并放置支架管，使囊内容物通过支架管引流至胃肠道从而达到治疗目的。

（3）腹腔镜治疗　腹腔镜下可以进行胃囊肿吻合术和囊肿空肠吻合术达到内引流的目的，但有污染腹腔、胃穿孔、出血以及吻合不充分等缺点。

【健康教育】

该疾病多继发于急性胰腺炎和胰腺损伤，所以积极防治该类疾病有助于避免该疾病。

本章小结

脂肪性肝病是常见的肝损害的原因之一，其特点就是体重肥胖及胰岛素抵抗等代谢异常，治疗重要方法为控制饮食、加强运动。

自身免疫性肝病的共同特点是，在肝出现病理性炎症损伤的同时，血清中可发现与肝有关的自身抗体。治疗目的是缓解症状、改善生化指标和组织学炎症，维持持续缓解状态，治疗并发症等。

DILI 是指某些药物所导致的肝损害。临床上 DILI 既可以是急性过程，也可以是慢性过程。轻者仅表现为血清酶学检查异常，重者可诱发急性暴发性肝衰竭或慢性进行性肝病。

肝脓肿起病较急，根据全身或胆道感染等病史，结合高热、肝区疼痛、恶心、呕吐、食欲缺乏等临床表现，基本可初步诊断。及时抗感染治疗，或超声引导下穿刺引流，效果较好。

　　肝包虫病主要流行于畜牧业发达地区。手术治疗仍为目前治疗肝包虫病的主要治疗手段。

　　肝硬化是由一种或多种病因长期或反复作用形成的弥漫性肝损害。在我国大多数为肝炎后肝硬化。晚期常出现上消化道出血、肝性脑病、继发感染、脾功能亢进、腹水、癌变等并发症。目前尚无根治办法。主要在于早期发现和阻止病程进展。

　　典型的胆绞痛病史是诊断胆石症的重要依据；胆道感染主要因胆道梗阻、胆汁淤滞造成，胆道结石是导致梗阻的最主要原因，而反复感染可促进结石形成并进一步加重胆道梗阻；胆道蛔虫症特点是剧烈的腹痛与较轻的腹部体征不相称，所谓"病症不符"。

　　急性胰腺炎以急性上腹痛、恶心、呕吐、发热和血胰酶增高等为特点。轻症急性胰腺炎以胰腺水肿为主，临床多见；重症急性胰腺炎会有胰腺出血坏死，常继发感染、腹膜炎和休克等，病死率高。

目标检测

一、单项选择题

1. 酒精性肝病患者的临床症状不包括

　　A. 右上腹痛　　　　　　　　　　B. 食欲缺乏

　　C. 黄疸　　　　　　　　　　　　D. 体重增加

　　E. 乏力

扫码"练一练"

2. 酒精量换算公式为

　　A. g = 饮酒量（ml）×酒精含量（%）×0.6

　　B. g = 饮酒量（ml）×酒精含量（%）×0.7

　　C. g = 饮酒量（ml）×酒精含量（%）×0.8

　　D. g = 饮酒量（ml）×酒精含量（%）×0.9

　　E. g = 饮酒量（ml）×酒精含量（%）×0.5

3. 脂肪性肝病的危险因素包括

　　A. 高血脂　　　　　　　　　　　B. 高血糖

　　C. 高血压　　　　　　　　　　　D. 肥胖

　　E. 以上都是

4. 脂肪性肝病治疗的首要目标是

　　A. 逆转肝细胞脂肪变，减少胆囊炎和胆结石的发生

　　B. 控制代谢紊乱，防治2型糖尿病和血管事件

　　C. 防治 NASH，阻止肝纤维化进展

　　D. 减少肝硬化的发生

　　E. 预防肝性脑病

5. 目前广泛公认的治疗 PBC 的有效药物是

　　A. 糖皮质激素　　　　　　　　　B. 秋水仙碱

　　C. 氨甲蝶呤　　　　　　　　　　D. 熊去氧胆酸

　　　E. 抗生素

　6. PBC 早期诊断和观察治疗反应的指标是

　　　A. 胆红素及胆汁酸　　　　　　　　B. 碱性磷酸酶

　　　C. GGT 和 5 – 核苷酸酶　　　　　　D. 转氨酶

　　　E. 白蛋白水平

　7. 我国对急性药物性肝损伤的时间界限是肝功能异常持续时间不超过

　　　A. 1 周　　　　　　　　　　　　　　B. 1 月

　　　C. 3 个月　　　　　　　　　　　　　D. 6 个月

　　　E. 8 个月

　8. 药物性肝损伤不会导致下列哪种疾病或并发症

　　　A. 肝衰竭　　　　　　　　　　　　　B. 慢性肝炎

　　　C. 肝脓肿　　　　　　　　　　　　　D. 自身免疫性肝炎

　　　E. 急性肝炎

　9. 细菌性肝脓肿

　　　A. B 超发现肝右叶肿物内含不均匀液性回声

　　　B. 血清甲胎蛋白升高，B 超发现肝右叶实性肿物

　　　C. B 超发现肝右叶囊性肿物，卡尼松试验阳性

　　　D. B 超发现肝和肾多发性囊性肿物

　　　E. 右肝内肿物 10 年，上腹部 CT 增强扫描见肿物均匀性增强

　10. 细菌性肝脓肿，其感染途径最常见的是经

　　　A. 肝动脉　　　　　　　　　　　　　B. 脐静脉

　　　C. 门静脉　　　　　　　　　　　　　D. 胆道

　　　E. 损伤处直接进入

　11. 我国肝硬化最常见的病因是

　　　A. 慢性酒精中毒　　　　　　　　　　B. 乙型病毒性肝炎

　　　C. 自身免疫性肝炎　　　　　　　　　D. 丙型病毒性肝炎

　　　E. 药物中毒

　12. 门静脉高压症大出血的特点是

　　　A. 发生急，来势猛，迅速引起休克

　　　B. 发生急，出血量不大

　　　C. 右上腹绞痛后黑便

　　　D. 剧烈呕吐、呕血及黑便

　　　E. 只有便血，无呕血

　13. 门静脉高压症分流术后，门静脉压力下降最明显，同时肝性脑病发生率最高的术
式是

　　　A. 脾肾静脉分流术　　　　　　　　　B. 门腔静脉分流术

　　　C. 脾腔静脉分流术　　　　　　　　　D. 肠系膜上、下腔静脉分流术

　　　E. 下腔静脉与肠系膜上静脉之间"桥式"吻合术

　14. 导致肝性脑病的假性神经递质有

A. 苯乙胺和酪胺等

B. 苯乙醇胺和羟苯乙醇胺

C. 苯乙醇胺、羟苯乙醇胺和 5 – 羟色胺等

D. 苯乙胺、酪胺和 GABA 等

E. 苯乙胺、酪胺和 5 – 羟色胺等

15. 肝性脑病患者血浆支链氨基酸减少的原因

    A. 血浆胰高血糖素浓度升高所致   B. 高胰岛素血症所致

    C. 肝对支链氨基酸灭活减少   D. 支链氨基酸合成来源减少

    E. 血浆芳香族氨基酸增多引起

16. 有关腹腔镜胆囊切除术的并发症，术后处理最棘手的是

    A. 胆管损伤   B. 胆瘘

    C. 肠管损伤   D. 血管损伤

    E. 术后出血

17. 胆囊结石的疼痛特点不包括

    A. 多数为隐痛   B. 可有明显的胆绞痛

    C. 常为夜间发作   D. 疼痛与体位有关

    E. 疼痛向腰背部呈束带状放射

18. 急性胰腺炎一般治疗原则中，哪一项未被包括在内

    A. 解痉镇痛   B. 抑制胰腺分泌

    C. 水电解质平衡与支持治疗   D. 防治感染

    E. 生长抑素类似物八肽静脉滴注

19. 男性，42 岁，呕吐、腹泻 2 天，意识模糊、烦躁不安半天急诊入院。查体：BP110/70 mmHg，神志恍惚，巩膜中度黄染，颈部可见数枚蜘蛛痣。心肺未见异常，腹软，肝肋下未触及，脾肋下 3 cm。双上肢散在出血点。Hb 90 g/L，WBC 3.22×10^9/L，血糖 7.0 mmol/L，尿糖（＋），尿酮（－）尿镜检（－）。对确诊最有价值的辅助检查是

    A. 血气分析   B. 腹部 CT

    C. 肾功能   D. 肝功能

    E. 血氨

20. 女性，45 岁，餐后 2 小时突然腹痛、恶心、呕吐，伴发热，次日出现黄疸，查血淀粉酶及胆红素明显增高，其发生黄疸的最可能原因是

    A. 肿大的胰腺压迫胆管所致   B. 肝细胞性黄疸

    C. 胆结石并胰腺炎   D. 胆总管下端狭窄

    E. 胆囊炎所致

二、简答题

1. 如何预防肝硬化？

2. 胆囊结石为什么首选 LC 治疗？

3. 为什么说治疗 AOSC 的最重要措施是胆管减压引流？

（胡炳德 李 浩）

第八章　腹腔疾病

学习目标

1. **掌握**　腹腔疾病的诊断、临床表现及治疗；急腹症的病史、体格检查
2. **熟悉**　腹腔疾病预防及健康教育；急腹症的概念、辅助检查、常见急腹症的诊断和鉴别诊断要点
3. **了解**　腹腔疾病发病机制
4. 学会对腹腔疾病患者进行诊断并选择合理的诊疗方法。
5. 能按照临床思维方法对腹腔疾病的患者进行诊断及鉴别诊断，并做出正确处理。

第一节　腹外疝

扫码"学一学"

腹外疝（abdominal external hernia）是腹部外科最常见的疾病之一。其中以腹股沟疝发生率最高，占90%以上；股疝次之，占5%左右。较常见的腹外疝还有切口疝、脐疝、白线疝和造口旁疝等。

腹股沟疝

案例导入

患者，男性，60岁。自诉近来睡眠欠佳，体重下降，排尿困难，伴有上腹部不适，右腹股沟肿物逐渐增大，并可进入阴囊。

问题：

1. 该患者的诊断及诊断依据是什么？
2. 治疗原则是什么？

腹股沟疝（inguinal hernia）分为斜疝和直疝两种。疝囊经过腹壁下动脉外侧的腹股沟管深环（内环）突出，向内、向下、向前斜行经过腹股沟管，再穿出腹股沟管浅环（皮下环），并可进入阴囊，称为腹股沟斜疝。疝囊经腹壁下动脉内侧的直疝三角区直接由后向前突出，不经过内环，也不进入阴囊，称为腹股沟直疝。

斜疝是最多见的腹外疝，发病率占全部腹外疝的75%～90%；或占腹股沟疝的85%～95%。腹股沟疝发生于男性者占大多数，男女发病率之比约为15：1；右侧比左侧多见。

【临床表现】

腹股沟斜疝的基本临床表现是腹股沟区有一突出的肿块。有的患者开始时肿块较小，仅仅通过深环刚进入腹股沟管，疝环处仅有轻度坠胀感，此时诊断较为困难；一旦肿块明显，并穿过浅环甚至坠入阴囊，诊断就较容易。

1. 易复性斜疝 除腹股沟区有肿块和偶有胀痛外，并无其他症状。肿块常在站立、行走、咳嗽或劳动时出现，多呈带蒂柄的梨型，并可降至阴囊或大阴唇。用手按肿块并嘱患者咳嗽，可有膨胀性冲击感。如患者平卧休息或用手将肿块向腹腔推送，肿块可向腹腔回纳而消失。回纳后，以手指通过阴囊皮肤伸入浅环，可感浅环扩大、腹壁软弱；此时如嘱患者咳嗽，指尖有冲击感。用手指紧压腹股沟管深环，让患者起立并咳嗽，斜疝疝块并不出现；但一旦移去手指，则可见疝块由外上向内下鼓出。疝内容物如为肠袢，则肿块柔软、光滑，叩之呈鼓音。回纳时常先有阻力；一旦回纳，肿块即较快消失，并常在肠袢进入腹腔时发出咕噜声。若疝内容物为大网膜，则肿块坚韧无弹性，叩之呈浊音，回纳缓慢。

2. 难复性斜疝 临床表现除胀痛稍重外，其主要特点是疝块不能完全回纳。滑动性斜疝疝块除了不能完全回纳外，尚有消化不良和便秘等症状。滑动性疝多见于右侧，左右发病率之比约为1：6。滑动性疝虽不多见，但滑入疝囊的盲肠或乙状结肠可能在修补手术时被误认为疝囊一部分而被切开，应特别注意。

3. 嵌顿性疝 通常发生在斜疝，强力劳动或排便等腹内压骤增是其主要原因。临床上表现为疝块突然增大，并伴有明显疼痛。平卧或用手推送不能使疝块回纳。肿块紧张发硬，且有明显触痛。嵌顿内容物如为大网膜，局部疼痛常较轻微；如为肠袢，不但局部疼痛明显，还可伴有腹部绞痛、恶心、呕吐、排气排便停止、腹胀等机械性肠梗阻的临床表现。疝一旦嵌顿，自行回纳的机会较少；多数患者的症状逐步加重。如不及时处理，将会发展成为绞窄性疝。肠管壁疝也称瑞契（Richter）疝，嵌顿时由于局部肿块不明显，又不一定有肠梗阻表现，容易被忽略。

4. 绞窄性疝 临床症状多较严重。但在肠袢坏死穿孔时，疼痛可因疝块压力骤降而暂时有所缓解。因此，疼痛减轻而肿块仍存在者，不可认为是病情好转。绞窄时间较长者，由于疝内容物发生感染，侵及周围组织，引起疝外被盖组织的急性炎症。严重者可发生脓毒症。

5. 腹股沟直疝 常见于年老体弱者，其主要临床表现是当患者直立时，在腹股沟内侧端、耻骨结节上外方出现一半球形肿块，并不伴有疼痛或其他症状。直疝囊颈宽大，疝内容物又直接从后向前顶出，故平卧后疝块多能自行消失，不需用手推送复位。直疝很少进入阴囊，极少发生嵌顿。疝内容物常为小肠或大网膜。膀胱有时可进入疝囊，成为滑动性直疝，此时膀胱即成为疝囊一部分，手术时应予以注意。

【诊断】

腹股沟疝的诊断一般不难，但确定是腹股沟斜疝还是直疝，有时并不容易。近年来有采用疝造影术进行诊断者，可提高手术前的确诊率。关于斜疝和直疝的鉴别，见表8-1。

表 8-1　斜疝与直疝的区别

	斜疝	直疝
发病年龄	多见于儿童及青壮年	多见于老年
突出途径	经腹股沟管突出，可进阴囊	由直疝三角突出，很少进入阴囊
疝块外形	椭圆或梨形，上部呈蒂柄状	半球形，基底较宽
回纳疝块后压住深环	疝块不再突出	疝块仍可突出
精索与疝囊的关系	精索在疝囊后方	精索在疝囊前外方
疝囊颈与腹壁下动脉的关系	疝囊颈在腹壁下动脉外侧	疝囊颈在腹壁下动脉内侧
嵌顿机会	较多	极少

【鉴别诊断】

1. 睾丸鞘膜积液　肿块完全局限在阴囊内，其上界可以清楚地摸到；用透光试验检查肿块，鞘膜积液多为透光（阳性），而疝块则不能透光。应该注意的是，幼儿的疝块，因组织菲薄，常能透光，勿与鞘膜积液混淆。腹股沟斜疝时，可在肿块后方扪及实质感的睾丸；鞘膜积液时，睾丸在积液中间，故肿块各方均呈囊性而不能扪及实质感的睾丸。

2. 交通性鞘膜积液　肿块的外形与睾丸鞘膜积液相似。于每日起床后或站立活动时肿块缓慢地出现并增大。平卧或睡觉后肿块逐渐缩小，挤压肿块，其体积也可逐渐缩小。透光试验为阳性。

3. 精索鞘膜积液　肿块较小，在腹股沟管内，牵拉同侧睾丸可见肿块移动。

4. 隐睾　腹股沟管内下降不全的睾丸可被误诊为斜疝或精索鞘膜积液。隐睾肿块较小，挤压时可出现特有的胀痛感觉。如患侧阴囊内睾丸缺如，则诊断更为明确。

5. 急性肠梗阻　肠管被嵌顿的疝可伴发急性肠梗阻，但不应仅满足于肠梗阻的诊断。

【腹股沟区解剖概要】

1. 腹股沟区的解剖层次　腹股沟区由浅而深，有以下各层。

（1）皮肤、皮下组织和浅筋膜

（2）腹外斜肌　其在髂前上棘与脐之间连线以下移行为腱膜，即腹外斜肌腱膜。该腱膜下缘在髂前上棘至耻骨结节之间向后、向上反折并增厚形成腹股沟韧带。韧带内侧端一小部分纤维又向后、向下转折而形成腔隙韧带，又称陷窝韧带，它填充着腹股沟韧带和耻骨梳之间的交角，其边缘呈弧形，为股环的内侧缘。腔隙韧带在向外侧延续的部分附着于耻骨梳，为耻骨梳韧带（Cooper 韧带）。这些韧带在腹股沟疝传统的修补手术中极为重要。腹外斜肌腱膜纤维在耻骨结节上外方形成一三角形的裂隙，即腹股沟管浅环（外环或皮下环）。腱膜深面与腹内斜肌之间有髂腹下神经及髂腹股沟神经通过，在施行疝手术时应避免其损伤。

（3）腹内斜肌和腹横肌　腹内斜肌在此区起自腹股沟韧带的外侧 1/2。肌纤维向内下走行，其他下缘呈弓状越过精索前方、上方，在精索内后侧止于耻骨结节。腹横肌在此区起自腹股沟韧带外侧 1/3，其下缘也呈弓状越过精索上方，在精索内后侧与腹内斜肌融合而形成腹股沟镰（或称联合腱），也止于耻骨结节。

（4）腹横筋膜　位于腹横肌深面。其下面部分的外侧 1/2 附着于腹股沟韧带，内侧 1/2 附着于耻骨梳韧带。腹横筋膜与包裹腹横肌和腹内斜肌的筋膜在弓状下缘融合，形成弓状腱膜结构，称为腹横肌腱膜弓；腹横筋膜至腹股沟韧带向后的游离缘处加厚形成髂耻束，在腹腔镜疝修补术中特别重视腹部横肌腱膜弓和髂耻束。在腹股沟中点上方 2 cm、腹壁下动脉外侧处，男性精索和女性子宫圆韧带穿过腹横筋膜而造成一个卵圆形裂隙，即为腹股沟管深环（内环或腹环）。腹横筋膜由此向下包绕精索，成为精索内筋膜。深环内侧的腹横筋膜组织增厚，称凹间韧带。在腹股沟韧带内侧 1/2，腹横筋膜还覆盖着股动脉、股静脉，并在腹股沟韧带后方伴随这些血管下行至股部。

（5）腹膜外脂肪和腹膜壁层　从上述解剖层次可见，在腹股沟内侧 1/2 部分，腹壁强度较为薄弱，因为该部位在腹内斜肌和腹横肌的弓状下缘与腹股沟韧带之间有一空隙，这就是腹外疝好发于腹股沟区的重要原因。

2. 腹股沟管解剖　腹股沟管位于腹前壁、腹股沟韧带内上方，大体相当于腹内斜肌、腹横肌弓状下缘与腹股沟韧带之间的空隙。成年人腹股沟管的长度为 4～5 cm。腹股沟管的内口即深环，外口即浅环。它们的大小一般可容纳一指尖。以深环为起点，腹股沟管的走向由外向内、由上向下、由深向浅斜行。腹股沟管的前壁有皮肤、皮下组织和腹外斜肌腱膜，但外侧 1/3 部分尚有腹内斜肌覆盖；管的后壁为腹横筋膜和腹膜，其内侧 1/3 尚有腹股沟镰；上壁为腹内斜肌、腹横肌的弓状下缘；下壁为腹股沟韧带的腔隙韧带。女性腹股沟管内有子宫圆韧带通过，男性有精索通过。

3. 直疝三角　直疝三角也称海氏（Hesselbach）三角，其外侧边是腹壁下动脉，内侧边是腹直肌外侧缘，底边为腹股沟韧带。此处腹壁缺乏完整的腹肌覆盖，且腹横筋膜又比周围部分薄，故易发生疝。腹股沟直疝即在此由后向前突出，故称直疝三角。直疝三角与腹股沟深环之间有腹壁下动脉和凹间韧带相隔。

【病因】

产生腹股沟疝的病因尚未完全清楚，但与患者性别、年龄、家族史有关。多发于男性、老年人。

1. 先天因素　如鞘状突未闭、腹股沟管发育不良（长度较短、斜度不足）等情况。在遗传基因上虽无确切的证据，但相关研究表明：有腹股沟疝者的后代发病率可增加数倍之多。

2. 后天因素　机体的生长发育、营养代谢不良，如慢性肝病、腹腔积液、肾病等以及各种引起腹股沟区域腹壁的组织（细胞外基质）胶原代谢或其成分改变的疾病；还与长期吸烟、有下腹部手术史等有关。

【处理】

目前，成人腹股沟疝只有通过外科手术治疗才能获得痊愈，非手术方法无法治愈。采用何种方法治疗，应根据患者的情况和医生自身所掌握的技能加以选择。

1. 治疗原则和手术指征

（1）成人男性腹股沟疝患者，一经确诊，应择期进行手术治疗。

（2）成人女性腹股沟疝患者，虽发病率明显较男性低，但相关证据表明：女性腹股沟疝患者，特别是老年女性，更易出现嵌顿和绞窄情况，应尽早手术治疗。

（3）因年老体弱等其他原因不能耐受手术者，做好围手术期准备，等待手术；或选择疝带或疝托进行保守治疗。

（4）对于嵌顿性疝应防止绞窄性疝的发生，视病情行急诊手术。

（5）对于复发疝的手术治疗，需要考虑避开前次手术路径所造成的困难，如前次手术为开放手术，复发后再次手术时采用腹腔镜手术入路会更适宜，反之亦然。主刀医生的资质和经验也是治疗复发疝需要考虑的另一因素。

2. 手术禁忌证和注意事项

（1）择期腹股沟疝手术属清洁伤口（Ⅰ类切口），因此，凡手术区域存在感染病灶或全身处于急性感染期应视为手术禁忌证。《麻醉技术分级管理制度》中所规定的3级或以上级别的患者，视为相对禁忌证，应谨慎对待，手术须充分准备。

（2）注意事项包括具有引起腹内压增高因素者，如严重腹水、前列腺肥大、便秘和慢性咳嗽等症状，术前需要进行相应的处理，以减少术后早期复发及其他并发症的发生。对于双侧进入阴囊的大疝或一侧巨大疝患者，应考虑疝内容物回纳腹腔对腹内压的影响，可采用多学科综合治疗协作组（MDT）模式，预防腹腔间室综合征的发生。

3. 腹股沟疝手术治疗 可分为开放手术和腹腔镜手术两大类。

（1）开放手术 即常规手术。

1）组织间的张力缝合修补 也称为"经典手术"，如巴西尼（Bassini）、肖尔代斯（Shouldice）、麦克凡（McWay）等术式。操作要点：游离精索、还纳疝内容物、高位结扎疝囊及缝合加强腹股沟管后壁等。

手术关键点：重建合适大小的内环；缝合加强的腹股沟管后壁层面（垂直、平行、间断、等距离将弓状下缘、腹横筋膜缝合至腹股沟韧带，缝合针数依据腹股沟管的长度而定）。

2）使用疝修补材料的加强修补手术 也称为"无张力"修补术。

①加强腹股沟后壁的手术：单纯平片修补（Lichtenstein）术式和网塞–平片修补（如Rutkow、Millikan）术式等。操作要点：游离精索，还纳疝内容物，处理疝囊，修补材料的置入、固定。手术关键点：修补材料放置到位与平整、固定妥当。

②腹膜前间隙（针对"肌耻骨孔"）的加强手术：如Kugei、Gilbert。操作要点：游离精索，还纳疝内容物，处理疝囊，游离腹膜前间隙，修补材料的置入、固定。手术关键点：腹膜前间隙的游离，修补材料放置到位与平整、固定妥当。

（2）腹腔镜手术 是基于"肌耻骨孔"区域，使用材料的腹壁加强手术。优点有术后疼痛轻、恢复快，手术伤口并发症较少等，但费用高于开放手术。手术要点：在下腹部打开腹膜前间隙（耻骨后间隙和腹股沟间隙），分离和处理疝囊，显露生殖血管、输精管或圆韧带（女性），放置修补材料，关闭腹膜。手术关键点：腹膜前间隙的适当分离解剖，修补材料放置覆盖肌耻骨孔区域，放置平整、腹膜关闭妥当。

腹腔镜手术主要有以下两种：①全腹膜外修补术（TEP）：不进入腹膜腔，修补材料放置于腹膜前间隙内。②经腹腔腹膜前修补术（TAPP）：进入腹腔，修补材料放置于腹膜前间隙，缝合关闭腹膜。在以上方法实施中有困难时，还可选择使用腹腔内修补术（IPOM）或经腹部分外腹膜外修补术（TAPE），但不推荐作为腹腔镜手术的首选方法。这些方法的修补材料须选用防粘连材料。

4. 围手术期处理

（1）一般处理　除常规的术前检查外，对于老年患者应全面了解机体状态，如检查心、肺、肾功能及血糖水平等；伴有慢性疾病的老年患者，应该在手术前对其危险性加以评估，尤其对于合并呼吸和循环系统疾病患者，应该治疗和处理这些疾病后再行手术。

（2）关于抗生素使用　择期腹股沟疝的手术属清洁伤口（Ⅰ类切口）手术，不常规预防性应用抗生素。对有感染可能的高危人群，有关证据表明：预防性应用抗生素可降低感染发生率。

📖 **知识链接**

经腹腔镜疝修补术

经腹腔镜疝修补术（laparoscopic inguinal herniorrhaphy，LIHR）方法有4种：①经腹膜前法（transabdominal preperitoneal approach，TAPA）；②完全经腹膜外法（totally extraperitoneal approach，TEA）；③经腹腔补片植入技术（intraperitoneal onlay mesh technique，IPOM）；④单纯疝环缝合法。前三种方法的基本原理是从后方用网片加强腹壁的缺损；最后一种方法是用钉或缝线使内环缩小，只用于较小儿童斜疝。经腹腔镜疝修补术具有创伤小、术后疼痛轻、恢复快、复发率低、无局部牵扯感等优点。对于双侧腹股沟疝的修补，尤其是多次复发或隐匿性疝，经腹腔镜疝修补更具优势。但因需全身麻醉、手术费用高等原因，目前临床应用较少。

股疝

👉 **案例导入**

患者，女性，56岁。久站或咳嗽时左腹股沟区胀痛1年。慢性支气管炎病史3年，近1月咳嗽加重。查体：站立时左腹股沟韧带下方内侧有一突起的半球形包块，平卧时缩小，咳嗽时无明显冲击感。

问题：

1. 该患者的诊断及诊断依据是什么？

2. 治疗原则是什么？

疝囊通过股环、经股管向卵圆窝突出的疝，称为股疝（femoral hernia）。股疝的发病率占腹外疝的3%～5%，多见于40岁以上妇女。女性骨盆较宽大、联合肌腱和腔隙韧带较薄弱，以致股管上口宽大松弛而易发病。妊娠是腹内压增高的主要原因。

【临床表现】

疝块往往不大，常在腹股沟韧带下方卵圆窝处表现为一半球形的突起。平卧回纳内容物后，疝块有时不能完全消失，这是因为疝囊外有很多脂肪堆积的缘故。由于疝囊颈较小，咳嗽冲击感也不明显。易复性股疝的症状较轻，常不为患者所注意，尤其在肥胖者更易疏忽。一部分患者可在久站或咳嗽时感到患处胀痛，并有可复性包块。

股疝如发生嵌顿，除引起局部明显疼痛外，也常伴有较明显的急性机械性肠梗阻，严重者甚至可以掩盖股疝的局部症状。

【鉴别诊断】

1. 腹股沟斜疝 斜疝位于腹股沟韧带上内方，股疝则位于腹股沟韧带下外方，一般不难鉴别诊断。应注意的是，较大的股疝除疝块的一部分位于腹股沟韧带下方以外，一部分有可能在皮下伸展至腹股沟韧带上方。用手指探查腹股沟管外环（浅环）是否扩大，有助于两者的鉴别。

2. 脂肪瘤 股疝疝囊外常有一增厚的脂肪组织层，在疝内容物回纳后，局部肿块不一定完全消失。这种脂肪组织有被误诊为脂肪瘤的可能。两者的不同在于脂肪瘤基底不固定而活动度较大，股疝基底固定而不能被推动。

3. 肿大的淋巴结 嵌顿性股疝常误诊为腹股沟区淋巴结炎。后者常有急性感染史，如下肢感染、肛周脓肿等，给予抗生素治疗后，肿块变小、症状减轻。

4. 大隐静脉曲张结节样膨大 卵圆窝处结节样膨大的大隐静脉在站立或咳嗽时增大，平卧时消失，可能被误诊为易复性股疝。压迫股静脉近心端可使结节样膨大增大；此外，下肢其他部位同时有静脉曲张对鉴别诊断有重要意义。

5. 髂腰部结核性脓肿 脊柱或骶髂关节结核所致寒性脓肿可沿腰大肌流至腹股沟区，并表现为一肿块。这一肿块也可有咳嗽冲击感，且平卧时也可暂时缩小，可与股疝混淆。仔细检查可见这种脓肿多位于腹股沟的外侧部、偏髂窝处，且有波动感。检查脊柱常可发现腰椎有病征。

【股管解剖概要】

股管是一个狭长的漏斗形间隙，长 1 ~ 1.5 cm，内含脂肪、疏松的结缔组织和淋巴结。股管有上下两口。上口称股环，直径约 1.5 cm，有股环隔膜覆盖；其前缘为腹股沟韧带，后缘为耻骨梳韧带，内缘为腔隙韧带，外缘为股静脉。股管下口为卵圆窝。卵圆窝是股部深筋膜上的一个薄弱部分，覆有一层薄膜，称为筛状板。它位于腹股沟韧带内侧端的下方，下肢大隐静脉在此处穿过筛状板进入股静脉。

【病理】

在腹内压增高的情况下，对着股管上口的腹膜，被下坠的腹内脏器推向下方，经股环向股管突出而形成股疝。疝块进一步发展，即由股管下口顶出筛状板而至皮下层。疝内容物常为大网膜或小肠。由于股管几乎是垂直的，疝块在卵圆窝处向前转折时形成一锐角，且股环本身较小，周围又多坚韧的韧带，因此股疝容易嵌顿。在腹外疝中，股疝嵌顿者最多，高达 60%。股疝一旦嵌顿，可迅速发展为绞窄性疝，应特别注意。

【处理】

股疝容易嵌顿，一旦嵌顿又迅速发展为绞窄性疝。因此，股疝诊断确定后，应及时手术治疗。对于嵌顿性或绞窄性股疝，更应紧急手术。

最常用的手术方法是 McVay 修补法。此法不仅能加强腹股沟管后壁而用于修补腹股沟疝，同时还能堵住股环而用于修补股疝。另一方法是在处理疝囊后，在腹股沟韧带下方把腹股沟韧带、腔隙韧带和耻骨肌筋膜缝合在一起，借以关闭股环。也可采用无张力疝修补法或经腹腔镜疝修补术。

嵌顿性或绞窄性股疝手术时，因股疝狭小，回纳疝内容物常有一定困难。遇此情况时，可切断腹股沟韧带以扩大股环。但在疝内容物回纳后，应仔细修复被切断的韧带。

其他腹外疝

☞ 案例导入

患者，女性，60 岁。肥胖。既往有糖尿病病史，长期便秘。因乙状结肠癌行剖腹探查，行乙状结肠癌根治术。术后第 7 天拆线时，发现脂肪液化，换药 1 个月后逐渐窦道形成，经反复清创换药后，术后半年切口愈合。但患者切口处逐渐出现可复性包块，平卧后消失，站立后出现。

问题：

1. 该患者的诊断及诊断依据是什么？
2. 治疗原则是什么？

一、切口疝

切口疝（incisional hernia）是由于原手术的腹壁切口筋膜和（或）肌层未能完全愈合，在腹腔内压力的作用下形成的腹外疝，其疝囊可有完整或不完整的腹膜上皮细胞。一般见于腹前壁切口。

在各种常用的腹部切口中，最常发生切口疝的是经腹直肌切口；下腹部因腹直肌后鞘不完整，切口疝更多见。其次为正中切口和旁正中切口。

腹部切口疝的主要症状是腹壁切口处逐渐膨隆，有肿块出现。肿块通常在站立或用力时更为明显，平卧休息则缩小或消失。较大的切口疝有腹部牵拉感，伴食欲缺乏、恶心、便秘、腹部隐痛等表现。多数切口疝无完整疝囊，疝内容物常可与腹膜外腹壁组织粘连而成为难复性疝，有时还伴有不完全性肠梗阻。

检查时可见切口瘢痕处肿块，小者直径数厘米，大者可达 10～20 cm，甚至更大。有时疝内容物可达皮下。此时常可见到肠型和肠蠕动波，扣之则可闻及肠管的"咕噜"声。肿块复位后，多数能扣到腹肌裂开所形成的疝环边缘。腹壁肋间神经损伤后腹肌薄弱所致切口疝，虽有局部膨隆，但无边缘清楚的肿块，也无明确疝环可扣及。切口疝的疝环一般比较宽大，很少发生嵌顿。

腹切口疝多见于腹部纵行切口，原因是：除腹直肌外，腹各肌层及筋膜、鞘膜等组织的纤维大体上都是横行的，纵行切口势必切断这些纤维；在缝合这些组织时，缝线容易在纤维间滑脱；已缝合的组织又经常受到肌的横向牵引力而容易发生切口哆开。此外，纵行切口虽不至于切断强有力的腹直肌，但因肋间神经可被切断，腹直肌强度可能因此而降低。除上述解剖因素外，手术操作不当是导致切口疝的重要原因，其中最主要的是切口感染所致腹壁组织破坏，由此引起的腹部切口疝占 50% 左右。其他如留置引流物过久、切口过长以致切断肋间神经过多，腹壁切口缝合不严密，手术中因麻醉效果不佳、缝合时强行拉拢创缘而致组织撕裂等情况均可导致切口疝的发生。手术后腹部明显胀气或肺部并发症导致剧烈咳嗽而致腹内压骤增，也可使切口内层哆裂而发生切口疝。此外，创口愈合不良也是一个重要因素。发生切口愈合不良的原因很多，如切口内血肿形成、肥胖、老龄、糖尿病、营养不良或某些药物（如皮质激素）。

治疗原则是手术修补。手术步骤：①切除疝表面原手术切口瘢痕。②显露疝环，沿其边缘清楚地解剖出腹壁各层组织。③回纳疝内容物后，在无张力的条件下拉拢环边缘，逐层细致地缝合健康的腹壁组织，必要时可用重叠缝合法加强之。以上要求对于较小的切口疝是容易做到的。对于较大的切口疝，因腹壁组织萎缩的范围过大，要求在无张力前提下拉拢健康组织有一定困难。如在张力较大的情况下强行拉拢，即使勉强完成了缝合修补，术后难免不再复发。对这种病例，可用人工高分子修补材料或自体筋膜组织进行修补。

二、脐疝

疝囊通过脐环突出的疝称脐疝（umbilical hernia）。脐疝有小儿脐疝和成人脐疝之分，两者发病原因及处理原则不尽相同。小儿脐疝的发病原因是脐环闭锁不全或脐部瘢痕组织不够坚强，在腹内压增加的情况下发生。小儿腹内压增高的主要原因有经常啼哭和便秘。小儿脐疝多属易复性，临床上表现为啼哭时脐疝脱出，安静时肿块消失。疝囊颈一般不大，但极少发生嵌顿和绞窄。有时，小儿脐疝覆盖组织可以穿破，尤其是在受到外伤后。

临床发现未闭锁的脐环迟至 2 岁时多能自行闭锁。因此，除了嵌顿或穿破等紧急情况外，在小儿 2 岁之前可采取非手术疗法。满 2 岁后，如脐环直径还大于 1.5 cm，则可手术治疗。原则上，5 岁以上儿童的脐疝均应采取手术治疗。

非手术疗法的原则是在回纳疝块后，用一大于脐环的、外包纱布的硬币或小木片抵住脐环，然后用胶布或绷带加以固定勿使移动。6 个月以内的婴儿采用此法治疗，疗效较好。

成人脐疝为后天性疝，较为少见，多数是中年经产妇女。由于疝环狭小，成人脐疝发生嵌顿或绞窄者较多，故采取手术疗法。孕妇或肝硬化腹水者，如伴发脐疝，有时会发生自发性或外伤性穿破。

脐疝手术修补的原则是切除疝囊，缝合疝环；必要时可重叠缝合疝环两旁的组织。手术时应注意保留脐眼，以免对患者（特别是小儿）产生心理上影响。

三、白线疝

白线疝（hernia of white line）是指发生于腹壁正中线（白线）处的疝，绝大多数在脐上，故也称上腹疝。

早期白线疝肿块小而无症状，不易被发现。以后可因腹膜受牵拉而出现明显的上腹疼痛，以及消化不良、恶心、呕吐等症状。嘱患者平卧，回纳疝块后，常可在白线区扪及缺损的空隙。

白线的腱纤维均为斜行交叉，这一结构可使白线做出形态和大小的改变，以适应在躯体活动或腹壁呼吸活动时的变化，如在伸长时白线变窄，缩短时变宽。但当腹胀时又需同时伸长和展宽，就有可能撕破交叉的腱纤维，从而逐渐形成白线疝。上腹部白线深面是镰状韧带，它所包含的腹膜外脂肪常是早期白线疝的内容物。白线疝进一步发展，突出的腹膜外脂肪可把腹膜向外牵出形成一疝囊，于是腹内组织（多为大网膜）可通过囊颈而进入疝囊。下腹部两侧腹直肌靠得较紧密，白线部腹壁强度较高，故很少发生白线疝。

疝块较小而无明显症状者，可不必治疗。症状明显者可行手术。一般只需切除突出的脂肪，缝合白线的缺损。如果有疝囊存在，则应结扎疝囊颈，切除疝囊，并缝合腹白线的缺损。白线缺损较大者，可用人工高分子修补材料进行修补。

第二节　腹　膜　炎

扫码"学一学"

腹膜炎是腹腔脏层腹膜和壁层腹膜的炎症，可由细菌感染或受化学、物理损伤等因素刺激而引起。腹膜炎按病因可分为细菌性和非细菌性两类；按累及范围可分为弥漫性和局限性腹膜炎；按临床经过可分为急性、亚急性和慢性腹膜炎；按发布机制可分为原发性和继发性两类。

急性弥漫性腹膜炎

案例导入

　　患者，男性，32岁，既往有消化道溃疡病史4年，突发上腹部刀割样疼痛，迅速蔓延至全腹，服抗生素后不能缓解，症状加重，遂于6小时后急诊求治。X线诊断：膈下见新月状气体。

　　问题：

　　1. 该患者的诊断及诊断依据是什么？

　　2. 治疗原则是什么？

急性化脓性腹膜炎累及整个腹腔称为急性弥漫性腹膜炎（acute diffuse peritonitis）。多数是继发性腹膜炎，源于腹腔脏器的感染、坏死穿孔以及外伤等。

【临床表现】

由于病因不同，腹膜炎的症状可以是突然发生，也可以是逐渐出现的。如空腔脏器损伤破裂或穿孔后引起的腹膜炎发病较突然。而阑尾炎、胆囊炎等引起的腹膜炎多先有原发病症状，后逐渐出现腹膜炎表现。

1. 腹痛　是最主要的临床表现。疼痛的程度与发病的原因、炎症的轻重、年龄及身体素质等有关。疼痛一般都很剧烈，难以忍受，呈持续性。深呼吸、咳嗽、转动身体时疼痛加剧，患者多不愿改变体位。疼痛先从原发病变部位开始，随炎症扩散而延及全腹。

2. 恶心、呕吐　腹膜受到刺激，可引起反射性恶心、呕吐，吐出物多是胃内容物。发生麻痹性肠梗阻时可吐出黄绿色胆汁，甚至棕褐色粪水样内容物。

3. 体温、脉搏　其变化与炎症的轻重有关。开始时正常，以后体温逐渐升高、脉搏逐渐加快。原发病变如为炎症性如阑尾炎，发生腹膜炎之前体温已升高，发生腹膜炎后更高。老年体弱的患者体温可不升高。脉搏多加快，如脉搏快体温反而下降，这是病情恶化的征象之一。

4. 感染中毒症状　患者可出现高热、脉速、呼吸浅快、大汗、口干。病情进一步发展，可出现面色苍白、虚弱、眼窝凹陷、皮肤干燥、四肢发凉、呼吸急促、口唇发绀、舌干苔厚、脉细微弱、体温骤升或下降、血压下降、神志恍惚或不清，表明已有重度缺水、代谢性酸中毒及休克。

5. 腹部体征　腹胀，腹式呼吸减弱或消失。腹部压痛、腹肌紧张和反跳痛是腹膜炎的标志性体征，尤以原发病灶所在部位最为明显。腹肌紧张的程度随病因和患者的全身状况不同而异。腹胀加重是病情恶化的重要标志。胃肠或胆囊穿孔可引起强烈的腹肌紧张，甚至呈"木板样"强直。幼儿、老人或极度衰弱的患者腹肌紧张可不明显，易被忽视。腹部叩诊因胃肠胀气而呈鼓音。胃十二指肠穿孔时，肝浊音界缩小或消失。腹腔内积液较多时可叩出移动性浊音。听诊时肠鸣音减弱，肠麻痹时肠鸣音可能完全消失。

6. 直肠指检　直肠前窝饱满及触痛，表示盆腔已有感染或形成盆腔脓肿。

【辅助检查】

1. 实验室检查　白细胞计数及中性粒细胞比例增高。病情严重或机体反应能力低下的患者，白细胞计数不增高，仅中性粒细胞比例增高，甚至有中毒颗粒出现。

2. 腹部立位平片　小肠普遍胀气并有多个小液平面是肠麻痹征象。胃肠穿孔时多可见膈下游离气体。

3. 超声检查　可显出腹腔内有不等量的液体，但不能鉴别液体的性质。超声可引导腹腔穿刺抽液。对部分原发病的诊断有价值。

4. CT 检查　腹膜炎时腹腔胀气明显，有时超声难以确定诊断，选择 CT 检查尤为重要。CT 检查对腹腔内实质性脏器病变（如急性胰腺炎）的诊断帮助较大，对评估腹腔内液体量也有一定帮助。临床辅以 CT 检查诊断准确率可达 95%。

5. 腹腔穿刺　根据抽出液的性质来判断病因，抽出液可为透明、混浊、脓性、血性、含食物残渣或粪便等几种情况。结核性腹膜炎为草绿色透明腹水。胃十二指肠急性穿孔时抽出液呈黄色、混浊、含胆汁、无臭味。饱食后穿孔抽出液可含食物残渣。急性重症胰腺炎时抽出液为血性、胰淀粉酶含量高。急性阑尾炎穿孔时抽出液为稀薄脓性略有臭味。绞窄性肠梗阻时抽出液为血性、臭味重。如抽出液为不凝血，应想到有腹腔内出血；如抽出物为全血且放置后凝固，需排除是否刺入血管。抽出液可做涂片镜检及细菌培养。腹腔内液体少于 100 ml 时，腹腔穿刺往往抽不出液体，可注入一定量生理盐水灌洗后再进行抽液检查。

如直肠指检发现直肠前壁饱满、触痛，提示盆腔已有感染或形成盆腔脓肿，也可经肛门直肠前穿刺抽液。已婚女性患者可做经阴道（超声）检查或经后穹隆穿刺检查。

【诊断】

根据病史及典型体征、白细胞计数及分类、腹部 X 线检查、超声或 CT 检查结果等综合分析，腹膜炎的诊断一般是比较容易的。但儿童在上呼吸道感染期间突然腹痛、呕吐，出现明显的腹部体征时，应仔细分析是原发性腹膜炎，还是由于肺部炎症刺激肋间神经所致。

【病因】

1. 继发性腹膜炎 继发性化脓性腹膜炎是最常见的腹膜炎。腹腔空腔脏器穿孔、外伤引起的腹壁或内脏破裂，是急性继发性化脓性腹膜炎最常见的原因。如胃十二指肠溃疡急性穿孔，胃肠内容物流入腹腔产生化学性刺激，诱发化学性腹膜炎，继发感染后成为化脓性腹膜炎；急性胆囊炎，胆囊壁坏死、穿孔，造成极为严重的胆汁性腹膜炎；外伤造成的肠管、膀胱破裂，腹腔污染及经腹壁伤口进入细菌，可很快形成腹膜炎。腹腔内脏器炎症扩散也是急性继发性腹膜炎的常见原因，如急性阑尾炎、急性胰腺炎、女性生殖器官化脓性感染等，含有细菌的渗出液在腹腔内扩散引起腹膜炎。其他如腹部手术中的腹腔污染，胃肠道、胆管、胰腺吻合口渗漏；腹前、后壁的严重感染也可引起腹膜炎。引起继发性腹膜炎的细菌主要是胃肠道内的常驻菌群，其中以大肠埃希菌最为多见；其次为厌氧拟杆菌、链球菌、变性杆菌等。一般都是混合性感染，故毒性较强。

2. 原发性腹膜炎 又称自发性腹膜炎，即腹腔内无原发病灶。致病菌多为溶血性链球菌、肺炎双球菌或大肠埃希菌。细菌进入腹腔的途径一般如下。

（1）血行播散　致病菌如肺炎双球菌和链球菌从呼吸道或泌尿系的感染灶，通过血行播散至腹膜。婴幼儿的原发性腹膜炎多属此类。

（2）上行性感染　来自女性生殖道的细菌，通过输卵管直接向上扩散至腹腔，如淋菌性腹膜炎。

（3）直接扩散　如泌尿系感染时，细菌可通过腹膜层直接扩散至腹膜腔。

（4）透壁性感染　正常情况下，肠腔内细菌是不能通过肠壁的。但在某些情况下，如肝硬化并发腹水、肾病、猩红热或营养不良等机体抵抗力低下时，肠腔内细菌有可能通过肠壁进入腹膜腔，引起腹膜炎。

原发性腹膜炎感染范围很大，与脓液的性质及细菌种类有关。常见的溶血性链球菌的脓液稀薄，无臭味。

【病理生理】

胃肠内容物和细菌进入腹腔后，机体立即发生反应，腹膜充血、水肿并失去光泽。接着产生大量清亮的浆液性渗出物，以稀释腹腔内的毒素，并出现大量的巨噬细胞、中性粒细胞，加以坏死组织、细菌和凝固的纤维蛋白，使渗出液变混浊而成为脓液。以大肠埃希菌为主的脓液呈黄绿色，常与其他致病菌混合感染而变得稠厚，并有粪便的特殊臭味。

腹膜炎的结局取决于两个方面，一方面是患者全身的和腹膜局部的防御能力，另一方面是污染细菌的性质、数量和时间。细菌及其产物（内毒素）刺激患者的细胞防御机制，激活众多炎性介质，例如肿瘤坏死因子α（TNFα）、白介素－1（IL－1）、IL－6 和弹性蛋白酶等。这些细胞因子多来自巨噬细胞，另一些是直接通过肠屏障逸入腹腔，或由于损伤的腹膜组织所生成。腹腔渗出液中细胞因子的浓度更能反映腹膜炎的严重程度。在病程后期，腹腔内细胞因子具有损害器官的作用。除了细菌因素以外，这些毒素介质不被清除，其终末介质 NO 将阻断三羧酸循环而导致细胞缺氧窒息，造成多器官衰竭和死亡。此外，腹腔内脏器浸泡在脓性液体中，腹膜严重充血、水肿并渗出大量液体，引起脱水和电解质紊乱，血浆蛋白减低和贫血，加之发热、呕吐，肠管麻痹，肠腔内大量积液使血容量明显减少，导致低血容量性休克，同时细菌毒素入血而引发感染性休克。肠管因麻痹而扩张、胀气，可使膈肌抬高而影响心肺功能，使血液循环和气体交换受到影响，加重休克导致死亡。

年轻体壮、抗病能力强者，可使病菌毒力下降。病变损害轻的能与邻近的肠管和其他脏器以及移过来的大网膜发生粘连，将病灶局限于腹腔内的一个部位成为局限性腹膜炎。渗出物逐渐被吸收，炎症消散，自行修复而痊愈。若局限部位化脓，积聚于膈下、髂窝、肠袢间、盆腔，则可形成局限性脓肿。

腹膜炎治愈后，腹腔内多有不同程度的粘连，大多数粘连无不良后果。部分粘连可造成肠管扭曲或形成锐角，使肠管不通，形成粘连性肠梗阻。

【处理】

分为非手术治疗和手术治疗

1. 非手术治疗 对病情较轻，或病程较长超过 24 小时，且腹部体征已减轻或有减轻趋势者，或伴有严重心肺等脏器疾病不能耐受手术者，可行非手术治疗。非手术治疗也可作为手术前的准备工作。

（1）体位 一般取半卧位，以促使腹腔内渗出液流向盆腔，减少吸收和减轻中毒症状，有利于局限和引流；且可促使腹内脏器下移，腹肌松弛，减轻因腹胀挤压膈肌而影响呼吸和循环。鼓励患者经常活动双腿，以防发生下肢静脉血栓形成。休克患者取平卧位或休克体位。

（2）禁食、胃肠减压 胃肠道穿孔的患者必须禁食，并留置胃管持续胃肠减压抽出胃肠道内容物和气体，以为减少消化道内容物继续流入腹腔，减轻胃肠内积气，改善胃壁的血运，有利于炎症的局限和吸收，促进胃肠道恢复蠕动。

（3）纠正水、电解质紊乱 由于禁食、胃肠减压及腹腔内大量渗液，造成体内水和电介质紊乱。根据患者的出入量及应补充的水量计算需补充的液体总量（晶体、胶体），以纠正缺水和酸碱失衡。病情严重的应输血浆及白蛋白，以纠正因腹腔内渗出大量血浆引起的低蛋白血症；贫血者可输血。注意监测脉搏、血压、尿量、中心静脉压、血常规、血气分析等，以调整输液的成分和速度，维持尿量每小时 30 ～ 50 ml。急性腹膜炎中毒症状重并有休克时，如补液、输血仍未能改善患者状况，可以用一定剂量的激素，以减轻中毒症状、缓解病情。也可以根据患者的脉搏、血压、中心静脉压等情况应用血管收缩剂或扩张剂，以多巴胺较为安全有效。

（4）抗生素应用 继发性腹膜炎大多为混合感染，致病菌主要为大肠埃希菌、肠球菌和厌氧菌（拟杆菌为主）。在选择抗生素时，应考虑致病菌的种类。第三代头孢菌素足以杀死大肠埃希菌而无耐药性。过去较为常用的氨苄西林、氨基糖苷类和甲硝唑（或克林霉素）三联用药方案，现在已很少应用。因为氨基糖苷类药有肾毒性，在腹腔感染的低 pH 环境中效果不大。以往多主张大剂量联合应用抗生素，现在认为单一广谱抗生素治疗大肠埃希菌的效果可能更好。严格地说，根据细菌培养及药敏结果选用抗生素是比较科学合理的。

应该强调的是，抗生素治疗不能替代手术治疗，有些病例单独通过手术即可治愈。

（5）补充热量和营养支持 急性腹膜炎的代谢率约为正常人的 140%，每日需要的热量达到 12550~16740 kJ（3000~4000 kcal）。当热量补充不足时，体内大量蛋白首先被消耗，使患者的抵抗力及愈合能力下降。在输入葡萄糖供给一部分热量的同时应补充白蛋白、氨基酸等。静脉输入脂肪乳可获较高热量。长期不能进食的患者应尽早给予肠外营养；手术时已做空肠造口者，肠管功能恢复后可给予肠内营养。

（6）镇静、镇痛、吸氧 可减轻患者的痛苦与恐惧心理。已经确诊、治疗方案已确定及手术后的患者，可用哌替啶类镇痛剂。但诊断不清或需进行观察的患者，暂不能用镇痛剂，以免掩盖病情。

2. 手术治疗 绝大多数的继发性腹膜炎需要及时手术治疗。

（1）手术适应证 ①经上述非手术治疗 6~8 小时后（一般不超过 12 小时），腹膜炎症状及体征不缓解反而加重者。②腹腔内原发病严重，如胃肠道穿孔或胆囊坏疽、绞窄性肠梗阻、腹腔内脏器损伤破裂、胃肠道手术后短期内吻合口漏所致的腹膜炎。③腹腔内炎症较重，有大量积液，出现严重的肠麻痹或中毒症状，尤其是有休克表现者。④腹膜炎病因不明确，且无局限趋势者。

（2）原发病的处理 手术探查明确腹膜炎的病因后，决定处理方式。胃十二指肠溃疡穿孔的修补或胃大部切除术。如穿孔时间较长，腹腔污染严重或患者全身状况不好，则只能行穿孔修补术。化脓性坏疽的阑尾炎或胆囊应及时切除；如胆囊炎症重，解剖层次不清，全身情况不能耐受手术，只宜行胆囊造口术和腹腔引流，有条件的可行超声引导下的胆囊造瘘术。坏死的肠管应尽早切除。坏死的结肠如不能一期切除吻合，应行坏死肠段外置或结肠造口术。

（3）彻底清洁腹腔 开腹后立即用吸引器吸净腹腔内的脓液及渗出液，清除食物残渣、粪便和异物等。脓液多积聚在原发病灶附近、膈下、两侧结肠旁沟及盆腔内。可用甲硝唑及生理盐水冲洗腹腔至清洁。腹腔内有脓苔、假膜和纤维蛋白分隔时，应予以清除以利引流。关腹前一般不在腹腔内应用抗生素，以免造成严重粘连。

（4）充分引流 要把腹腔内的残留液和继续产生的渗液通过引流物排出体外，以减轻腹腔感染和防止术后发生腹腔脓肿。常用的引流物有硅胶管、乳胶管或双腔引流管等；烟卷式引流不够充分，最好不用。引流管的腹腔内段应剪多个侧孔，其大小应与引流管内径接近。将引流管放在病灶附近及最低位，要注意防止引流管折曲，保证引流顺畅。严重的感染，要放两根以上引流管，术后可做腹腔灌洗。

留置腹腔引流管的指征：①坏死病灶未能彻底清除或有大量坏死组织无法清除；②为预防胃肠道穿孔修补等术后发生渗漏；③手术部位有较多的渗液或渗血；④已形成局限性脓肿。

（5）术后处理 继续禁食、胃肠减压、补液、应用抗生素和营养支持治疗，保证引流管通畅。及时根据手术时脓液的细菌培养和药物敏感试验结果，选用有效的抗生素。待患者全身情况改善，临床感染症状消失后，可停用抗生素。一般待引流量小于每日 10 ml、非脓性、也无发热、无腹胀等，表示腹膜炎已控制后，可拔除腹腔引流管。密切观察病情变化，注意心、肺、肝、肾、脑等重要脏器的功能及 DIC 的发生，并进行及时有效的处理。

近年来，随着腹腔镜手术技术的日益成熟，在弥漫性腹膜炎的诊治方面应用更加广泛，尤其在原因不明的腹膜炎更显优势。在腹腔镜技术成熟的医院，急诊腹腔镜胃十二指肠溃疡穿孔修补、阑尾切除、胆囊切除等已成常规手术，为弥漫性腹膜炎的诊治提供了微创有效方法。

【健康教育】

1. 心理指导 由于腹膜炎的发病原因不同，患者可产生不同程度的紧张、焦虑、恐惧情绪，应给予心理安慰，并向患者讲解腹膜炎的发病原因及各种治疗措施的意义，取得患者的配合，减少并发症发生。

2. 术前指导 取半卧位，以利于腹腔内渗出液、脓液等积聚盆腔，促使炎症局限，避免形成膈下脓肿；立即禁食，行胃肠减压，胃肠穿孔的患者可以减少胃肠道内容物继续流入腹腔，控制感染；诊断未明确之前，禁止使用麻醉类镇痛剂，以免掩盖病情，延误诊断和治疗；手术前为纠正水、电解质及酸碱平衡失调，维持有效的循环血量，需补液，必要时输血浆和全血。

3. 术后指导 向患者简要介绍术中情况，减轻患者的疑虑；讲解放置各种引流管的意义，嘱患者注意保护；术后 6 小时生命体征平稳后，取半卧位，及早翻身活动，以促使炎症局限，防止肠粘连；术后禁食行胃肠减压，肠蠕动恢复，肛门排气后拔除胃管，进食流质，2～3 天后改为半流质食，行胃、肠吻合者，进食时间可酌情推迟；如患者出现下腹部坠胀不适、大便次数增多、里急后重和尿频、排尿困难等盆腔脓肿症状时，可做好解释，以减轻患者的思想负担。

4. 出院指导 多进食高蛋白、高热量、高维生素、易消化饮食；保持大便通畅，防止便秘；发现腹部不适时，及时来院复诊；注意休息，避免剧烈活动。

结核性腹膜炎

案例导入

患者，女性，26 岁。主诉：腹胀 1 月余，加重 2 周。患者一月前无明显诱因出现腹胀，以下腹部明显，伴轻度腹痛不适，自感乏力，以午后明显，伴颜面及手足烧灼感，夜间出汗较多，无四肢关节疼痛及皮疹，无胸闷、心慌及气短；食纳较差，无恶心、呕吐及厌油腻；在当地医院给予口服中药治疗一周，症状无明显改善，且间断出现发热，体温波动在 37.0～38.0℃，多发生在午后，无寒战及高热，也无咳嗽、咳痰。2 周前腹胀明显加重，B 超检查提示腹腔包裹性积液，肝、胆、脾、胰正常。自发病以来，精神欠佳，睡眠可，大小便正常，体重减轻约 3 kg。既往体健。

问题：

1. 该患者的诊断及诊断依据是什么？

2. 治疗原则是什么？

结核性腹膜炎（tuberculous peritonitis）可由肠结核、肠系膜淋巴结结核或输卵管结核等直接蔓延引起，也可为血行播散的结果。儿童和青壮年多见，女性多于男性。近年来，结核性腹膜炎患者已较以前减少，但在欧美国家随着艾滋病的传播，此病发病率又有回升。

【临床表现】

分急性和慢性两类，慢性多见。

（一）急性结核性腹膜炎

以急性腹痛为主要表现。

1. 腹痛　发病急，可迅速扩散至全腹，程度不一，有时出现绞痛或剧痛，疼痛部位可为脐周或全腹，有时为右下腹疼痛。常伴腹胀。

2. 全身感染中毒症状　不如细菌性腹膜炎严重。

3. 腹膜刺激征　较轻。

（二）慢性结核性腹膜炎

多表现为腹水、肠梗阻、腹部肿块及慢性结核中毒症状。

1. 慢性结核中毒症状　如消瘦、低热、乏力、贫血、盗汗等。

2. 腹水　腹水型患者腹水常逐渐增多，有时可出现大量腹水，表现为腹胀。

3. 肠梗阻　粘连型常表现为反复出现的慢性不全性肠梗阻或急性肠梗阻。

4. 腹部肿块　为粘连型、包裹型所致。

5. 腹壁瘘或内瘘

6. 其他部位结核的表现　可有恶心、呕吐、腹泻或便秘等。

7. 腹部柔韧感　少部分患者有腹部柔韧感。

8. 直肠指检　直肠膀胱陷凹处可有结节。

【辅助检查】

1. 血象、红细胞沉降率与结核菌素（PPD）试验　病程较长而有活动性病变的患者有轻度至中度贫血。白细胞计数多正常，有腹腔结核病灶急性扩散或干酪型患者，白细胞计数可增高。病变活动时血沉增快，病变趋于静止时逐渐正常。PPD 试验呈强阳性有助于本病诊断。

2. 腹水检查　对鉴别腹水性质有重要价值。本病腹水为草黄色渗出液，静置后有自然凝固块，少数为淡血性，偶见乳糜性，比重一般超过 1.018，蛋白质含量在 30 g/L 以上，白细胞计数超过 500×10^6/L，以淋巴细胞为主。但有时因低清蛋白血症，腹水蛋白含量减少，检测血清–腹水白蛋白梯度有助诊断。结核性腹膜炎的腹水腺苷脱氨酶活性常增高，有一定特异性。本病的腹水普通细菌培养结果应为阴性，结核分枝杆菌培养的阳性率很低。腹水细胞学检查目的是排除癌性腹水，宜作为常规检查。

3. 腹部 B 超检查　少量腹水需靠 B 型超声检查发现，并可提示穿刺抽腹水的准确位置。对腹部包块性质鉴别有一定帮助。

4. X 线检查　腹部 X 线平片检查有时可见到钙化影，提示钙化的肠系膜淋巴结结核。胃肠 X 线钡餐检查可发现肠粘连、肠结核、肠瘘、肠腔外肿块等征象，对本病诊断有辅助价值。

5. 腹腔镜检查 对诊断有困难者具有确诊价值。一般适用于有游离腹水的患者，可窥见腹膜、网膜、内脏表面有散在或集聚的灰白色结节，浆膜失去正常光泽，呈混浊粗糙。活组织检查有确诊价值。腹腔镜检查在腹膜有广泛粘连者属禁忌。

【诊断】

有以下情况应考虑本病：①中青年患者，有结核病史，伴有其他器官结核病；②长期发热原因不明，伴有腹痛、腹胀、腹水、腹壁柔韧感或腹部包块；③腹水为渗出液性质，以淋巴细胞为主，普通细菌培养阴性；④X线胃肠钡餐检查发现肠粘连等征象；⑤PPD试验呈强阳性。

典型病例可做出临床诊断，予抗结核治疗（2周以上）有效可确诊。不典型病例，主要是有游离腹水病例，行腹腔镜检查并活检，符合结核改变可确诊。有广泛腹膜粘连者腹腔镜检查属禁忌，需结合B超、CT等检查排除腹腔肿瘤，有手术指征者剖腹探查。

【鉴别诊断】

1. 以腹水为主要表现者

（1）腹腔恶性肿瘤 包括腹膜转移癌、恶性淋巴瘤、腹膜间皮瘤等。临床不时会见到肿瘤原发灶相当隐蔽而已有广泛腹膜转移的病例，此时与结核性腹水鉴别有相当困难。腹水细胞学检查如果方法得当，阳性率较高且假阳性少，如腹水找到癌细胞，腹膜转移癌可确诊。可同时通过B超、CT、内镜等检查寻找原发病灶（一般以肝、胰、胃肠道及卵巢癌肿常见）。原发性肝癌或肝转移癌、恶性淋巴瘤在未有腹膜转移时，腹水细胞学检查为阴性，此时主要靠B超、CT等检查寻找原发灶。对腹水细胞学检查未找到癌细胞而结核性腹膜炎与腹腔肿瘤鉴别有困难者，腹腔镜检查多可明确诊断。

（2）肝硬化腹水 腹水为漏出液，且伴失代偿期肝硬化典型表现，鉴别无困难。肝硬化腹水合并感染（原发性细菌性腹膜炎）时腹水可分为渗出液性质，但腹水细胞以多形核为主，腹水普通细菌培养阳性。肝硬化腹水合并结核性腹膜炎时容易漏诊或不易与原发性细菌性腹膜炎鉴别，如患者腹水白细胞计数升高但以淋巴细胞为主，普通细菌培养阴性，特别是有结核病史、接触史或伴其他器官病灶，应注意肝硬化合并结核性腹膜炎的可能，必要时行腹腔镜检查。

（3）其他疾病引起的腹水 如结缔组织病、梅格斯（Meigs）综合征、布加（Budd-Chiari）综合征、缩窄性心包炎等。

2. 以腹部包块为表现者 腹部出现包块应与腹部肿瘤及克罗恩病等鉴别。

3. 以发热为主要表现者 结核性腹膜炎有时以发热为主要症状而腹部症状体征不明显，需与引起长期发热的其他疾病鉴别。

4. 以急性腹痛为主要表现者 结核性腹膜炎可因干酪样坏死灶溃破而引起急性腹膜炎，或因肠梗阻而发生急性腹痛，此时应与常见外科急腹症鉴别。注意询问结核病史、寻找腹膜外结核病灶、分析有否结核毒血症等，尽可能避免误诊。

【病因与发病机制】

本病由结核分枝杆菌感染腹膜引起，多继发于肺结核或体内其他部位结核病。结核分枝杆菌感染腹膜的途径以腹腔内的结核病灶直接蔓延为主，肠系膜淋巴结结核、输卵管结核、肠结核等为常见的原发病灶。少数病例由血行播散引起，常可发现活动性肺结核（原发感染或粟粒性肺结核）、关节、骨、睾丸结核，并可伴结核性多浆膜炎、结核性脑膜炎等。

【病理】

根据本病的病理解剖特点，可分为渗出、粘连、干酪三型，以前两型为多见。在本病发展的过程中，上述两种或三种类型的病变可并存，称为混合型。

1. 渗出型 腹膜充血、水肿，表面覆有纤维蛋白渗出物，有许多黄白色或灰白色细小结节，可融合成较大的结节或斑块。腹腔内有浆液纤维蛋白渗出物积聚，腹水少量至中等量，呈草黄色，有时可为淡血性，偶见乳糜性腹水。

2. 粘连型 有大量纤维组织增生，腹膜、肠系膜明显增厚。肠袢相互粘连，并和其他脏器紧密缠结在一起，肠管常因受到压迫与束缚而发生肠梗阻。大网膜也增厚变硬，卷缩成团块。本型常由渗出型在腹水吸收后逐渐形成，但也可因起病隐袭，病变发展缓慢，病理变化始终以粘连为主。

3. 干酪型 以干酪样坏死病变为主，肠管、大网膜、肠系膜或腹腔内其他脏器之间相互粘连，分隔成许多小房，小房腔内有混浊积液，干酪样坏死的肠系膜淋巴结参与其中，形成结核性脓肿。小房可向肠管、腹腔或阴道穿破而形成窦道或瘘管。本型多由渗出型或粘连型演变而来，是本病的重型，并发症常见。

【处理】

1. 抗结核治疗 结核性腹膜炎基本上以药物抗结核治疗为主。肺结核的治疗原则也适用本病。常用药物为异烟肼、利福平、吡嗪酰胺、链霉素、乙胺丁醇等。一般为二联或三联用药。可先用异烟肼加利福平治疗，使总疗程达 9~12 个月。对渗出型病例，可在全身用药的同时，向腹腔内注入适量的抗结核药物及肾上腺皮质激素。

2. 手术治疗

适应证：①并发完全性、急性肠梗阻或慢性不全性肠梗阻经非手术治疗无效或加重；②腹壁瘘管经久不愈；③诊断不清，不能排除其他原因的急腹症或腹腔内肿瘤。

对一些肠梗阻患者，尽管非手术治疗恢复缓慢，但只要没出现肠绞窄征象，仍以药物治疗为妥，不应急于手术。肠梗阻的手术方法包括粘连松解术、肠切除、肠侧侧吻合术、小肠排列固定术和梗阻近侧插管造口术。若术中发现有肠道、附件等原发结核病灶，或腹膜、网膜等粘连成纤维板状并有干酪样变者，应尽量将其切除。术后继续抗结核治疗。非手术或手术治疗的同时还应注意全身的营养支持。

【预防】

对肺、肠、肠系膜淋巴结、输卵管等结核病的早期诊断与积极治疗，是预防本病的重要措施。

【健康教育】

（1）饮食要注重清淡，味道爽口。

（2）新鲜蔬菜如青菜、大白菜、萝卜、胡萝卜、西红柿等，可以供给多种维生素和无机盐，有利于机体代谢功能的修复。

（3）黄豆制品含优质蛋白，能补充由于炎症时机体损耗的组织蛋白，还可适当增添少量瘦肉等富含蛋白质的食物。

（4）菜肴要避免过咸，尽量以蒸煮为主，不要油炸煎烩。

腹腔脓肿

案例导入

患者，已婚女性，40岁，两年来常感下腹部隐痛不适，12小时前突发转移性右下腹痛，伴恶心、呕吐、发热。查右下腹明显压痛、反跳痛、肌紧张。血常规：WBC 16×10^9/L，N 0.88。尿常规（－）。阑尾炎手术后第4天出现下腹坠胀不适、大便次数增多、里急后重、排尿困难等现象。

问题：

1. 该患者的诊断及诊断依据是什么？

2. 治疗原则是什么？

脓液在腹腔内积聚，由肠管、内脏、网膜或肠系膜等粘连包围，与游离腹腔隔离，形成腹腔脓肿（abdominal abscess）。腹腔脓肿可分为膈下脓肿、盆腔脓肿和肠间脓肿。一般均继发于急性腹膜炎或腹腔内手术，原发性感染少见。

一、膈下脓肿

脓液积聚在膈下与横结肠及其系膜的间隙内，称为膈下脓肿（subphrenic abscess）。是腹腔脓肿中较常见且处理最为困难的一种。

【临床表现】

膈下脓肿一旦形成，可出现明显的全身及局部症状。

1. 全身症状 发热，初为弛张热，脓肿形成以后呈持续高热，也可为中等程度的持续发热。脉率增快，舌苔厚腻。逐渐出现乏力、衰竭、盗汗、厌食、消瘦、白细胞计数升高、中性粒细胞比例增高。

2. 局部症状 脓肿部位可有持续性的钝痛，深呼吸时加重。疼痛常位于近中线的肋缘下或剑突下。脓肿刺激膈肌可引起呃逆。膈下感染可引起胸膜、肺反应，出现胸腔积液或盘状肺不张，患者咳嗽、胸痛。有季肋区叩痛，严重时出现局部皮肤凹陷性水肿，皮温升高。右膈下脓肿可使肝浊音界扩大。患侧胸部下方呼吸音减弱或消失。经大量应用抗生素治疗者，局部症状和体征多不典型。

【诊断与鉴别诊断】

急性腹膜炎或腹腔内脏器的感染性病变治疗过程中，或腹部手术数日后出现发热、腹痛者，均应想到本病，并做进一步检查。X线透视可见患侧膈肌升高，随呼吸活动受限或消失，肋膈角模糊、积液。X线平片显示胸膜反应、胸腔积液、肺下叶部分不张等；膈下可见占位阴影。左膈下脓肿，胃底可受压移位。有10% ~ 25%的脓肿腔内含有气体，可有液气平面。超声或CT检查对膈下脓肿的诊断及鉴别诊断帮助较大。特别是在超声指引下穿刺，不仅可帮助诊断，还可同时抽脓、冲洗脓腔、并注入有效的抗生素进行治疗。需要提出的是，穿刺阴性者不能排除存在脓肿的可能。

【解剖概要】

横结肠及其系膜将大腹腔分为结肠上区和结肠下区。结肠上区亦称膈下区，肝将其分隔为肝上间隙和肝下间隙。肝上间隙又被肝镰状韧带分为左、右间隙，肝下间隙被肝圆韧带分为右下和左下间隙。左肝下间隙又被肝胃韧带和胃分为左前下间隙和左后下间隙。肝左后下间隙即为网膜囊。由于肝左外叶很小，左肝下前间隙与左肝上间隙实际上相连而成为一个左膈下间隙。此外，在冠状韧带两层之间，存在着一个腹膜外间隙。脓液积聚在一侧或两侧的膈肌下与横结肠及其系膜的间隙内者，通称为膈下脓肿。膈下脓肿可发生在一个或两个以上的间隙。

【病理】

患者平卧时膈下部位最低，急性腹膜炎时腹腔内的脓液易积聚此处。细菌亦可由门静脉和淋巴系统到达膈下。约2/3的急性腹膜炎患者经手术或药物治疗后腹腔内的脓液可被完全吸收；约1/3的患者发生局限性脓肿。脓肿的位置与原发病有关。十二指肠溃疡穿孔、胆囊及胆管化脓性感染、阑尾炎穿孔，其脓液常积聚在右膈下；胃穿孔、脾切除术后感染，脓肿常发生在左膈下。

小的膈下脓肿经非手术治疗可被吸收。较大的脓肿，因长期感染可使身体消耗以至衰竭。膈下感染可引起反应性胸腔积液，或经淋巴途径蔓延到胸腔引起胸膜炎，也可穿入胸腔引起脓胸。个别的可穿透结肠形成内瘘而"自家"引流。脓肿腐蚀消化道管壁可引起消化道反复出血、肠瘘或胃瘘。如患者的机体抵抗力低下可发生脓毒症。

【处理】

既往，膈下脓肿主要采用手术治疗。近年来，采用经皮穿刺置管引流术，取得了较好的治疗效果。同时要加强支持治疗，包括补液、输血、营养支持和抗生素的应用。

1. 经皮穿刺置管引流术 优点是创伤小，可在局部麻醉下施行，一般不会污染游离腹腔，引流效果较好。

适应证 与体壁靠近的、局限性单房脓肿。穿刺置管须由外科医师和超声医师或放射科医师合作进行。一旦穿刺失败或发生并发症，便于及时中转手术。

操作方法 根据超声检查或CT所显示的脓肿位置，确定穿刺的部位、方向和深度。选择距脓肿最近处，其间无内脏。选定穿刺部位后，常规消毒、铺巾。局部麻醉并超声引导下，先用套管针向脓肿刺入，进入脓腔，拔出针芯，抽取脓液 5 ~ 10 ml，送细菌培养和药物敏感试验。再从套管插入导丝，退出套管针，用尖刀将皮肤刺口扩大，再用扩张器循导丝将针道扩大，然后循导丝置入一根较粗的多孔导管，拔出导丝，吸尽脓液，固定导管。导管接引流袋。可用无菌盐水或抗生素溶液定期冲洗。待临床症状消失，超声检查显示脓腔明显缩小甚至消失，脓液减少至每日 10 ml 以内，即可拔管。如脓腔小，也可穿刺吸尽脓液后，用抗生素溶液多次冲洗，不留置导管。有的患者经一次抽脓后，临床症状即可消失，残留的少量脓液可慢慢被吸收，脓腔也随之消失。如穿刺抽脓后残留脓肿，可再次行穿刺抽脓处理。经此种方法治疗，约有80%的膈下脓肿可以治愈。此方法已成为膈下脓肿治疗的主要方法。

2. 切开引流术　目前已很少应用。术前借助超声和 CT 检查确定脓肿的部位，根据脓肿所在的部位选择适当的切口。膈下脓肿可以通过多种切口和途径进行切开引流，较常采用经前腹壁肋缘下切口，适用于肝右叶上、肝右叶下位置靠前及膈左下靠前的脓肿。在局麻或硬膜外麻醉下沿前肋缘下切口，切开腹壁各层至腹膜外，沿腹膜外层向上分离，接近脓肿，用注射器试穿，抽取脓液留做细菌培养和药敏试验。沿穿刺方向和途径进入脓腔，用手指探查脓腔分开间隔，吸净脓液，置入多孔引流管或双套管引流管，并用负压吸引，或低压灌洗。脓肿周围一般都有粘连，只要不分破粘连，脓液不会流入腹腔或扩散。

二、盆腔脓肿

盆腔处于腹腔的最低位，腹腔内的炎性渗出物或脓液易积聚于此而形成脓肿。盆腔腹膜面积小，吸收毒素能力较低，盆腔脓肿（pelvic abscess）时全身中毒症状亦较轻。

【临床表现和诊断】

急性腹膜炎治疗过程中，如阑尾穿孔或结直肠手术后，出现体温升高、典型的直肠或膀胱刺激症状，里急后重、大便频而量少、有黏液便、尿频、排尿困难等，应想到本病的可能。腹部检查多无阳性发现。直肠指诊可发现肛管括约肌松弛，在直肠前壁可触及向直肠腔内膨起、有触痛、有时有波动感的肿物。已婚女患者可进行阴道检查，以协助诊断。如是盆腔炎性肿块或脓肿，还可经后穹隆穿刺，有助于诊断和治疗。下腹部超声及经直肠或阴道超声检查均有助于明确诊断。必要时可做 CT 检查，进一步帮助诊断。

【处理】

盆腔脓肿较小或尚未形成时，可以采用非手术治疗。应用抗生素，辅以腹部热敷、湿热盐水灌肠及物理透热等疗法。有些患者经过上述治疗，脓液可自行完全吸收。脓肿较大者须手术治疗。在骶管或硬膜外麻醉下，取截石位，用肛门镜显露直肠前壁，清洁消毒后，在波动处用长针穿刺，抽出脓液后循穿刺针做一切口，再用血管钳插入扩大切口，排出脓液，然后放橡皮管引流 3 ~ 4 天。已婚女患者可经后穹隆穿刺后切开引流。

三、肠间脓肿

肠间脓肿（interloop abscess）是指脓液被包围在肠管、肠系膜与网膜之间的脓肿。脓肿可能是单发的，也可能是多个大小不等的脓肿。如脓肿周围广泛粘连，可发生不同程度的粘连性肠梗阻。患者出现化脓感染的症状，并有腹胀、腹痛、腹部压痛或扪及肿块。腹部立位 X 线平片肠壁间距增宽及局部肠管积气，也可见小肠液气平面。应用抗生素、物理透热及全身支持治疗。如脓肿自行穿破入肠腔或膀胱则形成内瘘，脓液随大、小便排出。非手术治疗无效或发生肠梗阻者，应考虑剖腹探查解除梗阻，清除脓液并行引流术。此病进行手术时，容易分破肠管造成肠瘘，故手术必须小心、仔细。如超声或 CT 检查提示脓肿较局限且为单房，并与腹壁贴靠，也可采用超声引导下经皮穿刺置管引流术。

第三节　腹部损伤

扫码"学一学"

☞ 案例导入

患者，女性，44 岁。上腹部外伤 6 小时。检查：P110 次/分，BP 90/60 mmHg，右上腹压痛（＋），反跳痛（＋）。腹部立位平片见右膈肌抬高，活动受限。腹穿抽出不凝血。

问题：

1. 该患者的诊断及诊断依据是什么？
2. 治疗原则是什么？

腹部损伤（abdominal injury）可分为开放性和闭合性两大类。开放性损伤又分为穿透伤和非穿透伤。腹部损伤常有严重的内脏损伤，如果伴有腹腔实质性脏器或大血管损伤发生大出血；空腔脏器破裂时可发生严重的腹腔感染。临床上常以肝、脾破裂和肠破裂多见。

【临床表现】

由于致伤原因及伤情的不同，腹部损伤后的临床表现可差异极大，从无明显症状、体征到出现重度休克甚至濒死状态。一般单纯腹壁损伤的症状和体征较轻，可表现为受伤部位疼痛，局限性腹壁肿胀、压痛，或有时可见皮下瘀斑，很少伴恶心、呕吐等胃肠道症状。

伴有腹内脏器损伤时常出现下列征象。

1. 恶心、呕吐　约 1/3 患者伤后有恶心、呕吐征象，多于并发腹膜炎后出现。

2. 腹痛　常呈持续性全腹痛、呼吸咳嗽时加剧。

3. 腹膜刺激征　腹部压痛、肌紧张、反跳痛是腹部损伤最主要的体征，常与内脏损伤部位一致。昏迷或伴截瘫时，不能检出此体征，而给诊断带来困难。

4. 腹胀和腹式呼吸受限　一般出现较晚，多由于腹腔内出血或腹膜炎引起肠麻痹所致。

5. 肝浊音界消失　由胃肠道穿孔时气腹引起。偶也可不消失，如小肠内气体较少，穿孔后可无气腹发生。

6. 移动性浊音　腹腔内大出血的可靠佐证，弥漫性腹膜炎时腹腔内如有大量渗出液也可出现。

7. 肠蠕动音改变　闭合性腹部损伤的重要体征。肠蠕动音的逐渐减弱或消失对确诊腹部损伤很有帮助。

8. 昏厥　约半数患者有昏厥现象，持续时间不等，若伤后立即发生昏迷且持续时间较长，应考虑脑外伤。

9. 休克 约半数患者可出现脉率加速、血压下降、面色苍白和出汗等休克症状，常提示腹腔内大出血。

10. 血尿和排尿困难 泌尿系统受损的突出症状。

肝、脾、胰、肾等实质性脏器或大血管损伤主要临床表现为腹腔内（或腹膜后）出血，包括面色苍白、脉率加快，严重时脉搏微弱，血压不稳，甚至休克。腹痛呈持续性，一般并不很剧烈，腹膜刺激征也并不严重。但肝破裂伴有较大肝内胆管断裂时，因有胆汁沾染腹膜，或胰腺损伤若伴有胰管断裂胰液溢入腹腔，可出现明显的腹痛和腹膜刺激征。体征最明显处一般即是损伤所在。肩部放射痛提示肝或脾的损伤。肝、脾包膜下破裂或肠系膜、网膜内出血可表现为腹部肿块。移动性浊音虽然是内出血的有力证据，但已是晚期体征，对早期诊断帮助不大。肾脏损伤时可出现血尿。

胃肠道、胆道、膀胱等空腔脏器破裂的主要临床表现是弥漫性腹膜炎。除胃肠道症状（恶心、呕吐、便血、呕血等）及稍后出现的全身性感染的表现外，最为突出的是腹部腹膜刺激征，其程度因空腔脏器内容物不同而异。通常是胃液、胆汁、胰液刺激最强，肠液次之，血液最轻。伤者有时可有气腹征，而后可因肠麻痹而出现腹胀，严重时可发生感染性休克。腹膜后十二指肠破裂的患者有时可出现睾丸疼痛、阴囊血肿和阴茎异常勃起等症状和体征。空腔脏器破裂处也可有某种程度的出血，但出血量一般不大，除非有合并临近大血管损伤。如果两类脏器同时破裂，则出血和腹膜炎表现可以同时存在。

【诊断与鉴别诊断】

（一）一般诊断原则

详细询问外伤史和仔细体格检查是诊断腹部损伤的主要依据，但有时因伤情紧急，了解病史和体检常需和一些必要的急救措施（如止血、输液、抗休克、维护呼吸道通畅等）同时进行。应注意某些伤者可同时有多处内脏损伤，也可合并腹部以外损伤（如颅脑损伤、胸部损伤、肋骨骨折、脊柱骨折、四肢骨折等）。如伤者有意识障碍，需向现场目击者及护送人员询问。应详细了解受伤时间、暴力性质、大小、方向、速度、作用部位以及伤后到就诊的病情发展过程。对重伤者，一开始就应进行粗略的全身检查，以便发现其他方面威胁生命的损伤，如气道阻塞、张力性气胸等，然后再进行头面部、颈部、胸部、腹部、四肢及脊柱的全面检查，特别注意腹部有无压痛、反跳痛及肌紧张。

（二）开放性损伤诊断

开放性损伤要慎重考虑是否为穿透伤。有腹膜刺激征或腹内组织、内脏自腹壁伤口突出者显然腹膜已穿透，且绝大多数都有内脏损伤。穿透伤诊断还应注意：①穿透伤的入口或出口可能不在腹部而在胸、肩、腰、臀或会阴等处；②有些腹壁切线伤虽未穿透腹膜，但并不排除内脏损伤的可能；③穿透伤的入、出口与伤道不一定呈直线，因受伤时的姿势与检查时可能不同，低速或已减速投射物可能遇到阻力大的组织而转向；④伤口大小与伤情严重程度不一定成正比。

（三）闭合性损伤诊断

相对困难，关键在于确定有无内脏损伤。腹肌紧张和压痛是腹内脏器损伤的最重要的体征，但应与腹壁挫伤相鉴别。腹壁挫伤的患者安静时疼痛减轻，腹肌收缩时疼痛（如坐起）明显加重，病情有逐渐减轻的趋势，而腹内脏器损伤时疼痛与腹肌收缩关系不大，病情进行性加重。有下列情况之一时，应考虑合并腹内脏器损伤：①早期出现休克征象者（尤其是出血性休克）；②有持续性甚至进行性腹部剧痛伴恶心、呕吐等消化道症状者；③有明显且部位固定的腹膜刺激征者；④有气腹表现者。⑤腹部出现移动性浊音者；⑥有便血、呕血或尿血者；⑦直肠指检发现前壁有压痛或波动感，或指套染血者。多发性损伤时，即使患者无明确腹痛症状，凡全身情况不好而难以用腹部以外部位创伤来解释者，都应考虑腹部损伤的可能。腹部外伤患者如发生顽固性休克，尽管可有多发性创伤，其原因一般都是腹腔内损伤所致。

（四）损伤脏器鉴别

鉴别哪种脏器损伤虽不如鉴别有无脏器损伤重要，但术前如能做出判断，对术前准备、切口选择和术中处理都会有很大帮助。确定什么脏器损伤，应先确定哪一类脏器受损，然后考虑具体脏器。单纯实质性脏器损伤时，腹痛一般不重，压痛和肌紧张也不明显。出血量多时可有腹胀和移动性浊音。肝、脾破裂后，局部积血凝固，测试移动性浊音时可出现固定性浊音。空腔脏器破裂所致腹膜炎，不一定在伤后很快出现，尤其是下消化道破裂，腹膜炎体征通常出现得较迟。有时肠壁破口很小，可因黏膜外翻或肠内容物残渣堵塞暂时闭合而不发展为弥漫性腹膜炎。以下各项表现对于确定哪一类脏器破裂有一定价值：①有恶心、呕吐、便血、气腹者多为胃肠道损伤，再结合暴力打击部位、腹膜刺激征最明显的部位和程度，可确定损伤在胃、上段小肠、下段小肠或结肠；②有排尿困难、血尿、外阴或会阴部牵涉痛者，提示泌尿系脏器损伤；③有膈面腹膜刺激表现同侧肩部牵涉痛者，提示上腹部脏器损伤，其中尤以肝脾破裂多见；④有下位肋骨骨折者，提示有肝或脾破裂的可能；有骨盆骨折者，提示有直肠、膀胱、尿道损伤的可能。

由于现代工农业生产方式和交通运输工具的发展，多发伤与多处伤发病率日益增高。各种多发伤与多处伤可能有以下几种情况：①腹内某一脏器有多处破裂；②腹内一个以上脏器受到损伤；③腹部损伤外，尚有腹部以外的合并损伤；④腹部以外损伤累及腹内脏器。无论哪种情况，在诊断治疗中，都应注意避免漏诊，否则必将导致严重后果。

【病因】

开放性损伤常由刀刃、枪弹、弹片等利器所引起，闭合性损伤常系坠落、碰撞、冲击、挤压、拳打脚踢、棍棒等钝性暴力所致。无论开放或闭合，都可导致腹部内脏损伤。常见受损内脏在开放性损伤中依次是肝、小肠、胃、结肠、大血管等；在闭合性损伤中依次是脾、肾、小肠、肝、肠系膜等。胰、十二指肠、膈、直肠等由于解剖位置较深，损伤发生率较低。

腹部损伤的严重程度、是否涉及内脏、涉及什么内脏等情况在很大程度上取决于暴力的强度、速度、着力部位和作用方向等因素，还受解剖特点、内脏原有病理情况和功能状态等内在因素的影响。如肝、脾组织结构脆弱、血供丰富、位置比较固定，受到暴力打击容易导致破裂，尤其是原来已有病理情况者；上腹受挤压时，胃窦、十二指肠第三部或胰腺可被压在脊柱上而断裂；肠道的固定部分（上段空肠、末段回肠、粘连的肠管等）比活动部分更易受损；充盈的空腔脏器（饱餐后的胃、未排空的膀胱等）比排空者更易破裂。

【处理】

腹壁闭合性损伤和盲管伤的处理原则与其他软组织的相应损伤是一致的，不再赘述。穿透性开放损伤和闭合性腹内损伤多需手术。穿透性损伤如伴腹内脏器或组织自腹壁伤口突出，可用消毒碗覆盖保护，勿予强行回纳，以免加重腹腔污染。回纳应在手术室经麻醉后进行。

对于已确诊或高度怀疑腹内脏器损伤者的处理原则是做好紧急术前准备，力争早期手术。如腹部以外另有伴发损伤，应全面权衡轻重缓急，首先处理对生命威胁最大的损伤，对最危急的病例，心肺复苏是压倒一切的任务，其中解除气道梗阻是首要一环。其次要迅速控制明显的外出血、开放性气胸或张力性气胸。同时尽快恢复循环血容量、控制休克和进展迅速的颅脑外伤。如无上述情况，腹部创伤的救治就应当放在优先的地位。对于腹内脏器损伤本身，实质性脏器损伤常可发生威胁生命的大出血，故比空腔脏器损伤更为紧急，而腹膜炎尚不致在短期内发生生命危险。

内脏损伤的伤者很容易发生休克，故防治休克是治疗中的重要环节。诊断已明确者，可给予镇静剂或镇痛药。已发生休克的内出血伤者必须积极抢救，力争在收缩压回升至90 mmHg以上后进行手术。但若在积极的抗休克治疗下，仍未能纠正，提示腹内有进行性大出血，则应当机立断，在抗休克的同时，迅速剖腹止血。空腔脏器穿破者，休克发生较晚，多数属失液引起的低血容量性休克，一般应在纠正休克的前提下进行手术。少数因同时伴有感染性休克因素而不易纠正者，也可在抗休克的同时进行手术治疗。同时对于空腔脏器破裂者应当使用足量抗生素。

麻醉选择以气管内插管麻醉比较理想，既能保证麻醉和肌松效果，又能根据需要供氧，并防止手术中发生误吸。胸部有穿透伤者，无论是否有血胸或气胸，麻醉前都应先做患侧胸腔闭式引流，以免在正压呼吸时发生危险的张力性气胸。

切口选择常用正中切口，进腹迅速，创伤和出血较少，能满足彻底探查腹腔内所有部位的需要，还可根据需要向上下延长或向侧方添加切口甚至联合开胸。腹部有开放伤时，不可通过扩大伤口去探查腹腔，以免切口感染和愈合不良。

有腹腔内出血时，开腹后应立即吸出积血，清除凝血块，迅速查明来源，进行处理。肝、脾、肠系膜和腹膜后的胰、肾是常见的出血来源。决定探查顺序时可以参考两点：①根据术前的诊断或判断，首先探查受伤的脏器；②凝血块集中处一般即是出血部位。若出血猛烈，危及生命，又一时无法判明其来源时，可用手指压迫主动脉穿过膈肌处，暂时控制出血，争得时间补充血容量，查明原因再做处理。

如果没有腹腔内大出血，则应对腹腔脏器进行系统、有序的探查。做到既不遗漏伤情，也不做不必要的重复探查。探查顺序原则上应先探查肝、脾等实质性器官，同时探查膈肌、胆囊等有无损伤。接着从胃开始，逐段探查十二指肠第一段、空肠、回肠、大肠以及其系膜。然后探查盆腔脏器，再后则切开胃结肠韧带显露网膜囊，检查胃后壁和胰腺。如有必要，最后还应切开后腹膜探查十二指肠二、三、四段。在探查过程中发现的出血性损伤或脏器破裂，应随时进行止血或夹住破口。也可根据切开腹膜时所见决定探查顺序，如有气体逸出，提示胃肠道破裂，如见到食物残渣应先探查上消化道，见到粪便先探查下消化道，见到胆汁先探查肝外胆道及十二指肠等。纤维蛋白沉积最多或网膜包裹处往往是穿孔所在部位。待探查结束，对探查所得伤情做全面估计，然后按轻重缓急逐一予以处理。原则上是先处理出血性损伤，后处理穿破性损伤；对于穿破性损伤，应先处理污染重的损伤，后处理污染轻的损伤。

关腹前应彻底清除腹内残留的液体和异物，恢复腹内脏器的正常解剖关系。用生理盐水冲洗腹腔，污染严重的部位应反复冲洗。根据需要选用放置引流，或双套管进行负压吸引。腹壁切口污染不重者，可以分层缝合，污染较重者，皮下可放置乳胶片引流，或暂不缝合皮肤和皮下组织，留作延期处理。

脾、肝、小肠、结肠破裂

案例导入

患者，男性，19 岁。骑车摔倒时被自行车把顶到左下胸壁。当时感觉左上腹疼痛，半小时后被他人送到医院。查体：血压 115/70 mmHg，脉搏 87 次/分。左上腹局限性肌紧张，压痛阳性。Hb 100 g/L。腹腔穿刺发现不凝固血。

问题：

1. 该患者的诊断及诊断依据是什么？
2. 治疗原则是什么？

一、脾脏破裂

脾位于左下侧胸廓内季肋部的深部，每分钟灌注血流量达 200 ml，具有抗病原体及肿瘤免疫、吞噬血管内抗原、贮存血液有形成分、分泌凝血Ⅷ因子和 Tuftsin、净化衰老血细胞等作用。丧失脾则破坏了机体免疫系统的完整性，导致对病菌抵抗力下降，易发生感染及恶性肿瘤。

【临床表现】

脾破裂（splenic rupture）主要临床表现为腹痛和腹腔内出血，病情危重，未经任何治疗死亡率达 75%。脾破裂 25% 患者合并腹外多发伤，好发部位最常见的是颅脑、胸部和骨骼。有报道，单纯脾破裂未合并其他腹部外伤者仅占 1/3，常见合并胃、左肾、胰腺多发伤，伴胰腺、结肠损伤者，还易招致术后感染。其中，多发伤、年龄和血流动力学可能是影响死亡率和预后的几个关键因素。

【病因】

脾破裂占腹部钝性损伤的 20%～50%，多见于男性和年轻人，居腹腔脏器损伤的第 2 位，是最常见的钝性腹部脏器损伤，死亡率为 3%～23%。有慢性病理改变（如血吸虫病、疟疾、淋巴瘤等）的脾更易破裂。

【病理】

按病理解剖脾破裂可分为中央型破裂（破裂在脾实质深部）、被膜下破裂（破裂在脾实质周边部分）和真性破裂（破损累及被膜）3种。前两种因被膜完整，出血量受到限制，故临床上并无明显内出血征象而不易被发现，可形成血肿而最终被吸收。临床所见脾破裂，约85%是真性破裂。破裂部位较多见于脾上极及膈面，有时在裂口对应部位有下位肋骨骨折存在。破裂如发生在脏面，尤其是邻近脾门者，有撕裂脾蒂的可能。若出现此种情况，出血量往往很大，患者可迅速发生休克，甚至未及抢救已致死亡。

【分级】

脾损伤分型和分级迄今尚未达成统一标准。我国（第六届全国脾脏外科学术研讨会，天津，2000年）制订的Ⅳ级分级法为：Ⅰ级：脾被膜下破裂或被膜及实质轻度损伤，手术所见脾裂伤长度≤5.0 cm，深度≤1.0 cm；Ⅱ级：脾裂伤总长度>5.0 cm，深度>1.0 cm，但脾门未累及，或脾段血管受累；Ⅲ级：脾破裂伤及脾门部或脾部分离断，或脾叶血管受损；Ⅳ级：脾广泛破裂，或脾蒂、脾动静脉主干受损。

【处理】

随着对脾功能认识的深化，以及现代脾外科观念的建立和选择性非手术治疗的出现，在坚持"抢救生命第一，保留脾第二"的原则下，在条件允许的情况下尽量保留脾或脾组织的基本原则已被多数外科医生接受。同时需注意到脾切除术后的患者，主要是婴幼儿，对感染的抵抗力减弱，甚至可发生以肺炎球菌为主要病原菌的脾切除后凶险性感染（OPSI）而致死。

（1）无休克或容易纠正的一过性休克，影像学检查（超声、CT）证实脾裂伤比较局限、表浅，无其他腹腔脏器合并伤者，可在严密观察血压、脉搏、腹部体征、血细胞比容及影像学变化的条件下行非手术治疗。若病例选择得当，小儿的成功率高于成人。主要措施为绝对卧床休息至少1周，禁食、水，胃肠减压、输血补液，用止血药和抗生素等。

（2）观察中如发现继续出血或发现有其他脏器损伤，应立即中转手术。不符合非手术治疗条件的伤员，应尽快剖腹探查，以防延误。

（3）彻底查明伤情后明确可能保留脾者（主要是Ⅰ、Ⅱ级损伤），可根据伤情，采用生物胶粘合止血、物理凝固止血、单纯缝合修补、脾破裂捆扎、脾动脉结扎及部分脾切除等。

（4）脾中心部碎裂，脾门撕裂或有大量失活组织，缝合修补不能有效止血，高龄及多发伤情况严重者需迅速施行全脾切除术。可将1／3脾组织切成薄片或小块埋入大网膜囊内进行自体移植，亦可防止日后发生OPSI。

（5）在野战条件下或原先已呈病理性增大的脾发生破裂，应行脾切除术。

（6）脾被膜下破裂形成的血肿和少数脾真性破裂后被网膜等周围组织包裹形成的局限性血肿，可因轻微外力影响或胀破被膜或凝血块而发展为延迟性脾破裂。一般发生在伤后两周，也有迟至数月以后的。此种情况下应切除脾。

二、肝损伤

肝损伤（liver injury）在腹部损伤中占20%~30%，右肝破裂较左肝为多。

【病因】

病因与脾损伤相似。

【临床表现】

临床表现与脾损伤相似，主要危险是失血性休克、胆汁性腹膜炎和继发感染。因肝外伤后可能有胆汁溢出，故腹痛和腹膜刺激征常较脾破裂伤者更为明显。肝破裂后，血液有时可通过胆管进入十二指肠而出现黑便或呕血，诊断中应予注意。肝被膜下破裂也有转为真性破裂的可能，而中央型肝破裂则更易发展为继发性肝脓肿。

【分级】

对于肝外伤的分级方法，目前尚无统一标准。1994 年美国创伤外科协会（AAST）提出如下肝外伤分级法：

Ⅰ级 – 血肿：位于被膜下，<10% 肝表面积。裂伤：包膜撕裂，实质裂伤深度 <1 cm。

Ⅱ级 – 血肿：位于被膜下，10% ~50% 肝表面积；实质内血肿直径 <10 cm。裂伤：实质裂伤深度 1 ~3 cm，长度 <10 cm。

Ⅲ级 – 血肿：位于被膜下，>50% 肝表面积或仍在继续扩大；被膜下或实质内血肿破裂：实质内血肿 >10 cm 或仍在继续扩大。裂伤：深度 >3 cm。

Ⅳ级 – 裂伤：实质破裂累及 25% ~75% 的肝叶或在单一肝叶内有 1 ~3 个 Couinaud 肝段受累。

Ⅴ级 – 裂伤；实质破裂超过 75% 肝叶或在单一肝叶超过 3 个 Couinaud 肝段受累。血管损伤：近肝静脉损伤，即肝后下腔静脉/主要肝静脉。

Ⅵ级 – 血管损伤：肝撕脱。

Ⅲ级或以下者如为多处损伤，其损伤程度则增加 1 级。

国内吴孟超等参照国内外学者意见提出以下肝外伤分级：①Ⅰ级：肝实质裂伤深 <1 cm，范围小，含小的包膜下血肿。②Ⅱ级：裂伤深 1 ~3 cm，范围局限性，含周围性穿透伤。③Ⅲ级：裂伤深 >3 cm，范围广，含中央型穿透伤。④Ⅳ级：肝叶离断、损毁，含巨大中央型血肿。⑤Ⅴ级：肝门或肝内大血管或下腔静脉损伤。

【处理】

肝外伤手术治疗的基本要求是确切止血、彻底清创、消除胆汁溢漏、处理其他脏器损伤和建立通畅的引流。肝火器伤和累及空腔脏器的非火器伤都应手术治疗，其他的刺伤和钝性伤则主要根据伤员全身情况决定治疗方案。轻度肝实质裂伤，或血流动力学指标稳定或经补充血容量后保持稳定的伤员，可在严密观察下进行非手术治疗。生命体征经补充血容量后仍不稳定或需大量输血才能维持血压者，说明仍有活动性出血，应尽早手术治疗。

1. 暂时控制出血，尽快查明伤情 开腹后发现肝破裂并有凶猛出血时，可用纱布压迫创面暂时止血，同时用手指或橡皮管阻断肝十二指肠韧带控制出血，以利探查和处理。常温下每次阻断的时间不宜超过 20 分钟；有肝硬化等病理情况时，每次不宜超过 15 分钟；若需控制更长时间，应分次进行。在迅速吸除腹腔积血后，剪开肝圆韧带和镰状韧带，直视下探查左右半肝的膈面和脏面，但应避免过分牵拉肝，避免加深、撕裂肝的伤口。如阻断入肝血流后，肝裂口仍有大量出血，说明可能肝静脉或腔静脉损伤，即应用纱布填塞止血，并迅速剪开伤侧肝的三角韧带和冠状韧带，以判明伤情，决定选择术式。

2. 清创缝合术 探明肝破裂伤情后，应对损伤的肝进行清创，具体方法是清除裂口内的血块、异物以及离断、粉碎或失去活力的肝组织。清创后应对出血点和断裂的胆管逐一结扎。对于裂口不深、出血不多、创缘比较整齐的病例，在清创后可将裂口直接予以缝合。缝合时应注意避免裂口内留有无效腔，否则有发展为脓肿或有继发出血的可能。有时将大网膜、吸收性明胶海绵等填塞后缝合裂口，以消除无效腔，提高止血效果、减少继发脓肿，并加强缝合线的稳固性。

肝损伤如属被膜下破裂，小的血肿可不予处理，张力高的大血肿应切开被膜，进行清创，彻底止血和结扎断裂的胆管。

3. 肝动脉结扎术 如果裂口内有不易控制的动脉性出血，可考虑行肝动脉结扎。最好是解剖出肝固有动脉及左、右肝动脉，根据外伤来自哪个肝叶而进行左或右肝动脉结扎，尽量不结扎肝固有动脉和肝总动脉。

4. 肝切除术 对于有大块肝组织破损，特别是粉碎性肝破裂，或肝组织挫伤严重的患者应施行肝切除术。但不宜采用创伤大的规则性肝切除术，而是在充分考虑肝解剖特点的基础上做清创式肝切除术。即将损伤和失活的肝组织整块切除，并应尽量多保留健康肝组织，切面的血管和胆管均应予结扎。

5. 纱布填塞法 对于裂口较深或肝组织已有大块缺损而止血不满意、又无条件进行较大手术的患者，仍有一定应用价值，有时可在用大网膜、吸收性明胶海绵、止血粉等填入裂口之后，用长而宽的纱条按顺序填入裂口以达到压迫止血的目的，以挽救患者生命。纱条尾端自腹壁切口或另做腹壁戳孔引出作为引流。手术后第 3～5 天起，每日抽出纱条一段，7～10 天取完。此法有并发感染或在抽出纱条的最后部分时引起再次出血的可能，故非至不得已，应避免采用。

6. 肝损伤累及主肝静脉或下腔静脉的处理 出血多较汹涌，且有并发空气栓塞的可能，死亡率高达80%，处理十分困难。通常需扩大或者胸腹联合切口以改善显露，采用带蒂大网膜填塞后，用粗针线将肝破裂伤缝合、靠拢。如此法无效，则需实行全肝血流阻断（包括腹主动脉、肝门和肝上下端的下腔静脉）后，缝补静脉破裂口。

一些Ⅲ级以下肝外伤亦有成功应用腹腔镜治疗的报道。不论采用何种手术方式，肝外伤手术后，在创面或肝周应留置多孔硅胶双套管行负压吸引以引流出渗出的血液和胆汁。

三、小肠损伤

小肠损伤（small intestine injury）在腹部损伤中比较常见。小肠在腹腔内占据的位置最大、分布面广、相对表浅、缺少骨骼的保护容易受到损伤。

【临床表现】

小肠穿孔患者早期表现可以不明显，随着时间推移，可出现腹痛、腹胀等。而且，仅少数患者有气腹，所以如无气腹表现不能否定小肠穿孔的诊断。一部分患者的小肠裂口不大，或穿破后被食物残渣、纤维蛋白素甚至突出的黏膜所堵塞，可能无弥漫性腹膜炎的表现。

【诊断】

小肠损伤后可在早期即产生明显的腹膜炎，故诊断一般并不困难。腹膜炎及气腹征表现不典型者，诊断较为困难。

【处理】

小肠损伤一旦诊断，除非外界条件不允许，均需手术治疗。手术时要对整个小肠和系膜进行系统、细致的探查，系膜血肿即使不大也应切开检查以免遗漏小的穿孔。手术方式以简单修补为主。一般采用间断横向缝合以防修补后肠腔发生狭窄。有以下情况时，则应采用部分小肠切除吻合术：①裂口较大或裂口边缘部肠壁组织挫伤严重者；②小段肠管有多处破裂者；③肠管大部分或完全断裂者；④肠管严重挫伤、血运障碍者；⑤肠壁内或系膜缘有大血肿者；⑥肠系膜损伤影响肠壁血液循环者。

四、结肠损伤

结肠损伤（colon injury）发病率仅次于小肠，但因结肠内容物液体成分少而细菌含量多，故腹膜炎出现得较晚，但较严重。一部分结肠位于腹膜后，受伤后容易漏诊，常常导致严重的腹膜后感染。

【处理】

由于结肠壁薄、血液供应差、含菌量大，故结肠损伤的治疗不同于小肠损伤。除少数裂口小、腹腔污染轻、全身情况良好的患者可以考虑一期修补或一期切除吻合（尤其是右半结肠）外，大部分患者先采用肠造口术或肠外置术处理，待3~4周后患者情况好转时，再行关闭瘘口。近年来随着急救措施、感染控制等条件的进步，施行一期修补或切除吻合的病例有增多趋势。对比较严重的损伤一期修复后，可加做近端结肠造口术，确保肠内容物不再进入远端。一期修复手术的主要禁忌证为：①腹腔严重污染；②全身严重多发伤或腹腔内其他脏器合并伤，须尽快结束手术；③全身情况差或伴有肝硬化、糖尿病等。失血性休克需大量输血（>2000 ml）者、高龄患者、高速火器伤者、手术时间已延误者。

【健康教育】

（1）加强社会宣传劳动保护、安全生产、安全行车、遵守交通规则等的知识，避免损伤等意外发生。

（2）普及各种急救知识，在发生意外损伤时，能进行简单的自救或急救。

（3）无论腹部损伤的轻重，都应经专业医务人员检查，以免延误治疗。

（4）出院后要适当休息，加强锻炼，增加营养，促进康复。若有腹痛、腹胀、肛门停止排气排便及伤口红、肿、热、痛等不适，应及时就诊。

扫码"学一学"

第四节　急腹症

急腹症（acute abdomen）是一组以急性腹痛为主要表现，起病急、变化多、进展快、病情重，需要紧急处理的腹部病症。早期明确诊断和及时正确地处理十分重要，否则会给患者带来严重危害甚至死亡。

引起急性腹痛的病因大多数来自于消化道和妇产科疾病，临床上对急腹症的诊断，主要是通过详细的病史询问、细致的体格检查、必要的影像学检查和相关实验室资料，进行合理的综合分析，建立起正确的诊断。

【病史】

（一）现病史

以腹痛作为重点，询问包括腹痛的诱因、始发的时间、部位、性质、转变过程等。

1. 腹痛

（1）腹痛的诱因　胆囊炎、胆石症常发生于进高脂食物后，急性胰腺炎常与暴饮暴食或酗酒有关，胃十二指肠溃疡穿孔在饱餐后多见，剧烈活动后突然腹痛应考虑肠扭转，驱虫不当可以是胆道蛔虫病的诱因。

（2）腹痛的部位　一般来说最先出现或最显著腹痛的部位往往与病变的部位一致。因此，可以根据腹痛部位做出病变所在脏器的初步判断（表3-2）。①转移性腹痛：主要见于急性阑尾炎，腹痛始于上腹、脐周，几小时后转移到右下腹的固定部位。②牵涉痛：如胆囊炎、胆石症在右上腹或剑突下疼痛的同时，可有右肩或右肩胛下角处痛；急性胰腺炎在上腹痛的同时可伴左肩痛或左右肋缘至背部疼痛（表3-1）。③腹腔以外的疾病引起腹痛如胸膜炎，因为炎症刺激肋间神经和腰神经分支引起右侧腹痛易被误诊为胆囊炎或阑尾炎（表3-2）。

（3）腹痛发生的缓急　腹痛逐渐加重，多为炎症性病变；腹痛突然发生，迅速恶化，多见于脏器破裂、穿孔、扭转等

（4）腹痛的性质　①持续性钝痛或隐痛：多表示炎症性或出血性病变，如阑尾炎、急性胰腺炎、肝破裂内出血等。②阵发性腹痛：多表示空腔脏器痉挛或梗阻，如机械性肠梗阻、输尿管结石等。③持续性腹痛，伴阵发性加重：多表示炎症和梗阻并存。上述不同规律的腹痛可出现在同一疾病的不同病程中，并可相互转化。

（5）腹痛的程度　疼痛是一个主观症状，个体对疼痛的耐受程度不同，对疼痛的轻重描述也不同，缺少客观的指标。一般来说，炎症性刺激引起的腹痛较轻；空腔脏器的痉挛、梗阻、嵌顿、扭转或绞窄、化学刺激所产生的疼痛程度较重，难以忍受。如胆石症或泌尿系统结石，疼痛剧烈，患者辗转不安、冷汗淋漓。

2. 消化道症状　除腹痛外尚需了解消化道的伴随症状。

（1）厌食　小儿急性阑尾炎患儿常先有厌食后有腹痛发作。

（2）恶心、呕吐　常伴呕吐的有急性胆囊炎、急性阑尾炎（呕吐常在腹痛后3~4小时）、急性胃肠炎（早期频繁呕吐）、高位小肠梗阻（早期频繁呕吐）等。

呕吐物的颜色、内容及呕吐的量与梗阻的部位密切相关：呕吐物为宿食，不含胆汁见于幽门梗阻；呕吐物混有胆汁者提示梗阻部位在胆总管开口以及远端；呕吐物为粪水样，常为低位肠梗阻。小肠梗阻，呕吐物为褐色混浊物，呕吐后腹痛减轻；上腹钻顶样疼痛伴吐蛔虫，见于胆道蛔虫症；呕血或吐咖啡样物为上消化道出血；呕吐物呈咖啡色有腥臭味可能是急性胃扩张。

（3）排便情况　如腹痛后停止排便、排气，常为机械性肠梗阻；大量水样泻伴痉挛性腹痛提示急性胃肠炎；小儿排果酱样便是小儿肠套叠的特征之一；脐周疼痛、腹泻和腥臭味血便提示急性坏死性肠炎。

（4）其他伴随症状　炎症一般可伴有不同程度的发热，重症感染还伴有寒战高热；贫血、休克可能有出血，可以是腹腔内出血或消化道出血；梗阻性黄疸见于肝、胆、胰疾病；尿频、尿急、尿痛、血尿、排尿困难等考虑泌尿系疾病。

（二）月经史

育龄期妇女，月经史对腹痛的诊断有重要意义。如已婚女性有剧烈腹痛伴停经史，必须考虑到异位妊娠破裂；卵巢滤泡或黄体破裂常在两次月经的中期发病。

（三）既往史

患者以前的疾病史或手术史对腹痛的诊断也有帮助。如消化性溃疡穿孔常有溃疡病史；粘连性肠梗阻多有腹部手术史，此外，已做相关脏器根除性手术的患者可排除相关疾病。

【体格检查】

首先对患者全身状况做一般检查，然后对腹部体征做重点检查。

（一）全身情况

全身情况包括生命体征、患者意识、回答问题的能力，以及患者的表情、体位、心肺功能等。高热多考虑感染性疾病；黄疸多考虑肝胆胰疾病；表情痛苦、面色苍白、出汗、血压下降、保持仰卧不动或蜷曲侧卧等提示病情较重等。

（二）腹部检查

腹部检查范围应包括上至乳头，下至腹股沟两侧。从望、触、叩、听4个方面和由上到下顺序检查。

1. 望诊　观察腹式呼吸运动，有无腹胀，有无胃肠蠕动波，两侧腹股沟区有无肿物，腹部有无静脉曲张、出血点或出血斑等。

腹式呼吸运动减弱或完全消失见于急性腹膜炎，腹式呼吸浅而快往往提示有腹膜刺激征；全腹胀是肠梗阻、肠麻痹或腹膜炎晚期的表现，不对称的腹胀见于肠扭转等；上腹胃蠕动波见于急性胃扩张，阶梯样小肠蠕动波见于小肠梗阻；有腹部切口瘢痕，腹痛可能为肠粘连导致梗阻所致；患者咳嗽时出现腹痛是腹膜刺激征的重要体征。腹股沟区或阴囊有囊性肿块应考虑嵌顿疝。

2. 触诊　是腹部最重要的检查方法。触诊手法宜轻柔，先检查无疼痛或疼痛轻的区域，最后检查疼痛最明显的部位。

（1）应着重检查腹膜刺激征，即腹部压痛、肌紧张、反跳痛的部位、范围和程度。腹部压痛最显著的部位往往是病变所在之处。肌紧张是由于壁层腹膜受刺激而引起的反射性的腹肌痉挛，且不受患者的意志所支配，为腹膜炎的重要客观体征。轻度肌紧张是早期炎症或腹腔内出血刺激引起的；明显肌紧张见于较重的感染炎症刺激，如化脓坏疽性阑尾炎、肠穿孔等；高度肌紧张时腹壁呈"板状腹"，主要见于胃、十二指肠穿孔或胆道穿孔的早期，腹膜受胃液、胰液、胆汁的强烈化学性刺激所致；腹膜炎时间较长时，由于腹腔渗液增加，消化液被稀释，支配腹膜的神经麻痹等因素，腹肌紧张程度反而减轻。结核性腹膜炎，触诊呈揉面感。老年人、衰弱者、小儿、经产妇、肥胖者及休克患者，腹膜刺激征常较实际为轻。

（2）除腹膜炎体征外，触诊还应检查肝脾有无增大，有无异常包块，如急性绞窄性肠梗阻可触及胀大的肠袢，小儿蛔虫症时其肠内蛔虫团常呈柔软的条索状团块，肠套叠时呈腊肠样肿块等。男性患者还应检查睾丸是否正常、有无扭转。

3. 叩诊 先从无痛区开始，用力要均匀。叩痛最明显的部位往往是病变存在的部位。肝浊音界消失提示有消化道穿孔导致膈下出现游离气体；移动性浊音阳性是腹部积液的体征，说明腹腔内有渗液或出血。

4. 听诊 腹部听诊有助于了解胃肠蠕动情况。一般情况下选择右下腹近脐部听诊，主要听诊有无肠鸣音、肠鸣音的频率和音调。机械性肠梗阻除腹痛外往往有肠鸣音活跃、音调高、气过水声；肠麻痹、低血钾时肠鸣音消失；幽门梗阻或胃扩张时上腹部有振水音。

（三）直肠指检

急腹症患者直肠指检应予足够重视。直肠指检时，注意肛门是否松弛，直肠温度，直肠内有无肿物、有无触痛，指套上有无血迹和黏液等。盆腔脓肿或积血在直肠膀胱凹陷处呈饱满感、触痛或波动。

【辅助检查】

随着影像学的发展，急腹症的诊断水平得到了显著的改进和提高。其中常用的诊断技术有超声、CT、MRI、内镜、腹腔镜、血管造影等。

1. 实验室检查 白细胞计数检查可提示有无炎症；红细胞、血红蛋白、血细胞比容的连续观察可以判断有无腹腔内出血；尿中大量红细胞提示泌尿系损伤或结石；尿胆红素阳性说明存在黄疸；血、尿或腹腔穿刺液淀粉酶明显增高时考虑胰腺炎。腹腔穿刺液涂片镜检，革兰阴性杆菌常提示继发性腹膜炎，溶血性链球菌可能为原发性腹膜炎等。考虑异位妊娠需测人绒毛膜促性腺激素（HCG）。

2. X线检查 X线检查是急腹症辅助诊断的重要项目之一。胸腹立位片或透视可观察有无肺炎、胸膜炎、膈肌位置及运动情况，腹腔有无游离气体，胃泡大小，小肠有无积气、液气平面，结肠内有无气体，有无阳性结石影等。膈下游离气体是消化道穿孔或破裂的证据，气体进入腹膜后，提示十二指肠或结肠后壁穿孔；肠梗阻会出现多个液气平面，此时结肠内很少或无气体存在；钡剂灌肠透视在低位结肠梗阻中具有诊断价值。

3. 超声检查 B超或三维彩超检查是对腹部重要脏器病变进行快速评价的首选方法。超声检查对实质脏器的损伤、破裂、占位病变等具有重要的诊断价值；对胆囊、胆管等的结石类病变也能提供准确的诊断依据；在探查阑尾粪石、管壁增厚及阑尾脓肿等方面较敏感；也可以清楚分辨盆腔妇科疾病的来源和性质。对腹腔内出血和积液，超声不仅可以探测到具体的量，还可以作为引导辅助医生进行腹腔穿刺抽液。内镜超声（EUS）诊断在部分急腹症诊断中有特殊价值。

4. CT CT 的诊断速度与超声相似，且不受肠管内气体干扰，较普遍应用于某些急腹症的诊断和鉴别诊断，如实质性脏器自发破裂或创伤后破裂出血，急性胰腺炎的蜂窝织炎、液体积聚等。

5. 内镜检查 内镜检查在上、下消化道急性出血的出血部位及病变性质方面有确定诊断意义，还可在内镜指引下应用各种技术进行止血治疗。

6. 动脉造影 在疑有腹腔脏器出血时可采用选择性动脉造影确定诊断，部分出血性病变还可同时采用选择性动脉栓塞止血。

7. 诊断性腹腔穿刺 对诊断不确切的急腹症可选择采用此法协助诊断。特别适用于疑有内出血、腹膜炎病因不清、患者不能清楚准确地陈述者。多在两侧下腹部、脐和髂前上棘连线的中外 1/3 交界处选择穿刺点。如抽出不凝血，说明有内出血；如抽出腹腔液体，可根据其性状进行综合判断；还可做涂片镜检、淀粉酶等测定和细菌培养，对诊断和鉴别诊断有很大帮助。但对诊断已明确或有严重腹胀者不宜采用此方法。当女性患者疑有盆腔内积脓、积血等病变时，可采取经阴道后穹隆穿刺检查。

【常见急腹症的诊断和鉴别诊断要点】

（一）胃十二指肠溃疡急性穿孔

该病患者既往有溃疡病史，突然发生持续性上腹剧烈疼痛并很快扩散到全腹，常伴有轻度休克症状。体格检查时有明显的腹膜刺激征，特别是肝浊音界缩小或消失。X 线检查膈下有游离气体，即能确诊。

（二）急性胆囊炎

该病起病常在进油腻饮食后，表现为右上腹剧烈绞痛，可放射至右肩及右背部。右上腹部有压痛和肌紧张，Murphy 征（＋）。超声检查显示胆囊增大、增厚，有胆囊结石影，有助于诊断和鉴别诊断。

（三）急性胆管炎

该病有剑突下突发剧烈疼痛，可放射至右肩部，伴寒战、高热，可有黄疸。病情加重时可出现休克和精神症状。三维彩超见胆管扩张及结石影。

（四）急性胰腺炎

该病诱因多为暴饮暴食或酗酒，表现为上腹偏左侧持续剧烈的腹痛，可逐渐加重并向肩部放射。恶心、呕吐后腹痛不缓解。化验血或尿淀粉酶明显升高，血脂肪酶升高更有诊断价值。增强 CT 检查显示胰腺弥漫性肿大、密度不均、胰腺坏死时呈皂泡征、胰周积液，可确诊。

（五）急性阑尾炎

该病通常具有转移性右下腹痛和右下腹固定压痛的临床特点，转移性腹痛的时间与阑尾的位置和病变的程度有关。当炎症加重时可有局限性腹膜炎的表现，阑尾穿孔时则可有全腹膜炎，此时仍以右下腹体征为重。三维彩超检查可发现炎性肿大的阑尾。

（六）小肠急性梗阻

该病首发症状为突然剧烈的腹部阵发性绞痛，伴肠鸣音增强。疼痛部位常位于脐周，间歇期无疼痛，易并发恶心、呕吐，呕吐后腹痛可减轻，高位梗阻呕吐出现早且频繁，无明显腹胀；低位梗阻呕吐出现晚，而腹胀明显，梗阻发生后肛门排气、排便停止。腹部视诊可见蠕动波或扩张的肠袢；听诊肠鸣音活跃，有气过水声。腹部立位片显示小肠扩张充气并见明显的液气平面。并发肠坏死或肠穿孔时腹痛可加剧呈持续性，且出现腹膜炎体征。B超对肠套叠造成的肠梗阻具有诊断作用。

（七）腹部钝性伤后急性腹痛

腹部钝性伤引起腹腔内实质脏器或空腔脏器损伤，可表现为急腹症的症状和体征。腹腔实质脏器破裂造成内出血，腹痛持续但不重，临床主要表现急性失血征象或失血性休克，若同时腹穿抽出不凝血，且超声或CT检查显示肝或脾裂伤及腹腔内积血，即可确诊。空腔脏器破裂时腹部立位片可见膈下游离气体，若见腹腔内容物进入胸腔提示有膈肌破裂伤。腹穿抽出大量澄清液可能为膀胱破裂，抽出胃肠内容物则为消化道破裂。

（八）妇产科疾病致急性腹痛

1. 急性盆腔炎　淋球菌感染较多见，多见于年轻女性。表现为发热、下腹痛、有压痛、反跳痛。阴道分泌物多，宫颈举痛、后穹隆触痛。经后穹隆穿刺抽得脓液，涂片可见白细胞内有革兰阴性双球菌，即可确诊。

2. 卵巢肿瘤蒂扭转　以卵巢囊肿蒂扭转较为常见。表现为突然左或右下腹剧烈疼痛，若伴有腹膜炎表现，提示肿瘤缺血坏死。经阴道和下腹部双合诊及盆腔彩超检查可确定诊断。

3. 异位妊娠破裂　以输卵管妊娠破裂最为多见。育龄已婚女性在停经一段时间后，突发下腹痛，出现腹膜炎，若有急性失血表现，提示有内出血。压痛和肌紧张不明显，反跳痛明显。阴道有不规则流血，宫颈呈蓝色，后穹隆或腹腔穿刺抽出不凝血，即可确诊。化验：HCG试验阳性，盆腔超声检查也可帮助确诊。

急腹症应细致鉴别，对诊断暂时难以确定者，应留诊观察、处理。在留诊观察过程中，禁用强烈镇痛剂，以免掩盖病情进展，造成漏诊和误诊。当诊断虽不能确定，但病情重已具有手术探查指征者，应及时手术探查，术中明确诊断同时妥善处理。

本章小结

斜疝是最多见的腹外疝，发生于男性者占大多数，右侧比左侧多见。股疝容易嵌顿，一旦嵌顿又迅速发展为绞窄性疝。腹部闭合性损伤的诊断相对困难，关键在于确定有无内脏损伤。腹肌紧张和压痛是腹内脏器损伤的最重要的体征，但应与腹壁挫伤相鉴别。绝大多数的继发性腹膜炎需要及时手术治疗。结核性腹膜炎基本上以药物抗结核治疗为主。腹腔脓肿可分为膈下脓肿、盆腔脓肿和肠间脓肿，一般均继发于急性腹膜炎或腹腔内手术，原发性感染少见；临床所见脾破裂，约85%是真性破裂，破裂部位较多见于脾上极及膈面。

肝外伤的致伤因素、病理类型和临床表现与脾外伤相似，主要危险是失血性休克、胆汁性腹膜炎和继发感染。小肠占据着中、下腹的大部分空间，故受伤的机会比较多。由于结肠壁薄、血液供应差、含菌量大，故结肠损伤的治疗不同于小肠损伤。

急腹症是消化系统常见急症，需要学会通过病史、体格检查、辅助检查来进行诊断和鉴别诊断。现病史应详细询问腹痛的诱因、缓急；腹痛的部位，包括转移性腹痛和牵涉痛；腹痛的性质、程度；腹痛的消化系统和其他系统的伴随症状，进行初步的判断。体格检查除了全身情况外，要详细检查腹部，其中触诊是急腹症最重要的检查手段，应注意有无腹膜刺激征、腹腔或腹腔脏器有无包块或特殊肿大，必要时可以做直肠指检。辅助检查除常规实验室检查外，要注意影像学检查，无论 X 线检查、B 超检查还是 CT 检查等，对于诊断和鉴别诊断急腹症都能起到重要的作用。

目标检测

一、单项选择题

1. 最常见的腹外疝是
   A. 切口疝
   B. 腹股沟直疝
   C. 腹股沟斜疝
   D. 股疝
   E. 脐疝

2. 手术时发现腹壁下动脉在疝囊颈外侧的为
   A. 腹股沟直疝
   B. 股疝
   C. 脐疝
   D. 腹股沟斜疝
   E. 白线疝

3. 引起继发性腹膜炎的细菌主要是胃肠道内的常驻菌群，其中最为多见的细菌是
   A. 大肠埃希菌
   B. 厌氧拟杆菌
   C. 链球菌
   D. 变形杆菌
   E. 金黄色葡萄球菌

4. 原发性腹膜炎和继发性腹膜炎的重要区别是
   A. 全身中毒症状
   B. 腹腔内有无原发病变
   C. 腹痛性质
   D. 腹痛程度
   E. 有无腹膜刺激征

5. 腹部实质性脏器破裂最主要的临床表现是
   A. 肠麻痹
   B. 胃肠道症状
   C. 全身感染症状
   D. 内出血
   E. 腹膜刺激征

6. 腹外疝临床类型不包括
   A. 嵌顿性疝
   B. 绞窄性疝
   C. 易复性疝
   D. 难复性疝
   E. 切口疝

扫码"练一练"

7. 手术处理绞窄性疝的要点不包括

    A. 警惕逆行嵌顿

    B. 肠管活力要确定

    C. 肠切除后仅做疝囊高位结扎

    D. 麻醉后疝内容物已经还纳者可不必再做探查

    E. 扪清疝囊与腹壁下动脉的关系

8. 判断胃肠道破裂最有价值的发现是

    A. 呕血   B. 心率增快

    C. 腹胀   D. 有气腹

    E. 腹膜刺激征

9. 结核性腹膜炎治疗中最主要的是

    A. 腹腔内注射皮质激素，防止腹膜粘连   B. 大量抽腹水

    C. 手术清除腹腔淋巴结及干酪样物质   D. 全身联合抗结核药物治疗

    E. 营养和休息

10. 左半结肠破裂损伤，一般选择

    A. 单纯横向缝合修补   B. 部分切除、端端吻合

    C. 肠造口或肠外置术   D. 保守治疗

    E. 带蒂肠片修补术

11. 下列脾破裂的处理不恰当的是

    A. 轻度脾破裂，可行脾修补术

    B. 严重脾破裂，可行脾切除术

    C. 脾破裂的腹腔内出血，可行自体输血

    D. 待失血性休克纠正后再手术

    E. 输血及补平衡液，补充血容量

12. 闭合性损伤中最容易损伤的脏器是

    A. 肾   B. 肝

    C. 脾   D. 肠系膜

    E. 小肠

13. 区别空腔脏器破裂与实质性脏器破裂最重要的依据是

    A. 外伤史   B. 腹痛程度

    C. 腹膜刺激征轻重   D. 有无移动性浊音

    E. 腹腔穿刺液性状

14. 肝破裂大出血的主要处理是

    A. 用止血剂   B. 输血

    C. 补液   D. 急诊手术

    E. 吸氧

15. 肠梗阻的特点是

    A. 慢性经过，反复发作的上腹隐痛，有周期性及节律性特点

    B. 阵发性剑突下钻顶样痛

  C. 剧烈腹痛伴腹肌紧张、压痛和反跳痛

  D. 腹痛伴腹胀、呕吐，可见肠型及蠕动波，肠鸣音亢进

  E. 上腹剧痛，腹肌板样硬，压痛和反跳痛，腹腔内有游离气体

16. 胆道蛔虫症的特点是

  A. 慢性经过，反复发作的上腹隐痛，有周期性及节律性特点

  B. 阵发性剑突下钻顶样痛

  C. 剧烈腹痛伴腹肌紧张、压痛和反跳痛

  D. 腹痛伴腹胀、呕吐，可见肠型及蠕动波，肠鸣音亢进

  E. 上腹骤发剧痛，腹肌板样硬，压痛和反跳痛，腹腔内有游离气体

17. 患者，男性，35 岁。上腹部规律性疼痛 5 年，多于秋季出现。1 周以来每晚 12 点左右出现上腹痛，3 小时前患者进食后突然出现持续性剧烈腹痛，以上腹正中为重，不敢呼吸，腹部查体：板状腹，全腹压痛（＋），反跳痛（＋），肝浊音界消失，肠鸣音减弱。该患者可能的诊断为

  A. 急性胰腺炎

  B. 肠梗阻

  C. 十二指肠球部溃疡急性穿孔

  D. 幽门梗阻

  E. 急性胆囊炎

二、思考题

1. 患者，男性，35 岁。8 小时前（晚饭后 1 小时）出现上腹部不适及隐痛，尚可忍受，半小时后突然出现上腹部剧痛，呈持续刀割样，向右肩及背部放散，恶心未吐，上腹部疼痛转移至右下腹，很快扩散全腹。

  请问：患者考虑有哪些疾病，问诊还需要问哪些内容，需要做哪些进一步检查？

2. 患者，女性，55 岁。右上腹持续疼痛 1 周，加重伴发热 1 天。

  请问：患者考虑有哪些疾病，问诊还需要问哪些内容，需要做哪些进一步检查？

（胡炳德 王 旭 李 新）

第九章　消化道肿瘤

第一节　食管癌

扫码"学一学"

案例导入

患者，男性，55岁。2个月前开始出现进食哽噎，症状时隐时现，进普食有时需要饮水送下。1周前，自觉进食哽噎频繁，伴有胸骨后微痛。在当地医院进行食管钡餐造影，发现食管中上段充盈缺损，约6 cm左右，病变上端食管腔扩张，确诊为食管癌。转院进一步检查，食管镜检查，距门齿24 cm处发现食管壁充血、糜烂、呈结节状凹凸不平，易出血，刷检找到鳞状癌细胞。

问题：

1. 诊断食管癌的辅助检查方法有哪些？

2. 食管癌的治疗方法有哪些？

食管癌（esophageal cancer）是源于食管上皮的一种常见的消化道恶性肿瘤，我国是世界上食管癌高发区，男多于女。临床上以进行性吞咽困难为其典型的症状，手术切除仍是主要治疗方法。

【临床表现】

（一）症状

1. 早期症状　不同程度的吞咽不适。包括咽下食物哽噎感，食物通过缓慢，并有滞留感或异物感；亦可有胸骨后烧灼样、针刺样或牵拉摩擦样疼痛。症状时重时轻。

2. 中、晚期症状

（1）进行性吞咽困难　是食管癌的最常见、最典型的临床表现。初起时进食固体食物有哽噎感，以后逐渐呈进行性加重，甚至流质饮食或唾液亦不能咽下。

（2）食物反流　多见于严重吞咽困难病例，多将刚进食的食物伴同唾液呕出，呈黏液和泡沫状，有时混有血迹。

（3）吞咽疼痛　由于肿瘤与炎症的刺激引起食管肌肉痉挛，患者在吞咽困难时感到咽部、胸骨后、剑突下或上腹部的烧灼痛、刺痛或者钝痛。

（4）胸背疼痛　亦为常见症状，多位于胸骨后、肩胛间区，早期多呈间歇性，出现持续而严重的胸痛或背痛、需用镇痛剂止痛者，为晚期肿瘤外侵的征象。

（5）其他　肿瘤侵及邻近器官可引起相应的症状，如侵犯喉返神经出现声音嘶哑；压迫颈交感神经节，可产生霍纳（Horner）综合征；侵入气管或支气管，可形成食管－气管或支气管瘘。

（二）体征

早期常常没有任何体征，中、晚期可有锁骨上淋巴结肿大、腹部包块、腹腔积液等转移性体征；因长期吞咽困难和肿瘤消耗双重原因，引起营养障碍，体重明显下降，消瘦、贫血等恶病质。若有肝、脑等脏器转移，可出现黄疸、腹水、昏迷等状态。

【辅助检查】

1. X线钡剂上消化道造影　是诊断食管癌的常用方法，特别是患者不适合纤维食管镜检查，常选用此法。早期X线表现：食管黏膜皱襞紊乱，小的充盈缺损，管壁僵硬。中、晚期表现：大的充盈缺损，溃疡型病灶形成龛影；如为缩窄性改变，狭窄上方食管高度扩张。

2. 食管镜检查　是诊断早期食管癌最可靠的方法。内镜检查同时在直视下钳取多块组织活检，可明确病理诊断。早期食管癌的镜下表现：①食管黏膜局限性充血，触之易出血；②黏膜局限性糜烂，呈点、片状分布，边缘不整，形如地图；③黏膜表面粗糙不平，呈小颗粒状或大小不等的斑块，色潮红；④呈息肉状或小覃伞型肿物，向腔内生长，偶有短蒂间糜烂。中、晚期食管癌的镜下表现较易判定，肿块呈菜花样或结节状，食管黏膜水肿、充血或苍白、发硬，但触之易出血。晚期肿瘤形成溃疡或造成管腔狭窄。

3. 食管拉网脱落细胞学检查　是食管癌普查和早期诊断首选。

4. EUS检查　是将内镜和超声相结合的消化道检查技术，当内镜插入体腔后，在内镜直接观察消化道病变的同时，可利用内镜下的超声行实时扫描，可以获得病变处消化道的层次结构、组织学特征及周围邻近器的超声图像。

5. CT检查　食管胸部CT扫描表现食管腔内软组织肿块，管壁增厚。管腔呈不规则或偏心性狭窄。也可以明确有无附近淋巴和脏器转移。

【诊断】

诊断主要依据典型病史和内镜检查。40岁以上，来

考点提示

诊断食管癌最可靠的方法是纤维食管镜检查

自食管癌高发地区或有不健康饮食习惯的患者，因吞咽困难就诊时，应首先考虑此病的可能性。

【鉴别诊断】

1. 早期食管癌 无吞咽困难者，应与下列疾病鉴别。

（1）咽喉炎 可有吞咽异物感，咽喉部疼痛不适。咽喉部检查可见充血急性炎症现象，食管细胞学检查查不到癌细胞。

（2）食管静脉曲张 食管钡餐检查，黏膜呈皂泡样或蛇皮样改变，但食管蠕动良好。

（3）食管憩室 X线检查食管中段有边缘光滑、圆形突出影像。

（4）反流性食管炎 患者有自觉烧心、反酸、反胃等常见症状，胸骨后及上腹部灼痛，尤以平卧为甚。吞咽热食后有明显的咽下痛。进行细胞学检查或食管镜检查可以鉴别和确诊。

2. 中、晚期食管癌 有明显吞咽困难症状者，应与下列疾病鉴别。

（1）食管平滑肿瘤 病史长。X线检查示食管腔外压迫，黏膜光滑。

（2）食管良性狭窄 多有食管化学烧伤史。X线检查示食管呈不规则线状狭窄。

（3）贲门失弛缓症 一般患者年龄比较轻，病程长，症状时轻时重。X线检查食管下端，呈光滑鸟嘴状狭窄。

（4）食管外压性狭窄 肺癌出现纵隔转移或淋巴转移可压迫食管。

【病因】

确切病因不清楚，但以下因素与食管癌的发病有关。

1. 亚硝胺及真菌 亚硝胺类化合物具有高度致癌性，可使食管上皮发生增生性改变，并逐渐加重，最后发展成癌。一些真菌能将硝酸盐还原为亚硝酸盐，促进二级胺的形成。少数真菌还能合成亚硝胺。

2. 饮食及生活习惯 长期进食粗糙食物、进食过热食物及进食过快等习惯，这均可导致食管上皮损伤，增加对致癌物的易感性。此外，吸烟和酗酒已证明是食管癌发病的重要原因。

3. 营养不良及微量元素缺乏 在亚洲和非洲食管癌高发区调查发现，大多数居民所进食物缺乏动物蛋白质及维生素 B_1、维生素 B_2、维生素 A 和维生素 C。维生素 A 及维生素 B 缺乏与上皮增生有关，维生素 C 可阻断亚硝胺的作用。食物中微量元素，如铜、锰、铁、锌、钼等含量低，亦与食管癌的发生有关。

4. 遗传因素 人群易感性与遗传和环境条件有关。食管癌不是直接遗传性疾病，但是有部分食管癌的发病有家族聚集的倾向。

5. 其他因素 食管慢性炎症、黏膜损伤及慢性刺激亦与食管癌的发病有关，食管腐蚀伤、食管慢性炎症、贲门失弛缓症均有癌变的危险。

知识链接

亚硝胺

亚硝胺是强致癌物，食物、化妆品、啤酒、香烟中都含有亚硝胺，在熏制食品中，含有大量的亚硝胺类物质。亚硝酸盐是亚硝胺类化合物的前体物质，世界食品加工业将亚硝酸盐作为食品添加剂使用，已有数十年的历史。为了保证居民的食品安全，1994 年联合国粮农组织（FAO）和世界卫生组织（WHO）规定，硝酸盐和亚硝酸盐的每日允许摄入量（ADI）分别为 5 mg/kg 体重和 0.2 mg/kg 体重。

【病理】

1. 食管分段 ①颈段：自食管入口至胸骨上切迹。②胸段：分上、中、下三段，胸上段：自胸骨柄上缘平面至气管分叉平面；胸中段以气管分叉平面至贲门口全长度的上半部；胸下段指气管分叉平面至贲门口全长度的下半部。③腹段：此段食管最短，居于膈肌下方的腹部最上部。胸中段食管癌多见，下段次之，上端较少。多系鳞癌，贲门腺癌也可向上累及食管下段。

2. 病理形态 可分为四型。①髓质型：管壁增厚，向腔内外生长，常累及食管全层，恶性程度高。②蕈伞型：向腔内生长，突出如蘑菇样，隆起边缘与周围黏膜境界清楚，瘤体表面可有浅表溃疡，底部凹凸不平。③溃疡型：病变呈大小、形态不一的溃疡，深入肌层，边缘不光滑，呈堤坎状隆起，溃疡底部凹凸不平，常有坏死组织覆盖，梗阻症状较轻。④缩窄型：病变食管形成环形狭窄，表面粗糙不平，可有糜烂及结节，触之易出血，严重狭窄可致内镜无法通过，较早即可出现梗阻症状。

【处理】

本病强调早期发现、早期诊断、早期治疗。治疗原则是以手术治疗为主的综合治疗。治疗方法有内镜治疗、手术、放疗、化疗、光动力治疗、免疫及中医中药治疗。

1. 手术治疗 是食管癌治疗的首选治疗方法，根据病变程度、部位、病理分型及患者全身情况选择实施。原则上是能够手术尽量手术，由于食管是营养摄取的必须通道，非手术治疗患者常死于营养不良而非肿瘤本身，故对于手术应当持积极态度。手术类型包括根治性切除术、姑息性切除术、食管胃转流吻合术。

（1）手术禁忌证 主要有以下情况。①全身情况差，恶病质，或有严重心、肺、肝、肾等功能不全。②病变外侵范围大，估计难以切除，或者已造成穿孔、气管食管瘘等。③远处转移。

（2）切除范围 根治性手术切除的范围应距肿瘤上、下各 5~8 cm。切除广度包括肿瘤周围的纤维组织及所有淋巴结。胃代食管是最常见的重建方式，即将胃体提升至胸腔或颈部与食管近端吻合，也可用结肠或空肠代替食管。

2. 内镜治疗 内镜治疗用于早期食管癌。内镜下行黏膜切除术及内镜下黏膜剥离术，若发现癌症病灶超过黏膜肌层时，应增加手术治疗。这种微创治疗保留了食管结构，从而保护食管功能，减少手术后并发症等方面的优于传统手术。

3. 放射疗法　适用于食管上段癌或晚期癌，以及术后辅助治疗。多用于手术之前放疗，可起到缩小肿块的治疗作用，增加手术切除机会。对于不能彻底切除肿瘤的术后放疗，可杀灭癌细胞或推迟肿瘤复发，延长患者寿命。

4. 化学药物治疗　化学药物治疗对食管癌效果不太理想，主要用于术后辅助治疗及缓解晚期病情进展，常用药物有环磷酰胺、氟尿嘧啶、平阳霉素、顺铂等。

5. 光动力治疗　光动力治疗是利用光敏剂对肿瘤组织特殊的亲和力，经激光或普通光源照射肿瘤组织后产生生物化学反应，即光敏反应，杀灭肿瘤细胞。

6. 免疫及中医中药治疗　亦有一定作用，但多作为姑息治疗或辅助治疗。

【健康教育】

（1）养成良好的饮食习惯，避免进食过热、过快，避免烈性酒和粗糙食物等刺激。

（2）避免或减少有害物质的摄入，如亚硝酸盐、真菌等。

第二节　胃　癌

扫码"学一学"

案例导入

　　患者，女性，45 岁。上腹部隐痛不适 3 个月入院。患者 3 个月前开始上腹部隐痛不适，进食后明显，伴饱胀感，食欲逐渐下降，无恶心、呕吐。在当地医院按"胃炎"进行治疗，自觉稍好转。近两周来感到乏力，体重较发病前下降 4 kg，近日发现大便色黑，来院就诊。查 2 次大便隐血（＋）。血 WBC 5.1×10^9/L，Hb 95.2 g/L，为进一步诊治收入院。患者有 20 年吸烟史，10 支/天，其姐死于"消化道肿瘤"（具体不详）。查体：一般状况尚可，未触及肿大淋巴结，皮肤无黄染，结膜、甲床苍白，心肺（－）。腹平坦，未见胃肠型或蠕动波，腹软，肝脾不大，未及包块，剑突下区域有深压痛，移动性浊音（－），肠鸣音正常，直肠指检未发现异常。辅助检查：腹部 B 超检查未见肝病变，胃肠部分检查不满意。上消化道造影显示，胃窦小弯侧似有约 2 cm 大小龛影，位于胃轮廓内，周围黏膜僵硬、粗糙。

　　问题：

　　1. 该患者的初步诊断是什么？

　　2. 诊疗方案是什么？

　　胃癌（gastric cancer）占我国消化道恶性肿瘤第二位，多发于 40 岁以上，55～70 岁为高发年龄段，男性胃癌的发病率和病死率均高于女性，男女之比约为 2:1。

【临床表现】

1. 症状　起病多隐匿。早期胃癌症状不明显或不典型，可有餐后上腹饱胀不适、隐痛、嗳气等类似溃疡病或慢性胃炎的表现；进展期胃癌出现上腹痛、食欲缺乏、体重减轻、贫血、腹部肿块、呕吐（胃窦部癌）、进食哽塞感（贲门及高位小弯癌）、呕血、柏油样便等。

2. 体征 胃癌早期无明显体征，如果出现上腹部固定性肿块、左锁骨上淋巴结肿大、腹部移动性浊音、直肠或阴道指诊发现盆腔肿块、肝大、恶病质等表现，则提示患者胃癌已经达晚期。

【辅助检查】

1. 实验室检查 血常规常提示贫血，进展期胃癌患者可有低蛋白血症。胃癌无特异的肿瘤标记物，但动态监测肿瘤标记物有助于评估病情、疗效及预后。癌胚抗原（CEA）在胃癌的阳性率为14%～29%，可作为肿瘤转移后系统性治疗疗效的监测指标，治疗后CEA增高，提示有病变残留或进展，预后不良。

2. 胃镜检查 胃镜检查是诊断胃癌最有效方法，可直视观察病变的部位和范围，绝大多数胃癌可通过普通内镜活检得到确诊。亚甲蓝染色结合高清晰图像放大技术，有利于及早发现黏膜中断、变形，色泽的显著变化等征象，提高细微病变的发现率。

3. 影像学检查

（1）X线钡餐 目前胃癌的主要诊断手段之一，数字化胃肠造影技术使影像更加清晰，分辨率进一步提高。早期胃癌X线诊断需借助气钡双重对比造影。进展期胃癌X线钡餐表现与Bormann分型一致，即为肿块（充盈缺损）、溃疡（龛影）或弥漫浸润（胃壁僵硬、胃腔狭窄）。

（2）腹部超声、超声内镜（EUS）、多层螺旋CT（MSCT）等 主要用于评估胃周围淋巴结及重要器官有无转移或浸润，是目前胃癌术前分期、评估可切除性及治疗效果的主要手段。

（3）正电子发射计算机断层成像（PET－CT） 部分早期胃癌PET－CT图像上可见异常放射性浓聚。中晚期胃癌细胞生长活跃，常可见病灶内示踪剂异常浓聚。PET－CT是一种灵敏的检测手段，它在疗效评估、复发、随访及预后判断上有独特优势。

【诊断】

对上腹部不适、纳差及体重减轻、食欲缺乏、消瘦、乏力、呕血或黑便、呕吐隔夜宿食，查体发现上腹肿块、左侧锁骨上淋巴结肿大、腹水者，诊断多无困难。

X线钡餐和胃镜检查结合黏膜活检，是目前早期诊断胃癌的主要方法。为了提高早期诊断率，应对高危人群进行重点筛查：① 40岁以后才开始出现胃部不适、疼痛或食欲缺乏者；②胃癌家族病史，或胃大部切除手术史；③有萎缩性胃炎、胃溃疡、胃息肉等癌前病变；④有原因不明的消化道失血或短期内体重明显减轻。对上述患者仔细进行全面检查，包括X线钡餐、胃镜及活组织检查等，才能明确诊断。

【鉴别诊断】

1. 胃溃疡 与胃癌相比较，胃溃疡一般病程较长，有典型溃疡疼痛发作史，抗酸治疗有效，多无食欲缺乏。除有出血、幽门梗阻等严重并发症外，多无明显体征，不会出现近期消瘦、贫血、腹部包块、左侧锁骨上窝淋巴结肿大等。X线钡餐可见溃疡常小于2.5 cm，圆形或椭圆形龛影，边缘整齐，蠕动波可通过病灶；胃镜下可见黏膜基底平坦，有白色或黄白苔覆盖，周围黏膜水肿、充血，黏膜皱襞向溃疡集中。

2. 慢性胃炎 症状与胃癌很相似，加之胃窦胃炎的 X 线征象如黏膜粗乱、充盈缺损等更易混淆。胃镜检查及活检有助于最后鉴别。

3. 胃肉瘤 胃肉瘤 X 线钡餐多表现为凸向胃腔的透光影，肿瘤形态规则，为类圆形，瘤体表面光滑、基底胃壁较柔软等。

4. 胃良性肿瘤 多无明显临床表现，X 线钡餐多见圆形或椭圆形的充盈缺损，而非龛影。胃镜下表现为黏膜下包块。

【病因】

病因及确切机制尚不完全清楚，可能与下列因素有关

1. 生物因素 1994 年，世界卫生组织将幽门螺杆菌列为引起胃癌的第一类致癌原。目前认为幽门螺杆菌感染是人类非贲门部胃癌发病的重要因素；也有研究显示至少 10% 的胃癌与感染 EB 病毒有关。

2. 饮食因素 为胃癌发病的主要因素。某些致癌物质，如亚硝胺、亚硝酸盐、硝酸盐类等，摄入机体后转变为 N – 亚硝基化合物而引引发胃癌；胃癌还与高盐饮食有关。某些营养素、微量元素、抗氧化剂缺乏或减少等也是胃癌发病的重要危险因素。

3. 遗传因素 胃癌有家庭聚集现象，如父母均患胃癌，其子女胃癌患病率最高达 20% 以上。

【病理】

胃癌可发生于胃的任何部位，最多见于胃窦，其他依次为贲门、底部、胃小弯、前壁和胃大弯。

1. 大体类型 分为早期胃癌和进展期胃癌。

（1）早期胃癌 指局限于黏膜和黏膜下层的胃癌，无论病灶大小或者有无淋巴结转移，根据病灶形态，早期胃癌分为 3 型：Ⅰ 型：隆起型；Ⅱ 型：表浅型，包括三个亚型（Ⅱa、Ⅱb、Ⅱc）；Ⅲ 型：凹陷型。病灶直径在 6 ~ 10 mm 称为小胃癌；病灶直径 ≤5 mm 称为微小胃癌。

（2）进展期胃癌 按 Bormann 分型分为 4 型，即肿块（息肉）型、无浸润溃疡型、浸润溃疡型、弥漫浸润型。

2. 组织学类型 世界卫生组织将胃癌的组织学类型分为腺癌（肠型和弥漫型）、乳头状腺癌、管状腺癌、黏液腺癌、印戒细胞癌和未分化癌，绝大部分胃癌是腺癌。

3. 扩散与转移

（1）直接浸润 胃癌主要扩散方式之一，当胃癌侵犯浆膜层时，可直接浸润腹膜、邻近器官和组织，主要有胰腺、肝、横结肠及其系膜。

（2）淋巴转移 为胃癌的主要转移途径，一般按淋巴流向转移，少有跳跃式转移。胃周围区域淋巴结分为 16 组，依次与胃的距离分为三站，此外，还有两处淋巴结临床上很有意义，一是左锁骨上淋巴结，如肿大则可能为癌细胞沿胸导管转移所致；二是脐周淋巴结，如肿大则可能为癌细胞沿经肝圆韧带淋巴管转移所致。

（3）血性转移 胃癌晚期癌细胞可经门静脉或体循环向身体其他部位播散，常见转移部位有肝、肺、骨、肾、脑等，其中以肝转移最常见。

（4）种植转移 当胃癌穿透浆膜层后，癌细胞可自浆膜层脱落并种植于腹膜、大网膜或其他脏器表面，形成转移癌结节，其中尤以黏液腺癌种植转移最为多见。

【处理】

胃癌治疗效果取决于是否能早期诊断，内科治疗只能减轻症状和给予支持治疗的作用。胃癌的治疗原则：手术是目前唯一有可能治愈胃癌的方法，应按照胃癌的分期及个体化原则制订治疗方案，争取及早手术治疗；对中晚期胃癌，因有较高的复发及转移率，必须积极地辅助以术前、术后的化疗、放疗和免疫治疗等综合治疗以提高疗效；如病期较晚或主要脏器有严重合并症而不能做根治性切除，也应视具体情况争取做原发灶的姑息性切除，以利于进行综合治疗；对无法切除的晚期胃癌，应积极采取综合治疗，多能取得改善症状，延长生命的效果。

1. 手术治疗 分为根治性手术和姑息性手术两类

（1）根治性手术 彻底切除胃癌原发病灶，按临床分期标准清扫胃周围区域淋巴结，并重建消化道。

1）切除范围 胃切断线至少距离所见癌肿边缘 5 cm 以上；远侧部癌应切除十二指肠第一段 3～4 cm，近侧部癌应切除食管下段 3～4 cm。

2）淋巴结清扫 范围以 D（dissection）表示，一般分为：D_0（未完全清扫第一站淋巴结）、D_1（清扫全部第一站淋巴结）、D_2（清扫到全部第二站淋巴结）、D_3（清扫到全部第三站淋巴结）。

3）消化道重建 包括式 Billroth Ⅰ 吻合术、Billroth Ⅱ 式吻合术和胃空肠 Roux - en - Y 吻合术，或食管胃吻合术、食管空肠 Roux - en - Y 吻合术等。

（2）姑息性手术 癌肿广泛转移不能彻底切除，而原发肿瘤尚能切除，或原发病灶无法切除，胃癌引起梗阻、穿孔、出血等并发症，可行胃空肠吻合术、穿孔修补术、空肠造口术等。

2. 化学治疗 胃癌的化学治疗分为姑息化疗、术后化疗和新辅助化疗。应综合考虑胃癌分期、体力状态、不良反应、生活质量，避免治疗过度或不足，及时评估疗效，密切注意不良反应。最常用的药物为 5 - 氟尿嘧啶（5 - Fu）、丝裂霉素（MMC）、阿霉素（ADR）和亚硝脲类（CCNU，甲基 - CCNU、ACNU）等。单独应用疗效差。

3. 放射治疗 主要用于胃癌术后辅助治疗，手术无法切除的局部晚期胃癌的同步放化疗及晚期转移性胃癌的姑息治疗。

4. 生物治疗 包括针对胃癌细胞表达的特异性抗原的疫苗的特异免疫治疗，以及添加 IL - 2 等细胞因子的非特异性免疫治疗

5. 支持治疗 包括镇痛、肠外营养支持、控制腹水、中医中药治疗等，目的是缓解症状、减轻痛苦、改善生活质量。

【健康教育】

（1）告知患者如何预防胃癌的相关知识，保持心情舒畅，避免精神刺激，进行适量运

动与体育锻炼，增强体质。

（2）督促患者积极治疗与胃癌发病有关的疾病，尤其是对高危人群需定期随访。

（3）宣讲良好的生活方式，少吃腌熏食品，防止高盐饮食，戒烟酒，多食新鲜蔬菜、瓜果。

第三节 结直肠癌

扫码"学一学"

案例导入

患者，男性，59 岁。大便次数增多，大便带血 3 个月。患者近 3 个月来无明显诱因出现大便次数增多，每天 5 ~ 6 次，暗红色稀糊便，偶有右侧腹痛，不放射，能忍受，伴肠鸣，与进食无关，排气后缓解，近来感头晕、乏力、无呕吐，腹部稍胀。体重下降 5 kg。查体：T 37.2℃，P 80 次/分，R 18 次/分，BP 110/70 mmHg，慢性病容，神志清楚，皮肤、巩膜无黄染，浅表淋巴结不肿大，心肺无异常。腹部膨隆，未见可见肠型及蠕动波，无压痛、无肌紧张，肝脾未触及。右侧腹部可触及一肿块，约 3 cm×4 cm 大小，活动度差，质较硬，轻压痛，边界不清，无移动性浊音。肠鸣音稍亢进，直肠指检未及明显肿物。辅助检查：大便隐血（＋＋），血常规：WBC $6.4×10^9$/L，Hb 98 g/L，尿常规未见异常。

问题：

1. 该患者的初步诊断是什么？

2. 进一步检查、治疗原则有哪些？

结直肠癌（carcinoma of colon and rectum）是常见的恶性肿瘤，在我国的发病呈现城市高于农村、高收入地区高于低收入地区、男性高于女性的特征。直肠癌比结肠癌发病率高，比例为 15:1。中低位直肠癌所占直场癌比例高，约为 70%，因此大多数直肠癌可在直肠指诊时触及。直肠癌的发病率比较稳定，而结肠癌的发病率上升较快。

【临床表现】

结直肠癌的临床表现与肿瘤发生的部位、病理学特性，以及病程的早晚、有无并发症等有很大关系。结直肠癌生长较为缓慢，从肿瘤发生至产生临床症状时，肿瘤已有较长时间的生长和发展，在其生长的过程中，会出现不同的临床症状。如：大便习惯和性状改变、腹痛和腹部不适、腹部包块、肠梗阻症状、腹膜炎表现、慢性消耗性表现、肿瘤局部浸润和转移的临床表现等。不同部位发生的肿瘤临床表现如下。

1. 右半结肠癌的临床表现

（1）腹痛　80% 的右半结肠癌患者有腹部隐痛。

（2）贫血　因癌灶的坏死、脱落、慢性失血而引起。

（3）腹部肿块　是右半结肠癌的常见症状。

2. 左半结肠癌的临床表现

（1）便血、黏液血便　70% 以上患者可出现便血或黏液血便。

（2）腹痛 60%以上的患者出现腹痛，多为隐痛，当出现梗阻表现时，亦可表现为腹部绞痛。

（3）腹部肿块 约40%左右的患者可触及左侧腹部肿块。

3. 直肠癌的临床表现

（1）直肠刺激症状 便意频繁，排便习惯改变，便前有肛门下坠感，伴里急后重、排便不尽感，晚期有下腹痛。

（2）肠腔狭窄症状 癌肿侵犯致肠管狭窄，初时大便变形、变细，严重时出现肠梗阻表现。

（3）癌肿破溃感染症状 大便表面带血及黏液，甚至脓血便。

直肠癌症状出现的概率依次为便血80%~90%，便频60%~70%，便细40%，黏液便35%，肛门痛20%，里急后重20%，便秘10%。当癌肿侵犯前列腺、膀胱时，可出现尿频、尿急、尿痛、血尿等表现；侵犯骶前神经可出现骶尾部持续性剧烈疼痛。

【辅助检查】

1. 大便隐血试验 粪便潜血试验为常用的结直肠癌筛查方法，阴性结果不能简单地排除结直肠肿瘤的存在，阳性结果需要进一步检查以明确诊断。

2. 肿瘤标志物 血清肿瘤标志物检测已成为肿瘤患者早期诊断的重要辅助检查手段之一，在结直肠癌辅助诊断、判断肿瘤治疗效果、预后及监测肿瘤复发和转移等方面均有较大的实用价值。CEA对结直肠癌诊断和术后监测较有意义，但敏感性较低，对于早期结肠癌诊断价值不大，对中晚期结肠癌具有一定诊断价值。CEA主要用于术后随访和监测复发、转移，但对术前不伴有CEA升高的结直癌患者术后监测无重要意义。

其他标志物包括CA19-9、CA242、CA50、CA72-4、SIMA以及TPS等，也用于结肠癌的诊断；甲胎蛋白（AFP）常用以鉴别原发性肝癌与结直肠癌肝转移，后者AFP值往往正常。

3. 内镜检查 包括直肠镜、乙状结肠镜和结肠镜检查。大多数结肠癌是由结肠息肉等癌前病变发展导致的，早期结肠癌可行内镜下治疗，因此结肠镜检查对于减少结肠癌发病率具有重要意义。可观察结肠肿瘤的部位、形态等生物学特点，同时可获取瘤体标本，为肿瘤分期及外科手术治疗提供重要依据，直肠指诊和全结肠镜检查是结直肠癌最基本的检查手段。

4. 影像学检查

（1）气钡灌肠造影 能够清楚地显示肿瘤的部位、大小、形态，与周围组织的关系，但对低位直肠癌的诊断意义不大。除疑有结肠坏死、穿孔及严重肛裂疼痛不能灌肠外，一般无禁忌证。

（2）腔内超声 EUS可以通过内镜直接观察消化道腔内的形态改变，准确定位并进行实时超声扫描以获得管道层次的组织学特征及周围邻近脏器的声图像。可以准确提供肿瘤大小及组织来源等信息。超声结肠镜具有普通肠镜和超声功能，不仅可以观察结肠肿瘤侵犯的层次，同时还可判断有无淋巴结转移。这些对术前诊断、选择手术方案、预后判断均有重大意义

（3）CT 可判断肿瘤是否穿透肠壁、是否侵及邻近器官、有无并发症、有无淋巴结和

远处转移等，也可判断肝、腹主动脉旁淋巴结是否有转移。是术前常用的检查方法，为选择合理的治疗方案提供依据。原发癌灶的基本 CT 征象主要包括肠壁增厚、腔内肿块、肠腔狭窄、肠壁异常强化等。

（4）MRI　对直肠癌的 T 分期及术后盆腔、会阴部复发的诊断较 CT 优越。直肠癌术前行 MRI 检查的目的不在于据此做出定性诊断，而在于了解病变侵犯范围，浸润深度及直肠周围结构受累情况，准确进行肿瘤分期，对临床制订治疗方案、手术计划及对术后进行疗效观察意义重大，术后 MRI 检查意义则在于鉴别肿瘤复发与纤维瘢痕。

【诊断】

结肠癌早期症状多不明显，易被忽视。对有下列任何一组症状的患者都应警惕患结肠癌的可能，并应及时进一步的检查：①原因不明的贫血、乏力、消瘦、食欲缺乏或发热；②出现便血或黏液血便；③排便习惯改变、腹泻、便秘与腹泻交替出现；或进行性排便困难、粪便变细等；④沿结肠部位的隐痛、不适，或间歇性腹胀；⑤发现沿结肠部位的腹部包块。

直肠癌根据病史、体检、影像学和内镜检查不难做出临床诊断，准确率亦可达 95% 以上，一般在临床上应对大便带血的患者予以高度重视，不要轻易地诊断为"痢疾""内痔"等，必须进一步检查以排除肿瘤的可能性，对直肠癌的早期诊断，必须重视直肠指检、直肠镜或结肠镜等检查方法的应用。

【鉴别诊断】

结直肠癌应与结、直肠息肉以及大肠恶性淋巴瘤、克罗恩病、溃疡性结肠炎、肠结核和结直肠血吸虫病肉芽肿等疾病相鉴别。临床鉴别要点包括病史长短、临床表现以及辅助检查所见的病变部位、形态和范围。最可靠的鉴别诊断是经内镜取活组织病理检查。

【病因】

结直肠癌的发病原因尚未完全阐明。但从流行病学的观点看，结直肠癌的发病与社会环境、生活方式、癌前病变、遗传因素等有关。

1. 饮食　结直肠癌高发国家的人均动物蛋白质、动物脂肪的摄入量与结直肠癌发生呈正相关。高脂、高蛋白食物能使粪便中甲基胆蒽增多；动物实验已表明甲基胆蒽可诱发结直肠癌。高纤维饮食的摄入可增加粪便的体积重量，使得粪便通过肠道速度加快，减少肠道中有害物质的形成及活性，缩短致癌物质与肠黏膜的接触时间，降低结直肠癌的发病率。

2. 结、直肠的慢性炎症　如溃疡性结肠炎、血吸虫病使肠黏膜反复破坏和修复而癌变。

3. 遗传因素　结直肠癌是遗传学背景比较突出的恶性肿瘤，10%～15% 的结直肠癌患者为遗传性结直肠肿瘤，属于常染色体显性遗病，常见的有家族性腺性息肉病（FAP）和遗传性非息肉病性结直肠癌（HNPCC）。FAP 多通过染色体不稳定途径的机制发病，而 HNPC 则为错配修复基因突变引起，其中大部分与 MSH1 及 MSH2 突变有关。在散发性结直肠癌患者家族成员中结直肠癌发病率亦高于一般人群。

4. 癌前病变　如结直肠腺瘤，尤其是绒毛状腺瘤。

【病理】

1. 大体形态分型

（1）**隆起型** 肿瘤的主体向肠腔内生长，多见于右半结肠，特别是盲肠。

（2）**溃疡型** 最为常见。其特点是向肠壁深层生长并向周围浸润。此型肿瘤中央形成较深的溃疡，溃疡底部深达或超过肌层。

（3）**浸润型** 肿瘤沿肠壁弥漫性浸润生长，常累及肠壁大部或全周，使局部肠壁增厚，纤维组织异常增生，致肠管周径明显缩小，形成环状狭窄。肿瘤表面常有出血、坏死、溃疡形成，近端肠管呈代偿性肥厚扩张。常见于左半结肠，好发于乙状结肠，直肠与乙状结肠连接部。该类型癌转移发生早。

（4）**胶样型** 肿瘤外形各异，可呈隆起、溃疡或弥漫浸润，但外观及切面呈半透明胶冻状，切面有大量黏液，质软，镜下为黏液腺癌或弥漫浸润的印戒细胞癌。此型较少见，在结肠癌中仅占5%，常与溃疡性结肠炎有关，主要发生于直肠，多见于青年人，预后较差。

2. 组织学分型

（1）**腺癌** 结直肠腺癌细胞主要是柱状细胞、黏液分泌细胞和未分化细胞，进一步分类为管状腺癌和乳头状腺癌，占75%～85%，其次为黏液腺癌，占10%～20%。

（2）**腺鳞癌** 亦称腺棘细胞癌，肿瘤由腺癌细胞和鳞癌细胞构成。其分化多为中度至低度。腺鳞癌和鳞癌主要见于直肠下段和肛管。较少见。

（3）**未分化癌** 肿瘤细胞较小，形态均匀一致，核深染，细胞核大，胞质少，细胞弥漫成片或成团，无腺上皮分化，预后差。

3. 扩散和转移

（1）**直接浸润** 结直肠癌可向3个方向浸润扩散，即肠壁深层、环状浸润和沿纵轴浸润。

（2）**淋巴转移** 为主要转移途径。引流结肠的淋巴结分为4组。①结肠上淋巴结：位于肠壁，常沿肠脂垂分布。②结肠旁淋巴结：沿边缘血管弓和从弓上发出的短直终末血管排列。③中间淋巴结：分布于边缘血管弓和结肠血管根部之间。④中央淋巴结：位于肠系膜上、下动脉根部的周围。淋巴转移途径是决定直肠癌手术方式的依据。

（3）**血行转移** 癌肿侵入静脉后沿门静脉转移至肝，也可转移至肺、骨和脑等。结直肠癌手术时有10%～20%的病例已发生肝转移。结直肠癌导致肠梗阻和手术时的挤压，易造成血行转移。

（4）**种植转移** 腹腔内播散，最常见为大网膜的结节和肿瘤周围壁腹膜的散在砂粒状结节，亦可融合成团块继而全腹腔播散。

【处理】

1. 手术治疗 手术切除仍然是结直肠癌的主要治疗方法。结肠癌手术切除的范围应包括肿瘤在内的足够的两端肠段，一般要求距肿瘤边缘10 cm，还应包括切除区域的全部系膜。直肠癌切除的范围包括癌肿在内的两端足够肠段（低位直肠癌的下切缘应距肿瘤边缘2 cm）、全部直肠系膜或至少包括癌肿下缘下5 cm的直肠系膜、周围淋巴结及受浸润的组织。

（1）结直肠癌的内镜治疗 ①套圈切除：适用于有蒂、亚蒂或无蒂的早期结直肠癌。②黏膜切除：包括内镜下黏膜切除术和内镜黏膜下剥离术，主要用于切除消化道扁平息肉、T_1期肿瘤。③经肛门内镜显微手术：适用于距肛门 16 cm 以内的早期直肠癌。优点是切除后，创面可以缝合，避免了术后出血、穿孔等并发症。

（2）右半结肠癌的手术 适用于盲肠、升结肠、结肠肝曲部的癌，切除术的范围包括末端回肠 10～15 cm，盲肠、升结肠、横结肠右半部及部分大网膜和胃网膜血管；切断及切除回结肠动静脉、右结肠动静脉、中结肠动静脉右支及其伴随的淋巴结。对于结肠肝曲的癌，除上述范围外，还需切除横结肠和胃网膜右动脉组的淋巴结。

（3）横结肠癌的手术 由于横结肠肝曲、脾曲的癌在治疗上分别采取右半结肠切术或左半结肠切除术，所以从治疗角度看，横结肠主要指横结肠中部癌。手术方式为横结肠切除术。切除范围包括横结肠及其系膜、部分升结肠和降结肠、大网膜。

（4）左半结肠癌的手术 适用于结肠脾曲、降结肠和乙状结肠癌。其常规手术方式是左半结肠断切除术。部分乙状结肠癌如癌肿小，位于乙状结肠中部，而且乙状结肠较长，也可行单纯乙状结肠切除术。常规的左半结肠切除术的切除范围应包括横结肠左半、降结肠和和乙状结肠及其相应的系膜、左半大网膜。

（5）直肠癌的手术 直肠癌根据其部位、大小、活动度、细胞分化程度等有不同的手术方式。

1）局部切除术 指完整地切除肿瘤及其周围 1 cm 的全层肠壁。它区别于传统的直肠癌根治术。手术仅切除肿瘤的原发病灶，不行区域淋巴结清扫。多用于早期癌，亦有根治切除的含义。直肠癌具备如下条件者可考虑做局部切除：①肿瘤位于直肠中下段；②肿瘤直径在 2 cm 以下，占肠壁周径应＜30%；③大体形态为隆起型，无或仅有浅表溃疡形成；④肿瘤 T 分期为 T_1 期；⑤组织学类型为高分化、中分化腺癌者。

2）腹会阴联合直肠癌切除术 即 Mies 手术，是在 1908 年由 Mies 在其观察和总结直肠癌转移规律的基础上提出的经典直肠癌术式，切除范围包括乙状结肠及其完整系膜、直肠及全部系膜、肛提肌、坐骨肛门窝内脂肪组织、肛管和肛门周围 3 cm 范围以上皮肤，并于肠系膜下动静脉根部进行结扎切断，清扫肠系膜下动脉根部和周围淋巴结，于左下腹壁，做永久性结肠造口。

适用于肿瘤距肛缘上 5 cm 以下、肛门外括约肌受侵者、已有肛门功能障碍的低位直肠癌者，保肛术后局部复发能切除者，或肛管及肛门周围癌。

3）直肠低位前切除术 即经腹直肠癌切除术，即 Dixon 手术，是由 Dixon 于 1948 年提出的一种术式。该手术是将直肠肿瘤根治性切除后做乙状结肠与直肠端-端吻合，其最突出的优点是比较符合生理功能要求、手术操作较简单。但最大的缺点是对肥胖、骨盆狭小、超低位者，吻合操作比较困难。

4）经腹直肠癌切除、近端造口、远端封闭手术 即 HarTmann 手术，适用于全身一般情况很差，不能耐受 Mies 手术或急性梗阻不宜行 Dixon 手术的直肠癌患者。

2. 结直肠癌的新辅助治疗 新辅助治疗目的在于提高手术切除率，提高保肛率，延长患者无瘤生存期，推荐新辅助放化疗仅适用于距门＜12 cm 的直肠癌。除结肠癌肝转移外，不推荐结肠癌患者术前行新辅助治疗。

（1）直肠癌的新辅助放化疗

1）直肠癌术前治疗推荐以氟尿嘧啶类药物为基础的新辅助放化疗。

2）$T_{1 \sim 2}N_0M_0$ 或有放化疗禁忌的患者推荐直接手术，不推荐新辅助治疗。

3）T_3 和（或）N^+ 的可切除直肠癌患者，推荐术前新辅助放化疗。

4）T_4 或局部晚期不可切除的直肠癌患者，必须行新辅助放化疗。治疗后必须重新评价，并考虑是否可行手术。

新辅助放化疗中，化疗方案推荐首选持续灌注 5 - FU，或者 5 - FLV（左亚叶酸钙），或者卡培他滨单药。建议化疗时限 2 ~ 3 个月。

（2）结直肠癌肝转移新辅助化疗　结直肠癌患者合并肝转移和（或）肺转移，可切除或者潜在可切除，推荐术前化疗或化疗联合靶向药物治疗，化疗方案推荐 FOLFOX（奥沙利铂 + 氟尿嘧啶 + 醛氢叶酸），或者 FOLFIRI（伊立替康 + 氟尿嘧啶 + 醛氢叶酸），或者 CapeOX（卡培他滨 + 奥沙利铂）。建议治疗时限 2 ~ 3 个月。治疗后必须重新评价，并考虑是否可行手术。

3. 介入治疗　介入治疗具有基于先进影像诊断方法的精确性，其微创性治疗手段丰富多样，能解决很多内、外科传统方法难以解决的临床问题。对肿瘤进行选择性动脉插管化疗灌注、栓塞治疗，肿瘤导致的肠道出血和应用支架治疗结直肠癌导致的肠梗阻，是比较成熟的辅助治疗方法，已成为目前以手术为主的结直肠癌临床综合治疗中不可缺少的一部分。

4. 中医中药治疗　中医药很少单纯应用于结直肠癌的治疗，主要是配合其他方法进行治疗，如与手术配合、与化疗配合、与放疗配合等。单纯使用中药治疗只限于几种特定条件，如疾病晚期已失去手术机会；患者及家属均同意放弃放化疗治疗；结直肠癌患者拒绝手术及放化疗治疗，坚决要求单纯应用中药治疗；由于经济条件有限，只能应用中药维持治疗。

5. 免疫治疗　分为特异性主动免疫治疗、特异性被动免疫治疗和非特异性生物反应调节剂 3 类。特异性主动免疫治疗是采用肿瘤细胞或其特异性抗原来免疫患者，使其产生或增强特异性免疫力。特异性被动免疫治疗是将人癌细胞的抗血清输注给患者。特异性细胞免疫治疗是给宿主输注特异性的免疫活性细胞或其产物，又称过继免疫治疗。非特异性免疫治疗是通过增加患者的总体免疫功能来达到治疗的目的。

6. 基因治疗　结直肠癌的基因治疗是手术化疗和放疗的有效补充，目前基因疗法治疗结直肠癌尚处于实验阶段，结直肠癌在细胞因子基因治疗、自杀基因治疗、抑癌基因治疗、抗血管内皮生长因子（VECF）基因治疗及反义基因治疗方面均取得较大进展，显示结直肠癌的基因治疗有着良好的应用前景。

【健康教育】

（1）饮食调理　①多食种子类的植物，如谷类、黄豆、豆芽、绿豆、豌豆、扁豆、马铃薯等这些种子类的植物均含有阻止肿瘤因子活动的化合物。②营养均衡，增加纤维素的摄入。多食有色蔬菜，如胡萝卜、红薯、油菜等这些蔬菜能增加机体抗癌能力。③多食海带、紫菜，因其中含有大量碘、钙及胡萝卜素等，能将人体内的一些有毒有机物转化为无毒物，并且有清热、润肠、通便，防治肠癌的效果。

（2）劳逸结合，注意全身情况，定期门诊复查，发现癌肿复发的症状及时就诊。

第四节　肝肿瘤

扫码"学一学"

▷ **案例导入**

患者，男性，45 岁。右上腹痛半年，加重伴食欲缺乏、上腹包块 1 个月就诊。患者半年前无诱因出现右上腹持续性钝痛，偶尔向右肩背部放射，无恶心、呕吐。1 个月来腹痛加重，并觉右上腹饱满，似有包块，伴腹胀、食欲缺乏、恶心。无呕吐、腹泻，偶有发热（体温最高 37.7℃），体重下降约 3 kg。既往有乙肝病史，无药物过敏史及遗传病史。

查体：肝大，肋下 3 cm，边缘钝、质韧，有触痛，Murphy 征（－），脾未触及，腹叩鼓音，无移动性浊音，肝上界叩诊在第 5 肋间，肝区叩痛。

腹部 B 超：肝右叶实性占位，直径约 8 cm，肝内外胆管不扩张。

问题：

1. 该患者的临床初步诊断是什么？

2. 诊断依据是什么？

原发性肝癌

原发性肝癌（primary hepatic carcinoma，PHC）简称肝癌，大部分为肝细胞癌，是常见恶性肿瘤之一。

【临床表现】

（一）症状

1. 肝区疼痛　右上腹痛最常见，为本病重要症状。表现为间歇性或持续性隐痛、钝痛或胀痛，疼痛程度随病情发展逐渐加重。病变位于肝右叶常为右季肋区疼痛；位于肝左叶常为剑突下疼痛；病变侵犯膈肌时，疼痛可放射至右肩或右背；病变向右后扩散可引起右侧腰部疼痛。突然发生的剧烈腹痛伴腹膜刺激征可能是包膜下癌结节破裂出血引起。

2. 消化道症状　食欲缺乏、餐后腹胀、消化不良、恶心、呕吐和腹泻等。可能与癌肿压迫、腹水及肝功能损害等有关。

3. 全身症状　主要为发热、消瘦、乏力。多呈持续性低热，也可呈不规则或间歇性高热。发热与癌组织坏死、毒素吸收或癌肿压迫发生胆管炎有关，口服吲哚美辛常可退热，抗生素往往无效。少数晚期患者可呈现恶病质状况。

4. 肝外转移症状　肝癌最常见转移部位为肺，此外，还可转移至肾上腺、骨、脑等器官。

5. 伴癌综合征　是肝癌组织代谢产生的多种异位激素或某些物质引起的内分泌或代谢紊乱的综合征。其临床表现多样，缺乏特异性。以自发性低血糖症和红细胞增多症常见；

有时可伴高脂血、高钙血、男性女性化、促性腺激素分泌综合征等。

（二）体征

1. 肝大 进行性增大，质地坚硬，表面有大小不等结节或肿块，边缘清楚，触诊时常有不同程度压痛。癌肿位于肝横膈面时，可表现横膈局限性抬高而肝下缘不肿大；癌肿突出至右肋弓下或剑突下时，相应部位可见局部饱满隆起；位于肝表面接近下缘的癌结节易触及。体格检查时应手法轻柔，以防引起肝癌破裂出血。

2. 黄疸 为晚期体征，表现为皮肤、巩膜黄染，多是由于癌肿或肿大的淋巴结压迫胆管引起胆道梗阻，或癌肿侵犯胆管形成胆管癌栓所致，亦可因肝细胞损害而引起。

3. 腹水 呈清亮、淡黄色或血性腹水。主要是在肝硬化基础上合并门静脉受压、门静脉和肝静脉内癌栓形成、腹膜受浸润等所致。

4. 其他 因肝癌血管丰富，使得部分患者可在相应部位听到血管杂音；如合并肝炎、肝硬化，则可有腹壁静脉曲张及脾大等。

（三）常见并发症

1. 上消化道出血 合并肝硬化可引起门静脉高压，门静脉和肝静脉癌栓形成可进一步升高门静脉压，由此导致食管胃底静脉曲张破裂出血。

2. 肝肾综合征和肝性脑病 肝癌晚期可发生肝功能不全甚至衰竭，引起肝肾综合征（HRS）和肝性脑病（HE）。

3. 肝癌破裂出血 为肝癌最严重并发症。因癌组织内血管破坏或包膜破裂所致，严重者休克甚至死亡。

4. 继发感染 患者因肿瘤消耗及长期卧床，尤其在化疗或放疗后白细胞降低的情况下，抵抗力减弱，易并发多种感染，如肺炎、肠道感染、真菌感染甚至脓毒症等。

【辅助检查】

1. 实验室检查

（1）肿瘤标志物检测 AFP是诊断肝癌特异性标记物。对于AFP>400 μg/L超过1个月，或>200 μg/L持续2个月，排除妊娠、生殖腺胚胎源性肿瘤和活动性肝病，应该高度怀疑肝癌。AFP轻度升高者应做动态观察，同时结合影像学检查等综合分析判断。此外，尚有小部分肝癌患者AFP检测呈阴性。

（2）肝炎病毒学检测 乙型肝炎病毒（HBV）和丙型肝炎病毒（HCV）血清学及病毒基因检测阳性提示有原发性肝癌发生的肝病基础，对肝癌的诊断和鉴别诊断有重要价值。

2. 影像学检查

（1）超声 可发现直径1 cm左右微小癌灶。检查除了可确定肝内占位病变及性质外，还可了解病变与肝内血管的关系及判断门静脉、肝静脉内有无癌栓，其结合AFP检查有助于肝癌的早期诊断，可用于肝癌的筛查。超声造影（CEUS）可以动态观察病灶的血流动力学情况，有助于提高定性诊断。

（2）CT 是目前诊断肝癌最重要的影像检查方法，对肝癌的检出率较高。

（3）MRI 对肝内良、恶性占位与血管瘤诊断优于CT，可管道重建成像，可发现有无癌栓。

（4）数字减影血管造影（DSA） 诊断准确率高，但为有创性，仅在其他检查不能确诊时使用。

（5）PET－CT 可以了解整体状况和评估转移情况，达到早期发现病灶目的。同时可了解肿瘤治疗前后的大小和代谢变化。但是我国尚未普及，不推荐其作为肝癌诊断的常规检查方法。

（6）肝穿刺活检 经过各种检查诊断仍不明确，但又高度怀疑或不适宜手术者，为指导下一步治疗可采用超声或 CT 引导下经皮肝穿组织活检，取得病理诊断。不能排除肝血管瘤，有出血倾向，合并心、肺、脑、肾疾病和全身衰竭为检查禁忌。

【诊断】

满足以下条件中的①＋②a 两项或者①＋②b＋③三项时，可以确诊。①具有肝硬化及 HBV 和（或）HCV 感染的证据。②CT 扫描和（或）动态对比增强 MRI 检查显示肝占位具有典型的肝癌影像学特征 a. 肝脏占位直径 >2 cm，CT 和 MRI 中有一项检查显示肝占位具有肝癌影像学特征；b. 肝脏占位直径为 1～2 cm，CT 和 MRI 两项检查均显示肝脏占位具有肝癌影像学特征。③血清 AFP >400μg/L 持续 1 个月或 >200μg/L 持续 2 个月，并排除其他原因引起的 AFP 升高，包括妊娠、生殖腺胚胎源性肿瘤、活动性肝病及转移性肝癌等。

知识链接

甲胎蛋白

甲胎蛋白（AFP）是一种糖蛋白，主要由胎儿肝细胞及卵黄囊合成。甲胎蛋白在胎儿血液循环中具有较高的浓度，出生后则下降，故在成人血清中含量极低。甲胎蛋白与肝癌及多种肿瘤的发生发展密切相关，在多种肿瘤中均可表现出较高浓度，目前临床上主要作为原发性肝癌的血清标志物，用于原发性肝癌的诊断及疗效监测。

【鉴别诊断】

1. 肝硬化和活动性肝炎 原发性肝癌常发生在肝硬化的基础上，故与肝硬化结节在影像学上有时难以鉴别。肝硬化结节在动态增强 CT 扫描中无"快进快出"的特征。活动性肝炎时可有 AFP 的轻度升高，但多为一过性或反复波动性，一般 <400 μg/L，常伴转氨酶升高。

2. 转移性肝癌 以消化道肿瘤最常见，其次为肺癌和乳腺癌。患者可无肝病背景，可有原发肿瘤的临床表现，确诊的关键在于找到肝外原发病灶。

3. 肝良性肿瘤 肝血管瘤和肝腺瘤，女性多发，多无肝炎、肝硬化病史。CT 和 MRI 可诊断。肝腺瘤常有口服避孕药史，核素扫描可鉴别。

4. 肝囊肿 多无肝炎、肝硬化病史。AFP 一般正常。CT 可鉴别。

5. 肝脓肿 一般无肝炎、肝硬化病史而常有感染病史及表现。CT 可诊断。必要时可在超声引导下行诊断性穿刺。

6. 肝棘球蚴病（肝包虫病） 一般病程较长，进展较缓慢。常有流行牧区居住及与狗、羊接触史。超声和 CT 可诊断。

【病因】

肝癌可能与下列因素有关。

1. 病毒性肝炎　是原发性肝癌最主要致病因素，以慢性乙型和丙型肝炎最常见。

2. 肝硬化　肝癌致病因素之一，可由病毒、酗酒等因素导致。

3. 黄曲霉素　与肝癌相关的主要是黄曲霉素 B_1。

4. 其他　肥胖、糖尿病、脂肪性肝病、酗酒、吸烟、亚硝胺类物质等也被认为是肝癌发生危险因素。

【病理】

原发性肝癌包括肝细胞癌、胆管细胞癌和混合型肝癌 3 种，以肝细胞癌最多见，占原发性肝癌的 80% ~90%。

【处理】

1. 手术治疗

（1）肝切除　目前首选方法，包括根治性和姑息性肝癌切除。手术切除的基本原则为最大限度完整切除肿瘤，最大限度保留正常肝组织。

（2）不能切除肝癌的外科治疗　视具体情况考虑行术中肝动脉结扎和（或）肝动脉、门静脉插管化疗以及射频、微波、冷冻治疗等。

（3）肝移植　肝癌有效的手术方式，术前必须选择合适的适应证。

2. 局部消融治疗　局部消融治疗是在超声、CT 或 MRI 引导下实现定位，通过局部物理或化学方法杀死肿瘤细胞一类治疗手段。主要有射频消融、微波消融、冷冻治疗、高功率超声聚焦消融以及无水乙醇注射治疗。如肿瘤位置特殊或合并有不可纠正的凝血功能障碍，顽固性大量腹水，恶病质或不能配合治疗者等情况下，不宜行消融治疗。

3. 介入治疗　主要适用于不能手术切除的中晚期肝癌，亦可用于未达到根治性切除的补充治疗。

4. 放射治疗　肝癌对常规放疗的敏感性差，同时放疗对肝的损伤较大。

5. 其他治疗　分子靶向治疗、中医药治疗、生物治疗、对症治疗等，可做辅助治疗。

【健康教育】

本病病情发展快，预后差，患者精神压力大，情绪低落，应予以关心和鼓励，使患者对疾病有正确的认识，积极配合治疗。

> **考点提示**
>
> 　　肝癌的治疗中，放射治疗效果差，不建议选择。

继发性肝癌

人体其他器官的恶性肿瘤可通过不同途径，如随血液、淋巴循环转移或直接浸润至肝形成转移性肝癌，又称继发性肝癌（secondary liver cancer）。

【临床特点】

患者右上腹可有不适或隐痛、乏力、发热、纳差等症状。体检时在上腹部可扪及增大的肝或触及质地坚硬有触痛的癌结节。晚期患者可出现贫血、黄疸和腹水等。

【处理】

继发性肝癌多已不能手术切除，预后较差，须进行综合治疗，肝病变的治疗方法与原发性肝癌相似，但须兼顾原发癌的治疗。

肝良性肿瘤

一、肝海绵状血管瘤

肝海绵状血管瘤（cavernous hemangioma of liver）是最常见的肝良性肿瘤，可发生于任何年龄，女性多于男性。多为单发，生长缓慢。

【临床表现】

常无明显症状。巨大肝血管瘤可有腹部肿块和疼痛。当血管瘤体积较大对邻近器官产生压迫时，患者可有上腹隐痛、餐后饱胀、恶心等症状；当伴瘤内急性出血、血栓形成或炎症反应时，可有上腹部疼痛、呕吐、低热等表现；当血管瘤偶发破裂出血时可有急腹症和失血性休克的表现。

【辅助检查】

1. 实验室检查　结果多数正常。极少数巨大肝血管瘤并发血栓形成时可有贫血、血小板减少、纤维蛋白原降低。

2. 影像学检查

（1）超声　B超是常用的检查方法。小的血管瘤边界清楚、圆形或椭圆形中等回声或强回声团，少部分呈低回声或混合回声团。较大的血管瘤则多表现为混合型回声团。

（2）CT　具有较高的敏感性和特异性。平扫可见单发或多发的圆形或类圆形低密度影，边界清楚，密度较均匀，可呈分叶状，内可见小的钙化密度影。

（3）MRI　比CT具有更高的敏感性和特异性，尤其对直径小于2 cm的病灶。

【诊断】

肝海绵状血管瘤根据临床表现和影像学检查常不难做出诊断。

【鉴别诊断】

有症状的肝海绵状血管瘤应注意排除引起症状的其他病因，如反流性食管炎、慢性胃炎、消化性溃疡等。此外，肝海绵状血管瘤应与其他肝脏占位病变相鉴别。

【病因】

肝海绵状血管瘤被认为是先天性血管扩张所致的血管畸形病变，无恶变倾向，确切病因尚不清楚。

【病理】

可单发，也可多发。大多数肝血管瘤直径小于 5 cm，直径大于 10 cm 的血管瘤被称为巨大血管瘤，呈紫红色或蓝紫色，质地柔软，边界清楚，周围有薄层纤维包膜。

【处理】

体积较小且无症状肝海绵状血管瘤无须治疗。有以下情况可考虑治疗：有明显症状者；出现严重并发症、肿瘤迅速增大且不能排除恶性肿瘤者。

1. 手术治疗　手术切除是最有效方法。可根据血管瘤大小、部位选择手术方式，如肝血管瘤摘除术、肝叶或半肝切除术。

2. 微波固化和射频消融治疗　适用于不能手术切除的肝海绵状血管瘤，较小肝海绵状血管瘤有效，对较大血管瘤疗效差。

3. 肝动脉结扎术或肝动脉栓塞术　适用于病变范围广、不适合手术切除的患者。根据病变范围可选择性结扎或者栓塞肝固有动脉与肝左、右动脉。

4. 局部放射治疗　治疗效果差，一般作为肝动脉结扎或栓塞治疗后辅助治疗。

二、肝腺瘤

肝腺瘤（hepatocellular adenoma）是一种少见的肝脏良性肿瘤，可分为肝细胞腺瘤、胆管细胞腺瘤（包括胆管腺瘤和胆管囊腺瘤）和混合腺瘤。其中以肝细胞腺瘤多见。肝细胞腺瘤多见于 20 ~ 40 岁女性，男女之比约 1∶11。肝胆管细胞腺瘤则多见于男性，发病年龄多在 40 ~ 50 岁。

【临床表现】

早期常无症状，肿瘤长大至一定程度后可出现相应症状和体征。常表现为右上腹胀痛，可能由于肿瘤牵涉肝被膜或压迫邻近脏器引起。部分患者可扪及腹部肿块，表面光滑，多无压痛，囊腺瘤者可有囊性感。当肿瘤发生破裂时，可有急腹症表现。

【辅助检查】

实验室检查可有转氨酶和碱性磷酸酶的升高，多因瘤内急性出血坏死或肿瘤压迫胆管造成。肝腺瘤的影像学检查缺乏特征性表现。如影像检查诊断不明确时，可行核素扫描检查。

【诊断】

结合患者的病史、临床表现、辅助检查等可做出正确诊断。

【鉴别诊断】

肝腺瘤需与其他肝占位性病变相鉴别，尤其是原发性肝癌和肝局灶性结节增生。

【病因】

肝细胞腺瘤与口服避孕药关系密切。在口服避孕药未问世的 20 世纪 60 年代以前该病十分罕见，之后发病率明显上升。在长期口服避孕药的女性中肝细胞腺瘤的年发病率较不服用者高出几倍甚至数十倍。肝胆管细胞腺瘤和混合腺瘤的确切病因不详。

【病理】

肝细胞腺瘤常为单发，多位于肝右叶，有时有蒂相连，呈圆形或类圆形，最大直径可达 30 cm，常有不完整的包膜，与周围肝组织分界清楚。质软、切面颜色稍浅，可见出血坏死灶。光镜下细胞呈条索状排列，核小而均匀，染色质正常，异型性不明显。偶见细胞异型性，难以与肝细胞癌相区别，这种情况多见于长期服用类固醇激素的患者。少数肝细胞腺瘤有恶变可能。胆管腺瘤常单发，多位于肝包膜下，直径多较小，边界清楚。镜下见肿瘤位于门管区，并可沿门管区延伸。瘤细胞大小一致，胞质丰富。胆管囊腺瘤多位于肝右叶，为多房性肿瘤，内含液体，边界清楚囊内衬以单层立方上皮或柱状上皮。混合型腺瘤则为肝细胞腺瘤和胆管细胞腺瘤两种成分混合存在。

【处理】

合并破裂出血者，应急诊手术治疗或肝动脉栓塞止血，待病情平稳后行手术切除。巨大肝腺瘤引起压迫症状应手术切除。对无症状的较小的肝腺瘤可停用口服避孕药并定期复查。但因肝腺瘤有发生破裂出血的风险及恶变可能，更多学者主张确诊后即行手术切除。

【健康教育】

患者饮食宜清淡，少吃辛辣、油炸、刺激性的食物，食用含优质蛋白质的食物，同时应注意补充纤维素，减少食物中脂肪含量及总热量的摄入，以免增加肝负担。

第五节 胆道肿瘤

案例导入

患者，男性，55 岁。1 月前无明显诱因上腹部疼痛，主要位于中上腹偏右，不伴呕吐。

查体：皮肤无黄染，未触及浅表肿大淋巴结，心肺（－）。腹软，无腹壁静脉曲张，无肌紧张、压痛、反跳痛，腹部无包块。

辅助检查：CT：肝右叶 4 cm×4 cm 实性肿块，与胆囊及周边大网膜粘连，腹膜呈"满天星"样灰白色结节转移灶，肝周围较多。肝周围腹膜切取病理检查：腺癌。

问题：

1. 该患者的临床初步诊断是什么？
2. 诊断依据是什么？

扫码"学一学"

胆囊息肉

胆囊息肉（gallbladder polyps）指胆囊壁向胆囊腔内呈息肉样突起的一类病变总称。一部分患者在因胆囊结石行胆囊切除术时发现。随着诊断技术的不断发展，更多无症状或症状轻微胆囊息肉患者被发现。

【临床表现】

胆囊息肉早期一般无症状，多数患者由 B 超发现，少数在术中意外发现，部分患者有右上腹轻度不适。偶有胆囊息肉患者出现右上腹疼痛并向右肩背放射、恶心、厌油及消化不良表现。对于合并结石的胆囊息肉患者，可有急性胆囊炎临床表现。因胆囊息肉缺少典型临床表现，仅依靠临床表现难以明确胆囊息肉，确诊需辅助检查。

【辅助检查】

1. 超声检查　能清晰显示胆囊息肉部位、大小、数目、是否有蒂、是否合并胆囊结石及胆囊炎等，是目前首选方法。彩色多普勒超声也越来越多的应用于胆囊息肉的诊断，有助于鉴别早期胆囊癌及胆囊息肉样病变。内镜超声（EUS）能提供高分辨率小息肉的超声图像，其对小息肉的探查优于超声检查。

2. CT 检查　对胆囊息肉检出率小于 B 超，但 CT 可用于早期胆囊癌与胆囊息肉的分辨，还可显示出恶性胆囊息肉与周围组织解剖关系以及有无局部淋巴结转移。

【治疗】

一般认为直径 <0.5 cm 胆囊息肉多为良性，而直径 >1 cm 者，可能为腺瘤样息肉或有发展为恶性肿瘤的可能。故对于息肉直径 <0.5 cm 且无明显临床症状患者，可随访。对于年龄较大、症状明显、伴胆囊结石、息肉直径 >1 cm、无蒂、单发病灶、息肉体积在近期内显著增大患者，应行胆囊切除术，术中应冷冻病理诊断，以明确是否恶变。对于已经发生恶变的胆囊息肉，需根据术中肿瘤分期，进一步决定切除范围。

胆囊癌

胆囊癌（carcinoma of gallbladder）是胆道系统中比较常见的恶性肿瘤之一，多数患者初次诊断时已到中晚期，根治性切除率较低。

【临床表现】

（一）症状

1. 早期症状　大多数患者早期无明显症状。可表现为慢性胆囊炎或胆囊结石症状。以急性胆囊炎为首发症状患者通常处于早期，预后较好。

2. 中晚期症状　中晚期胆囊癌患者可出现右上腹痛，可放射至肩部。晚期患者常出现右上腹肿块、食欲缺乏、黄疸、腹水、胃肠道出血以及消化道梗阻等症状。

（二）体征

晚期患者可触及上腹部增大胆囊、肝可触及结节，叩诊腹部移动性浊音阳性。

【辅助检查】

1. 实验室检查 胆囊癌患者常出现 CEA、CA19 - 9 等肿瘤标志物的异常升高。对于胆囊癌引起的梗阻性黄疸，患者可出现血结合胆红素升高。

2. 影像学检查

（1）超声 首选检查，B 超下早期胆囊癌可表现为胆囊内形状不规则低回声或等回声影，通常直径 >1 cm，不随患者体位变化而变化。正常胆囊壁厚度 <3 mm，而胆囊癌患者的胆囊局部厚度 >1 cm。进展期胆囊癌超声下胆囊和肝分界消失。

（2）CT 对肿瘤的定性和转移的判断优于 B 超，可显示胆囊壁侵犯程度、毗邻器官受累及淋巴结转移情况。

（3）MRI 及 MRCP MRI 可联合血管成像及磁共振胆管成像（MRCP）进行诊断。胆囊癌在 MRCP 上可表现为不规则缺损、胆道僵硬或胆囊腔内软组织肿块。MRCP 对于合并胆胰管梗阻者有较高价值，但对不合并胆道梗阻的早期胆囊癌效果不如 B 超。

（4）PET - CT 对胆囊癌敏感性高，可发现胆囊癌早期病变，可检出直径 <1.0 cm 的转移病灶。

3. 细胞学及组织病理检查 超声或 CT 引导下的细针穿刺活检（FNAC）对于已处于晚期且不准备进行手术治疗的胆囊癌患者具有确诊意义，但应尽量避免不必要的活检，避免造成肿瘤的种植播散。活检阴性并不能排除胆囊癌的存在。

【诊断】

胆囊癌诊断需要综合考虑患者情况及检查结果，必要时需组织病理检查的结果支持。

【鉴别诊断】

1. 胆囊息肉 一般不出现肿瘤标志物的增高。老年患者既往有胆囊结石或长期慢性胆囊炎应高度怀疑胆囊癌可能。

2. 慢性胆囊炎 胆囊癌患者往往伴慢性胆囊炎，故被误认为慢性胆囊炎而延误治疗。通过检查有助于鉴别。

3. 急性胆囊炎 对于以急性胆囊炎为首发表现者，影像检查若发现胆囊内肿块或胆囊壁局部增厚，需要考虑胆囊癌可能。对急性化脓性和坏疽性胆囊炎，影像学检查可能无法区分，明确诊断需术中病理检查。

【病因】

尚不明确，但了解胆囊癌高危因素有助于胆囊癌诊断。

1. 胆石症 大部分胆囊癌患者同时合并胆囊结石，故胆囊结石被认为是胆囊癌的危险因素之一。

2. 胆囊息肉 直径 >1 cm、合并胆囊结石或胆囊炎、单发或无蒂且迅速增大的胆囊息肉有较高恶变倾向。

3. 胆囊慢性炎症 伴黏膜腺体内不均匀钙化的胆囊慢性炎症被认为是癌前病变。

4. 性别和年龄 胆囊癌的发病率随年龄增加而增加，女性发病率高。

5. 其他 还包括胆道感染、胆胰管汇合异常、肥胖和糖尿病等。

【病理】

1. 大体病理 肿块型、浸润型和肿块－浸润混合型。

2. 组织病理 分为腺癌、鳞状细胞癌、腺鳞癌、肉瘤以及未分化癌等，其中腺癌占85% 以上。

【处理】

1. 手术治疗 目前胆囊癌首选。临床上对可疑胆囊癌患者应尽早手术，并根据术中分期和病理结果决定术式。主要的手术方式包括单纯胆囊切除术、胆囊癌根治术和胆囊癌扩大根治术。

2. 化学疗法 目前多推荐采用以吉西他滨和氟尿嘧啶联合化疗。

3. 放射治疗 术后放疗包括体外照射和腔内照射。目前常用的方法有三维适形放疗、立体定向放疗等。

【健康教育】

（1）患者应当保持好的心态，积极配合治疗。

（2）平时注意饮食清淡，营养均衡，适当做一些康复运动。

胆管癌

胆管癌（carcinoma ofbileduct）是指源于胆管系统被覆上皮的恶性肿瘤，包括肝内胆管细胞癌、肝门胆管癌和胆总管癌 3 种。胆管癌的患病率在地理区域上有显著的差异，在肝吸虫流行地区，肝内胆管癌的发病率明显增高。

【临床表现】

1. 黄疸 逐渐加深，大便灰白，可伴厌食、乏力、贫血。半数患者伴有皮肤瘙痒和体重减轻，少数无黄疸者主要有上腹部疼痛。

2. 胆囊肿大 病变在肝外胆管的可触及胆囊肿大，Murphy 征可能阴性，而肝门部胆管癌胆囊不可触别。

3. 肝大 肋缘下可触及肝，肿瘤侵犯或压迫门静脉，可导致上消化道出血，晚期可并发肝肾综合征。

4. 胆道感染 出现典型的胆管炎表现，常见为大肠埃希菌、粪链球菌及厌氧性细菌感染。

【诊断】

腹部超声和 CT 显示肿瘤上方胆管扩张，可初步确定诊断。

【鉴别诊断】

肝细胞肝癌、肝转移癌也可以累及肝门或产生癌栓堵塞肝门肝管致梗阻性黄疸。

【处理】

1. 手术治疗　手术治疗是治疗胆管癌的首选方法。只要评估胆管癌能获得根治性切除，患者全身情况能够耐受并且没有远处转移者，均应积极行手术治疗，争取获得根治性切除。对不能切除的患者，可以先采用新辅助化疗方案使肿瘤降期，进而增加根治性手术切除的概率。手术治疗的效果主要取决于肿瘤的部位、浸润胆管的程度、手术切缘是否无瘤及是否存在淋巴结转移。

2. 术后治疗及随访　对于有阳性切缘或局部病灶残留者，术后采用射频消融、微波固化或吉西他滨联合铂类抗癌药物等化疗方案治疗，或化疗联合放疗治疗。对伴 CA19 - 9 升高的患者，术后可监测血清 CA19 - 9 水平。根治性切除者，术后无须特殊治疗，2 年内定期复查即可。

第六节　胰腺癌与壶腹周围癌

扫码"学一学"

☞案例导入

患者，女性，25 岁。右上腹疼痛 7 天，呈持续性绞痛，无放射痛，伴恶心，无呕吐及发热，乏力，黄疸，纳差，消瘦。查体：右上腹可触及 4 cm×3 cm 包块，质软，光滑，移动度（＋），压痛（－）。CT 检查：腹腔内占位性病变，轮廓规则，囊实性，周边较厚包膜，胰腺导管受压，移位。

问题：

1. 该患者的临床初步诊断是什么？

2. 诊断依据是什么？

胰腺癌

胰腺癌（pancreas carcinoma）是一种常见的消化系统恶性肿瘤，癌肿较多发生于胰腺头部，恶性程度高，切除率低、预后差。

【临床表现】

胰腺癌早期无特异性症状，以上腹部疼痛和（或）上腹部饱胀不适、黄疸、食欲缺乏和消瘦最为多见。晚期胰腺癌，剧烈疼痛尤为突出，常牵涉到腰背部，因癌肿侵犯腹腔神经丛的结果，使疼痛持续而不缓解，同时可出现腹水、肿块和恶病质的表现。

（一）症状

1. 腹痛　腹痛是胰腺癌的首发或常见症状，胰腺癌的腹痛主要有以下几个特点：①疼痛常位于腹部中上部，癌肿生长于胰头者，疼痛位置偏右；癌肿生长于胰体尾者，疼痛位置偏左。②疼痛为持续性的，且具有一定进行性加剧的特点，部分患者可有餐后加剧疼痛甚至表现为绞痛，发生此种情况时常提示胰管和胆管的梗阻发生，大多数因进食而致胆汁和胰液分泌增加致使胆道、胰管内压力骤然升高，导致腹痛加剧。③部分患者在座位前倾或屈膝侧卧位等使腹壁前屈的位置可使疼痛有所缓解，出现此种情况时提示脊柱前方的腹膜后神经丛已经受到癌肿侵犯。④腰背部疼痛的出现经常与腹痛伴随发生。

2. 黄疸　胰腺癌黄疸特征为肝外梗阻性黄疸，呈持续性进行性加重，同时伴有尿色加深，皮肤瘙痒，陶土色或浅色粪便。胰腺癌黄疸出现的早晚和癌肿生长的位置密切相关，胰头癌出现黄疸较早，胰体及胰尾癌出现黄疸较晚或不出现。

3. 消瘦　与食欲缺乏、摄入减少、消耗过多、胰液分泌不足和消化不良、肝或其他远隔部位的转移、脂肪泻等有关。消瘦虽然不是胰腺癌的特征性表现，但大多数胰腺癌患者都有不同程度的体重减轻，其发生的频率甚至高于腹痛和黄疸。

4. 消化道症状　最常见的胰腺癌消化道症状是食欲缺乏和消化不良，其他的常见消化道症状有恶心、呕吐、腹胀、腹泻、便秘等，晚期可以出现脂肪泻。

5. 精神神经症状　部分胰腺癌患者表现有抑郁、焦虑、个性狂躁等精神神经障碍，甚至在临床症状出现之前即已有此种精神紊乱，其中以抑郁最为常见。

6. 糖尿病　胰腺癌与糖尿病的关系密切，胰腺癌患者合并糖尿病的临床特点为：①发病年龄相对较大（＞60岁），女性多见；②无糖尿病家族史；③无多食、多饮、多尿的"三多"症状，但短期内体重下降较明显；④起病时常有腹痛或腹部不适感。

7. 其他　胰腺癌可出现低热，上腹部固定包块，质地较硬；晚期胰腺癌可发生血栓性静脉炎，出现恶病质及腹水大量形成，肝、肺转移癌等表现。

【辅助检查】

1. 实验室检查

（1）血、尿、粪常规检测　胰腺癌患者早期血、尿、粪常规检查多无异常发现，部分病例可出现贫血、尿糖阳性、粪便隐血试验阳性，或在粪便中出现未消化的肌肉纤维和脂肪。出现梗阻性黄疸后尿胆红素为强阳性。

（2）血、尿淀粉酶和脂肪酶检测　胰腺癌导致胰管梗阻的早期血、尿淀粉酶和脂肪酶可升高，对胰腺癌早期诊断有一定价值。但在肿瘤晚期由于胰管梗阻时间较长而使胰腺组织萎缩，血、尿淀粉酶可降至正常。少数患者血清淀粉酶可升高。

（3）血糖和糖耐量检测　由于癌肿破坏胰岛细胞，部分胰腺癌患者可出现血糖升高及糖耐量异常。

（4）肝功能检测　胰头癌由于胆道梗阻或出现肝转移等，常出现肝功能异常。胰头癌黄疸主要为结合胆红素增高。梗阻性黄疸时血清转氨酶及碱性磷酸酶多有升高。

（5）胰腺外分泌功能检测　大部分胰腺癌患者可出现外分泌功能低下，胰头癌引起胰管阻塞比胰体、胰尾部癌严重，因而胰头癌的胰腺分泌障碍也比较明显。

2. 影像学检查

（1）超声　胰腺癌筛查首选影像学手段，B超可以早期发现胆道系统扩张，包括胆囊胀大，也可发现胰管扩张。EUS可以发现隐匿于胰头和胰尾的小胰腺癌。

（2）CT 首选诊断影像手段，其诊断准确性高于超声。可以发现胰胆道扩张和胰腺任何部位的直径 >1 cm 的肿瘤，也可以发现腹膜后淋巴结转移、观察有无腹膜后癌肿浸润及肝内转移。

（3）MRI 与 MRCP MRI 对明确病灶边缘、是否侵犯血管及胰周和淋巴结方面优于CT。MRCP 是一种安全无创的胰胆管显像技术，能反映胰胆管系统的全貌。

（4）ERCP 是诊断胰腺癌最有价值的检查方法，胰腺癌患者 ERCP 可表现为主胰管及其主要分支的狭窄、扩张、阻塞、扭曲、充盈缺损、不规则囊性扩张，以及造影剂胰管外渗出、排空延迟和不显影等。

（5）经皮经肝胆管穿刺造影及引流（PTC 及 PTCD） 主要用于梗阻性黄疸患者，PTCD 的目的是引流胆道梗阻者的胆汁，减轻黄疸，保护肝功能。PTCD 有引起出血、胆血瘘、诱发感染、引流不畅、导管脱出等缺点。

（6）经皮细针穿刺诊断 胰腺癌术前穿刺可在 B 超、CT 引导下进行，也可在 ERCP 检查时进行，一般无危险和严重并发症，也不致引起肿瘤扩散，此法多用于不能切除的胰腺肿瘤明确诊断。

（7）正电子发射断层扫描（PET） 利用核素标记的单克隆抗体进行胰腺癌的放射性免疫显像可作为胰腺癌诊断的补充手段。

【诊断】

对于不明原因的腹痛、黄疸和体重下降的患者应给予重视，结合血清学和影像学等方面的检查，即可做出正确的临床诊断。

【鉴别诊断】

胰腺癌通常需要和胃部疾病、黄疸型肝炎、胆石症、胆囊炎、慢性胰腺炎、壶腹癌、胆囊癌等疾病进行鉴别。

1. 各种慢性胃部疾病 胃部疾患可有腹部疼痛，但腹痛多与饮食有关，黄疸少见，利用 X 线钡餐检查及纤维胃镜检查可鉴别。

2. 黄疸型肝炎 患者常有肝炎接触史，经动态观察，黄疸初起时血清转氨酶增高，黄疸多在 2~3 周后逐渐消退，血清碱性磷酸酶多不高。

3. 胆石症、胆囊炎 腹痛呈阵发性绞痛，急性发作时常有发热和白细胞增高，黄疸多在短期内有波动或消退，无明显体重减轻。

4. 慢性胰腺炎 慢性胰腺炎可以出现胰腺肿块（假性囊肿）和黄疸，酷似胰腺癌，而胰腺深部癌压迫胰管也可以引起胰腺周围组织的慢性炎症，可在剖腹探查手术中用极细穿刺针做胰腺穿刺活检加以鉴别。

5. 壶腹周围癌 壶腹周围癌比胰头癌少见，起病多骤然，也有黄疸、消瘦、皮肤瘙痒、消化道出血等症状。而壶腹癌开始为息肉样突起，癌本身质地软而有弹性，故引起的黄疸常呈波动性；腹痛不明显，常伴发胆囊炎，反复寒战、发热较多见，二者要结合超声和 CT 来提高确诊率。

【病因】

导致胰腺癌的直接病因目前不确定，但与下列危险因素有一定关系。

1. 吸烟 吸烟是唯一公认胰腺癌致癌的危险因素，胰腺癌疾病的患病风险随每天吸烟的数量和吸烟的年限增加而增加。

2. 饮食 高蛋白质、高胆固醇饮食可提高胰腺癌的患病风险。

3. 糖尿病 糖尿病与胰腺癌的患病风险密切相关，对于突发糖尿病，特别是不典型糖尿病，即缺乏糖尿病家族史、无肥胖而很快形成胰岛素抵抗的患者应注意发生胰腺癌的危险。

4. 慢性胰腺炎 通常被认为是胰腺癌的患病危险因素。

5. 职业和环境因素 在职业方面，长期接触油类、杀虫剂、放射剂、石棉、铬酸盐和合成树脂的人群胰腺癌的发病率较普通人群较高。很多化学物质都可以直接诱发胰腺癌，如甲基亚硝基脲（MNU）或甲基亚硝基脲烷（MNUT）、二甲基苯丙蒽（DMBA）、重氮丝氨酸等。

【病理】

胰腺癌组织学类型多为导管腺癌，从导管上皮细胞发生而来，其余为腺泡细胞癌，纤毛细胞癌等。

【处理】

1. 手术治疗 胰腺癌一经确诊，术前影像诊断可切除者，应首选手术治疗，根治性手术切除是唯一有望治愈胰腺癌的治疗方法。

2. 姑息性治疗 对不可切除的胰腺癌，需要行姑息手术以缓解临床症状。对于晚期胰腺癌患者有梗阻性黄疸、十二指肠梗阻者需积极进行姑息治疗。

3. 辅助治疗 除手术治疗外，目前主张胰腺癌的综合治疗措施包括：化学疗法，包括联合化疗和局部灌注给药；放射治疗，包括术前、术中和术后放疗，放化疗相结合；物理疗法，包括冷冻、射频等；基因疗法和免疫疗法等。

【健康教育】

（1）讲解疾病相关知识，介绍帮助缓解疼痛方法。

（2）进食高维生素、适量蛋白、低脂肪食物，少食多餐，避免刺激性食物。

（3）鼓励坚持治疗，定期随访，发现异常及时就诊。

壶腹周围癌

通常将发生于十二指肠乳头内胆管、乳头内胰管、胰胆管壶腹、十二指肠乳头区域的癌，统称为壶腹周围癌（vater ampulla carcinoma）。其包括壶腹部癌、胆管下段癌和十二指肠癌。

【临床表现】

1. 黄疸 黄疸是壶腹周围癌最主要的症状，肿瘤阻塞胆总管下端，造成胆汁排出障碍，引起梗阻性黄疸。波动性黄疸是壶腹部癌的主要特点，黄疸可时轻时重。随着肿瘤的进展，黄疸进行性加深，波动性消失，临床上出现全身瘙痒、大便颜色变浅乃至白陶土样大便、胆囊增大、肝大等胆道梗阻的症状和体征。胆管下段癌的特点是进行性黄疸加重，白陶土样大便。十二指肠癌特点是胆道不全梗阻，黄疸出现较晚，进展较慢，合并有十二指肠梗阻。

2. 上腹痛 早期可因胆总管扩张而发生疼痛，进食后较明显。后期因肿瘤浸润范围增大或并发炎症，疼痛加重，并可出现脊背痛。

3. 消化道症状 常出现上腹部饱胀不适、胀痛、食欲缺乏等症状，与胆汁、胰液不能正常参与消化过程有关。这些症状多不具有特异性，易与其他疾病相混淆。

4. 消瘦和贫血 由于食欲缺乏、消化不良等导致营养不足。肿瘤部分坏死后慢性出血，部分病例可出现黑便，粪便隐血试验阳性。

5. 发热 主要因胆道感染或邻近部位炎症所致。

6. 其他 肿瘤晚期可出现腹水、腹部包块及远处转移等症状。

【辅助检查】

1. 实验室检查 生化检查可发现胆红素的显著升高和肝酶的轻度升高。血清碱性磷酸酶（ALP）、γ-谷氨酰转移酶（GGT）值的升高常发生在血清胆红素升高之前，是发现胆道梗阻最灵敏的指标。肿瘤标记物的检测也有一定的价值。此外，十二指肠引流液及粪便隐血试验可为诊断提供一定的参考。

2. 影像学检查 超声、CT检查早期即可发现胆、胰管扩张。但由于十二指肠内气体干扰，超声常常难以观察到十二指肠乳头部肿物。纤维十二指肠镜及逆行胰、胆管造影是确诊壶腹部肿瘤的主要手段。

【诊断】

对临床出现黄疸患者，应考虑本病可能，通过临床表现、实验室检查和影像学等检查通常能够明确诊断。

【鉴别诊断】

壶腹周围癌常需要与胆管结石、病毒性肝炎、胆管癌、肝癌、胰头癌鉴别。

1. 胆管结石 由于本病有上腹闷胀不适、黄疸，有时并发胆道感染、血清淀粉酶升高，可误诊为胆管结石，但根据反复发作史、夏科三联征、波动性黄疸、影像学检查可加以区别。

2. 病毒性肝炎 也可出现黄疸、腹部不适，可根据壶腹周围癌碱性磷酸酶、转氨酶升高与血清胆红素升高不平行进行鉴别。

3. 胆管癌 可根据影像学发现胆管狭窄相鉴别。

4. 肝癌 AFP升高可与本病鉴别。

5. 胰头癌 影像学检查可发现胰腺内肿块。

【病因】

直接病因不清，可能与饮食饮酒、环境、胆道结石或慢性炎症有关，也可由该处的良性病变引起。

【病理】

主要为腺癌，其次为乳头状癌、黏液癌。

【处理】

1. 手术治疗 壶腹周围癌的根治性术式为胰头十二指肠切除术。

2. 姑息治疗 对病变过于广泛、无法切除者，可仅行胆肠吻合和（或）胃肠道短路手术以解除胆道及消化道的梗阻，可辅以放疗和化疗。

本章小结

消化系统肿瘤需要通过准确的诊断方法和标志物，达到早发现、早诊断、早治疗的目的，对于进展期的肿瘤，能够准确地进行分期、评估和治疗，包括手术、放疗、化疗等治疗方式的联合，能够使患者获得良好的预后。

目标检测

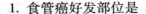

1. 食管癌好发部位是

    A. 颈段食管   B. 胸上段食管

    C. 胸中段食管   D. 胸下段食管

    E. 腹部食管

2. 怀疑胃癌者的首选诊断方法是

    A. X 线钡餐   B. 胃镜检查

    C. B 超   D. CT

    E. 磁共振

3. 结肠癌早期最好的治疗方法是

    A. 放射治疗   B. 化学疗法

    C. 手术治疗   D. 中药治疗

    E. 针灸治疗

4. 直肠指检，肠壁上扪到高低不平硬块，肠腔狭窄，指套染有脓血和黏液者应考虑

    A. 内痔   B. 肛瘘

    C. 外痔   D. 直肠息肉

    E. 直肠癌

扫码"练一练"

5. 食管炎与早期食管癌的鉴别，主要方法是

    A. 胸骨灼痛

    B. 食管钡透有明显不规则狭窄和充盈缺损

    C. 脱落细胞检查

    D. 免疫诊断方法

    E. 试验治疗

6. 食管癌分型不包括

    A. 髓质型 　　　　　　　　　　B. 缩窄、硬化型

    C. 蕈伞形 　　　　　　　　　　D. 溃疡型

    E. 梗阻型

7. 早期食管癌的病变范围，是

    A. 限于黏膜层 　　　　　　　　B. 侵入或侵透肌层

    C. 远处淋巴能够转移 　　　　　D. 其他器官转移

    E. 病变长度超过 5 cm

8. 胃癌的主要转移方式为

    A. 直接蔓延 　　　　　　　　　B. 血行转移

    C. 淋巴转移 　　　　　　　　　D. 腹腔种植

    E. 直接至卵巢

9. 怀疑胃癌者的首选诊断方法是

    A. X 线钡餐 　　　　　　　　　B. 胃镜检查

    C. B 超 　　　　　　　　　　　D. CT

    E. 核磁共振

10. 用于肝细胞癌患者普查、诊断、判断疗效和预测复发的检验项目应首选

    A. 甲胎蛋白 　　　　　　　　　B. γ – 谷氨酰转肽酶

    C. 异常凝血酶原 　　　　　　　D. α – L 岩藻糖苷酶

    E. 碱性磷酸酶

11. 对肝癌的临床诊断最具特异性的是

    A. 肝区疼痛 　　　　　　　　　B. 进行性肝大，质硬

    C. 恶病质 　　　　　　　　　　D. 梗阻性黄疸

    E. 肺部转移病灶

12. 肝癌的临床表现中，最具提示意义的是

    A. 腹胀、乏力 　　　　　　　　B. 肝区疼痛

    C. 食欲缺乏 　　　　　　　　　D. 肝区肿块

    E. 体重下降

13. 原发性肝癌肝外血行转移最常见的部位是

    A. 脑 　　　　　　　　　　　　B. 骨髓

    C. 肺 　　　　　　　　　　　　D. 肾上腺

    E. 肾

14. 发现早期直肠癌最有意义的方法是

A. 直肠镜
B. 钡灌肠

C. B超
D. 大便隐血检查

E. CT

15. 男性，60 岁，10 年前有黄疸、纳差，诊断为肝炎。近 2 个月来纳差、消瘦，肝区疼痛。查体：轻度黄疸，面部有蜘蛛痣，腹膨隆，肝肋下 2 cm、剑下 4 cm，质硬、压痛，脾肋下 3 cm，移动性浊音阳性。临床上应首先考虑的是

A. 肝硬化
B. 慢性肝炎

C. 原发性肝癌
D. 继发性肝癌

E. 结核性腹膜炎

16. 患者，男性，54 岁。进行性吞咽困难已半年，食管钡透见中段食管有 4 cm 长狭窄，管壁僵硬，黏膜破坏。最适宜的治疗方法

A. 放射疗法
B. 化学疗法

C. 激光疗法
D. 放疗和手术切除

E. 胃造瘘术

17. 患者，男性，55 岁。进行性吞咽困难 7 个月，近 20 天只能进少量牛奶。查体：明显消瘦，脱水，锁骨上可触及肿大淋巴结。X 线食管造影见中下段食管有约 8 cm 狭窄，黏膜不规整，上段食管轻度扩张。其治疗方法是

A. 病变食管切除，食管重建
B. 食管内置管术

C. 放射疗法
D. 放疗后手术切除

E. 胃造瘘术

18. 患者，男性，50 岁。慢性肝炎史 20 年，5 年前出现食管黏膜下静脉曲张。3 个月前发现肝右叶拳头大肿物，甲胎蛋白阳性。患者的正确诊断是

A. 慢性肝炎
B. 慢性肝炎伴肝硬化

C. 慢性肝炎伴胆管上皮癌
D. 慢性肝炎伴食管静脉曲张

E. 肝硬化伴肝细胞性肝癌

19. 患者，女性，50 岁。大便带血 2 个月，排便有下坠感，里急后重。直肠镜检查距肛门 10 cm×3 cm×4 cm 肿块，菜花状，质脆，易出血。病理诊断直肠腺癌。若选择手术，最佳术式

A. 经腹会阴直肠癌根治术

B. 经腹直肠癌切除术

C. 经腹直肠癌切除、人工肛门、远端封闭手术

D. 拉下式直肠癌切除术

E. 局部切除加放疗术

20. 患者，女性，55 岁。左侧腹胀、腹痛，大便不成形，每日 3~4 次，有脓血。查体：左下腹似可扪及包块，边界不清。明确诊断首选的检查是

A. B超
B. CT

C. CEA
D. 直肠指诊、结肠镜

E. 大便隐血试验

二、简答题

1. 食管癌的典型临床表现是什么？

2. 胃癌的治疗原则是什么？

3. CEA 检测对结直肠癌患者有何意义？

4. 不能手术切除的肝癌有哪些治疗措施？

（李　浩　凌　斌　王　旭）

参考答案

第一章

1. D 2. E 3. A 4. A 5. E 6. B 7. D 8. C 9. C 10. B 11. B
12. A 13. A 14. C 15. D 16. D 17. A 18. C 19. D 20. E 21. C 22. E
23. A 24. D 25. B 26. C

第二章

1. E 2. A 3. C 4. B 5. D 6. B 7. C 8. C 9. E 10. D 11. D
12. E 13. D 14. C 15. C 16. B 17. C 18. B 19. C 20. A 21. B 22. E
23. E

第三章

1. B 2. D 3. B 4. A 5. D 6. E 7. D 8. C 9. D 10. B 11. B
12. A 13. C 14. D

第四章

1. A 2. C 3. E 4. D 5. C 6. B 7. B 8. C 9. C 10. D 11. A
12. D 13. B 14. D 15. C 16. C 17. B 18. C 19. D 20. C 21. B 22. A
23. B 24. E 25. D 26. C 27. D 28. C 29. E

第五章

1. D 2. B 3. E 4. E 5. A 6. B 7. B 8. A 9. C 10. E 11. E
12. D 13. A 14. B 15. A 16. A 17. A 18. E 19. D 20. B

第六章

1. D 2. E 3. A 4. B 5. A 6. D 7. B 8. C 9. B 10. C 11. C
12. C 13. E 14. D 15. D 16. D 17. C 18. B 19. E 20. A 21. D 22. B
23. D 24. B

第七章

1. D 2. C 3. E 4. B 5. C 6. B 7. D 8. C 9. A 10. D 11. B
12. A 13. B 14. C 15. B 16. A 17. E 18. E 19. E 20. C

第八章

1. C 2. A 3. A 4. B 5. D 6. E 7. D 8. D 9. D 10. C 11. D
12. C 13. E 14. D 15. D 16. B 17. C

第九章

1. E 2. B 3. C 4. E 5. C 6. E 7. A 8. C 9. B 10. A 11. B
12. D 13. C 14. A 15. C 16. D 17. E 18. E 19. B 20. D

参考文献

［1］万学红，卢雪峰. 诊断学［M］. 8 版. 北京：人民卫生出版社，2013.

［2］葛均波，徐永健. 内科学［M］. 8 版. 北京：人民卫生出版社，2013.

［3］陈孝平，汪建平. 外科学［M］. 8 版. 北京：人民卫生出版社，2013.

［4］胡品津，谢灿茂. 内科疾病鉴别诊断学［M］. 6 版. 北京：人民卫生出版社，2014.

［5］黄宗干. 临床症状鉴别诊断学［M］. 4 版. 上海：上海科学技术出版社，2001.

彩 图

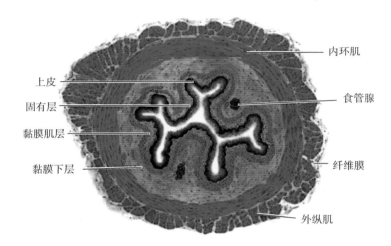

内环肌
上皮
固有层
食管腺
黏膜肌层
纤维膜
黏膜下层
外纵肌

彩图 1

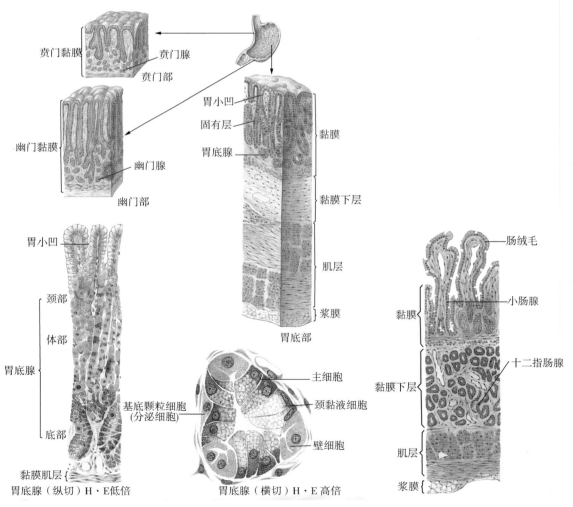

贲门黏膜
贲门腺
贲门部
幽门黏膜
幽门腺
幽门部
胃小凹
固有层
黏膜
胃底腺
黏膜下层
肌层
浆膜
胃底部
胃小凹
颈部
体部
胃底腺
底部
黏膜肌层
胃底腺（纵切）H·E低倍
基底颗粒细胞
（分泌细胞）
主细胞
颈黏液细胞
壁细胞
胃底腺（横切）H·E高倍
肠绒毛
小肠腺
黏膜
黏膜下层
十二指肠腺
肌层
浆膜

彩图 2

彩图 3

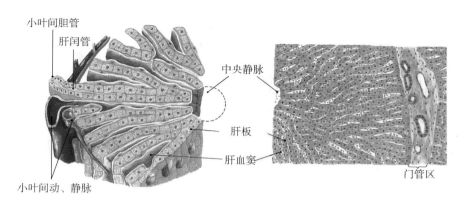

小叶间胆管
肝闰管
中央静脉
肝板
肝血窦
门管区
小叶间动、静脉

彩图 4

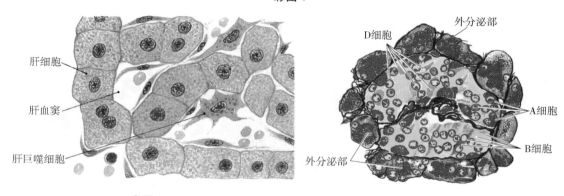

肝细胞
肝血窦
肝巨噬细胞

外分泌部
D细胞
A细胞
B细胞
外分泌部

彩图 5　　　　　　　　　　　**彩图 6**

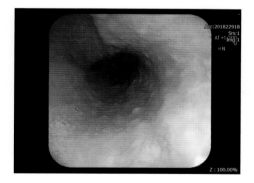

食管

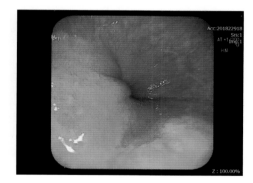

贲门

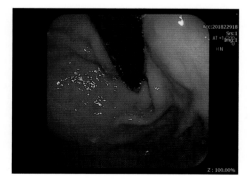

胃底

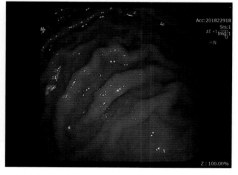

胃体

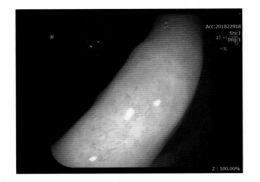

胃角

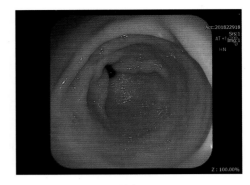

胃窦

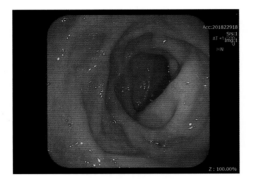

十二指肠球部

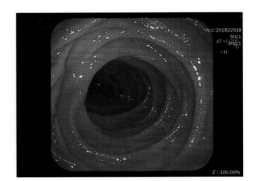

十二指肠降部

彩图 7

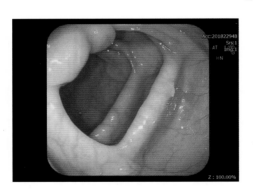

回盲部

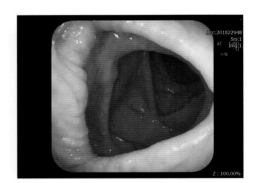

升结肠

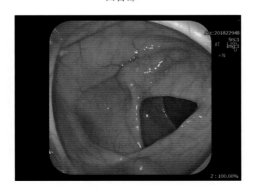

结肠肝曲

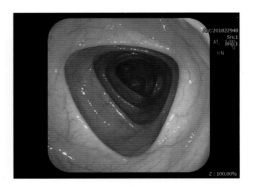

横结肠

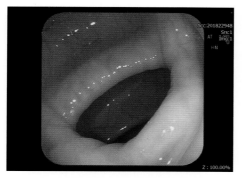

结肠脾曲

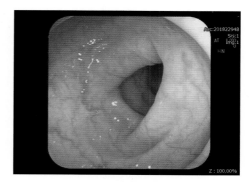

降结肠

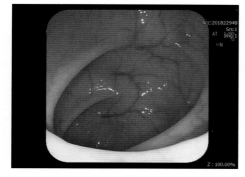

乙状结肠

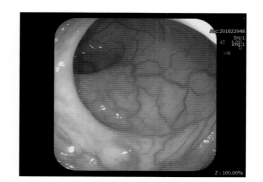

直肠

彩图 8

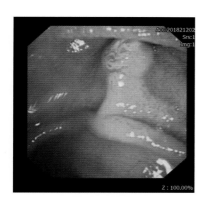

十二指肠乳头

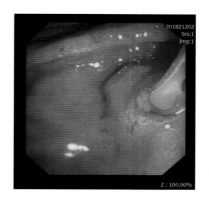

插管

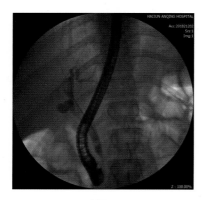

造影

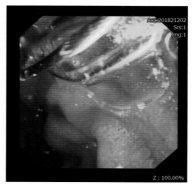

取石

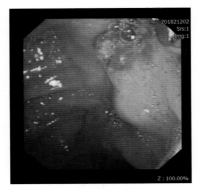

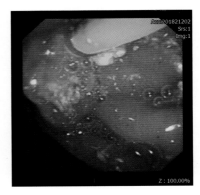

石术后乳头   鼻胆管引流

彩图 9

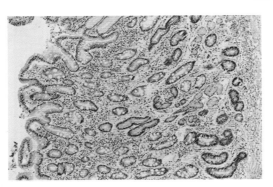

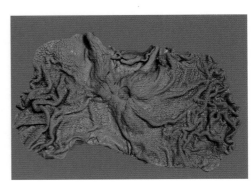

彩图 10   **彩图 11**